现代化学基础丛书 *39*

药物化学总论

第四版

郭宗儒 著

科学出版社

北 京

内 容 简 介

本书全面反映了近年来全球快速发展的新药研究和药物化学的学科进展，主要体现在以下诸方面：将药物分子设计的理念与策略同具体的方法和技术有机地融合在一起，使读者更容易把握和领悟新药研究全貌与内涵；增添了结合动力学原理的分子设计内容，突出讨论了药物驻留在靶标分子上的时间对药物作用的持久性、选择性和作用强度的重要意义；增添了干扰蛋白-蛋白相互作用的药物设计内容和蛋白降解靶向嵌合体技术，为创制治疗疑难重症(如癌症、免疫系统和神经系统疾病等)提供了基础性技术知识；系统讨论了"基于片段的药物发现"，反映了近年来长足的进步，在内容上作了进一步扩充；从成药性的视角充实了近年来发展的药物成药性的设计和优化；此外还引进了10余个新药研发的范例，从理论和实践的结合上，为读者扩大了视野。第四版还对部分比较成熟的技术进行了适当的压缩，使内容更为精练。

本书适合制药工程专业研究生及高年级本科生，以及从事药物研发的科研和技术人员参考。

图书在版编目(CIP)数据

药物化学总论/郭宗儒著. —4版. —北京：科学出版社，2019.9

(现代化学基础丛书 39/朱清时主编)

ISBN 978-7-03-062091-0

Ⅰ.①药… Ⅱ.①郭… Ⅲ.①药物化学 Ⅳ.①R914

中国版本图书馆CIP数据核字(2019)第179709号

责任编辑：刘 冉/责任校对：杜子昂
责任印制：吴兆东/封面设计：时代世启

科 学 出 版 社 出版
北京东黄城根北街 16 号
邮政编码：100717
http://www.sciencep.com
北京九州迅驰传媒文化有限公司印刷
科学出版社发行 各地新华书店经销
*
1994 年 11 月第 一 版 开本：B5 (720×1000)
2019 年 9 月第 四 版 印张：28 1/4
2022 年 1 月第十一次印刷 字数：570 000

定价：138.00 元

(如有印装质量问题，我社负责调换)

《现代化学基础丛书》序

如果把牛顿发表"自然哲学的数学原理"的 1687 年作为近代科学的诞生日,仅 300 多年中,知识以正反馈效应快速增长:知识产生更多的知识,力量导致更大的力量。特别是 20 世纪的科学技术对自然界的改造特别强劲,发展的速度空前迅速。

在科学技术的各个领域中,化学与人类的日常生活关系最为密切,对人类社会的发展产生的影响也特别巨大。从合成 DDT 开始的化学农药和从合成氨开始的化学肥料,把农业生产推到了前所未有的高度,以致人们把 20 世纪称为"化学农业时代"。不断发明出的种类繁多的化学材料极大地改善了人类的生活,使材料科学成为了 20 世纪的一个主流科技领域。化学家们对在分子层次上的物质结构和"态-态化学"、单分子化学等基元化学过程的认识也随着可利用的技术工具的迅速增多而快速深入。

也应看到,化学虽然创造了大量人类需要的新物质,但是在许多场合中却未有效地利用资源,而且产生大量排放物造成严重的环境污染。以至于目前有不少人把化学化工与环境污染联系在一起。

在 21 世纪开始之时,化学正在两个方向上迅速发展。一是在 20 世纪迅速发展的惯性驱动下继续沿各个有强大生命力的方向发展;二是全方位的"绿色化",即使整个化学从"粗放型"向"集约型"转变,既满足人们的需求,又维持生态平衡和保护环境。

为了在一定程度上帮助读者熟悉现代化学一些重要领域的现状,科学出版社组织编辑出版了这套《现代化学基础丛书》。丛书以无机化学、分析化学、物理化学、有机化学和高分子化学五个二级学科为主,介绍这些学科领域目前发展的重点和热点,并兼顾学科覆盖的全面性。丛书计划为有关的科技人员、教育工作者和高等院校研究生、高年级学生提供一套较高水平的读物,希望能为化学在新世纪的发展起积极的推动作用。

第四版前言

拙著《药物化学总论》第一版问世迄今已四分之一世纪了，这期间科学技术发生的长足进步，反映在新药创制水平显著提高，研制出许多新药，药物化学的内容也更加丰富和充实。尽管如此，药物化学的内涵基本未变，虽然可从不同的视角表述，但药物化学仍是以新药创制为主旨，因为构建药物分子的化学结构是创新药物的核心和第一要务，药物的安全有效可控易得等属性都寓于化学结构之中。

以靶标为核心的新药研究，始自于发现靶标和获得活性化合物。在确证靶标和优化化合物结构的科技跋涉中，理性的策略和正确的方法都是重要的。在当今互联网高度发展的信息时代，虽然可方便地获得方法的指导，但构建药物化学结构的成药理念不能靠"碎片化"的知识实现，须从宏观性质到微观结构全视野地把握分子结构对药效、药代、毒理和物化性质的潜在影响，在这里知识的储备、经验的积累、灵感的闪烁和幸运的到来都可能起作用。

作为基础性读物，第四版从化学的视角对药物作用的基本原理、规律和重要进展进行了讨论，注重药物分子设计理念的养成，并以一些成功药物的研发历程加以解析，将基础-方法-理念结合起来，诠释药物化学在新药研究中的运用。这种尝试，见仁见智，敬请同仁指正。

著　者

2019 年 3 月于北京紫芳园

第三版前言

药物化学是一门应用基础学科，讨论的内容和涉及的范围非常广泛。在传统药物化学的基础上，分子生物学技术、生物信息学和结构生物学向药物研究中融入，为研制药物不断提供新的作用靶标，以靶标为核心成为新药研究的主导模式；组合方法和通量筛选，虚拟筛选和计算机辅助分子设计等方法的广泛应用，丰富了新药研发的途径；生命科学、化学生物学、计算机科学与新药创制的密切结合，以及研制药物的新策略、新方法的问世，充实了药物化学的内容，促进了学科的发展。药物化学已由经验性的学科发展成有理论支撑的成熟学科。

迄今国内出版的药物化学著作，大都是以药学院校学生为读者对象的教学参考书，主要以药物的药效类型为分类基础，介绍各类药物的药性、制备、性质和临床用途，这对药科学生学习药物化学的基础知识是非常必要的。

本书则是我在五十余年从事药物分子设计与合成研究以及二十多年来在中国协和医科大学研究生院讲授高等药物化学课程的实践基础上编写而成的，在读者已经具备药物化学基础知识的基础上，着重讨论药物化学的一般规律，从化学角度讨论药物的作用原理和分子设计。

分析药物的化学结构与生物活性间的关系，研究药物分子与生物靶标的相互作用，是药物化学的核心，因而是贯穿本书的主线。

本书从药物的化学结构出发，结合药物的物理和化学性质，重点讨论药物的生物活性与化学结构的依存关系，具体表现在以下诸方面：

(1) 从分子水平和化学结构上阐明药物在体内的吸收、分布、代谢和排泄等药代动力学过程的一般规律(第2章)。

(2) 药物对机体作用产生药效和(或)毒理，本质上是药物分子与靶标相互作用的结果。第3、4章从分子水平讨论这种相互作用的物理化学基础。

(3) 讨论药物的化学结构、构型、构象和基团的变换对生物活性影响的一般规律，阐述结构-活性关系的经验性规律(第5章)。

(4) 药物定量构效关系的研究包括二维和三维定量构效关系方法，由于能够定量地描述药物的化学结构和药代性质与药效作用的关系，对于揭示药物作用的分子本质，指导新药设计具有重要作用，这在第6章作了较详细的介绍。

(5) 酶抑制剂在药物中占有突出的地位，药物化学中许多原理是由研究酶抑制剂形成的，第7章讨论酶抑制剂的作用特征和设计原理。

(6) 肽类化合物具有多种多样的生物活性，但因一些固有的缺点而难以直接作为药物，用有机小分子模拟肽的药效团分布，是发现和优化先导化合物的重要途径，第 8 章讨论了肽模拟物的设计原理和应用。

(7) 机体内环境的非对称性，决定了对外源性物质的摄取、处置和与靶标相互作用的立体特异性要求，手性药物在药物化学和新药创制中占有特殊地位，第 9 章阐述了手性药物的作用特征。

(8) 化学治疗药物的作用对象是外源性病原体，作为选择性毒性的化疗药物，有其特殊的作用规律和要求，因而以病原体的生化和生理过程为线索，在第 10 章简要讨论这类药物的作用方式和设计原理。

(9) 药物分子设计是药物化学的主要任务之一，本书第 11 章对药物分子设计的一般原理和方法作了简要介绍，使读者对此有一系统的了解，为进一步学习和掌握设计方法与技巧作一引导。

(10) 新药研发属于周期长、投入大、风险高的技术创新领域，先导物的发现、优化和候选药物的确定是创新药物的基础，第 12 章讨论了药物分子设计的策略，旨在阐述新药研发早期规划的重要性。药理作用和成药性是新药的两个互相依存的侧面，药物分子的微观结构与宏观性质的关系，药物的分子骨架与药效团的相互依赖，药效性质、药代性质、物化性质和安全性质的和谐匹配，都反映了新药研发的这种内在关系。

编写本书的目的，为图阐述药物化学的基本原理，药物化学与相关学科和领域的衔接界面，并反映当前药物化学和分子设计的现状和发展动向，希望能对从事药物化学科研与教学、药物研究与开发的读者以及药学专业的本科生和研究生有参考价值。

然而，药物化学涉及的学科、领域、技术和方法，其深度与广度，远非我能力所及，我的有限才识不足以准确地把握药物化学的全貌，所以在某些原理的阐述、资料的取舍、内容的编排和文字的表述等方面出现的疏漏是在所难免的，敬希读者指正。

本书出版得到中国科学院科学出版基金资助，特致感谢。

最后，我愿感谢我的妻子欧阳蓉女士对本书的付出，是她的理解和帮助使本书稿得以完成。

著　者

于中国医学科学院药物研究所

2010 年 3 月

第 一 版 序

    国内生产的药物，一向以仿制为主。随着对外开放，以及准备恢复关贸总协定的席位，我国已于 1993 年 1 月起实施药品专利法。这标志着我国的药品生产，必须逐渐转向创制自己的新药。可是，当今新药的研究与开发日趋困难，周期长，耗费巨大，这就要求药物分子设计建立在科学与合理的基础上，以求尽量节约人力财力，取得事半而功倍的效果。

    药物化学这门学科虽早为人们知晓，但因过去寻找新药根据经验方法，限制了药物化学的范畴。近 30 年来，分子生物学、近代药理学、物理有机化学等学科飞跃进展，为药物化学的理论与实践提供了进一步的科学依据，并注入了新的活力，因而有可能深入地从化学上理解药物与机体的相互作用和药物呈现药理作用的分子机理，以及化学结构与生物活性关系的内涵。这样，药物化学逐渐发展为富有科学性的学科。一些规律与机理的阐明，反过来又开拓了寻找新药，特别启发了分子设计的途径。

    郭宗儒研究员通过 30 余年的探索新药研究与 10 年的研究生课堂教学，不但积累了丰富的经验，也阅读了浩瀚的文献，在此基础上写成这本书。该书作为药物化学总论，注意了相关学科的衔接，特别在药物化学与药理学、生物化学和计算机应用的结合界面上，不但阐述了药物化学的一般原理，并引申而探讨了新药设计的可行方法，内容广博，不仅为教师、研究生、业务人员提供了良好的参考书，使他们增添系统知识，而且将为新药分子设计提供理论知识，从而加速我国新药创制，因而本书对我国医药生产从仿制转轨到创制将作出有益的贡献。

嵇汝运

1993 年 11 月于上海

目　　录

第1章 绪 论[1-6]

1.1 药物化学的定义和范围

药物化学(medicinal chemistry)是用化学的概念和方法发现、发明和开发药物的科学，并在分子水平上研究药物的作用方式和作用机制。所谓药物，是指对失调的机体呈现有益作用的化学物质，即对疾病有预防、治疗和诊断等作用的物质。

药物化学的首要任务是研发新药，作为应用学科，目标是新药产品。新药是新分子实体(new molecular entity，NME)，应符合临床对药品的所有要求：安全、有效、稳定、可控和易得。这些属性都寓于药物的化学结构之中，化学结构是药物的核心，是药物化学最重要的目标。

药物化学的另一任务是从化学角度研究药物与机体相互作用，从物理和化学以及分子水平揭示药物的作用机制(mechanism of action)和作用方式(mode of action)。这对于指导临床应用和药物设计也是重要的内容。

药物化学研究处理的对象，首要的是现今临床使用的药物，合理用药。通过借鉴成功的范例，阐明成药的因素和依据；同时也考察某些已经过时却有重要意义的老药，以及未成药物的活性化合物，在化学层面上分析成药/非药的差异，温故而知新。另外，从新药研发历程中，苗头化合物(hit)、先导化合物(lead)、候选化合物(candidate)和上市药物(drug)之间的区分和关联，领悟结构变换的内涵和技巧。揭示药物与受体分子相互作用的本质以及化学结构-理化性质-药理活性之间的依存关系，以把握药物作用的机制和特征，深化对某(些)化合物为什么能够发展成为药物和如何获得优良药物的认识。

本书着重从分子水平讨论药物作用的一般原理和规律，以及药物分子设计的策略、途径和方法。

1.2 药物与药物化学发展的回顾

1.2.1 以天然活性物质为主的药物发现时期

药物化学的发展是与药物的创制与应用紧密关联的。有史以来，人类就应用植物、矿物和动物脏器治疗疾病。作为一门科学，始于 19 世纪，当时称作药物学，包括现在的药物化学、药理学和药剂学等内容。随着自然科学的发展，药物化学从药物学分化出来，成为一门应用基础学科。

人类使用药物始自于天然产物。例如我国用麻黄治疗哮喘，1887 年确定了有效成分麻黄碱(**1**, ephedrine)的化学结构，成为公认的解痉药物。由麻黄碱还演化出其他α肾上腺能激动剂。19 世纪初从阿片中分离出吗啡(**2**, morphine)是个重要成就，吗啡具有很强的镇痛作用，虽然有严重的成瘾性和不良反应，迄今仍用作镇痛药，而且许多阿片受体激动剂是基于吗啡研发出的。从颠茄等茄科植物分离的莨菪类生物碱，是一类解除平滑肌痉挛的抗胆碱药物，有代表性的药物是阿托品(**3**, atropine)，现仍在广泛应用。从金鸡纳树皮中分离的抗疟药奎宁(**4**, quinine)和从南美马钱子科和防己科植物提取的肌肉松弛药筒箭毒碱等在药理学和药物化学发展上都有重要影响。

直到 20 世纪初叶，药物发展的特征是使用天然物质，往往不作化学修饰和改造而直接用于临床。

化学工业特别是染料工业与药物的发展有密切关系。染料能够对纺织品和细胞染色，提示可与细胞结合，推论有潜在的生物活性，从而发现亚甲蓝(**5**, methylene blue)具有抗疟作用，进而 Ehrlich(诺贝尔生理学或医学奖，1908 年)将染料中的偶氮基—N＝N—换成—As＝As—，研制了治疗梅毒病的肿凡纳明(**6**, arsphenamine)，是合成化学治疗药的第一人。一些有机化合物经药理试验证明具有生物活性，也用于临床治疗，例如乙醚和氯仿用作全身麻醉药，水合氯醛(**7**, chloral hydrate)和乌拉坦用作催眠药。Hoffmann 由水杨酸发明的阿司匹林(**8**, aspirin)，用于解热镇痛，如今广泛用于防止血栓形成等。

这一时期药物化学学科也有所发展。20 世纪初，Ehrlich 由细胞染色引申到分子与细胞的某种成分相结合，提出了受体概念，奠定了药物治疗的理论基础，并推动了药理学和药物化学的发展。Langmuir 提出电子等排概念，归纳出化合物结构与物理化学性质的关系，勾勒出生物电子等排的雏形；Crum-Brown 和 Fraser

尝试用数学表达式反映一组化合物的生物活性与物化性质的关系，可认为是定量构效关系的启蒙研究。

1.2.2　以合成药物为主的药物发展时期

20 世纪初叶到 50 年代，有机化学和生理学有较大的发展，有机合成技术和生物学方法的成就为合成药物的创制提供了理论根据和技术支撑，在这一时期发明了许多新药，可认为是新药研发的黄金时期。

德国 Domagk (诺贝尔生理学或医学奖，1939 年)发现红色染料百浪多息(**9**, prontosil)可治愈小鼠的细菌感染，其化学结构仍显示出染料化学的印记。但百浪多息在体外没有抑菌作用，发现是经肝脏酶的还原裂解，生成磺胺而奏效，是最早经代谢活化的前药，由百浪多息研制多种强效的磺胺药物(**10**)。Fleming (诺贝尔生理学或医学奖，1945 年)发现青霉素(**11**, penicillin)虽是幸运发现，验证了"机会给予有准备的人"这一真理，偶然寓于必然之中。青霉素的发现开拓了抗生素药物的新领域，相继发现了诸如链霉素、四环素、头孢菌素、大环内酯、氨基糖苷等各种抗菌和抗癌抗生素。半合成抗生素是以发酵方法制造的抗生素为原料，经化学合成和结构修饰得到的效用更强的抗生素。

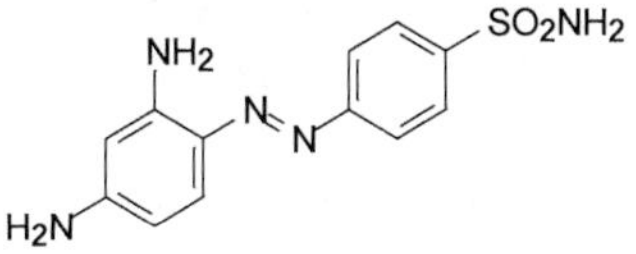

9 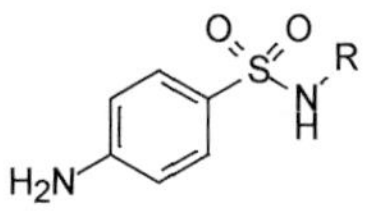　　　　　　**10** 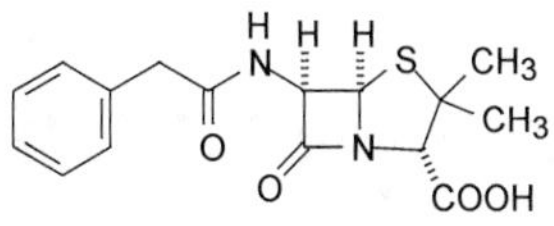　　　　　　**11**

甾体激素是具有调节机体生长、发育和维持性征的内源性物质，通过对这些体内微量物质的结构解析和结构-活性关系的研究，创制出皮质激素、雄性素、雌激素和孕激素等合成的激素及类似物。

蛋白质化学和酶动力学的发展，促进了作为药物的酶抑制剂的研制，例如研究二氢叶酸还原酶的催化作用和各种同工酶抑制剂，创制了抗肿瘤药甲氨蝶呤(**12**, methotrexate)，抗疟药乙胺嘧啶(**13**, pyrimethamine)，磺胺增效剂甲氧苄啶(**14**, trimethoprim)等。

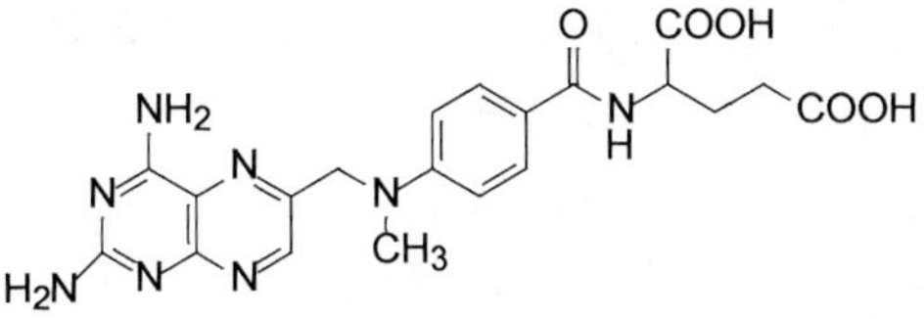

12 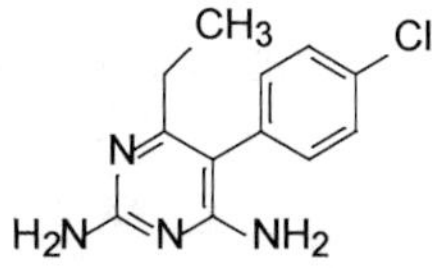　　　　　　　　　　**13**

14

　　对氨基水杨酸钠、异烟肼和链霉素等抗结核药物的问世，使一向认为是不治之症的结核病不再威胁生命，从而一度全球性地控制了结核病。但是近年来由于环境和营养问题，以及药物滥用等造成对已有抗结核药物的耐药性，导致结核病在世界范围卷土重来。

　　各种抗感染药物的发现和应用，使得细菌感染性疾病一定程度得到控制。人们强烈感到恶性肿瘤对健康和生命的威胁。恶性肿瘤是由于环境或遗传因素引起组织细胞无控制地增殖，根源是遗传信息 DNA 发生突变并无控复制。在寻找抗肿瘤药物的过程中，人们忆起第一次世界大战使用化学战剂芥子气所引起的细胞毒作用，可能成为杀伤肿瘤组织的手段，从而创制出氮芥类生物烷化剂，例如美法仑、噻替派和环磷酰胺等。研究核苷和核苷酸的生物合成，了解酶在核苷酸合成中的作用，在药物化学上确立了抗代谢原理，研制出氟尿嘧啶等核苷类抗肿瘤药物。

1.2.3　药物分子设计时期

　　20世纪60年代 Hansch 和藤田稔夫用物理有机化学中 Hammett 方程处理化合物的生物活性与物化性质的变化规律，以数学模型表征系列分子的化学结构与药理活性之间的量变关系，开创了定量构效关系(quatitative structure-activity relationship, QSAR)的技术领域，不仅有助于解析药物发挥药效的作用方式和机制，还可预测未知化合物的活性。应用该方法使许多制药公司提高了新药研制效率，例如对喹诺酮类抗感染药物用 QSAR 研制出新型抗菌药物诺氟沙星。

　　计算机的应用不仅使统计学计算加快了速度和提高了精度，而且计算化学(包括分子力学、分子动力学和量子化学)可以进行分子的能量优化，确定分子低能构象，计算分子中各个原子的电性分布，分子的表面特征以及研究药物分子与靶标分子的相互作用等。分子模拟技术深化了人们对分子的微观行为的认识，从而在更精细的原子和能量水平上设计新化合物，并预测生物活性。

　　从内源性配体结构出发设计药物是 20 世纪后半叶药物发展的另一特征，例如基于肾上腺素对不同组织器官的生理作用，Black(诺贝尔生理学或医学奖，1988年)研发出 β-肾上腺能阻滞剂普萘洛尔(**15**, propranolol)。他还根据组胺可引起胃酸分泌的生理特征，按照药物化学原理研制出抑制胃酸和胃液分泌的抗消化道溃疡药物西咪替丁(**16**, cimetidine)，是第一个上市的 H_2 受体阻断剂。普萘洛尔和西咪替丁的发明者 Black 因而获得 1988 年诺贝尔生理学或医学奖。研究胃壁细胞中 H^+/K^+ATP 酶的功能，证明是催化胃酸分泌的总枢纽，称为质子泵，第一个质子泵抑制剂奥美拉唑(**17**, omeprazole)和后继的"拉唑"类药物，成为治疗消化道溃疡的颠覆性药物，甚至导致 H_2 受体阻断剂黯然失色。血管紧张素转化酶是调节血管收缩、影响血压变化的重要酶系，根据内切酶的作用特征，设计出血管紧张素转化酶抑制剂，例如卡托普利 (**18**, captopril)和后继的一系列"普利"类药物。

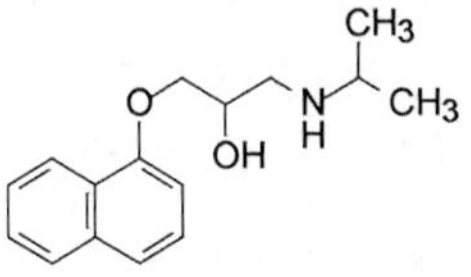

15

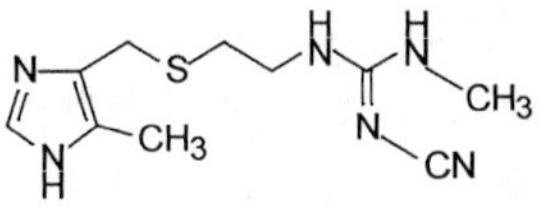

16

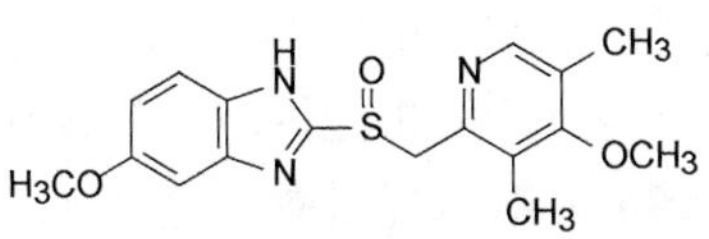

17

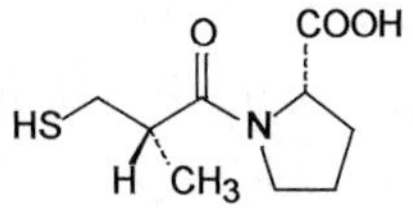

18

分子生物学和蛋白质化学的发展为药物研究提供了强力的生物学手段。20 世纪 80 年代开始了以靶标为核心研发药物的新阶段，改变了过去只以整体动物或组织细胞表型变化为主的研究模式，加速了新药的研究进程。

X 射线单晶衍射和二维 NMR 技术确定蛋白质和酶分子的三维结构，解析配体-受体的结合特征，结构生物学为基于受体结构的分子设计打下坚实基础。例如，人免疫缺陷病毒(HIV)的蛋白酶是病毒复制和生长的重要酶系，通过解析酶催化中心各个原子和基团的作用，以及水分子参与的位置，进行基于结构的药物发现(structure-based drug discovery, SBDD)，成功得到了抗艾滋病药物 HIV 蛋白酶抑制剂利托那韦(**19**, ritonavir)，是在计算机辅助设计的基础上，利用药物化学的过渡态类似物原理设计出来的，事实上许多"那韦"类药物都是模拟蛋白酶水解肽键的过渡态合成的类似物。

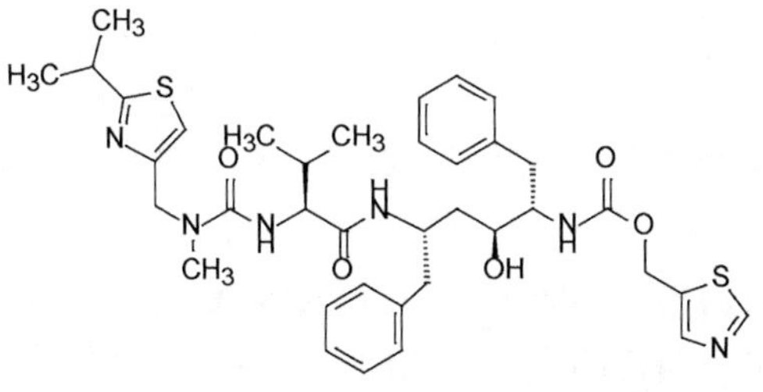

19

由 Merrifield 开创的固相合成(诺贝尔化学奖，1984 年)发展而来的组合化学

(combinatorial chemistry)得以合成大规模的化合物库，原指望能够加速新药先导化合物的发现进程，却没有达到预期的效果，不过组合合成的理念发展了 DNA 编码化合物库（DNA encoded library，DEL）技术，是将组合化学与分子生物学相结合，在高通量测定技术的辅助下，实现先导物的快捷和高效率的筛选。

在以靶标为中心的新药研究中，高通量筛选(high throughput screening, HTS)技术扩展和加速了先导物的发现。而虚拟筛选(virtual screening)将 *in vitro* 的实地操作推前伸向 *in silico* 的计算机筛选，扩大了筛选空间，节省了操作时间。

不对称化学合成技术将手性药物的研究提高到新的水平，与靶标强效和高选择性结合的优映体(eutomer)成为手性药物的研发目标。

研究蛋白激酶(protein kinase)对细胞内蛋白的磷酸化以调节细胞生理功能，发现在细胞增殖、生长、分化、迁移和凋亡等过程起重要作用。针对慢性粒细胞白血病(CML)的 *Bcr-Abl* 基因上调高表达酪氨酸激酶的生物学特征,研发出治疗 CML 药物伊马替尼(**20**, imatinib)，开创了分子靶向药物的新领域。后继研发的表皮生长因子受体激酶的抑制剂埃罗替尼(**21**, erlo tinib)和帕那替尼(**22**, ponatinib)等，分别是基于 ATP 结合位点和变构位点的特征而成功设计的药物。以人体 538 个激酶为靶标的新药研究成为非常活跃的领域。

20　　　　　　　　　　　　21

22

基于片段的药物设计(fragment-based drug design, FBDD)是用生物化学和生物物理方法筛选与评价、辅以 X 射线晶体学或 NMR 技术，分析靶标与较小分子(即最终分子的片段)的结合特征，经计算机模拟逐步增长或连接基团与片段，获得高活性的先导化合物的设计方法，其效率和产生的苗头物或先导物质量往往优于高通量筛选。

内源性多肽的结构与功能的解析为新药的研制开辟了新的途径，它们的受体或催化的酶系，是研制药物的靶标。然而，作为配体的肽类化合物是柔性分子，常常具有多种生理功能，不能口服，难以直接作为药物应用。因此，基于作用机制或结合特征，设计拟肽、伪肽乃至有机小分子化合物，是药物化学的一个重要领域。血管紧张素Ⅱ受体拮抗剂氯沙坦(**23**, losartan)等"沙坦"类药物，是通过阻断血管紧张素受体途径而降低血压的重要药物。基于 HIV 蛋白酶剪切蛋白底物的结构特征，设计的模拟肽的过渡态类似物沙奎那韦(24, saquinavir)是治疗艾滋病药物。依卢多林(25, eluxadoline)是以内啡肽为起始物设计合成的非肽类阿片 μ 受体激动剂和 δ 受体拮抗剂，治疗肠易激综合征。以研究蛋白-蛋白相互作用(PPI)为切入点，研究非肽类药物已成为活跃领域，第一个上市的新药 venetoclax(26)是作用于 BCL-XL 和 BCL-2 双靶标蛋白的治疗慢性淋巴白血病药物。

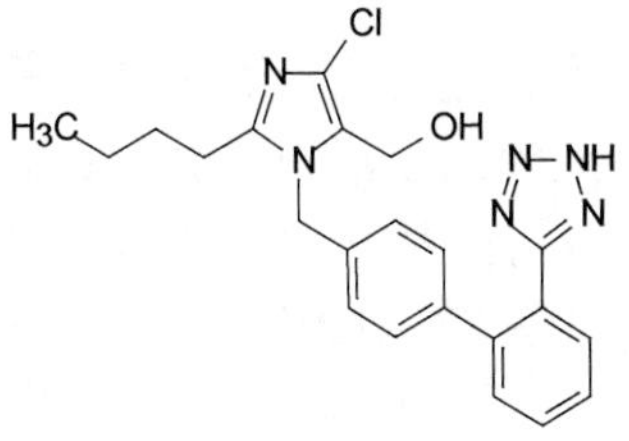

23

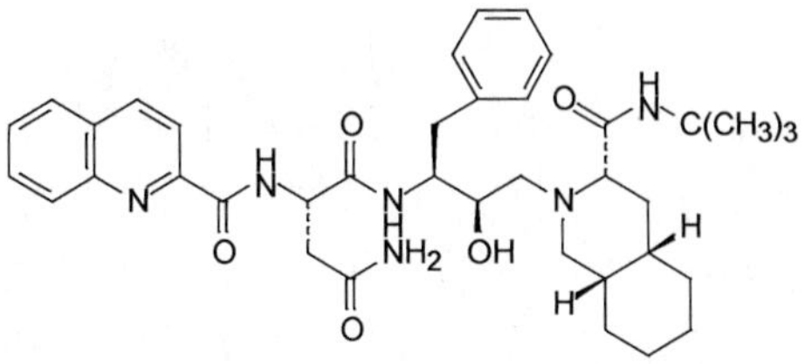

24

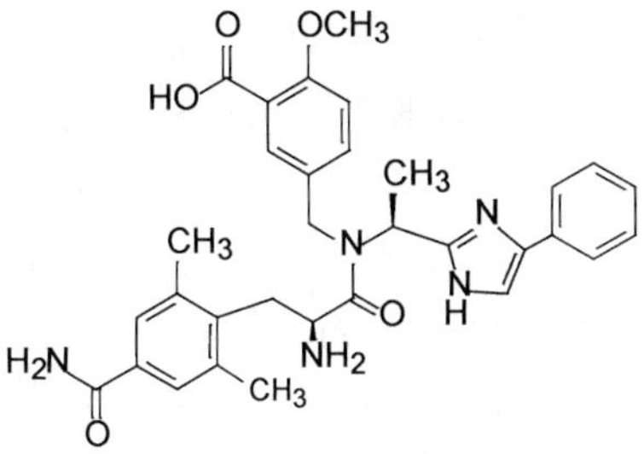

25

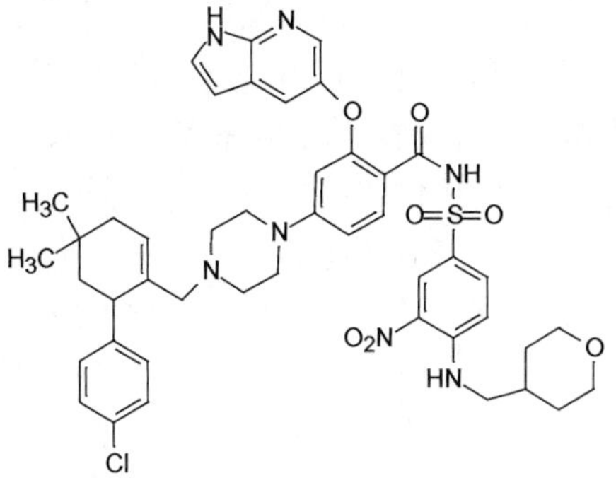

26

1.2.4 精准医学的提出

医药科技的发展不断发明新的治疗概念和策略，近期提出的精准医学(precision medicine)概念，是在更高的层次和标准对药物治疗和药物设计提出的新要求。精准医学是通过基因组和蛋白质组等技术，对于大样本人群与特定疾病类型从分子水平进行分析与鉴定、验证与应用，从而精确寻找疾病的原因和治疗的靶标，最终实现对于特定患者进行个体化的精准治疗。

精准医学与药物密切相关，药物是治疗的手段和物质保障，在精准医学的框架下体现在两个方面：一是针对特定的靶标或机制进行新药研发，发现安全有效特异和经济的药物；二是临床应用，根据患者疾病类型和病情进行个体化的准确用药。创制安全有效乃至特效的药物是实现精确治疗的前提与保障；按精准原则治疗的结果以及发现的线索或问题又可反馈于深化新药研究，二者相互依存和促进。

　　功能基因组学和蛋白质组学的研究以及与疾病相关的重要基因的解析，为研究新药提供了日益增多的靶标和生物学信息。生物信息学(bioinformatics)作为新兴的交叉学科，它是应用信息科学、计算机科学、计算生物学和比较生物学等学科的观念和方法对生命及其组成分子(如核酸和蛋白质等)进行研究的学科，以计算机和互联网为平台，对生物信息进行提取、存储、加工和分析，用信息理论与技术以及生物数学的方法解析和阐述生物大分子的存在和价值，最终达到应用的目的。

　　生物信息学的研究对认识生命的起源、遗传、发育和进化的本质有重要意义，并为人类疾病的诊断、预防和治疗开辟新的途径，还为创制新药提供新的靶标，也是药物分子设计的理论依据。当今生物信息学的任务主要集中在数据的整合和表达、数据多样性分析、相互交叉分布数据的总结与分析、基因组与蛋白质组的结构与功能的研究等，所有这些都会促进药物新靶标的发现和确定。应当指出，从发现的众多新靶标中确证(validation)药物靶标是项艰巨任务。

　　与生物信息学相应发展的另一重要内容是化学信息学(cheminformatics)，是为创制新药和药物研究而发展的新型学科。化学信息学是从各种化学信息源中提取有用的数据，建立多种数据库管理系统和数据库，通过数据归纳、推理和分类等方法将数据转化成信息，再由信息转化成知识，并对信息和知识实施有效的管理。所有这些，可以加速药物先导化合物的发现和优化。化学信息学、分子模拟和计算机辅助分子设计的整合，出现了虚拟试验(*in silico*)的研究方法，可认为是离体试验(*in vitro*)和在体试验(*in vivo*)的外延和补充(图 1-1)。虚拟试验方法可用于数据描述、数据分析、模型建立和分子设计，预测化合物的生物活性、物理化学性质以及药代动力学等，以提高新药研究的效率。

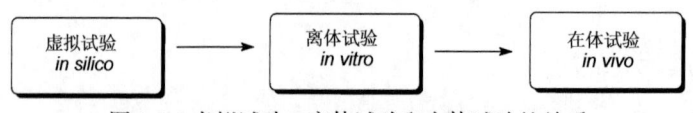

图 1-1　虚拟试验、离体试验和在体试验的关系

　　化学生物学(chemical biology)是为了确定基因和蛋白质的生物功能而发展起来的化学与生物学的交叉学科，涉及生物大分子、生物分子作用机制、新一代治疗方法、生物催化和生物转化、组合化学、超分子化学、生物有机和生物无机、生物检测的新方法，是当代化学和生物学交叉的前沿课题。化学生物学对靶标的发现与确证以及新药的发现与设计有重要作用。在首创性新药研究中，化学生物学往往是药物化学的前驱。

　　药物化学作为应用基础学科，不断地对基础学科提出新的要求和课题；基础学科的发展又在理论、策略和方法上充实了药物化学的研究内容，使新药研制在深度和广度上发生了巨大的变革。回顾和总结 100 年来药物发展的历程和相应学科领域的关系，可用图 1-2 加以概括。

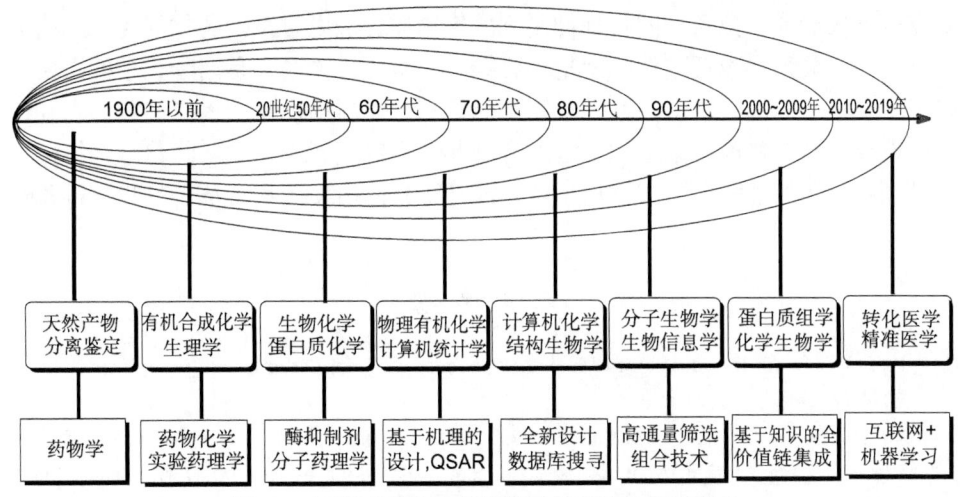

图 1-2　百年来药物和相关学科与领域的发展模式

图 1-2 简略地区分了不同的年代与药物发展相关的学科、领域和技术,勾画出大致的发展趋势。应当指出,在年代之间并非互相割裂和不可逾越,也不是在策略和方法上后者取代前者,而是相互包容与补充。例如从自然界发现天然产物和研制新药,虽然历史久远,现今仍非常活跃,是重要的药物研发资源。以屠呦呦(诺贝尔生理学或医学奖,2015 年)为代表的中国学者发现青蒿素和研发抗疟药的重大突破,挽救了数以百万计的生命,说明天然活性物质仍是新药研究的重要源泉。

药物化学仍然是以实验为基础的应用基础研究学科,传统的药物化学总结了许多原理与规则,药物化学家积累的经验和设计技巧,在新药研发中仍起主导作用,以药物化学和药理学为核心的基于知识的全价值链集成技术,是当今研究与开发新药的主流。

1.3　本书的内容

本书旨在讨论药物化学的基本原理和某些最新进展,以药物的化学结构和生物活性的关系作为主线脉络,讨论影响药物的物理化学性质、活性、安全性和药代的化学结构因素。药物与机体之间的关系包括两个方面:机体对药物的作用或处置,即药物的药代动力学(吸收、分布、生物转化、排泄等)性质;药物对机体的作用与影响,即药物的药效学和毒理学性质。这是相互联系而又有区别的两个侧面,药效和药代性质都“凝结”在药物分子的化学结构中。在讨论药物作用的分子基础时,重点放在药物化学与分子药理学的结合层面上,而以药物化学结构这一侧面为主。药物产生药效在于药物分子与靶标相互作用的结果,体现在化学与物理化学的作用上,因而本书将讨论药物作用的理化基础。酶抑制剂作为药物,研究得比较深入，拟对酶的各种抑制剂的作用原理加以讨论。药物的化学结构与生物活性的关系，包括定性、定量、二维、三维相互关系，是药物化学的重要内容，本书将分别加以讨论。肽模拟物和手性药物是新药创制的重要内容。在药物分子设计一章，将设计策略和方法融合一起，帮助读者深化对药物化学的终极目的是创制新药的理解。本书增加了若干成功药物的研发历程，从药物化学视角给读者以启示。

参 考 文 献

[1] Patrick G L. An Introduction to Medicinal Chemistry. 5th ed. Oxford: Oxford University Press, 2013

[2] Wermuth C G. The Practice of Medicinal Chemistry. 3nd ed. London: Academic Press, 2008

[3] Klebe G. Drug Design: Methodology, Concepts, and Mode-of-Action. Berlin, Heidelberg: Springer,2013

[4] Rydzewski R M. Real World Drug Discovery. A Chemist's Guide to Biotech and Pharmaceutical Research. Elsevier, 2008

[5] Kerns E D, Di L. Drug-like Properties: Concepts, Structure Design and Methods: From ADME to Toxicity Optimization. Elsevier, 2008

[6] 郭宗儒. 药物创制范例简析. 中国协和医科大学出版社, 2018

第 2 章　药物的化学结构与药代动力学

2.1　药物与机体的相互作用

药物进入人体后，与机体发生相互作用：一是机体对药物的作用，二是药物对机体的作用。机体对药物的作用是药代动力学研究的内容；药物对机体的作用是药效学和毒理学讨论的对象。药代动力学和药效学都属于药理学学科范围。

2.1.1　机体对药物的作用

人体可视作一个复杂的"生物化学实体"，为了保护自身免受损伤，对于除营养物以外的外源性物质(包括药物)都要以排斥拒绝的方式处理，乃生物进化使然。机体对不同的药物有不同的处置方式，使物理形态和化学结构发生改变，结果是药物分子或其代谢产物在时间(体内存留)和空间(体内分布)有不同命运。

一般地讲，机体是个比较稳定的系统，在长期的进化过程中，面对各色各样的内源性(endogenous)和外源性(exogenous)物质，形成了具有一定规律的处置方式，反映在药物吸收、分布、(部分地)代谢和排泄上遵循某种普遍的规律。概括地讲，就是机体对待药物是以整体分子和宏观性质加以处置[1]，分子的宏观性质即物理化学性质，包括分子尺寸(可用分子量表征)、溶解性、亲脂性(分配性)、电性(电荷、极性、氢键等)、极性表面积等，处置中不拘泥于药物或化合物的细微结构，药物分子的宏观性质决定了药代动力学行为。

2.1.2　药物对机体的作用

药物对机体的作用所产生的生理效应，会因为药物分子的结构不同，即使微小的变化，也可能引起不同的生物活性，这是因为药物对机体的作用，无论是有益的(药理作用)还是有害作用(不良反应)，本质上是药物与靶标分子之间发生相互作用，是某些特定的原子、基团或片段的互补性结合所致，而并不是组成分子的所有原子起作用。这些原子、基团或片段的集合，体现了特异性的结合并引发特定的药理作用。所以，药物对机体的作用是由特定的原子或基团即微观结构决定的。

药物的宏观性质决定药代动力学行为，微观结构决定药效学和毒理学特征。宏观性质和微观结构都凝集于化学结构之中。正如 Ariens 指出的，"为改变药代动力学性质而进行的分子改造，具有很大的自由度，药物的分布主要取决于化合物的整体性质，如分配系数和极性等，而药物和受体的相互作用，通常需要有特定的立体特征和电荷分布”[2]。

　　人们希冀药物具有良好的物化性质，作用强和高选择性药效，合理的药代，以及尽可能低的不良反应，但"此事古难全"，因为人们在致力于上述目标作结构优化时，常常为改善某种性质而对另一种性质产生不利影响，因而有时需要在某种程度上作出通融或退让，否则会付出沉重代价，以至于候选物存在短板或硬伤，临床研究的Ⅰ、Ⅱ和Ⅲ期的总淘汰率占到95%。成功是小概率事件。

2.2　药物在体内的过程

　　药物在体内经历的过程，以口服制剂为例，可分为三个时相，即药剂相、药代动力相和药效相，这是三个相继发生和互相影响的过程。图 2-1 是药物在体内过程的模式图[3]。

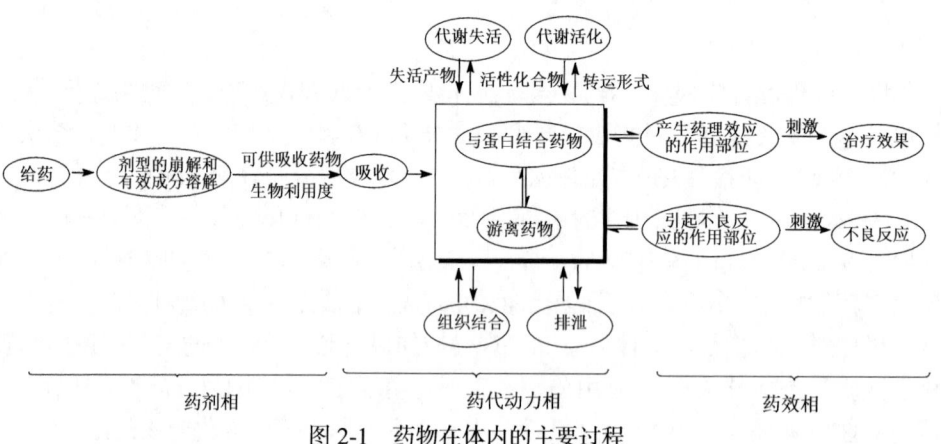

图 2-1　药物在体内的主要过程

2.2.1　药剂相

　　药剂相(pharmaceutical phase)是药物在体内的初始过程，该阶段决定用药的效率。药物服用后，经历剂型的崩解和有效成分的溶出与溶解，成为便于机体吸收的高度分散状态。因此选定恰当的剂型和相应的给药途径，以及良好的制剂质量，是药剂相效率的决定性因素。根据药物的理化性质和给药途径所设计的剂型，应保障成为容易吸收的状态，并且在吸收前具有化学稳定性。同一种药物剂型，由于改变赋形剂或制剂工艺，甚至精制原料药所用的溶剂不同导致晶型或溶剂化的差异，也会影响药物的分散和吸收性，造成生物等效性(bio-equivalence)的差异，影响药物的生物利用度。

2.2.2　药代动力相

药代动力相(pharmacokinetic phase)是机体对药物的处置，包括药物吸收入血液、向各组织和器官的分布、与血浆蛋白或体内成分的非特异性结合、代谢(即生物转化)以及消除排泄等过程。药代动力学是研究这些过程与时间关系的科学。经非静脉途径给机体一定剂量的药物，吸收入血液中的药量和速率是药物的固有特征，即生物利用度(bioavailability)，是表征药物被机体摄取的效率，通常用 F 值(百分率)表示。药物在体液中分布的浓度，同血浆蛋白的结合程度，在各组织和器官中的贮积，发生代谢转化量和速率，代谢产物的生物学性质(活化和失活)，排泄的途径、方式和速率等，构成了机体在时间和空间上对药物的作用和处置。药物的化学结构决定吸收(absorption)、分布(distribution)、代谢(metabolism)和排泄(excretion)等(ADME)各个环节。机体对各种各样的外来物质的处置，本质上是要清除于体外，因而对药物的处置方式所表现出来的药代动力学具有共性和普遍性。表征药物 ADME 的特征常用药代动力学参数，将于本章 2.3 节讨论。

2.2.3　药效相

药效相(pharmacodynamic phase)涉及药物对机体的作用，这一时相是药物在作用部位与靶标发生相互作用，通过直接作用、放大效应(例如第二信号系统)、级联反应或网络调控，引起靶标发生生物化学或生物物理变化以及信号转导或调控，导致人们宏观上可以观测的表型变化。药物与疾病相关的靶标发生作用，产生所希望的效应，获得治疗效果；与正常组织的靶标结合则发生脱靶作用(off-targeting)，呈现不良反应。这就是药物选择性的必要性。

药剂相和药代动力相是药效相的前奏和保障，辅佐药效的展示，归属于药物的成药性(drug likeness)范畴；药效相则是药物的核心，乃用药的目的和归宿。药物的物理化学性质对药物制剂的质量有决定性作用，而物化性质、药代性质以及与靶标作用的强度和选择性(包括脱靶作用的有无)都是药物的化学结构所决定(当然晶型和结晶溶剂也有相当的影响)。在这个意义上，构建新分子实体的化学结构是新药研究的最关键的环节。

药物化学家设计构建的分子结构提供新药的物质基础，药剂学家的设计剂型提供用药形式，药理学家设计给药方案提供用药的剂量和频度。

2.3　药代动力学及其参数

药代动力学是研究药物在体内的时间过程，是用动力学原理和方法表征药物在体内的吸收、分布、代谢和排泄等过程的速率变化的科学，并用多种参数定量地表述和预测这些过程。经典研究药代动力学用的样本是血液，原因是容易得到，而且血液中的药物浓度与体内组织或器官中的浓度大体呈动态平衡，所以各种参数通常是测定血液中的药物浓度推导出来的。

药代动力学是一门学科，本书不作详细讨论。为了便于后面的叙述，拟对药代动力学的某些参数加以叙述。

药物口服吸收到血液后，即向组织中分布和被清除，生物利用度、曲线下面积、半衰期、清除率等是重要的药代动力学参数。

2.3.1　生物利用度

口服给药后，药物经胃肠道吸收，由于吸收的不完全以及在肝脏中代谢的首过效应，导致进入血循环中的药量低于给药量。

口服生物利用度 F 是给药剂量吸收的分数 F_a 与胃肠道代谢的分数 F_g 和肝脏代谢的分数 F_h 的乘积 $F = F_a \times F_g \times F_h$。对多种药物分析表明，药物的分子量、离解状态、亲脂性、极性和可旋转性键数(RB)影响生物利用度。这些结构和物化性质的组合，影响了吸收(F_a)和首过效应(F_g 和 F_h)，高分子量影响 F_a，亲脂性增高使 F_g 和 F_h 降低。分子的极性参数与 F 呈抛物线关系。RB 对 F_a、F_g 和 F_h 三个参数都是负贡献，因而对生物利用度有显著影响。总之物化性质对 F_a 和首过效应的影响是相反的，所以在先导物优化中，应调节这些性质之间的组合[3]。

口服生物利用度(bioavailability, F)是吸收入血循环中药量占给药量的百分比，是从 100%给药量中减去未被吸收的和被肝脏等抽取的百分数 E[式(2.1)]。

$$F = 1 - E \tag{2-1}$$

确定绝对生物利用度的方法是将同等剂量的药物分别经静脉注射和口服给药，测定一定时程的曲线下面积(AUC)，按照式(2.2)计算出生物利用度。

$$F = \text{AUC}_{口服}/\text{AUC}_{静注} \tag{2-2}$$

如果口服与静脉注射剂量不同，按照式(2-3)计算生物利用度。

$$F = (\text{AUC}_{口服} \times 剂量_{静注})/(\text{AUC}_{静注} \times 剂量_{口服}) \tag{2-3}$$

药物的化学结构和物理化学性质是决定生物利用度的主要因素，但难溶物质的颗粒大小、晶型、制剂形式等物理形态可影响生物利用度，机体的生理状态也会影响 F 值。

2.3.2　曲线下面积

曲线下面积(area under concentration-time curve, AUC)是药代动力学的另一个重要参数，是指给一定量药物后，吸收的药量在一定时间段的曲线下面积，是血药浓度随时间变化的积分值。AUC 与吸收入体循环的药量成正比，反映进入体循

环药物的相对量。通过某种途径给药后，定时取样测定血液中药物浓度，得出血
药浓度随时间变化的曲线，该曲线反映了血药浓度的动态变化，由动态变化可得
到三个参数：曲线下面积，表征了该时程内的药量；药物峰浓度(c_{max})和达峰时间
(t_{max})。图 2-2 为药时曲线、各药效学、药代动力学、毒理学参数以及药物的治疗
窗口的示意图。

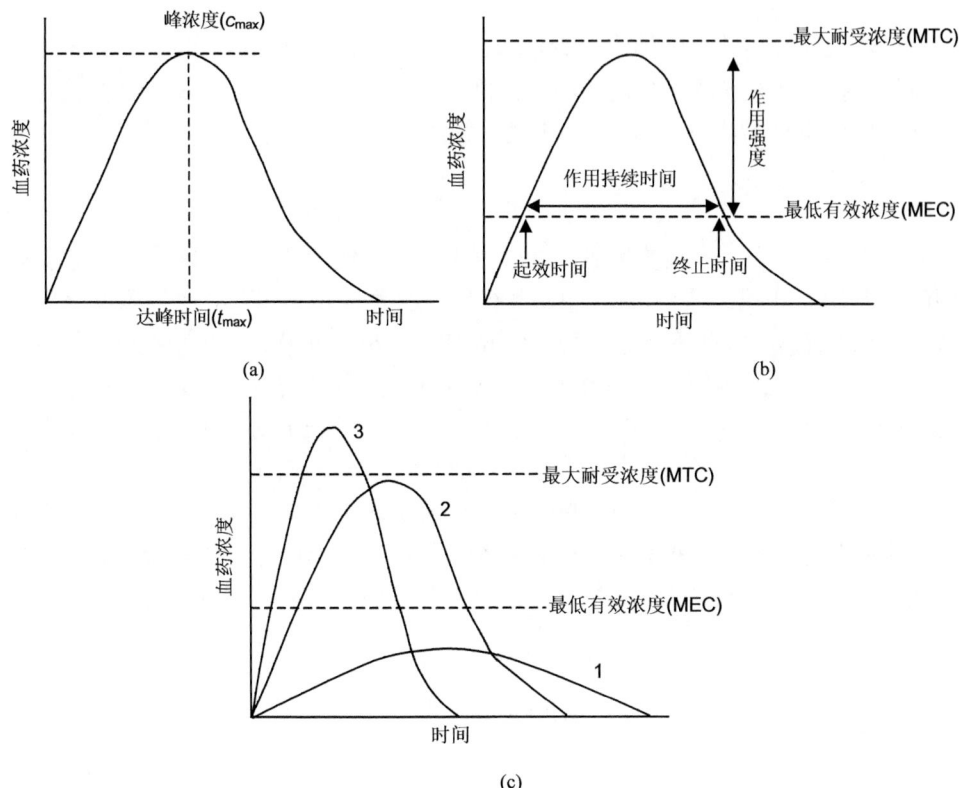

图 2-2　药时曲线示意图

(a)标示出峰浓度、达峰时间和曲线下面积；(b)标示出最低有效浓度(MEC)、最大耐受浓度(MTC)、起
效时间、终止时间和作用持续时间；(c)由药时曲线可估计维持治疗浓度所需的剂量。曲线 1 的药物
表示达不到有效治疗浓度；曲线 2 有适宜的治疗窗口；曲线 3 表明有一段时程的血药浓度超过了最大
耐受浓度，发生潜在的安全性问题

2.3.3　半衰期

　　半衰期(half life)是指体内(血液)的药物浓度或药量降低 50%所需的时间，用以
表征药物在体内经代谢转化或排泄而消除的速率，用 $t_{1/2}$ 表示，单位是 min 或 h。
半衰期与消除速率常数 $k_{消除}$有式(2-4)的关系：

$$t_{1/2} = \ln2/ k_{消除} \tag{2-4}$$

半衰期的长短决定了给药的频度。为了维持最低有效浓度，给药的间隔大致等于药物的半衰期，一日一次的药物半衰期需要为 24 h，此时药物在血浆中的峰浓度与谷浓度之比大约为 2。药物具有不同的半衰期可能是由于清除率的变化，也可能是分布容积的变化。

2.3.4　清除率

药物的清除指从血液抽取到清除器官的过程，抽取率(extraction, E)是药物被排泄器官排泄或被转化为代谢产物的比例，药物的清除率(clearance，Cl)是流经清除器官的血流量(Q)与抽取率的乘积[式(2-5)]。

$$Cl = Q \cdot E \tag{2-5}$$

清除药物的器官主要为肝脏和肾脏，也可经其他途径。肝清除率($Cl_{肝}$)包括代谢转化和胆汁排泄，肾清除率($Cl_{肾}$)表征肾脏排泄。所以药物的总清除率($Cl_{总}$)= $Cl_{肝}$ + $Cl_{肾}$ + $Cl_{其他}$。清除率的单位为 mL/min 或 mL/(min·kg)，意义是单位时间内药物被清除时的血液容积。人、犬和大鼠的肝脏血流量分别为 25 mL/(min·kg)、50 mL/(min·kg) 和 100 mL/(min·kg)，如果血清除率接近该数值时，表明肝脏代谢非常迅速。

药物在体内的存留时间与清除率和药物在循环血液中的实际量有关，而在血循环中的药量与分布容积有关。消除速率常数($k_{消除}$)与清除率和表观分布容积的关系如式(2-6)所示。消除速率常数的单位是 h^{-1}。例如 $k_{消除}$ = 0.1 h^{-1} 意味着每 1 小时有 10%的药物被清除。

$$k_{消除} = Cl / V_{d} \tag{2-6}$$

2.4　药物的化学结构与吸收

吸收是药物从给药部位进入血液循环中的过程。除局部用药以发挥局部作用外，药物需首先吸收到血液中，再经血液或体液转运到作用部位，到达靶组织，引起效应器变化，产生药理效应。因此，药物的吸收，通过血液输送，到达作用部位，是发生药代和药效的前提。药物的口服吸收需在胃肠液中有一定的溶解度(solubility)和渗透入细胞膜的能力(permeability)。

2.4.1　生物膜

2.4.1.1　生物膜的组成

生物膜是由磷脂双分子层构成，层上镶嵌有球蛋白，形成有镶嵌结构的脂蛋白凝胶。磷脂分子主要是卵磷脂(phosphatidylcholine)、鞘磷脂(sphigomycline)、磷脂酰丝氨酸(phosphatidylserine)和磷脂酰乙醇胺(phosphatidylethanolamine)等，每个磷脂的两个疏水烷基链由膜的两边指向内侧，形成膜的中心层。极性的磷脂"头"构成膜的内外两侧，借静电引力与球蛋白结合，成为镶嵌的结构[4]。

　　膜的中心层散布有胆固醇分子，有助于膜的稳固化。脂质层上有充满水的小孔，直径为 0.4 nm，小于孔径的分子可以自由地经膜出入。膜上还有特异的转运蛋白，有助于特定物质摄入细胞或被排出。药物穿越细胞膜，是从膜外的水溶液中分配进入脂质相，然后到膜的另一侧的水相中。图 2-3 是镶嵌有球蛋白的双磷脂层的生物膜结构。这种镶嵌的双磷脂层结构的模型，热力学上是个稳定系统，对转运过程，特别是被动扩散和主动转运过程可以做出合理的解释。

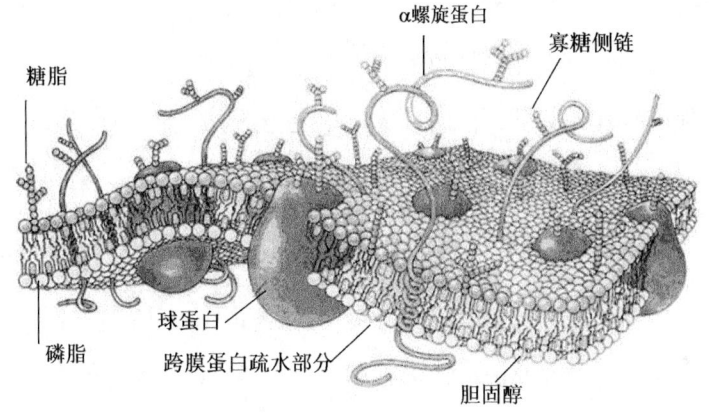

图 2-3　镶嵌有球蛋白的双磷脂层的生物膜结构

卵磷脂　　　　　　　　　磷脂酰乙醇胺

磷脂酰丝氨酸　　　　　　　鞘磷脂

2.4.1.2　药物的过膜转运方式

1. 被动扩散

被动扩散(passive transport)是大多数药物过膜机制，是药物的吸收、分布与排泄等穿透细胞膜的主要方式。穿越膜的速率主要取决于药物的脂水分配系数。被动扩散有以下特点：

(1) 遵循 Fick 定律，顺应浓度梯度扩散，由高浓度向低浓度方向扩散。

$$\mathrm{d}M/\mathrm{d}t = -DA(\mathrm{d}c/\mathrm{d}X) \tag{2-7}$$

式中，$\mathrm{d}M$ 是在 $\mathrm{d}t$ 时间内被吸收的药量；D 为药物的扩散系数；A 为膜的表面积；$\mathrm{d}c/\mathrm{d}X$ 为药物的浓度梯度。或：

$$扩散速率 = [DA(c_1 - c_2)]/X \tag{2-8}$$

扩散速率遵循一级速率方程，随时间成指数变化：

$$\ln c - \ln(c - X) = Dt \tag{2-9}$$

式中，c 为开始浓度；$(c-X)$ 为 t 时间后剩余的浓度，即未扩散入膜的浓度。因此，

$$2.303\ \lg(c_1 - c_\infty) = 2.303\ \lg(c_0 - c_\infty) - Dt \tag{2-10}$$

根据以上方程，以 $\lg(c_1 - c_\infty)$ 对时间 t 作图，得到的曲线，斜率为 $-D$，截距为 $2.303\ \lg(c_1 - c_\infty)$。

(2) 过膜的推动力是浓度差或静电势差，不需要提供能量。

(3) 细胞膜对于通过的物质没有特异性选择，过膜的化合物之间没有竞争抑制现象。

(4) 穿越膜的化合物没有饱和现象。

2. 主动转运

主动转运(active transport)是药物过膜的另一种方式，其特征是借助细胞膜上的转运蛋白(transporters)传输。转运蛋白的结构中有特异的结合域，与特异性药物结合，调节药物的摄入或泵出，例如在肝、肾、小肠细胞中的转运蛋白，可对特异性底物结合和转运，脑毛细管上皮细胞有向外泵出的转运蛋白 P 糖蛋白，是种由多药耐药基因编码(MDR1)的糖蛋白。

主动转运机制的特点是：

(1) 可以逆浓度梯度或分子带有电荷时逆电势梯度转运。

(2) 被转运的药物或营养物无需特定的分配系数，极性强的化合物可经主动转运方式过膜。

(3) 被转运的药物与转运蛋白发生可逆性结合(图 2-4)。

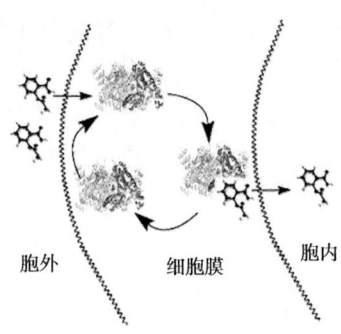

图 2-4　主动转运的示意图

(4) 主动转运需要有能量提供，消耗 ATP。

(5) 结构相似的化合物往往被同一蛋白转运，因而有竞争作用，并受代谢抑制剂的影响。

(6) 具有饱和性。当转运蛋白被底物完全结合后，每单位时间内被转运的分子数则达到最大值，因而有饱和现象，属于零级动力学。

(7) 主动转运的物质具有较高的化学特异性，例如 Na^+，K^+ 或葡萄糖被肾小管上皮细胞的重吸收过程，糖和氨基酸在肠道的吸收等都靠主动转运过膜。甲基多巴(**1**, methyl-DOPA)结构类似于内源性神经递质肾上腺素，氟尿嘧啶(**2**, fluorouracil)相似于尿嘧啶，都是经主动转运吸收的。

1　　　　　　　　**2**

3. 易化扩散

易化扩散(facilitated diffusion)介于主动转运和被动扩散之间的过膜。例如需要有特异的转运蛋白参与，有饱和现象，但无须提供能量。然而过膜的推动力是浓度梯度，类似于被动扩散。细胞摄入葡萄糖、小肠吸收维生素 B_{12}、甲氨蝶呤进入白细胞是经过易化扩散过程实现的。

4. 内吞作用

大分子药物、载体药物或颗粒状药物可以通过形成泡囊的方式进入细胞。其过膜过程是在细胞膜上形成凹陷，将药物包封起来，并与质膜分开，形成泡囊进入胞内。细胞内的泡囊被溶酶体(lysosome)消化溶解，将溶质或颗粒物释放到胞浆中，如图 2-5 所示。内吞作用(endocytosis)包括两个方面，固体物质称作吞噬作用(phagocytosis)，液体称作胞饮作用(pinocytosis)。脂肪、油滴和蛋白质等也经此机理摄入细胞内。生物大分子如核酸、多糖或蛋白质可被细胞膜上的受体识别，而且不同的组织细胞具有特异的识别性能，这类大分子可作为特异性载体，与药物形成缀合物，经内吞作用摄入细胞。所以许多高分子药物被细胞摄取是靠吞噬方式，例如多柔比星(daunorubicin)经三肽或四肽缀合于白蛋白分子上，提高了向肿瘤组织摄入的选择性。凝集素(lectins)是以识别糖基为特征的膜受体蛋白，具有组织特异性，因而糖类可作为分子设计的选择性载体。

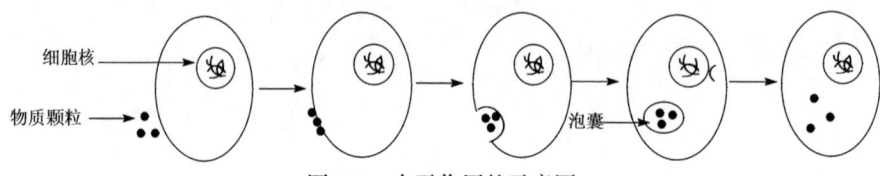

图 2-5　内吞作用的示意图

5. 膜孔扩散

膜孔扩散(pore diffusion)是溶质与溶剂或悬浮于液相中的固体物质与分散液分开的过程。细胞膜上有直径大约为 $7×10^{-10}$ m 的孔隙，能够通过尺寸小的分子，例如分子量小于 100 的化合物，如尿素和乙二醇等。水分子可以自由地通过膜孔，以平衡膜内外的渗透压。膜孔扩散的速率取决于压力梯度和颗粒与空隙大小的比例，相差越大，越易通过。

6. 离子对转运

离子对转运(ion-pair-transport)是强离解性药物的过膜方式，是与内源性物质相结合的过膜过程。磺酸盐或季铵盐等离解性和水溶性强的化合物能够穿越细胞膜，在胃肠道吸收，是借助于与内源性物质结合成离子对，成为中性的离子对复合物，以被动扩散的方式穿越脂质膜。

2.4.2　药物在消化道的吸收

口服用药是最方便和常用的给药途径。药物经口吞服，经历口腔、胃、小肠、大肠等不同器官和环境，在各器官停留时间和所处的 pH 环境不同，因而各部位的吸收状况有区别。

2.4.2.1　口腔吸收

口腔黏膜可以吸收药物直接进入血液循环，虽然面积不大，却可以避免药物在肝脏的代谢失活(首过效应，见 2.4.2.5)。口腔唾液的 pH 6.0，药物的 pK_a 相近或高于 6.0 时，以非离子形式存在，亲脂性药物可在口腔黏膜吸收。冠状动脉舒张药硝酸甘油的剂型为舌下含片，以避免吞服在肝脏中的破坏。

2.4.2.2　胃吸收

虽然胃中血液循环较好，但因表面积较小和药物停留的时间较短，在胃中吸收的药量有限。胃的充盈度、食物种类和精神状态等可影响吸收。胃液的 pH 1~2，弱碱性药物大部分被质子化成离子型药物，难以穿越脂质膜和吸收；弱酸性药物如水杨酸(pK_a 3.5)主要以游离酸形式存在，较易吸收；强酸或强碱性药物在胃中仍可离解，难以吸收。

2.4.2.3　小肠吸收

小肠有许多绒毛，使表面积增大。成人小肠的表面积大约为 200 m^2，与药物的接触面积大，而且停留的时间较长，因而药物在小肠中的吸收最好。小肠中的 pH 5，即使药物有相当的离解度，也会因大面积接触而被吸收。大多数药物是在小肠中吸收。

2.4.2.4　大肠和直肠吸收

大肠的表面积比小肠小得多，但仍可吸收某些药物。大肠内的菌丛可对未吸收的药物进行代谢转化，若成为活化的代谢产物，可吸收或就地发挥药效。

直肠有丰富的血液循环，直肠栓剂给药可经过被动扩散直接进入血液，避免了口服对胃肠道的刺激和肝脏的首过效应。此外，对于有气味的药物或需昼夜连续用药或婴儿或丧失知觉的患者用栓剂经直肠给药是较好的途径。

2.4.2.5　首过效应

药物自小肠吸收进入体循环前，首先经门静脉到达肝脏，肝脏是机体对内源性和外源性物质代谢的主要器官。肝脏中的药物有相当一部分(甚至全部)被代谢，使得药量降低。这种在进入体循环前被药物代谢酶的转化作用称为首过效应(first pass effect)。易被代谢的药物，应考虑到口服用药的首过效应对药效的影响。关于首过效应引起药物分子的化学变化，将于药物的代谢转化一节讨论。

2.4.2.6　肝肠循环

一些药物、胆酸和甾体激素等及其Ⅱ相代谢产物(轭合物)从肝脏中分泌到胆汁进入十二指肠，小肠又将它们吸收，经肝门静脉再到达肝脏，这个过程称作肝肠循环(enterohepatic cycle)，该循环直到药物在肝脏中代谢完毕或经肾脏排泄完毕而终止。药物或其代谢产物自胆汁分泌到小肠，大多与葡萄糖醛酸、硫酸或甘氨酸相轭合(conjugation)，成为酸性水溶性物质，当化合物的分子量大于 500，通常发生肝肠循环。这些被轭合的药物在肠中经菌丛的酶促水解，生成游离的药物或代谢物，重新又被吸收到血液中，形成了肝肠循环。例如氯霉素与葡醛酸的轭合物从胆汁分泌到肠中后，被肠中的细菌酶水解，生成游离的氯霉素又被吸收。

肝肠循环是药物长效作用的原因之一，也因此会引起药物的蓄积中毒。当然，并非所有的药物都发生肝肠循环作用。丙磺舒(3, probenacid)、格鲁米特(4, glutethimide)、己烯雌酚(5, diethylstilbestrol)、地高辛(6, digoxin)和哇巴因(7, ouabain)

等都因此效应而作用时间较长。苯巴比妥(**8**, phenobarbital)和螺内酯(**9**, spironolactone)可促进肝脏分泌胆汁，从而降低血药浓度，可用此解除药物中毒。

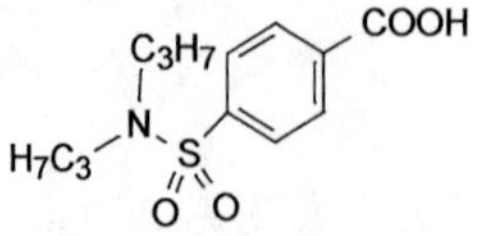

3 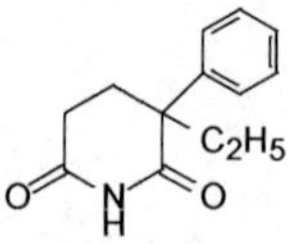　　　　　**4** 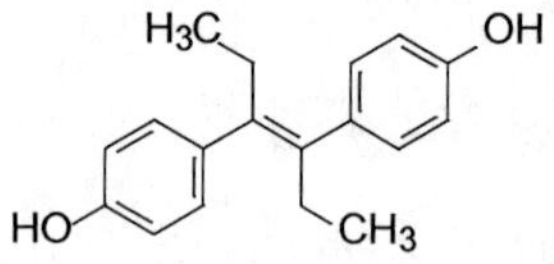　　　　　**5**

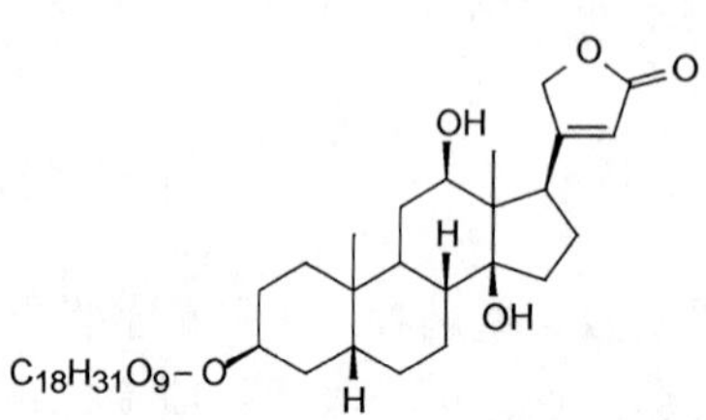

6 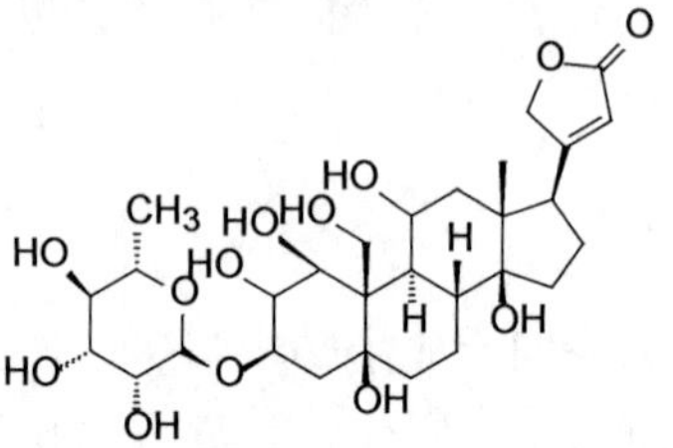　　　　　　　**7**

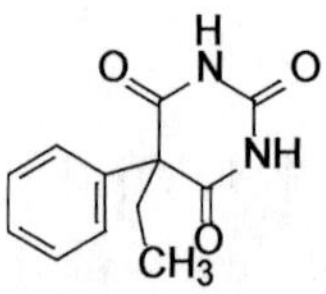

8 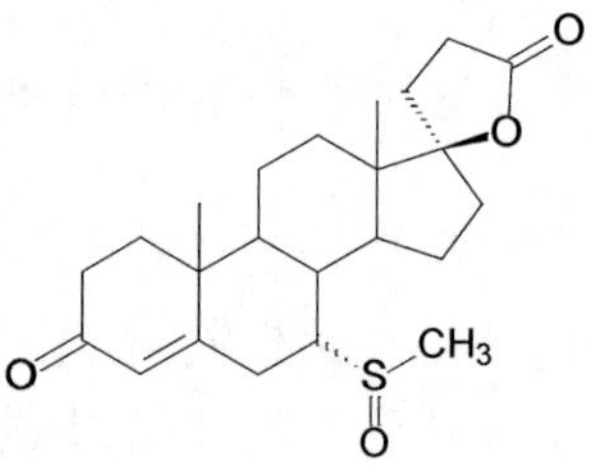　　　　　　　**9**

2.4.2.7　P 糖蛋白逆转吸收作用

P 糖蛋白(P-glycoprotein, P-gp)又称多重耐药蛋白 1(MDR1)，分子量为 170 000，依赖于 ATP 将物质输送出细胞，是细胞膜上的调控蛋白，因而不利于细胞对药物的摄入。P 糖蛋白在正常组织如肠黏膜、肝、肾和脑组织中都有表达，例如将药物从肠浆膜转运到肠黏膜而进入肠腔，这种对药物的外排泵(efflux pump)作用是小肠吸收的逆过程。P 糖蛋白对药物的外排作用具有结构多样性，例如环孢素 A、地高辛、奎尼丁和 HIV-1 蛋白酶抑制剂等都可被 P 糖蛋白阻止吸收。肿瘤化疗的过程由于 P 糖蛋白的高表达导致肿瘤多重耐药(multiple drug resistance, MDR)而降低疗效。能够抑制 P 糖蛋白的表达和功能，抑制其外排作用的物质称为多重耐药逆转剂，可提高细胞对肿瘤药物的摄入，有利于治疗，例如维拉帕米、尼莫地平和三氟吡嗪等逆转剂。临床上 P 糖蛋白抑制剂或诱导剂会引起药物-药物相互作用。

2.4.3　药物的化学结构对吸收的影响

2.4.3.1　分子尺寸

分子的大小对于过膜吸收有很大的影响，可用分子量(MW)或分子体积表征。低MW的分子比高MW化合物容易吸收，是因为高MW的分子需要更多的能量造成更大的空腔融入水相中。MW已经成为先导物类药性和优化成药性的重要指标。根据统计，临床应用的大多数药物MW在400以下。较小的MW有利于药物的吸收和分布[5]。

Wenlock等系统地分析了1985~2000年研究与开发的候选药物在临床Ⅰ期、Ⅰ期中止、Ⅱ期、Ⅱ期中止、Ⅲ期、Ⅲ期中止和注册申请的药物，并与美国上市的594个口服药物进行了回顾性分析，表明被终止研发的药物大都是MW较高的化合物，而且，上市或进入Ⅲ期临床试验药物的平均MW低于前期研发的平均MW[6]。

2.4.3.2　溶解度

药物吸收的前提是呈溶解状态，水溶解性是吸收的先决条件。固体药物的溶出度(dissolution)和溶解度(solubility)及其速率都是影响吸收和生物利用度的重要参数。若溶出速率高于吸收速率，吸收过程与药物的分散状态和剂型关系较小；若化合物的溶出速率慢，则失去了在小肠中吸收的机会(不同的动物物种时间不同，大约 1.5~4 h)。

优化结构以提高溶解性可根据分子结构采取不同的手段。极性分子如生成分子间氢键会由于较强的晶格能而难溶，化合物也往往有较高的熔点。水溶解度与熔点之间的关系用 Scatchard-Hildebrand 方程表征[式(2-11)]：

$$\lg X_i^{c} = -\Delta H_f / 2.303R[(T_m - T)/T_mT] \tag{2-11}$$

式中，X_i^{c} 为结晶性溶质的理想溶解度(摩尔分数)；ΔH_f 为溶质的摩尔熔化热；T_m 为溶质的熔点；T 为所选定的温度。

Yalkowsky 等归纳的有机化合物溶解度与分配系数和熔点相关，该经验性方程[式(2-12)]提示熔点表征了溶出过程所要克服的晶格能[7]。

$$\lg \text{溶解度}_{水} = 0.5 - \lg P - 0.01(\text{mp} - 25) \tag{2-12}$$

式中，mp 为熔点(℃)。

治疗痛风病的药物别嘌呤醇(allopurinol)水溶解度低，是因分子间形成较强氢键，晶格能高的缘故，这也反映在具有高熔点(365℃)的性质上。若将 6 位羟基与醛化合物缩合生成缩醛，虽然 lg P 增高，但熔点降低了，提高了水溶解度。说明晶格能是决定这类化合物溶解度的主要因素(表 2-1)。

表 2-1　别嘌呤醇及其衍生物的熔点和溶解度的关系

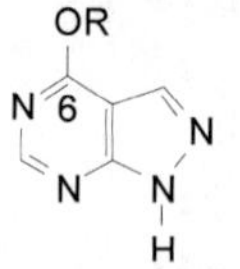

序号	R	mp/℃	溶解度/(mmol/L)
10	H	365	5.73
11	$-\overset{\underset{CH_3}{|}}{CHOC_2H_5}$	185	9.17
12	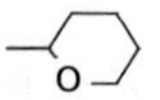 (四氢吡喃基)	203	16.53

　　共轭性平面分子排列比较整齐，晶格能高，溶解度因而低，例如三唑亚甲基喹喔啉二酮 R=H 的溶解度很小，熔点高，R=乙基化合物的平面性被打破，降低了晶格能，溶解度提高百倍，而且抑制 NMDA 受体的甘氨酸位点的活性也提高了[8](表 2-2)。

表 2-2　三唑亚甲基喹喔啉二酮化合物结构和溶解度关系

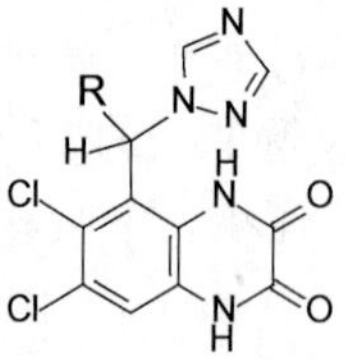

序号	R	IC_{50}/(nmol/L)	溶解度/(μg/L)	熔点/℃
13	H	25	<10	>320
14	Et	4	1000	引湿性泡沫

　　引入可离解性基团(助溶基团)可提高化合物的溶解性。例如类法呢醇 X 受体激动剂 15 低溶解度(14 μg/mL)，小鼠口服生物利用度 F=21%，苯环上引入吗啉烷氧基的化合物 16，其中性分子(游离碱)的溶解度为 250 μg/mL，盐酸盐提高到 5920 μg/mL，小鼠的 F=53%[9]。

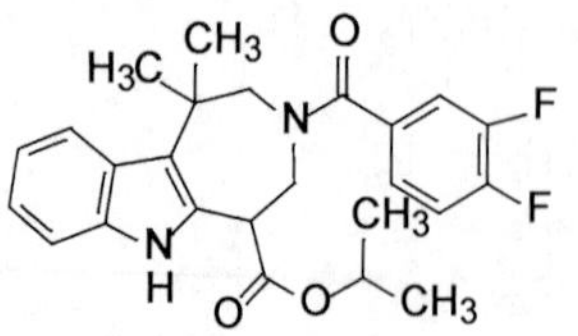

15 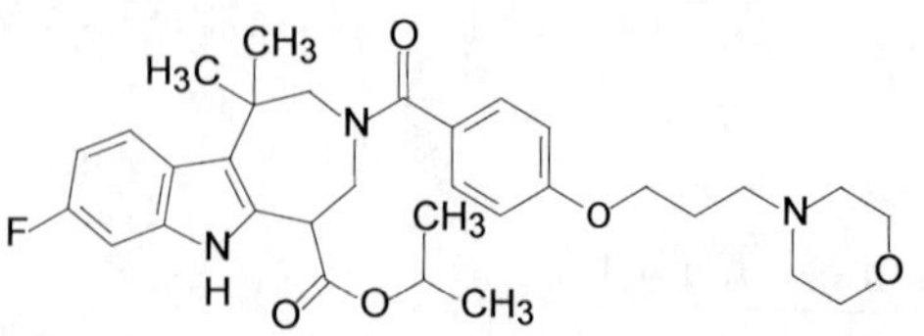　　　　　　　　　　　　16

　　弱酸或弱碱性化合物的成盐研究，在研究阶段(drug discovery)和开发阶段(drug development)的内容是不同的，在研究阶段，成盐只要溶解便于测试即可；

开发阶段则要结合生物药剂学的要求进行总体性药学(general pharmaceutics)研究，深入考察各种成盐性、晶型和溶剂合等成药性质[10]。

2.4.3.3　亲脂性和分配性

水溶性是药物吸收的必要条件，但不是充分条件，还需要有一定的亲脂性，形成一定的分配性，这是细胞膜的双脂质层结构所决定的。多数药物通过被动扩散的机理透入细胞膜，水溶性和膜透入性是进出细胞的必要条件。水溶解性使药物成为分子分散状态，透膜性要求药物有一定的亲脂性，以兼容和适配细胞膜的亲脂质性。亲脂性系指分子或其片段对脂质介质的亲和力，常常用分配系数(partition coefficient, P)表征，分配系数是化合物在不相混合的有机相与水相(或缓冲液)中溶解并达到平衡时的浓度比值，用式(2-13)的对数形式表示。测定 lg P 值常用的有机相是正辛醇。

$$\lg P = \lg ([D]_{正辛醇}/[D]_水) \tag{2-13}$$

式中，$[D]_{正辛醇}$和$[D]_水$是系统达到平衡状态时药物分别在正辛醇和水相的摩尔浓度。药物在两相间的分配是个平衡过程，如果化合物可部分离解，则在水中又存在中性分子与离子间的平衡。只有中性分子可进入有机相，当然，电荷的离域会使解离过程稳定化，因而也不完全排除向有机相中的分配[11]。图 2-6 是离解性分子在两相中分配的示意图。

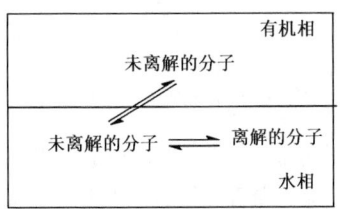

图 2-6　离解性分子的分配模式图

表征弱酸或弱碱性化合物的分配性用分布系数(distribution coefficient, D)表示，分布系数是离解性化合物在有机相和缓冲水相中达到平衡分布的浓度比。在给定的 pH 下化合物固有的亲脂性与离解度决定了其有效的亲脂性或净亲脂性。酸性化合物(HA)的分布系数(D)为：

$$D = [HA]_{有机相}/([HA]_{水相}+[A^-]_{水相}) \tag{2-14}$$

HA 的离解常数为：

$$K_a = [H^+][A^-]/[HA] \tag{2-15}$$

将式(2-14)和式(2-15)合并得到式(2-16)或式(2-17)：

$$D = P/(1 + \{K_a/[H_2-C]\}) \tag{2-16}$$

$$pH - pK_a = \lg(\{P/D\} - 1) \tag{2-17}$$

因此，
$$\lg D = \lg P - \lg(1 + 10^{pH - pK_a}) \tag{2-18}$$

按照同样的推导，得出碱性化合物的分布系数与分配系数和 pK_a、pH 的关系为：

$$\lg D = \lg P - \lg(1 + 10^{pK_a - pH}) \tag{2-19}$$

根据弱酸或弱碱的 pK_a、$\lg P$ 和给定的 pH 值，可由式(2-18)和式(2-19)计算出分布系数。

药物在小肠内吸收大致随分布系数的增大而提高，图 2-7 表明了这种趋势，化合物的 $\lg D > 0$ 者几乎完全吸收，两个例外的化合物(△)是由于分子量大于 500 的缘故。

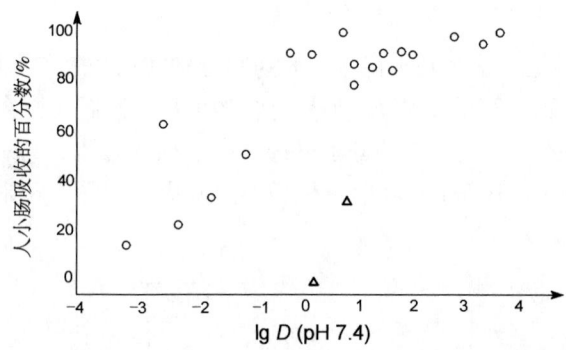

图 2-7　不同分布系数的药物与人小肠吸收百分数的关系

氨苄西林(**17**, ampicillin)分子中有羧基，在肠道中因离解性而不易吸收，导致口服效果差。制成易水解性酯，掩盖了极性基团，提高了分子的亲脂性，增加了口服生物利用度，例如仑氨西林(**18**, lenampicillin)可口服吸收，到体内后水解出氨苄西林、丁二酮(**19**)和二氧化碳(碳酸根)。

18　　　　　　　　　　**17**　　　　　　　　　　**19**

2.4.3.4　离解性

药物的离解度越高，吸收越差。离解度与化合物的离解常数和介质的 pH 值相关。因而弱酸弱碱性药物在口腔、胃、血液和肠中的吸收是不同的。已知：

$$RH \rightleftharpoons R^- + H^+ \text{（酸）} \quad RH^+ \rightleftharpoons R + H^+ \text{（碱）}$$

$$K_a = \frac{[R^-][H^+]}{[RH]} \quad K_a = \frac{[R][H^+]}{[RH^+]}$$

取负对数，得到 Henderson-Hasselbach 方程：

$$pK_a = pH + \lg\frac{[RH]}{[R^-]} \text{（酸）} \quad pK_a = pH + \lg\frac{[RH^+]}{[R]} \text{（碱）}$$

习惯上酸碱都用 pK_a 值表示离解常数。以苯胺(pK_a 4.6)为例，苯胺在唾液中(pH 6)中性苯胺分子(R)和质子化苯胺(RH^+)的比例计算如下：

$$4.6 = 6 + \lg\frac{RH^+}{R}, \quad -1.4 = \lg\frac{RH^+}{R}, \quad 2.6 = \lg\frac{RH^+}{R}$$

$$0.0398 = \frac{RH^+}{R}, \quad 0.0398R = 1RH^+, \quad 3.98R = 100RH^+$$

故 $RH^+ = 3.98\%$　　R = 100%

　　　在血液中(pH 7.4)　　　　　$RH^+ = 3.98\%$　　　　R = 100%
　　　在胃中(pH 2)　　　　　　　$RH^+ = 39800\%$　　　R = 100%
　　　在肠中(pH 5)　　　　　　　$RH^+ = 39.8\%$　　　　R = 100%

　　大鼠肠中的不同部位 pH 不同，酸性或碱性药物在不同的 pH 环境下中性分子的存在分量是不同的，因而吸收状况不同。图 2-8 是 4 种药物的吸收性与 pH 关系图。

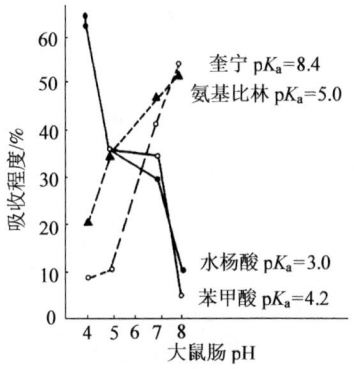

图 2-8　4 种药物的吸收与 pH 的关系

　　胃肠道驱虫药最好不被吸收，为此可在药物结构中引入持久性电荷如季铵离子，季铵离子不受 pH 的影响而存在。例如驱虫药恩波吡维胺(**20**, pyrvinium pamoate)分子中含有季铵离子不能被吸收，从而减少了全身的不良反应。治疗腹泻型肠易激综合征药物依卢多林(**21**, eluxadoline)结构中含有游离氨基和羧基，可形成两性离子，加之较大分子尺寸(MW=569.66)难以透膜吸收，口服穿肠而过，局部以激动剂作用于肠黏膜的阿片受体[12]。

20　　　　　　　　　　　　　　　　　　　　　　　**21**

　　为使磺胺药抑制肠道的深部细菌，分子中可引入不易被吸收的离解性基团，例如将琥珀酸或邻苯二甲酸经单酰胺键分别与磺胺噻唑和磺胺乙酰连接，得到琥珀磺胺噻唑(**22**, succinylsulfathiazole)和酞磺醋胺(**23**, phthalylsulfacetamide)，因在肠道离解而不被吸收，待酰胺键被肠中酶水解后，分别生成磺胺噻唑和磺胺乙酰而"就地"呈现抑菌作用。**22** 和 **23** 为前药。

22　　　　　　　　　　　　　　　　　　**23**

　　阿卓费丁(**24**, azulfidine)是由 5-氨基水杨酸(**25**, 5-aminosalicylic acid)和磺胺吡啶(**26**, sulfapyridine)经偶氮基相连的化合物，治疗过敏性结肠炎。在肠细菌作用下，阿卓费丁的偶氮基被还原裂解，生成 5-氨基水杨酸而起效，如同百浪多息生成磺胺的还原活化机制。所以，阿卓费丁是 5-氨基水杨酸的前药[13]。

24　　　　　　　　　　　　**25**　　　　　　　　　　　　**26**

2.4.3.5　氢键和极性表面积

分子中含有氢键的给体(hydrogen bond donor)和氢键接受体(hydrogen bond

acceptor)不仅是与受体结合的重要因素，也对穿越生物膜有影响，过多的氢键不利于穿越细胞膜和吸收。由于正辛醇分子中含有能够形成氢键的羟基，有部分形成氢键的作用，因而测定多氢键药物的 lg P 值往往高于实际的过膜能力，这类化合物有较高的水合作用，难以去除分子外的水合层。因而可用环己烷-水系统测定 lg P 环己烷，用它本身或用 Δlg P(=lg P 环己烷-lg P 正辛醇)消除氢键的影响。

　　分子的极性表面积(polar surface area, PSA)是指分子中极性原子表面积的总和，主要是氧和氮原子以及它们连接的氢原子。所以，PSA 与含有的氧和氮原子数量成正变关系，而且分子的构象也有一定影响[14]。药物的 PSA 与口服生物利用度(F)有相关性，研究 20 个结构和物化性质不同的化合物，口服利用度范围为 0.3%~100%，发现 F 值与 PSA 呈 "S" 形曲线关系[15](图 2-9)。当 F > 90%的分子 PSA ≤ 60 Å^2，F < 10%的分子 PSA ≥ 140 Å^2。

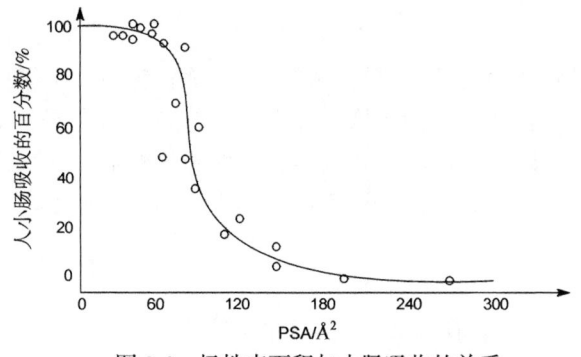

图 2-9　极性表面积与小肠吸收的关系

　　Kelder 等[16]计算了 3776 个中枢神经系统(CNS)药物和 1590 个非 CNS 药物的极性表面积，发现这两类有明显的不同：通过被动扩散方式口服吸收的药物 PSA 平均值不大于 120 Å^2，需要穿过血脑屏障的 CNS 药物的 PSA 为 60~70 Å^2。

2.4.3.6　口服可吸收性的类药 5 原则

　　类药 5 原则(rule of five, RO5)是 Lipinski 将 Derwent Drug Index 数据库中 2245 个临床 II 期以上口服药物的结构和物化性质归纳出的经验性规则[17]。发现胃肠道难以吸收进入细胞的药物大都同时符合该原则中的两项，换言之，超出类药 5 原则的化合物往往不具备类药性，或难以成药。该原则是：①分子量大于 500；②计算的分配系数 Clg P 大于 5；③氢键的给体多于 5 个；④氢键的接受体多于 10 个。RO5 只是从口服药物的结构特征的经验性归纳，可作为大数据库的虚拟筛选或高通量筛选的一个粗略滤器，但不宜作为研发新药的一种规则，因为相当一些成功的药物并不符合 RO5。

2.4.3.7　化学结构与吸收作用的定量关系

Lien 最早用多重回归分析方法分析了药物的化学结构(或物理化学性质)与吸收的定量关系，提出了如下的数学模型[18]：

$$\lg \text{吸收\%或} \lg k = -a(\lg P)^2 + b\lg P - c\lg(U/D) + d\lg M + e\lg x + f \quad (2\text{-}20)$$

式中，$\lg k$ 为吸收速率常数的对数；P 为药物的分配系数；(U/D) 为化合物的离解度[弱酸的 $\lg(U/D) = pK_a - pH$；弱碱的 $\lg(U/D) = pH - pK_a$]；M 为分子量；x 为药物的立体因素。

中性化合物或化合物的 pK_a 相同时，$\lg(U/D)$ 为常数，而且当化合物之间的分子量或立体因素相近时(常见于优化先导物)，式(2-20)可简化为：

$$\lg k = -a(\lg P)^2 + b\lg P + c \quad (2\text{-}21)$$

式(2-21)说明药物的分配系数决定吸收速率，二者多呈抛物线关系。在低分配系数范围内，随着分配系数或脂溶性的增加，吸收速率提高，达到最大吸收速率后，再增高脂溶性，吸收速率下降。具有最大吸收速率的分配系数称作最适分配系数，用 $\lg P_{opt}$ 表示。$\lg P_{opt}$ 可由式(2-22)计算：

$$\lg P_{opt} = b/2a \quad (2\text{-}22)$$

式中，$\lg P_{opt}$ 是机体的生物膜与被吸收药物的特征值。

烷基取代的氨基甲酸酯类化合物在胃和肠中的吸收速率与结构的关系为：

在胃中　　　　　$\lg k = -0.075(\lg P)^2 + 0.251 \lg P - 2.212 \quad (2\text{-}23)$

$$n = 13, \quad r = 0.888, \quad s = 0.066, \quad \lg P_{opt} = 1.67$$

同样的化合物在肠中吸收方程为：

$$\lg k = -0.090(\lg P)^2 + 0.059\lg P - 0.853 \quad (2\text{-}24)$$

$$n = 13, \quad r = 0.860, \quad s = 0.080, \quad \lg P_{opt} = 0.39$$

或　　　　$\lg k = -0.100(\lg P)^2 + 0.128 \lg P + 0.108 E_s - 0.800 \quad (2\text{-}25)$

$$n = 13, \quad r = 0.948, \quad s = 0.053, \quad \lg P_{opt} = 0.64$$

比较式(2-23)和式(2-24)，可知在肠中的吸收是胃的 22 倍(两个方程的常数项差值 1.359 的反对数)，可解释为肠的表面积大容易吸收的缘故。肠和胃的最大吸收速率的分配系数相差 1.28 个对数单位，即在肠中吸收时所需化合物的亲脂性约为胃中吸收的 1/20。式(2-25)中加入了 E_s 项，与式(2-24)比较，提高了显著性，说明小肠吸收也与分子尺寸相关。图 2-10 为式(2-23)和式(2-24)的曲线图。

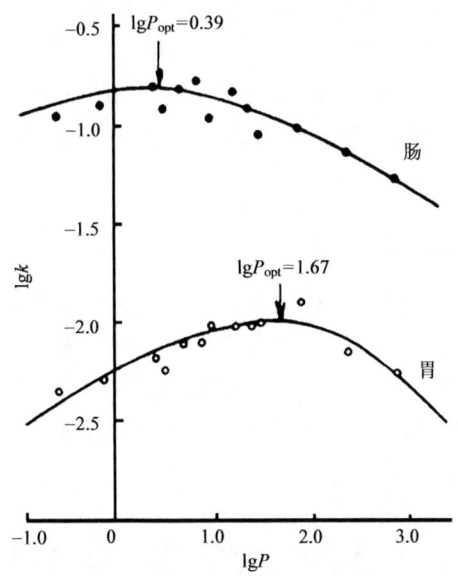

图 2-10　烷基化的氨基甲酸酯在胃和肠中吸收速率与分配系数(正辛醇-水)的抛物线关系

2.4.4　离体细胞模拟肠中吸收

药物的口服利用度是药物在胃肠道吸收效率的量度，常规的方法是根据曲线下面积(AUC)计算消化道吸收的效率。也可用整体动物试验，比较静脉注射与口服后血药浓度的差异。由于动物种属和个体差异，用药量大和试验周期长，特别是在早期优化阶段有较大化合物样本时，是颇为耗费之事，用简便的体外方法评价摄入细胞的试验，适用于评价多化合物样本的吸收性。

Hidalgo 等使用人结肠癌细胞(human colon carcinoma cell line，简称 Caco-2 细胞)作为体外试验模型，评价药物的吸收性能[19]。该模型是将 Caco-2 细胞在涂有胶原的聚碳酸酯膜上培养，形成单层细胞，测定药物吸收的速率，作为药物在小肠内皮细胞传输性能的量度。由于 Caco-2 细胞来源于人体结肠腺癌，其形态、酶系统的表达以及透入性能等都类似于小肠，而且生命力强，易于培养，因而被用于评价体外吸收性能的模型，预测药物在体内的吸收性。

药物在 Caco-2 细胞模型的转运过程，是从 Caco-2 单细胞层上(相当于肠腔侧)越过单细胞层或者经由细胞间隙到达细胞基底。穿越过程包括被动扩散、主动转运和吞饮作用。

Artursson 等用 20 余个化合物研究证明，经被动扩散透入 Caco-2 细胞的表观透入系数(P_{app})与口服利用度有良好相关性，表观透入系数可用下式表征[20]：

$$P_{app} = \Delta Q / \Delta t\, A\, C_0 \tag{2-26}$$

式中，ΔQ 为 Δt 时间内药物的透入量；A 为细胞膜面积；C_0 为药物的初始浓度。该实验表明，易吸收的药物表观透入系数 $P_{app}> 10^{-6}$cm/s；中等吸收物质 $P_{app}=2 \times 10^{-6}\sim10^{-7}$cm/s；难吸收物质(<1%)$P_{app} <10^{-7}$cm/s。

用 Caco-2 细胞研究了 CCK-A 受体激动剂 1,5-苯并二氮草透入过程，其表观透入系数 P_{app} 与形成氢键数(HB)、分子的表面积(A)和溶剂化性能 E_{solv} 相关，如式(2-27)所示[21]：

$$\lg P_{app} = -0.27\text{HB} - 0.005\,A + 0.03E_{solv} + 8.05 \tag{2-27}$$

HB 和 A 的系数都是负值，说明氢键越多或分子表面积越大越不利于透入细胞膜。E_{solv} 项系数为正值，提示药物的可溶剂化越大越有利于过膜。

Caco-2 细胞也可通过主动转运机理透摄取药物，例如氨基酸和 L-DOPA 等，它们是经特异性蛋白介导输送到细胞中。Caco-2 细胞还因含有肠系中存在的部分酶，可用来研究药物的代谢转化。

2.5　药物的化学结构与分布

药物吸收入循环血中，分布到组织的细胞间质和细胞中。分布过程取决于药物的物理化学性质和组织器官的生理特征。药物只有进入靶器官后，方能发挥药理作用。例如作用于中枢神经系统的药物应分布到中枢中；抗肿瘤药物到达肿瘤部位等。分布过程是药代动力学的重要环节，特异性分布是药物呈现选择性作用的前提。目前对预测药物的分布尚属薄弱环节，多是"打哪儿指哪儿"，分子设计尚达不到"指哪儿打哪儿"。

药物在血液中以游离形式和与血浆蛋白结合形式存在，两者处于动态平衡。只有游离的药物才能穿越毛细血管分布到细胞间液中，与蛋白结合的药物不能穿越血管壁，因为毛细血管的孔径平均为 500~1000 Å，尺寸大的结合型药物不能透过毛细血管。分布到细胞内的药物又与胞内的蛋白或胞内膜结合，又形成新的动态平衡(图 2-11)。

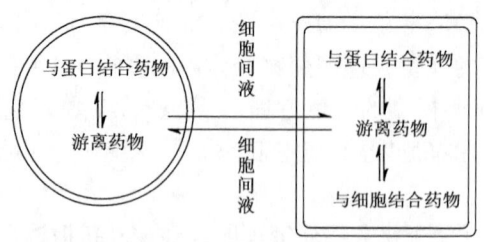

图 2-11　药物分布和与蛋白结合的示意图

血液中游离状态的药物浓度决定了分布到组织中的浓度,因此产生药理活性。

药物向组织器官的分布速率取决于流入的血流量，在血流丰富的器官可迅速达到平衡，如心脏、脑、肺、肝和肾脏，而骨骼、脂肪组织和皮肤很慢。药物的分布程度取决于药物的化学结构、环境的 pH、与血浆蛋白和组织蛋白的结合程度等，可以基于药物结构进行预测[22]。基于物理化学模型可以设计向脑中分布的药物[23]。一般而言，含有氮、氧的分子较小的化合物的分布主要受制于分布系数，复杂的大分子的分布取决于分子的大小和形成氢键的能力。

2.5.1　分子大小对分布的影响

水溶性强、分子尺寸小的有机分子可以穿过毛细血管壁上的小孔，例如分子量低于 100 的尿素或甘油分子等能够自由地穿越血管。血浆代用品是利用其分子量大、不能穿越血管壁和具有胶体渗透压的性质，维持血液循环中的容积。例如糊精、聚葡萄糖、明胶和聚乙烯吡咯烷酮等，对化学结构无特定要求。血浆代用品应无毒性，有适宜的分子量，可停留在血管中，维持一定量的体液。血浆代用品的分子设计主要有两个问题：适宜的分子量和没有抗原反应。

2.5.2　亲脂性对分布的影响

药物穿越细胞膜并向组织器官内分布，要求有一定的亲脂性，这是因为决定药物分布速率有两个因素，一是药物的浓度梯度，二是扩散常数，扩散常数与分配系数相关，化合物的分配系数是亲脂性的量度。

药物分布的一个重要方面是在中枢神经系统和外周分布的关系。中枢与外周循环之间由血脑屏障隔开，穿越血脑屏障的药物一般需要更高的亲脂性。Kutter 等对 11 个吗啡类镇痛药的分布过程进行了精确的研究，用静脉注射(iv)和颅内注射(iventr)观察对动物的镇痛效果。认为静脉注射的最低有效剂量(于呈现最大镇痛作用的时刻)受两个因素控制：穿越血脑屏障的能力和与阿片受体的亲和力[式(2-28)]，而颅内注射镇痛的最低有效剂量只与受体亲和力相关[式(2-29)]:

$$\lg 1/\text{ED}_{(iv)} = a \lg A_{透入} + b \lg K_{亲和力} + c \qquad (2\text{-}28)$$

$$\lg 1/\text{ED}_{(iventr)} = b \lg K_{亲和力} + d \qquad (2\text{-}29)$$

式中，$\text{ED}_{(iv)}$ 和 $\text{ED}_{(iventr)}$ 分别代表药物呈现相同镇痛效果的静脉注射剂量和颅内注射剂量；$\lg A_{透入}$ 代表药物穿越血脑屏障的能力；$K_{亲和力}$ 表示药物对受体的亲和力[24]。式(2-28)减去式(2-29)，消除了药物与受体结合的一项，得

$$-\lg \text{ED}_{(iv)} - (-\lg \text{ED}_{(iventr)}) = a \lg A_{透入} + c' \qquad (2\text{-}30)$$

或　　　　　$$\lg [\text{ED}_{(iventr)} - \text{ED}_{(iv)}] = a \lg A_{透入} + c' \qquad (2\text{-}31)$$

用式(2-31)作为数学模型分析实验数据，得到的最佳回归方程为：

$$\lg [ED_{(iventr)} - ED_{(iv)}] = 0.79 \lg P - \lg (32.2\, P^{0.86} + 1) + 0.82 \tag{2-32}$$

$$n = 11, r = 0.99, s = 0.35$$

式(2-32)的左方代表药物穿越血脑屏障的能力，数值越大，进入中枢的能力越强；方程右方说明向中枢的分布过程为非线性关系，因而有最适宜穿越血脑屏障的分配系数值 $\lg P_{opt}$。作者用比较分子力场分析法研究了上述数据的三维定量构效关系，结果表明立体场和静电场影响穿越血脑屏障，该立体场隐含了药物与血脑屏障的范德华作用[25]。

　　脑内注射和静脉注射放射性同位素标记的化合物，一定时间后测定脑内和血浆中的放射活性，脑内和血浆中放射性比值的对数与疏水性的关系同上述镇痛模型的结论是一致的。

　　改变化合物的亲脂性或分配性，可以影响分布的特异性。例如调整有机硼化物的结构和亲脂性，可影响在脑的正常组织与脑瘤中分布的特异性。硼同位素 $^{10}_{5}B$ 可吸收热中子而裂变，释放出的能量可损伤肿瘤组织，达到治疗目的。

$$^{10}_{5}B + \,^{1}_{0}n \longrightarrow \,^{4}_{2}He + 2.4\ \text{MeV} \tag{2-33}$$

　　有机硼化物在脑瘤组织及正常脑组织中分布较多，若化合物的脂溶性高，能够广泛进入脑内，以致中子照射时会影响正常脑细胞而产生中枢损伤。改变结构以调整硼化物的分配系数，发现低分配系数的化合物，$^{10}_{5}B$ 的瘤/脑浓度比值较高，因而中枢毒性反应较小，如表 2-3 中所示的对位取代的苯硼酸，当 R 为极性基团羧基或丙氨酸基团时，在肿瘤组织的分布明显高于正常脑组织，而亲脂性基团的取代如甲硫基主要分布于正常组织[26]。

表 2-3　有机硼化合物的分配系数与分布特异性的关系

R	P(水/苯)	B 在瘤/脑的比值
—SCH₃	0.7	0.2
—Br	0.8	0.2
—OCH₃	3.0	0.7
—H	6.0	0.7
—CHO	29.0	0.6
—COOH	67.0	4.8
—CH₂CHCOOH NH₂	>200	8.5

药物在脑脊髓液中的浓度与对中枢的作用密切相关，用微透析方法测定脑脊髓中细胞外液的药物浓度，通常作为穿越血脑屏障的量度。在脑中未与蛋白结合的游离药物与血中游离药物的浓度比值，取决于药物的亲脂性，例如极性强的药物阿替洛尔(atenolol)脑中浓度只是血药浓度的 0.4%，而高亲脂性的卡马西平(carbamazepine)的脑中和血中药物浓度相同。图 2-12 是口服 5 个不同亲脂性药物在一定时间内脑中药物的曲线下面积(AUC)与血中的 AUC 之比。

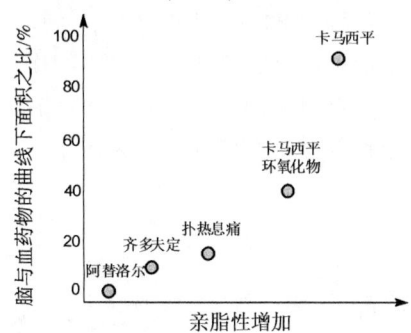

图 2-12　药物在脑中与血液中的 AUC 之比与亲脂性的关系

2.5.3　氢键形成能力对分布的影响

药物分子中含有氢键给体或接受体，增加了分子的极性表面积，不利于进入中枢神经系统(CNS)。因而设计 CNS 药物时宜避免或较少的氢键；反之作用于外周的药物，为避免对中枢的作用，宜引入产生氢键的原子或基团。例如抗过敏药物 H1 受体阻断剂希望只作用于外周而不进入 CNS，Young 等研究了 6 种抗组胺药物表明，脑内和血液中药物的比值与药物形成氢键的能力呈反变关系。图 2-13 的横坐标是 $\Delta \lg P$，是化合物在环己烷的分配系数 $\lg P$ 与在正辛醇的 $\lg P$ 之差，该差值用以表征药物的形成氢键能力[23]。

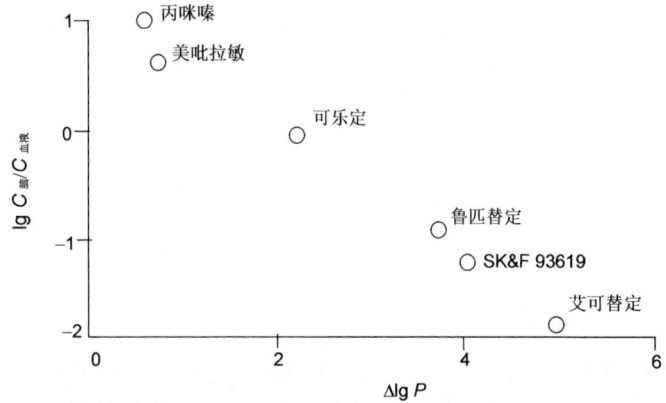

图 2-13　抗组胺药物进入中枢的浓度与形成氢键能力的关系

2.5.4　电荷对分布的影响

药物成离解状态而带电荷时，较难穿越细胞膜和血脑屏障，因而是限制分布过程的因素。对于作用于外周的药物，不希望有中枢神经作用，可在药物结构中加入离解性基团。抗肿瘤药物往往作用于细胞内的核酸、酶或蛋白质，进入细胞内是抗肿瘤药物作用的先决条件。这类药物不宜有完全解离的基团。

有机胺类有弱碱性，在生理条件下，可部分离解，因而中性分子可以进入 CNS。但若被季铵化，则因难以穿越血脑屏障而避免了中枢作用。例如胆碱酯酶抑制剂硫磷酯(27)可抑制中枢与外周的胆碱酯酶，而依可碘酯(28, ecothiopate iodide)使硫磷酯的碘甲烷化的季铵盐难以穿越血脑屏障，只作用于外周胆碱酯酶，是治疗青光眼的药物。

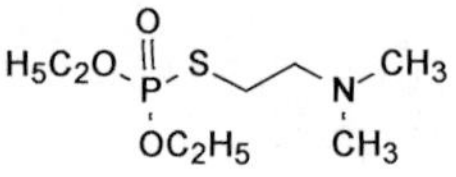

27 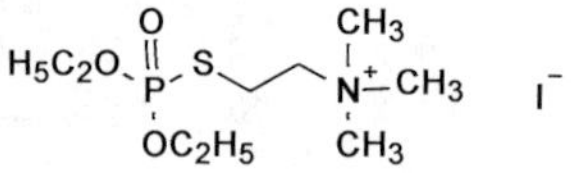　　　　　　　　　　　　　　　**28**

治疗消化道溃疡的毒蕈碱 M 受体拮抗剂大多有季铵结构，如溴丙胺太林(29, propantheline bromide)和奥芬溴铵(30, oxyphenonium bromide)都因为不能通过血脑屏障，没有中枢神经系统作用。

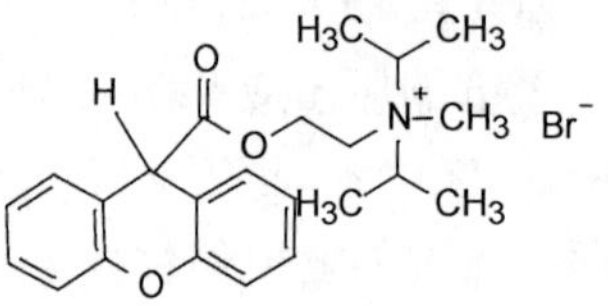

29 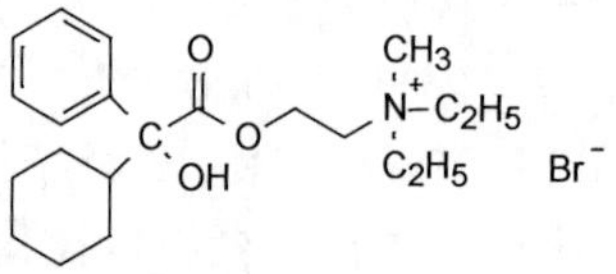　　　　　　　　　　　　　　　**30**

抗过敏药物噻丙铵(31, thiazinamium metisulfate)为季铵化合物，是组胺 H1 受体拮抗剂。其相应的叔胺异丙嗪(32, promethazine) 虽然也是抗过敏药，但可分布到中枢神经系统中，有很强的镇静作用。

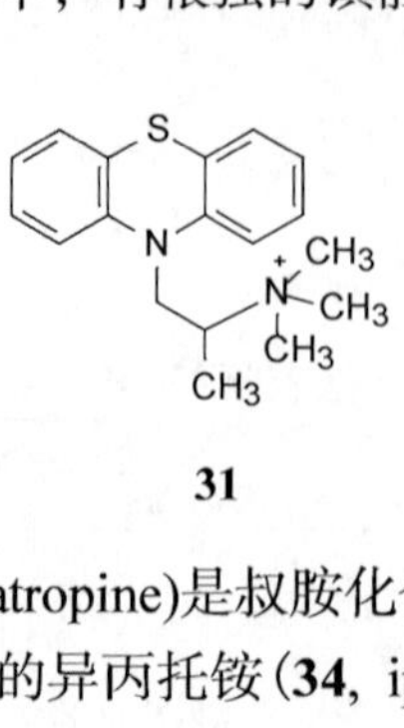

31 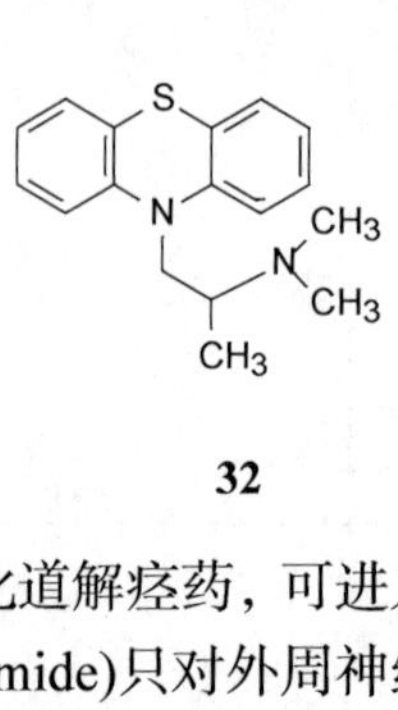　　　　　　　　　　　　　　　**32**

阿托品(33, atropine)是叔胺化合物，用作消化道解痉药，可进入脑内而有中枢作用。而季铵化的异丙托铵(34, ipratropium bromide)只对外周神经有解痉作用，为支气管扩张药。

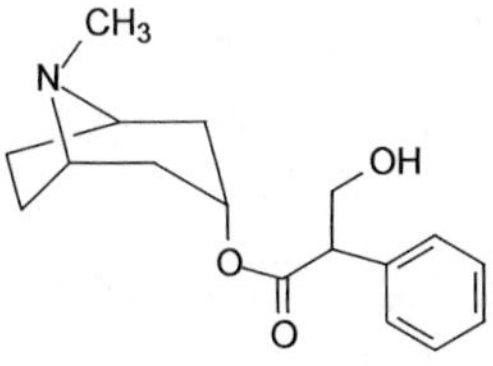

33 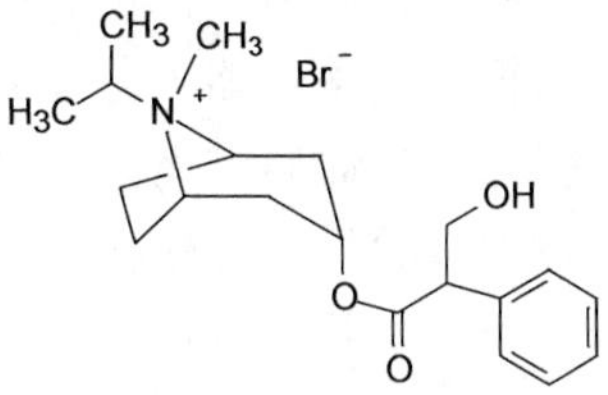　　　　　　　　　　　　　34

　　季铵基团可影响分布，有时还会导致新的药理作用，例如对肌肉有松弛作用的箭毒类化合物，为双季铵化合物。季铵化合物有时是表面活性物质。这些差别都是作用靶标和作用机制不同所致。

　　分子中有强酸性基团如磺酸基时，在体内 pH 7.4 条件下可完全离解成负离子，在肠内难以吸收。分子中引入磺酸基可降低生理活性、蓄积性、致癌性和毒性。例如 β-萘胺(**35**)有致癌作用，而 2-氨基萘-7,8-二磺酸二钠(**36**)则不是致癌物。奶油黄(**37**, butter yellow)为强致癌剂，而引入磺酸基后成为无致癌作用的甲基橙(**38**, methyl orange)。

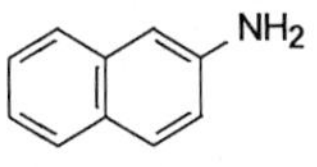

35 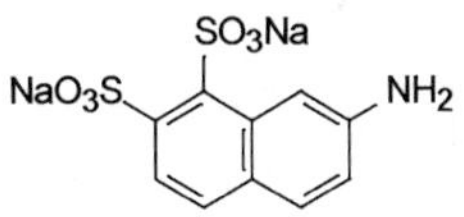　　　　　　　　　36

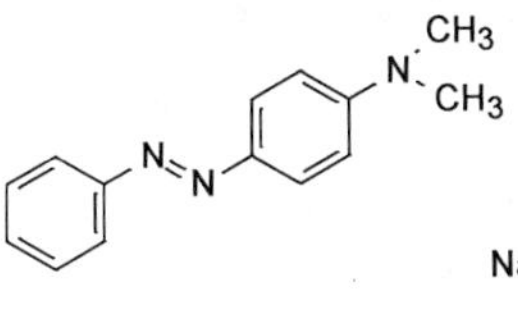

37 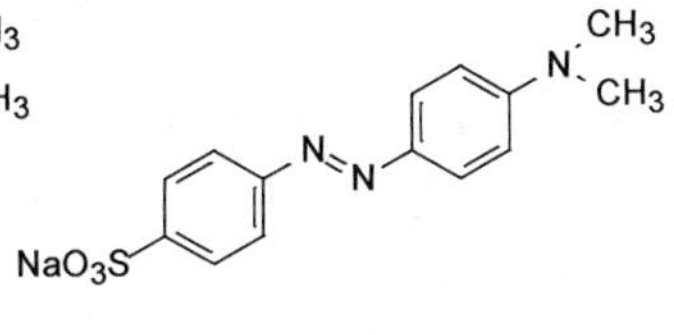　　　　　　　　　38

2.5.5　药物的化学结构与组织成分或蛋白结合的关系

　　药物与体内成分结合，可以是特异性作用，例如与特定靶标受体的结合，引发生物效应，这是药物与靶标的结构互补性所致，但也可以是非特异性结合，例如与血浆蛋白、组织蛋白或脂质的结合，虽不产生药理效应，但影响药代过程，因而间接影响靶标部位的药物量。与血浆蛋白或脂质结合的药物不能透过毛细血管，被封闭在血管内，也不能被肾小球滤过，所以影响药物的分布容积、生物转化和排泄速率。但这种结合是可逆的，与游离药物分子呈动态平衡。

　　大多数酸性药物与血浆蛋白中的白蛋白结合，而碱性药物则结合于血浆中的 α1-酸性糖蛋白。亲脂性强的药物与组织蛋白或脂肪组织的亲和力高，结合较强。

这种与组织的结合是药物贮积的一种方式，起到长效作用。例如洋地黄毒苷与组织结合后缓慢释放出游离药物，半衰期可长达 40~50 h。某些杀虫剂因高亲脂性，进入人体脂肪组织后几乎不能再分配入水相，因而产生蓄积性毒性。活性多肽连接脂肪烃链，提高了与血浆白蛋白的结合力，可增加多肽在血浆中稳定性。例如降血糖药物利拉鲁肽的长效性就在于此。

　　药物分子中引入烷基、芳烃基、卤素等亲脂性基团，可增加与蛋白结合的能力；引入极性基团如氨基、羟基或羧基，会降低亲脂性，降低与蛋白结合的能力。图 2-14 是不同类型的药物分配系数与蛋白结合常数的作图。

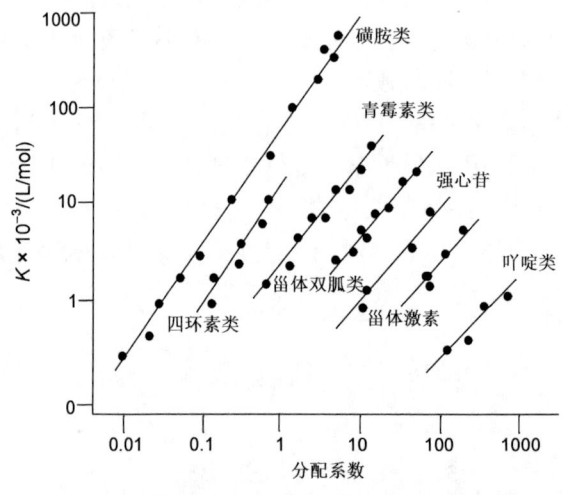

图 2-14　药物的分配系数与蛋白结合常数的关系

　　由图 2-14 可以看出，药物随着脂溶性的增加，与血浆蛋白的结合作用加大。不同类型药物形成的直线相互平行，斜率相近，因而可借助分配系数可预测与蛋白的结合常数。图 2-14 中代表性的药物系列的方程如下：

青霉素类　　$\lg K = 0.37 + 1.32 \lg P$　　　　$n = 8, \ r = 0.97, \ s = 0.14$　　　　(2-34)

磺胺类　　　$\lg K = 1.23 + 1.15 \lg P$　　　　$n = 12, r = 0.97, \ s = 0.17$　　　　(2-35)

甾双胍类　　$\lg K = -0.05 + 1.23 \lg P$　　　$n = 8, \ r = 0.97, \ s = 0.11$　　　　(2-36)

甾体激素　　$\lg K = -2.57 + 1.65 \lg P$　　　$n = 4, \ r = 0.99, \ s = 0.06$　　　　(2-37)

　　式(2-34)和式(2-35)的 $\lg P$ 项系数很相近，提示不同类型的药物与蛋白结合的程度受 $\lg P$ 的影响趋势是一致或近似的，但方程中常数项(即截距)差别很大，表明除亲脂性影响药物与蛋白结合外，其他因素如电性和氢键等也可能起作用。

　　蛋白质分子表面有电荷分布，可离解性的药物分子由于静电引力比较容易到达蛋白质分子表面而相互结合。静电相互作用发生的结合比疏水作用范围大。磺胺类药物在生理 pH 条件下，可部分离解为负离子，后者可与体内的蛋白结合。

Goto 等深入研究了降血糖药物磺酰脲与血浆蛋白的结合作用，认为有两个结合位点：第一个结合部位取决于疏水性 lg P，第二个是离解性 pK_a，结合常数与疏水性和离解性的关系如下：

$$\lg K = 1.48 + 0.33 \lg P + 0.24 \, pK_a \quad n = 15, r = 0.95, s = 0.09 \quad (2\text{-}38)$$

药物和蛋白的结合具有立体选择性。例如地西泮的琥珀酸半酯的对映体与蛋白质的结合力是不同的，D 构型强于 L 构型 40 倍。

2.5.6　碱性药物对分布容积和持续时间的影响

分布容积(V_d)反映了药物对组织的亲和力，但由于不同的组织对药物的亲和力差异很大，所以某一药物对一些组织有适度的分布浓度，而对另一组织的分布过多。不同的药物结构在不同组织器官中的分布尚无一般性规律，这仍是药物分子设计的一个盲区。

中性药物随着分配系数的增大而增强穿越细胞膜的能力以及同蛋白的结合能力，同时也相应地增加药物的分布容积。碱性药物在体内由于部分被质子化而带正电荷，可与细胞膜上的磷酸负离子形成离子对，结合于细胞膜上，与组织的亲和力较大，所以碱性药物的分布容积较高。图 2-15 表明相同分布系数的碱性与中性药物的分布容积是不同的，碱性药物比相应的中性药物分布容积大。

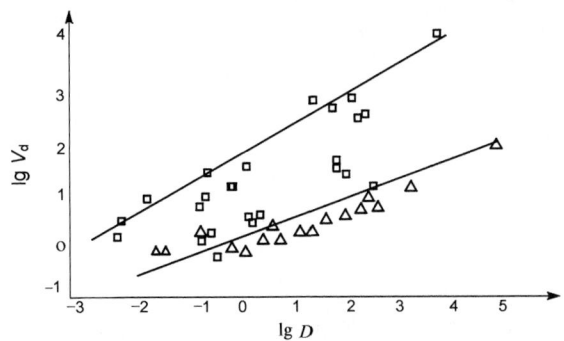

图 2-15　游离药物的分布容积(lg V_d)与分布系数(lg D)的相关性

△代表中性药物；□ 代表碱性药物

药物在血浆中的半衰期($t_{1/2}$)与分布容积(V_d)和清除率(Cl)呈式(2-39)的关系式：

$$t_{1/2} = 0.693 \times V_d / Cl \quad (2\text{-}39)$$

即半衰期与分布容积成正比，与清除率呈反比。由于分布容积还与药物的作用时间有关，所以在中性的分子中引入碱性基团，可提高化合物的分布容积。例如，钙通道拮抗剂硝苯地平(**39**, nifedipine)与氨氯地平(**40**, amlodipine)的分布系数相同，两者的清除率相差不多，但氨氯地平在 2 位有碱性侧链，提高了分布容积，因而血浆消除半衰期延长到 35 h，氨氯地平只需一日服用一次[27]。

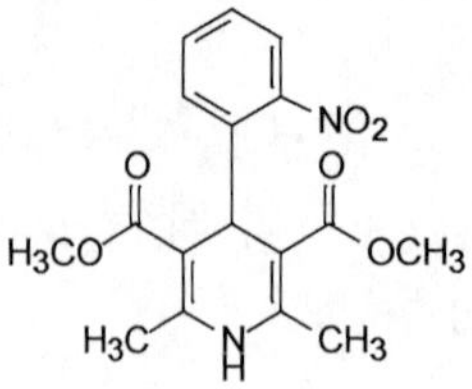

将红霉素(**41**, erythromycin)结构作微小的改动，在大环内加入叔氮原子成阿奇霉素(**42**, azithromycin)，引入的氮原子使得分布容积由红霉素的 4.8 L/mg 增加到阿奇霉素的 62 L/mg，而清除率由红霉素的 55 mL/(min · kg)降低到阿奇霉素的 18 mL/(min · kg)，以致血浆的消除半衰期由 3 h 增加到 48 h，而且阿奇霉素的组织半衰期延长到 77 h。总之，由于增加了一个碱性氮原子，阿奇霉素的药代性质发生了很大变化，每日服用一次，方便了应用[28]。同时，大环中嵌入氮原子失去了酮基，消除了红霉素发生半缩醛的不利效应。

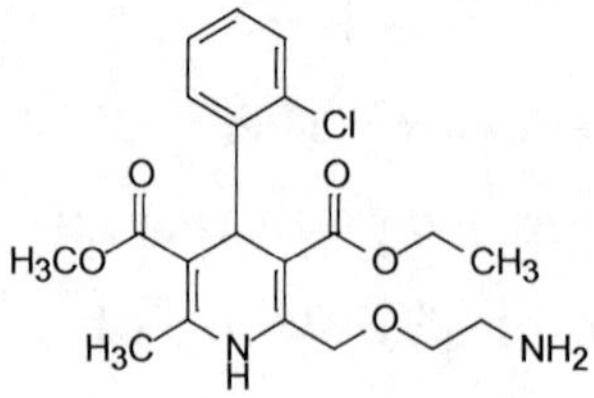

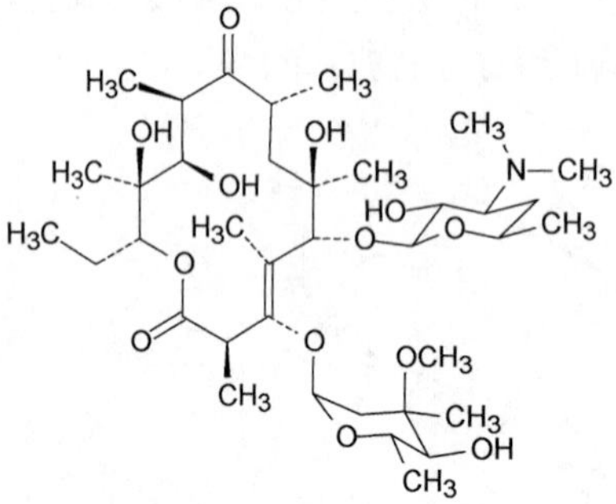

药代动力学的吸收、分布和排泄过程，只是发生的物理状态变化，而药物代谢是在体内的化学变化。药物代谢又称生物转化。

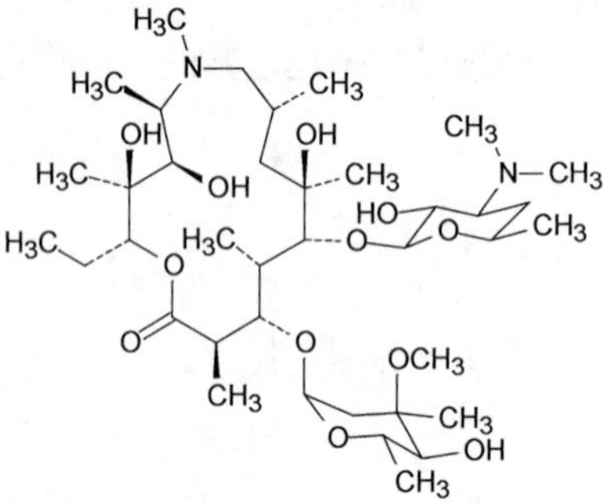

2.6　药物的化学结构与生物转化

2.6.1　一般概念

药物和其他外源性物质在体内发生的化学变化，称作生物转化(biotransformation)，也就是狭义的药物代谢(metabolism)。除化学惰性的某些药物和强离解性化合物不会在体内发生代谢转化外，几乎所有药物都不同程度地在体内发生化学变化。

机体代谢药物的目的，是将外来物质排出体外，以免受这些物质的侵害和损伤，这是生物进化过程中固定下来的防御机制。但因生物转化是一系列化学反应过程，有些代谢产物或中间体会因有较强的化学反应性能，成为有害物质，机体"好心办成坏事"；不过药物代谢有时也会产生有益的结果。

由于外源性物质的结构多样性(医药、农药、环境污染物等)，不可能像对内源性物质那样有特异的酶系统催化代谢反应，需要通过比较"多能"的酶系催化机制，处置这些结构多样性的物质。这些酶的催化特异性并不很高，代谢反应具有共性特征。药物代谢的一般规律是增加水溶性，有利于排出体外。研究药物代谢，对于认识药物的作用机理、药物不良反应的原因、理性药物分子设计等都有重要意义。

2.6.2　药物代谢的两个阶段

药物的体内代谢可分两个阶段，Ⅰ相 (phase Ⅰ)代谢和Ⅱ相 (phase Ⅱ)代谢，这是两类不同类型的反应。Ⅰ相代谢又称功能基化反应(functionalization reaction)，是在酶的催化下，在药物分子中引入或暴露出极性基团，例如生成羟基、羧基、氨基、巯基等，增加了代谢产物的极性，有利于排出体外；这些极性基团还可作为"把手"，与体内的极性较强的分子相结合，即发生Ⅱ相代谢。Ⅱ相代谢又称轭合反应(conjugation reaction)，是在另一些酶系的催化下，将药物分子中的极性基团与体内的成分例如葡萄糖醛酸、硫酸、甘氨酸或谷胱甘肽等经共价键结合，生成极性大、易溶于水和易排出体外的轭合物(conjugates)。Ⅰ相代谢最重要的是氧化反应，还有还原和水解等反应，Ⅱ相代谢大都是缩合反应。

2.6.3　氧化反应的重要酶系

2.6.3.1　单氧合酶催化的氧化作用

代谢中的氧化作用是最重要的转化反应，可在许多器官发生中，最重要的是肝脏，肝脏中有许多非特异性代谢酶系，结合在细胞的平滑型内质网(smooth-surface endoplasmic reticulum)上。细胞匀浆后经 100000 g 离心沉出颗粒，称作微粒体(microsome)，富含有催化氧化反应的酶系，催化如下的反应：

$$R\text{—}H + O_2 + NADPH + H^+ \longrightarrow R\text{—}OH + NADP^+ + H_2O \qquad (2\text{-}40)$$

该反应为单氧合反应，是在底物 R—H 进行双电子氧化的同时，分子氧发生还原性裂解，一个加到底物，另一个生成水。辅酶 NADPH 供给两个电子。催化该反应的酶系主要有细胞色素 P450 单氧合酶(cytochrome P450 monooxygenase, CYP)和黄素单氧合酶(flavin monooxygenase, FMO)。CYP 氧化还原系统可用

图2-16表示。

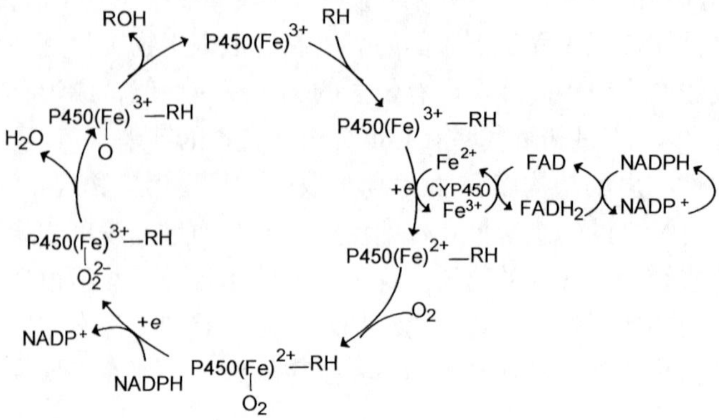

图 2-16　细胞色素 P450 氧化 RH 成 ROH 的过程

　　图 2-16 的顶端细胞色素 P450 为静止状态，发生与底物 RH 形成复合物后经加入电子(由 NADPH 供给)和氧分子等一系列过程，形成关键的活化复合物 $P450(FeO)^{3+}$—RH，该复合物中的 $(FeO)^{3+}$ 进攻底物而完成了氧化过程。生成的复合物取决于底物 RH 的结构、P450 活性中心的结构和复合物的立体结构。表2-4 列出了氧化代谢的反应类型和代谢产物。

表 2-4　生物转化的氧化反应类型

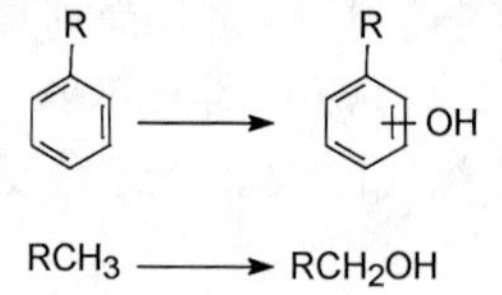

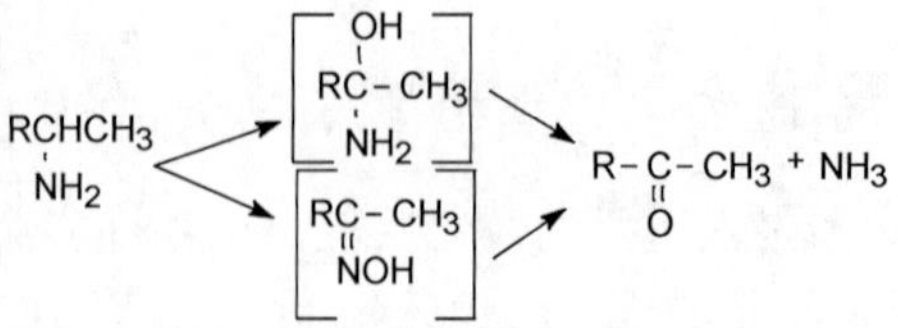

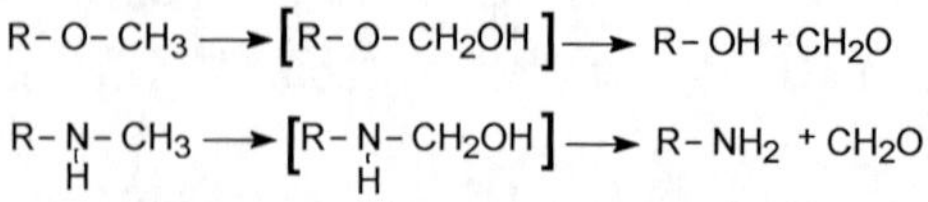

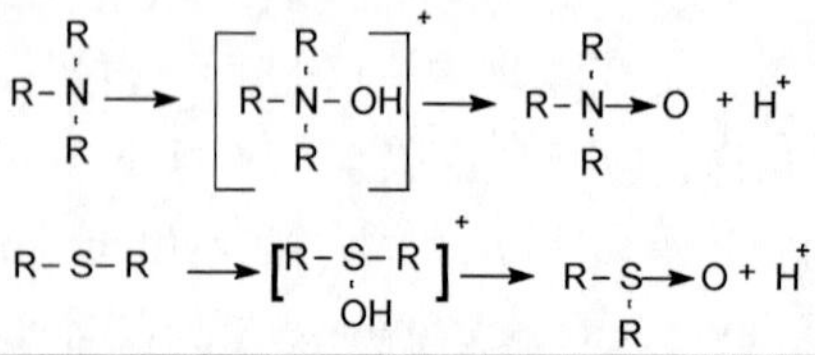

2.6.3.2　细胞色素 P450 单氧合酶

细胞色素 P450 单氧合酶是一个超家族酶系，在人体中至少有 50 种，与药物代谢相关的有四类亚族：CYP1、CYP2、CYP3 和 CYP4。每个亚族又细分为若干亚型，与药物代谢密切的酶系是 CYP2C9、CYP2D6 和 CYP3A4。这三种 CYP 对催化氧化的选择性有所不同。CYP2C9 代谢多数的非甾体抗炎药、苯妥英钠、华法林和甲苯磺脲等，被代谢底物的特征是有一个氢键的给体，在与氢键的方向为 130° 的距离大约 7 Å 处有一疏水性结构，该疏水结构是被羟基化的位置，图2-17 是 CYP2C9 氧化底物的结构模式图。

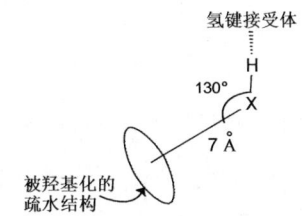

图 2-17　CYP2C9 代谢底物的模式图

被 CYP2D6 代谢的药物有 β-阻断剂、三环类抗抑郁药、Ⅰ型抗心律失常药，被代谢的底物特征是有一个可被质子化的氮原子，距离 5~7 Å 处为被羟基化的位置。图 2-18 是 CYP2D6 氧化底物的结构模式图。

CYP3A4 氧化代谢的结构非常广泛，大约 50% 的临床药物是由 CYP3A4 代谢的。被羟基化的位置为疏水性片段，往往是容易失去氢或电子的原子，例如环孢素 A 的丙烯基、奎尼丁的烯丙基等。红霉素、利多卡因、他

图 2-18　CYP2D6 代谢底物的模式图

莫昔芬、维拉帕米、氨碘酮、特非那定等苄基和烷基的氧化都是经 CYP3A4 催化。酶与底物的结合靠疏水相互作用，预先将活性部位的水分子排挤出去。有序水分子的无序化过程有助于改变卟啉环中铁的自旋状态，促进形成$(FeO)^{3+}$。然而，3A4 与底物的疏水作用力较弱，所以底物可以移动到活性部位，找到最佳的取向，与$(FeO)^{3+}$发生反应而被氧化。

2.6.3.3　黄素单氧合酶

黄素单氧合酶(FMO)属于微粒体黄素蛋白家族，可以代谢结构多样的有机化合物，反应中需要 NADPH 和分子氧参与。催化过程分四步进行：黄素腺嘌呤二核苷酸(FAD)被 NADPH 还原；FAD 中加入分子氧，生成羟基过氧黄素；氧进攻底物中的亲核基团，同时生成 4-羟基黄素；释出水分子和 NADP，恢复成 FMO 的初始状态。图 2-19 为 FMO 的氧化还原步骤。

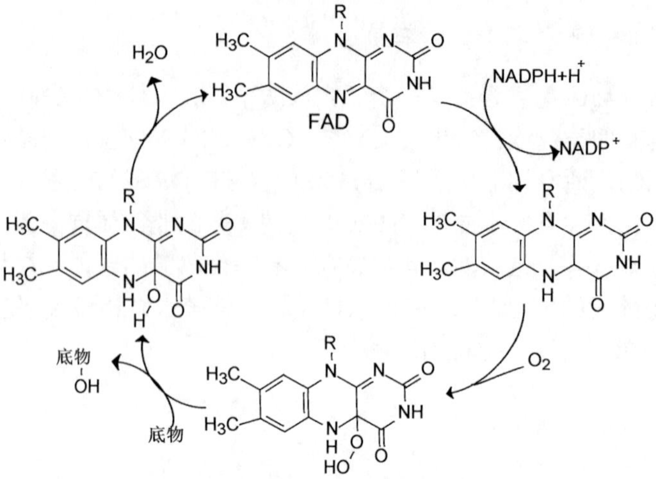

图 2-19　黄素单氧合酶的催化过程

　　羟基过氧化黄素的氧化作用不强，所以只能对电荷密度丰富的功能基进行氧化，例如亲核性较强的氮、硫和磷原子，但不能直接氧化碳原子。

2.6.3.4　其他酶系

　　一些氧化作用还可被微粒体以外的酶系氧化，例如可溶性醇脱氢酶和醛氧化酶，用于催化醇和醛的氧化。黄嘌呤氧化酶主要存在于肝、肠和肾脏中。单胺氧化酶是线粒体酶，催化氧化脱胺反应。

2.6.4　氧化作用

2.6.4.1　烷基的羟化反应

　　饱和烷烃在体内不会被氧化，但有机分子中的烷基链可被羟基化。羟基化的位置一般是在功能基的α位、烷基链的末端碳原子(ω氧化)以及烷基的倒数第二个碳原子($\omega-1$ 氧化)。氧化作用具有立体选择性，例如地西泮(**43**, diazepam)的 C3 被羟化，生成 3S-(+)羟基地西泮(**44**)，所以该 C3 原子为前手性(prochirality) 原子。3S-(+)-羟基地西泮的药理活性很强。

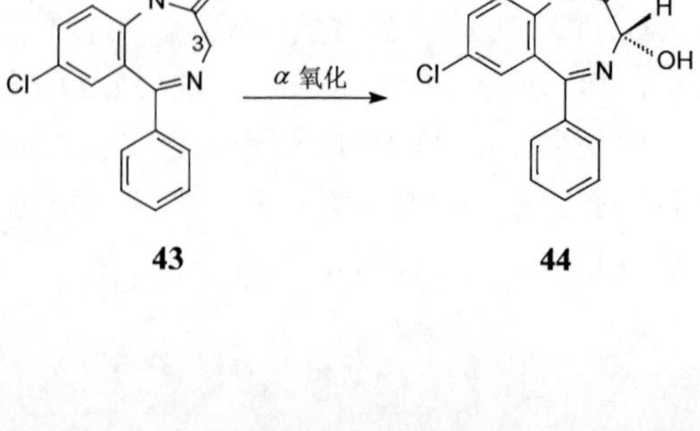

43　　　　　　　　　　**44**

阿片类镇痛药喷他佐辛(pentazocine)的 *N*-异戊烯基末端的两个甲基处于双键的 α 位，发生丙烯基氧化。不同的动物种属有立体选择性差异，人主要发生反式甲基氧化，鼠为顺式氧化。

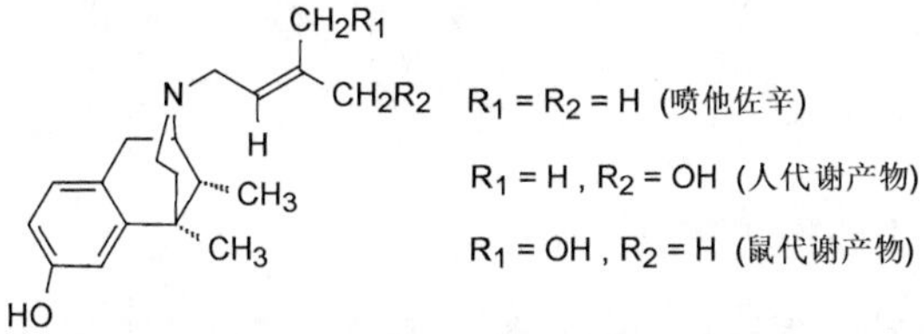

R₁ = R₂ = H (喷他佐辛)

R₁ = H, R₂ = OH (人代谢产物)

R₁ = OH, R₂ = H (鼠代谢产物)

口服降血糖药物氯磺丙脲(**45**, chlorpropamide)的代谢位点是正丙基的(ω–1)氧化，代谢产物自尿中排出。但甲磺丁脲(**46**, tolbutamide)只在与苯环相连的甲基发生氧化，而不发生丁基氧化，苯环上的处于 π 键的 α 位甲基易于氧化，无须在较难氧化的烷基链上发生，这就是费力最小原则。

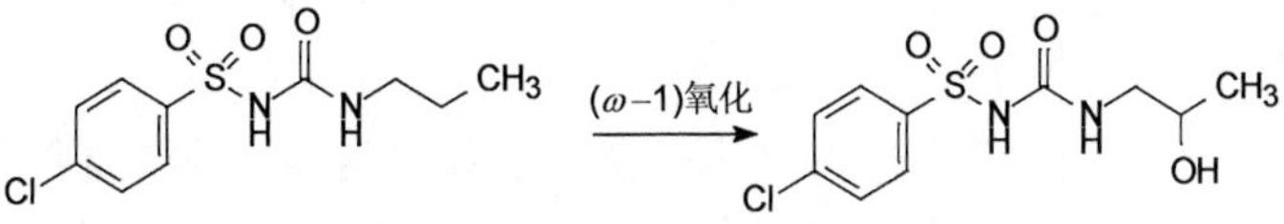

45

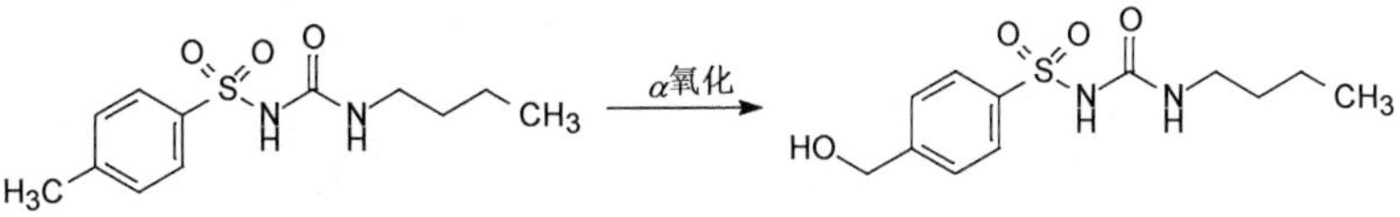

46

非甾体抗炎药布洛芬(**47**, ibuprofen)的异丁基可有 ω 和(ω–1)氧化。

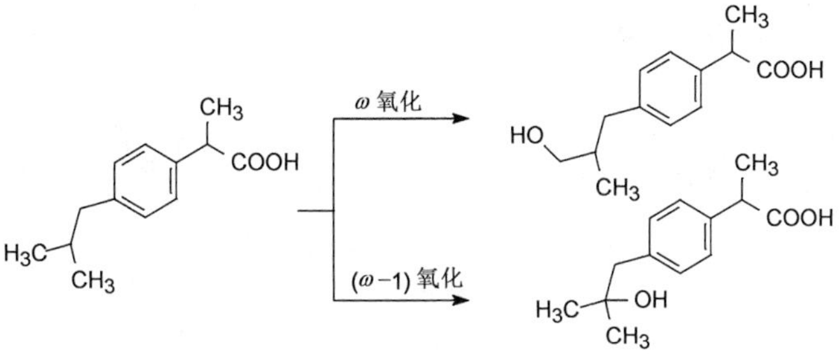

47

抗炎药罗非昔布(**48**, rofecoxib)为选择性 COX-2 酶抑制剂，其代谢位点是内酯氧原子的 α 位亚甲基，生成 α-羟基不饱和内酯(**49**)，进一步氧化成马来酸酐(**50**)，后者多分布于心肌，引起不良反应[29]。罗非昔布上市 7 年后因心血管障碍而撤市。

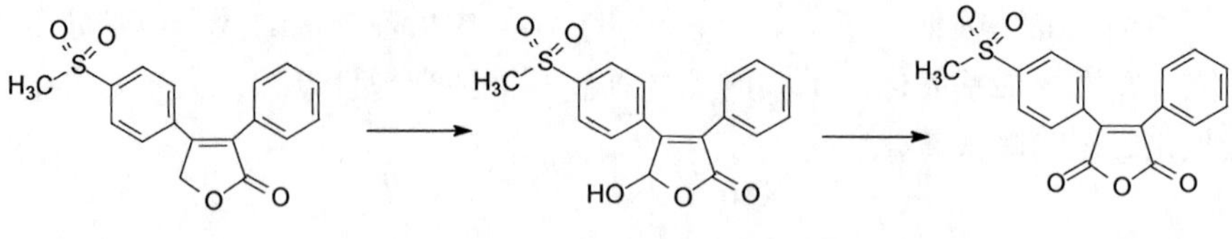

48　　　　　　　　49　　　　　　　　50

2.6.4.2　脂环的羟化反应

饱和脂肪环容易发生氧化，例如四氢萘(**51**)主要是脂肪环的氧化，不发生在芳环上。

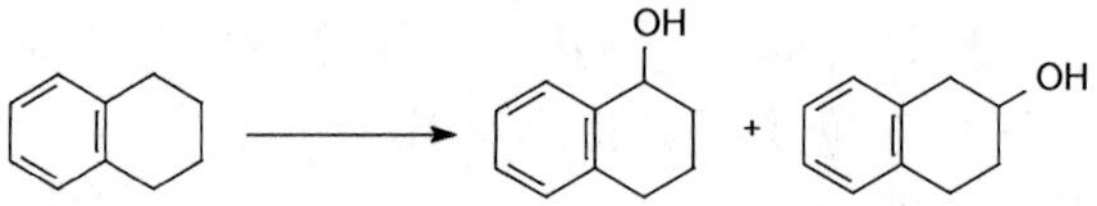

51

脂环化合物如环己基的羟基化可有顺-反异构的区别，例如口服降血糖药物醋磺己脲(**52**, acetohexamide)的主要代谢产物是 4*E*-羟基化合物，也有较少的 4*Z*、3*E* 和 3*Z*-羟基化物。

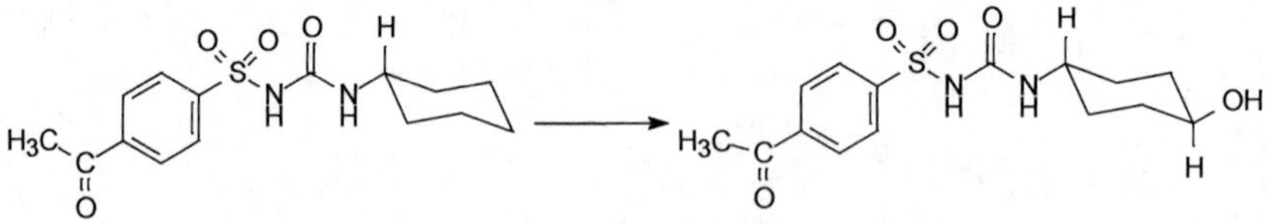

52

食欲抑制药物丙己君(**53**, propylhexedrine)可代谢成 4*E* 和 4*Z*-羟基化合物。

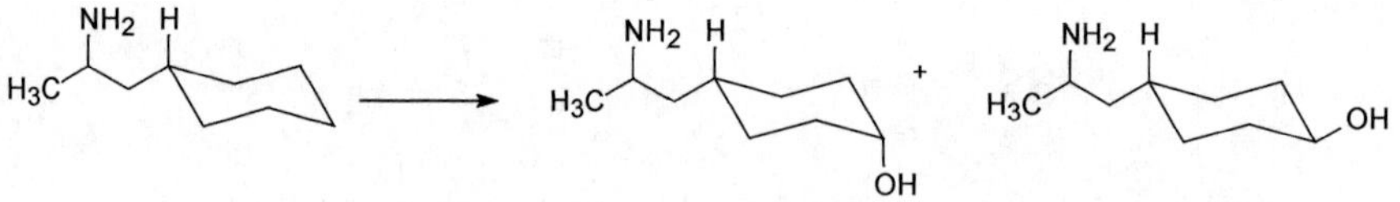

53

2.6.4.3　芳环的羟化反应

芳香环被 CYP 酶氧化生成酚羟基化合物，反应是经过环氧化物的机理，反应中间体有反式二醇或环氧化物，后者可经谷胱甘肽取代开环，生成硫醚氨酸(**54**, mercapturic acid)。

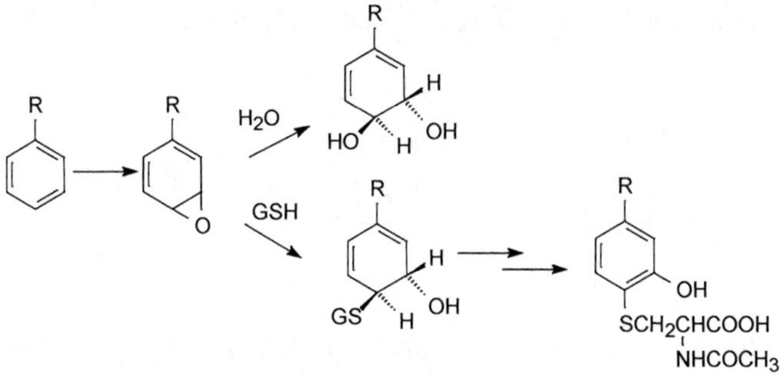

54

在一般情况下芳烃环氧化物重排成酚，但有时伴有另一种转位反应，称作 NIH 转位(NIH shift)。例如4-氘代苯甲醚代谢成4-羟基苯甲醚和3-氘代-4-羟基苯甲醚，后者是经过 NIH 转位生成的。

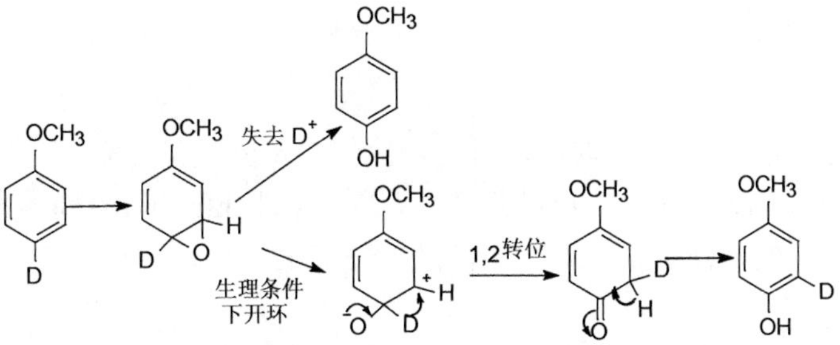

转位反应首先生成二氢二酮，经互变异构芳香化时，往往保留氘原子，氢被离去，是因为氘的同位素效应。H^- 或 D^- 的转位程度取决于中间体两性离子的正电荷的稳定性，若碳正离子的电荷离域化而趋稳定，则易直接失去 H^+，不发生 NIH 转位。

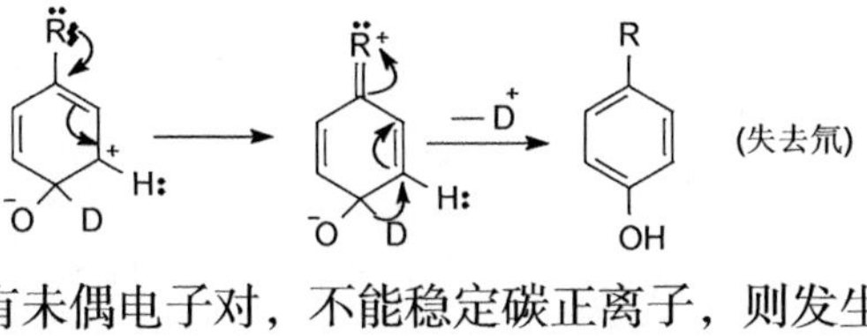

上式中 R 若没有未偶电子对，不能稳定碳正离子，则发生转位。

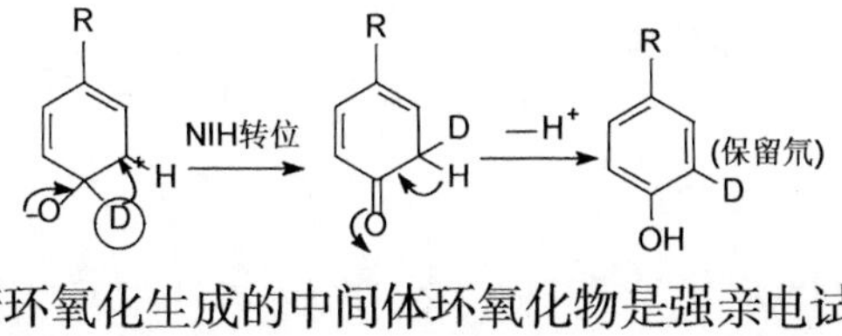

π 电荷丰富的芳环氧化生成的中间体环氧化物是强亲电试剂，可与体内生物大分子中的富电荷基团发生亲核反应，例如与蛋白质的游离氨基反应，因而产生毒性；与 DNA 反应，会引起基因突变或致癌作用。例如二甲基苯并蒽(**55**)的致癌

作用是由于 K 区的 5,6 位双键被环氧化进而与 DNA 反应。

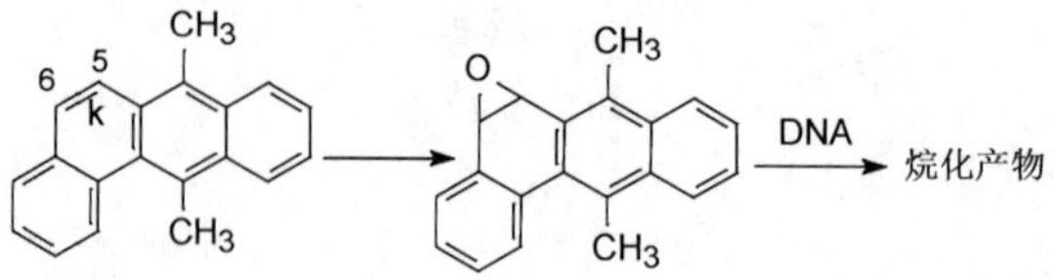

55

抗炎药物艾瑞昔布(**56**, imrecoxib)的代谢产物是苯环上的甲基氧化成羟甲基，后者进而氧化成羧基，这两个代谢产物仍有抗炎活性[30]。

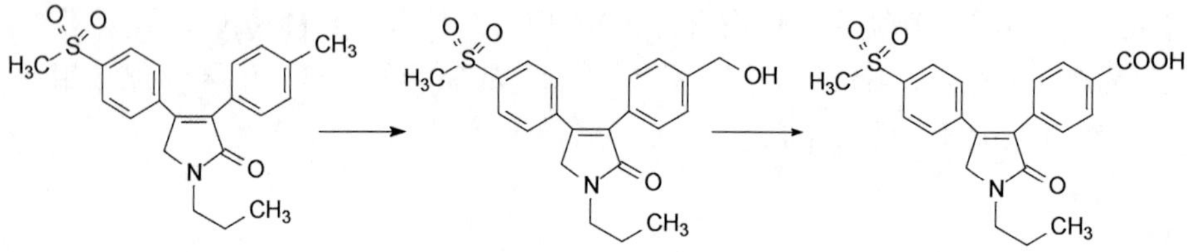

56

药物分子中的苯环若无取代基时，羟化的主要位置在对位。例如抗癫痫药苯巴比妥(**57**, phenobarbital)、降血糖药苯乙双胍(**58**, phenformin)和抗炎药保泰松(**59**, phenylbutazone)的代谢氧化，均于 4 位发生羟基化。

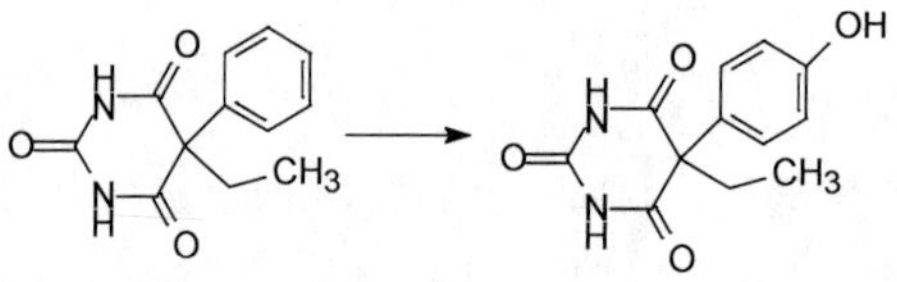

57

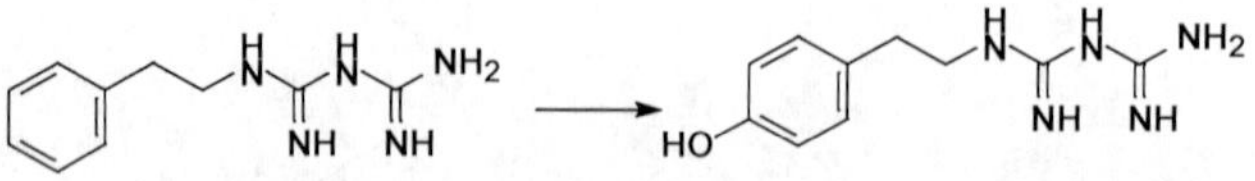

58

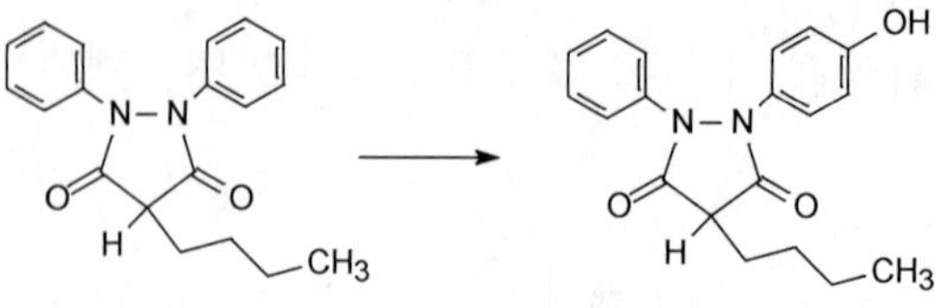

59

苯妥英钠(**60**, phenytoin sodium)的两个苯环只有一个发生 4-羟基化，从而使 C5 成为手性碳，人体代谢物中 90%为 *S*-(−)-5-(4-羟基)化合物。

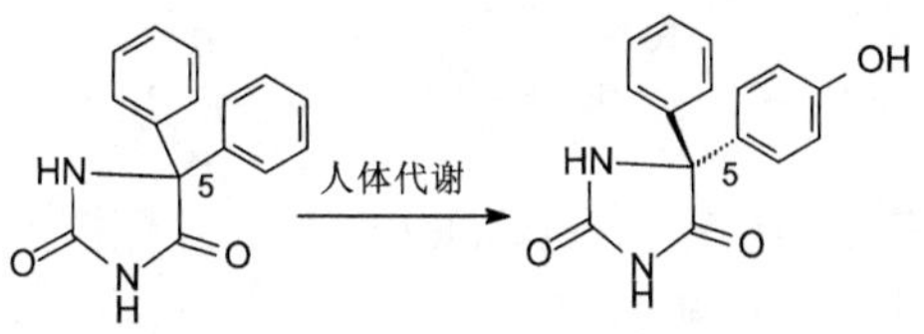

60

2.6.4.4　烯烃的氧化反应

CYP 可催化碳-碳双键加氧生成环氧化物。卡马西平(**61**, carbamazepine)代谢成 10,11-环氧化物(**62**)，后者有强抗惊作用。实验表明卡马西平的抗癫痫作用是在体内经环氧化而代谢活化的。抗抑郁药普罗替林(**63**, protriptyline)和环苯扎林(**64**, cyclobenzaprine)的 Δ10 双键的环氧化也是主要的代谢位点。

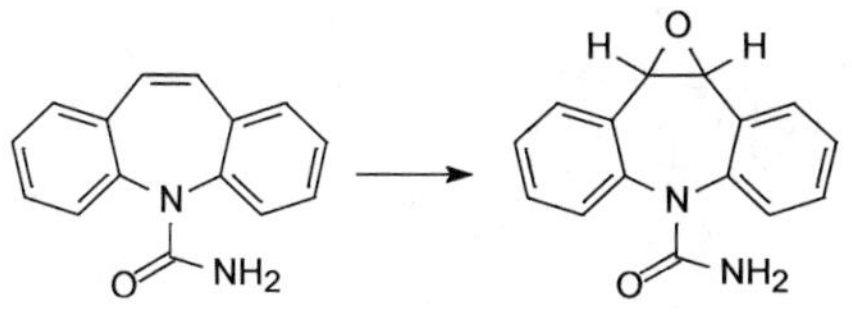

61　　　　　　　**62** 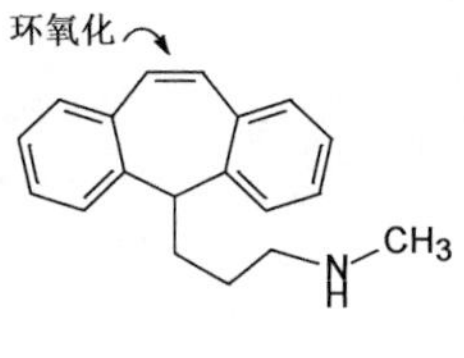　　　　　　　**63** 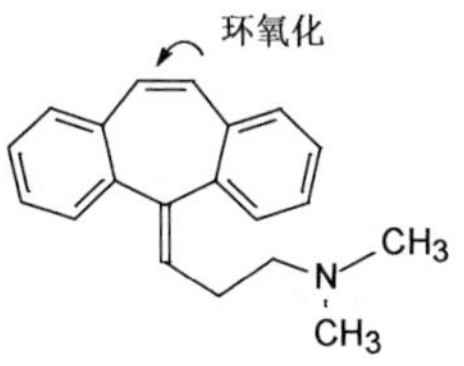　　　　　　　**64**

己烯雌酚(**65**, diethylstilbestrol)的主要代谢产物是双键的环氧化，代谢产物是亲电试剂，具有毒性。黄曲霉毒素 B1(**66**, aflatoxin B1)分子中的二氢呋喃环的双键未参与共轭，为孤立双键，被 CYP 代谢成环氧化物，该亲电性基团与 DNA 的亲核基团结合，是致癌的分子机理，**66** 是很强的致癌物，可引起肝癌。

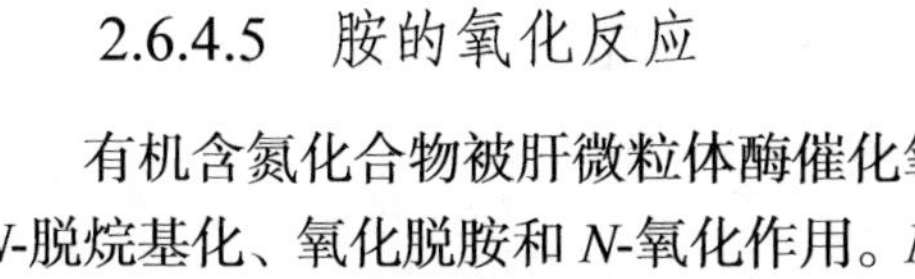

65 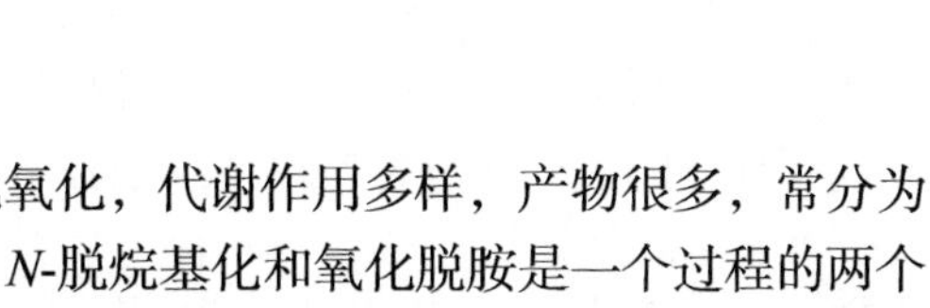　　　　　　　　　　　　　　　　**66**

2.6.4.5　胺的氧化反应

有机含氮化合物被肝微粒体酶催化氧化，代谢作用多样，产物很多，常分为 N-脱烷基化、氧化脱胺和 N-氧化作用。N-脱烷基化和氧化脱胺是一个过程的两个侧面，均导致碳-氮键断裂。该过程的前提是与氮相连的碳原子上须连接有氢原子(即 α 氢)，该 α 氢被氧化成羟基，成为不稳定的中间产物偕羟胺，遂即裂解成脱烷基胺和羰基化合物。

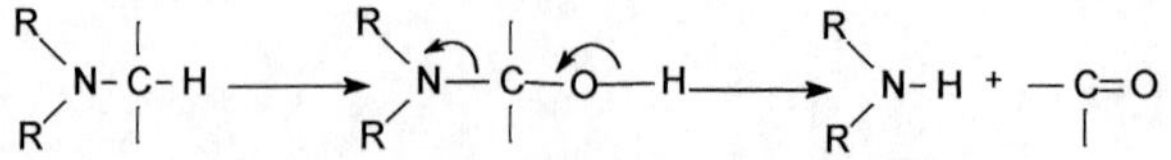

$$\underset{R}{\overset{R}{\diagdown}} N-\overset{|}{C}-H \longrightarrow \underset{R}{\overset{R}{\diagdown}} N \overset{|}{\diagdown} \overset{|}{C} \overset{}{\diagdown} O \overset{}{\diagdown} H \longrightarrow \underset{R}{\overset{R}{\diagdown}} N-H + \overset{|}{\diagdown} C=O$$

β受体阻断剂普萘洛尔(**67**, propranolol)的脂肪胺侧链发生氧化脱异丙基和氧化脱氨，脱氨后进一步氧化成羧酸。

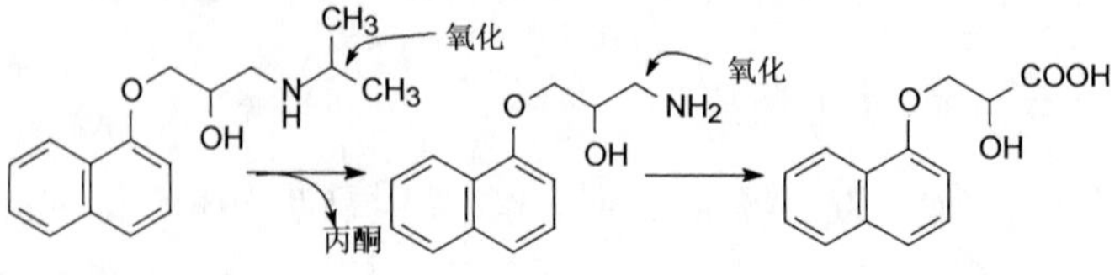

67

丙咪嗪(**68**, imipramine)经代谢氧化脱去一个甲基，生成去甲丙咪嗪(**69**, desimipramine)，药理活性强于丙咪嗪。

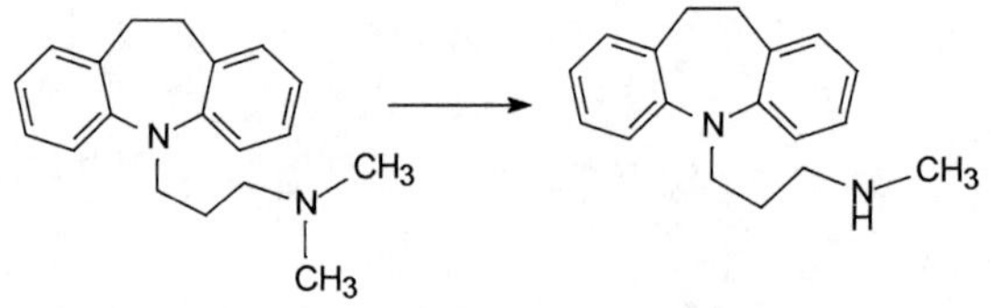

68　　　　　　　　　　　　**69**

抗麻风病药物氨苯砜(**70**, dapsone)及其乙酰化合物的代谢产物是 *N*-羟基化合物。

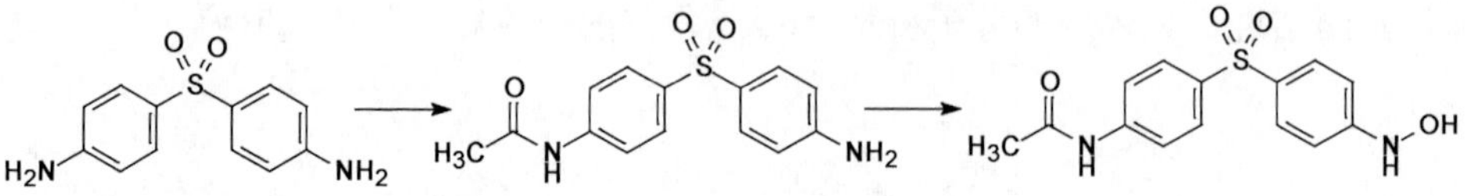

70

芳香伯胺和含氮芳杂环如吡啶等不会发生碳-氮键断裂，而是 *N*-氧化作用。

环磷酰胺(**71**, cyclophosphamide)的氧化代谢产物是抗癌作用的活性体。该代谢活化的关键步骤是 P450 氧化 C4 成羟基，生成 α-羟基磷酰胺，*N*-脱烷基开环成醛化合物，再经消去反应，生成丙烯醛和 *N,N*-双-(2-氯乙基)磷酰胺酸(**72**)，后者是代谢活化的抗癌成分，所以环磷酰胺是前药。

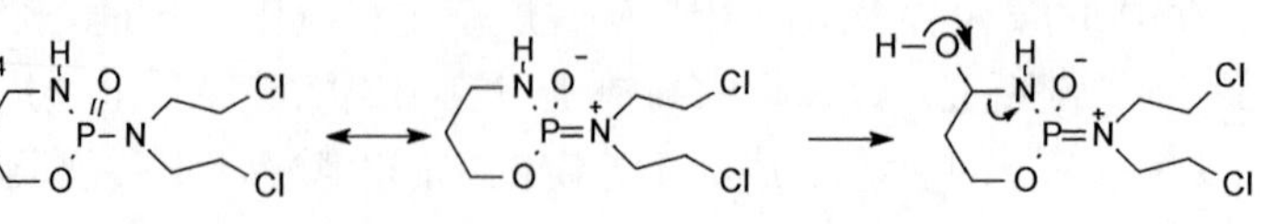

71

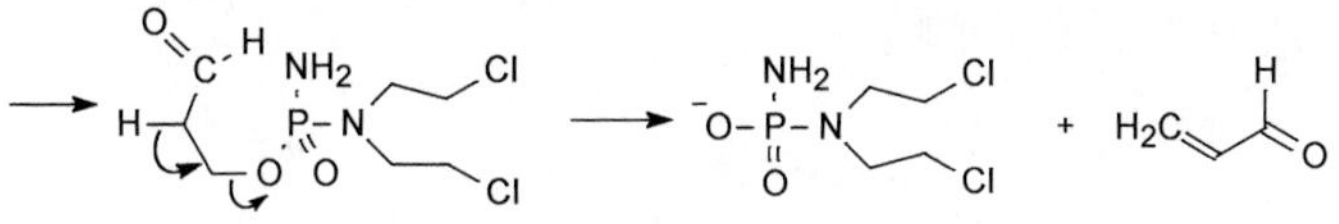

72

2-乙酰氨基芴(**73**，2-acetaminofluorene, AFF)代谢成 *N*-羟基 AFF, 经Ⅱ相代谢生成 *O*-硫酸酯，硫酸酯是良好的离去基团，从而形成强亲电性化合物(**74**)，可对 DNA 发生烷化作用，故具有致癌和致突变作用。

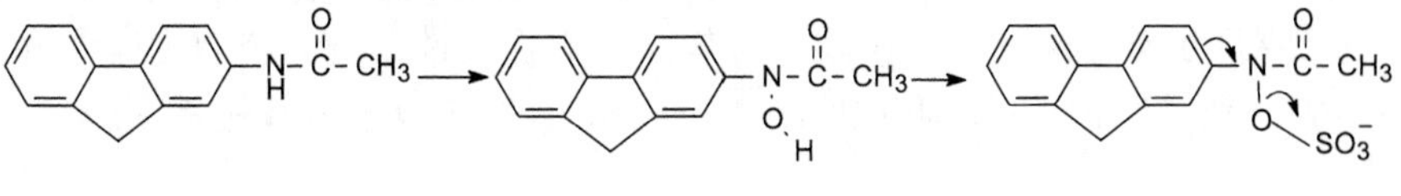

73

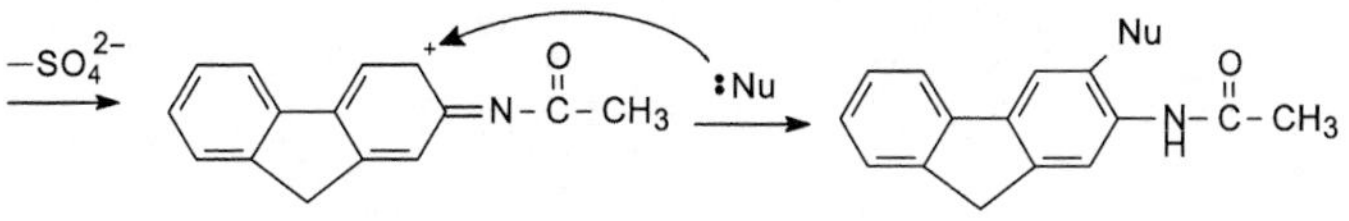

74

2.6.4.6　醚的 *O*-脱烷基反应

含有醚基的药物 C—O 键可发生 *O*-脱烷基作用。其过程是在 CYP 催化下α-碳羟基化，之后 C—O 键断裂生成醇或酚和羰基化合物。甲基以甲醛形式最容易脱去。烷基链较长时α-碳氧化较慢，常发生 ω 或 ω-1(倒数第二个碳原子)氧化。烷氧基的 C—O 键断裂后的产物常使药理活性增高。例如非那西丁(**75**, phenacetin)氧化脱乙基生成对乙酰氨基酚(**76**, paracetamol)，具有强效解热镇痛作用，临床上乙酰氨基酚已完全代替了非那西丁。可待因(**77**, codeine)发生 *O*-去甲基化生成吗啡(**78**, morphine)，是可待因有镇痛和成瘾毒性的原因。

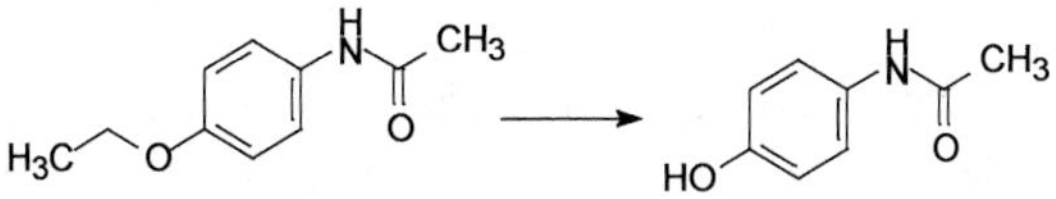

75　　　　　　　　　　　　**76**

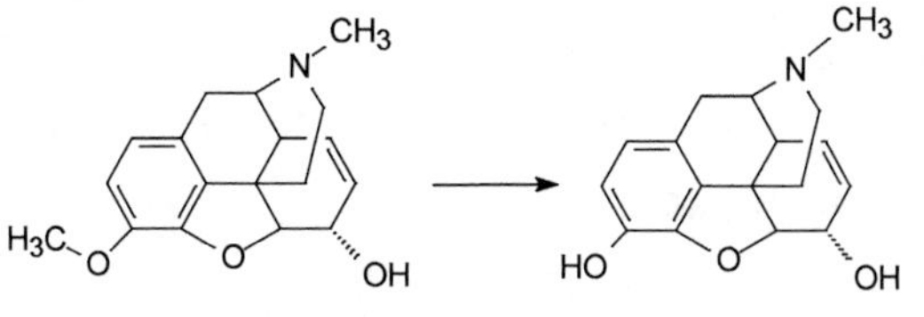

77　　　　　　　　　　　**78**

精神振奋药 3,4-亚甲二氧基苯异丙胺(**79**)发生 *O*-脱烷基化，生成儿茶酚胺类化合物(**80**)，是神经递质模拟物。

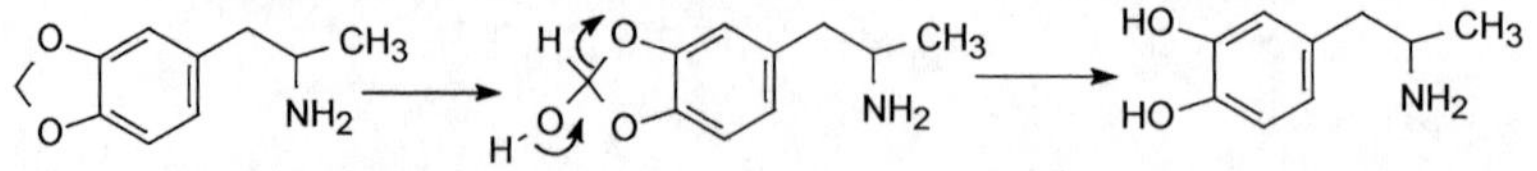

苯环上的甲氧基去甲基后生成酚羟基容易发生Ⅱ相代谢而被排出，降低了药物的消除半衰期。为了防止 *O*-脱甲基化，可用二氟甲氧基代替甲氧基，氟元素的高电负性降低了碳原子的电荷密度，可提高代谢稳定性。例如抗消化道溃疡药物 H^+/K^+-ATP 酶抑制剂泮托拉唑(**81**, pantoprazole)含有二氟甲氧基就是一例。

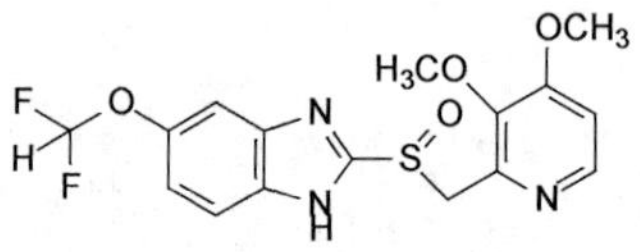

81

2.6.4.7　含硫化合物的氧化反应

含二价硫元素药物的氧化代谢有三种：*S*-脱烷基化，脱硫和 *S*-氧化，前两种代谢是碳硫键断裂，后者提高硫的氧化态。抗肿瘤药物 6-甲硫嘌呤(**82**, 6-methylmercaptopurine)和镇静药美西妥拉(**83**, methitural)的代谢作用是 *S*-脱甲基化；2-苄硫基-3-三氟甲基苯甲酸(**84**)的代谢是 *S*-脱苄基化。

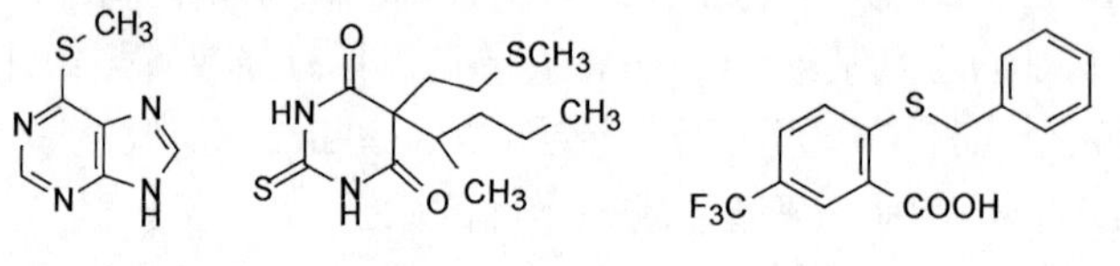

82　　　　　　　　**83**　　　　　　　　**84**

C＝S代谢成C＝O称作脱硫,例如硫喷妥(**85**, thiopental)脱硫生成戊巴比妥(**86**, phenobarbital)。杀虫药对硫磷(**87**, parathion)代谢成对硝基苯膦酸二乙酯(**88**)。

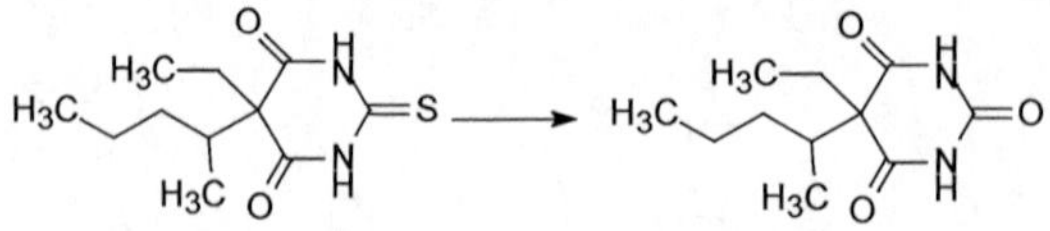

85　　　　　　　　　　　　　　　**86**

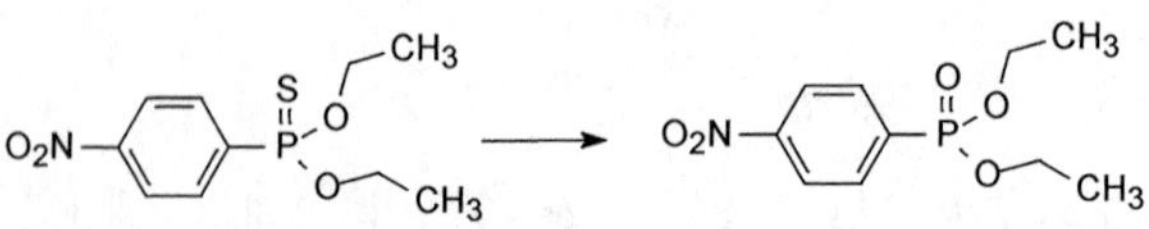

87　　　　　　　　　　　　　　　**88**

S-氧化最常见的是硫醚氧化成亚砜，例如 H2 受体阻断剂西咪替丁(**89**, cimetidine)氧化代谢生成相应的亚砜，亚砜的硫是手性原子。

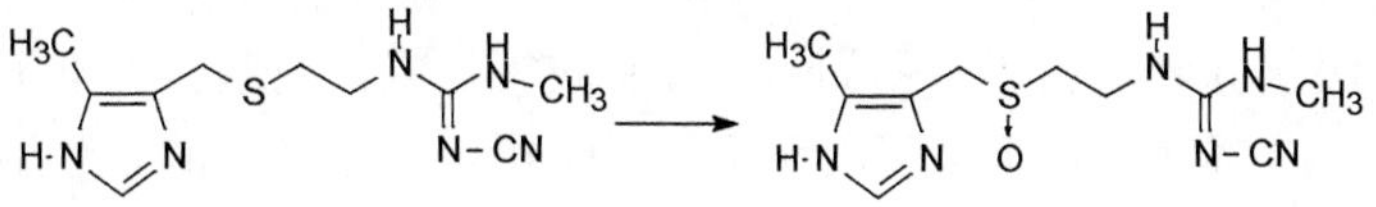

89

抗精神病药物硫利达嗪(**90**, thioridazine)的 3-甲硫基被氧化成亚砜，生成美索达嗪(**91**, mesoridazine)，后者的药理活性比硫利达嗪高 1 倍，这是代谢活化的一个实例。含亚砜基的药物可氧化代谢成砜，例如免疫抑制剂奥昔舒仑(**92**, oxisuran)代谢成砜。

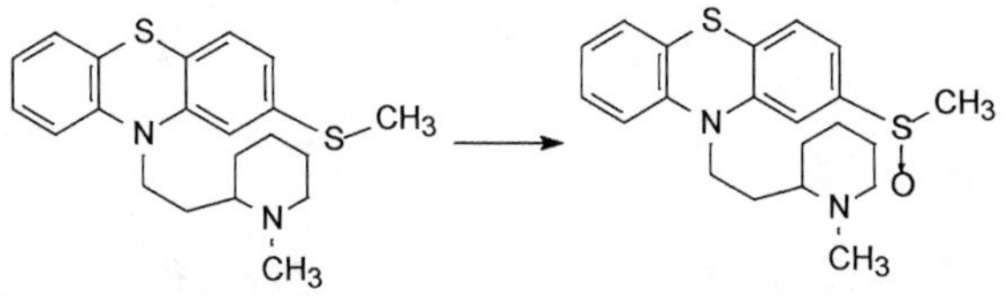

90　　　　　　　　**91**

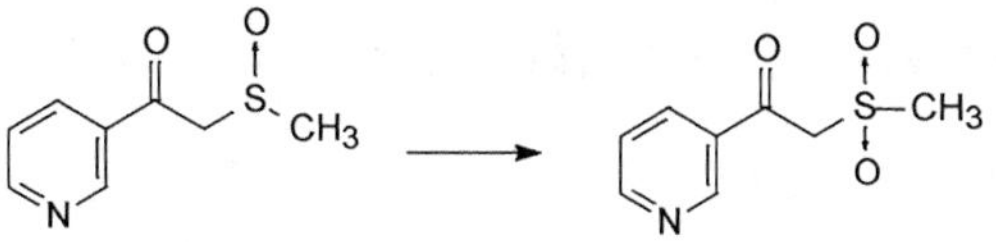

92

PPAR γ 受体激动剂曲格列酮(**93**, troglitazone)临床应用为抗 2 型糖尿病药物，因引起严重肝脏毒性，已终止使用。曲格列酮可被 CYP3A4 催化氧化硫原子成亚砜，开环生成有反应活性的次磺酸(sulfenic acid)和 α-酮基异氰酸酯，二者均为强亲电试剂，引起肝脏毒性。

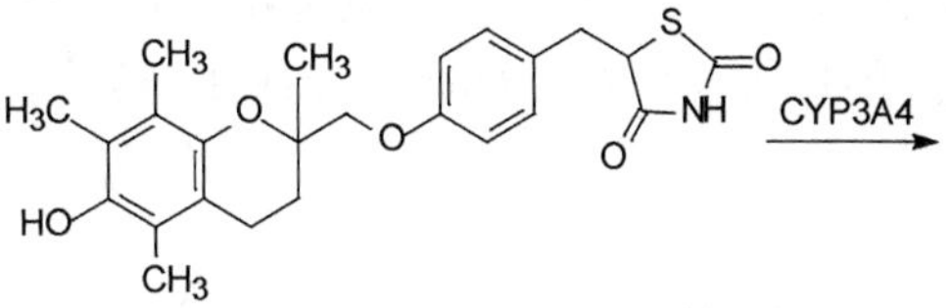

93

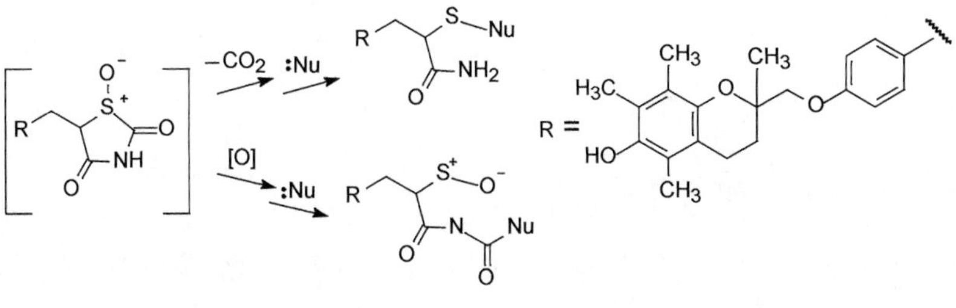

2.6.4.8 其他氧化作用

酚羟基可被 CYP3A4 作单电子氧化，生成自由基，引起与生物大分子发生自由基链反应。例如上述罗格列酮的酚羟基被氧化成自由基，单电子转移生成邻位半醌，为亲电试剂，与亲核基团反应(a)；也可生成不稳定的半缩酮中间体，开环生成强亲电性分子对醌(b) [31]。

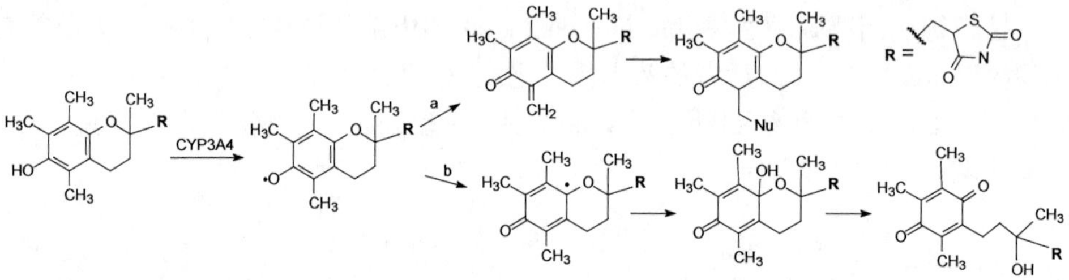

2.6.5 还原反应

哺乳类动物代谢外来物质的主要途径是氧化反应，但也会发生还原反应，特别是对含有羰基、硝基和偶氮的化合物，生成相应的羟基和氨基，代谢产物一般提高了极性和化学反应性，有利于后续的Ⅱ相轭合反应。

2.6.5.1 羰基的还原反应

许多药物经氧化代谢，如氧化脱胺生成酮，它不会进一步氧化，而是还原成仲醇、醇羟基与葡萄糖醛酸或硫酸发生轭合反应。醛可还原成伯醇，催化该还原反应的酶是肝脏和其他组织中的可溶性醛酮还原酶，这些酶有相似的物理化学性质，反应需要辅酶 NADPH 供给电子。体内醛氧化成酸比还原成醇的反应容易进行。

酮的还原有立体特异性。R—(CO)—R′的羰基碳是前手性碳，因而还原反应可能有两个立体异构体。例如苯乙酮(94)被兔肾还原酶催化，主要生成 S-(−)-α-甲基苄醇(95)。S-(+)-美沙酮(96, methadone)还原成 3S,6S-(−)-美沙醇(97)。

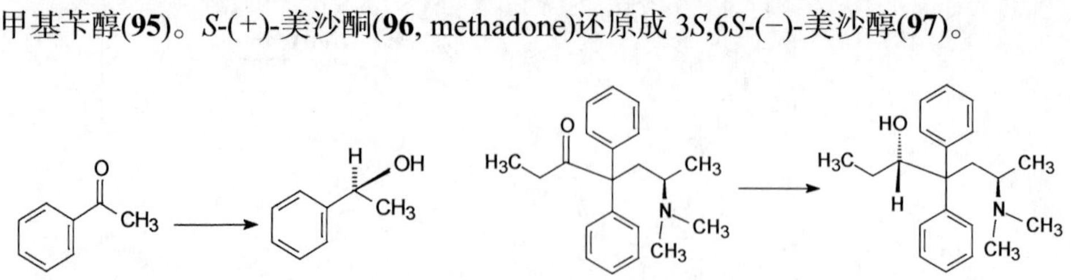

2.6.5.2 硝基和偶氮的还原反应

还原硝基的酶是依赖于 NADPH 的微粒体硝基还原酶及可溶性硝基还原酶。

硝基及偶氮基还原过程的中间体为亚硝基及羟胺，犹如有机还原反应过程。羟胺毒性大，有致癌和细胞毒作用，也是引起高铁血红蛋白血症(methemoglobinemia)的原因。例如 4-硝基喹啉-1-氧化物(**98**)还原成羟胺化合物，是致癌所在。硝西泮(**99**, nitrazepam，R＝H)和氯硝西泮(**99**, clonazepam，R＝Cl)的硝基被代谢还原成相应的氨基化合物。

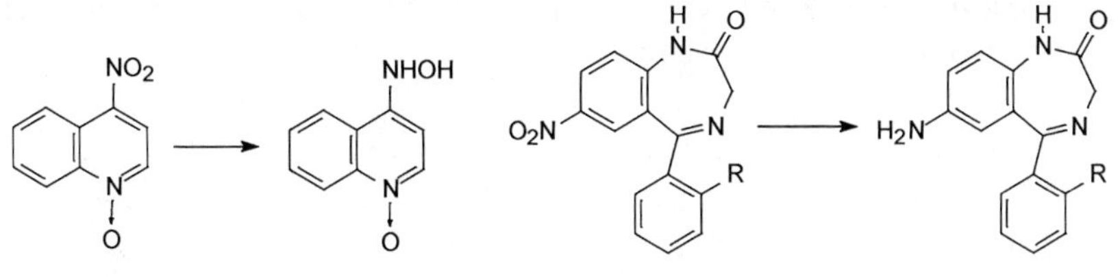

98　　　　　　　　　　　**99**

氯霉素(**100**, chloramphenicol)的硝基在肝脏中不会被还原，但经胆汁(肝肠循环)排入肠中，被肠中菌丛还原成氨基。

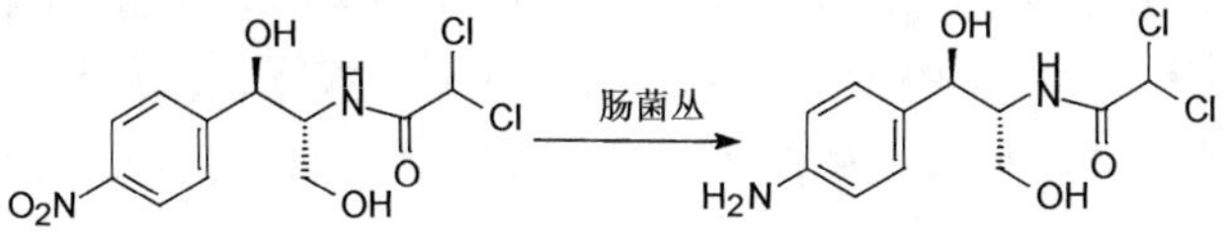

100

硝基呋喃类抗菌药的代谢，首先是硝基还原成氨基，后经电荷转移引起呋喃开环而失去活性。

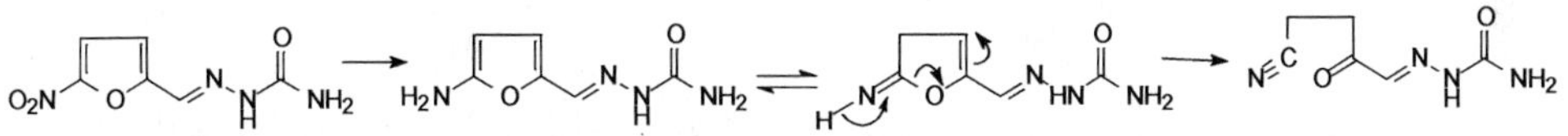

偶氮基还原成氨基是由依赖 NADPH 的细胞色素 C 还原酶催化，首先生成肼基—NH—NH—，再还原裂解成伯胺。例如百浪多息(**101**, prontosil)还原成有抗菌活性的氨苯磺胺(**102**, sulfonamide)。

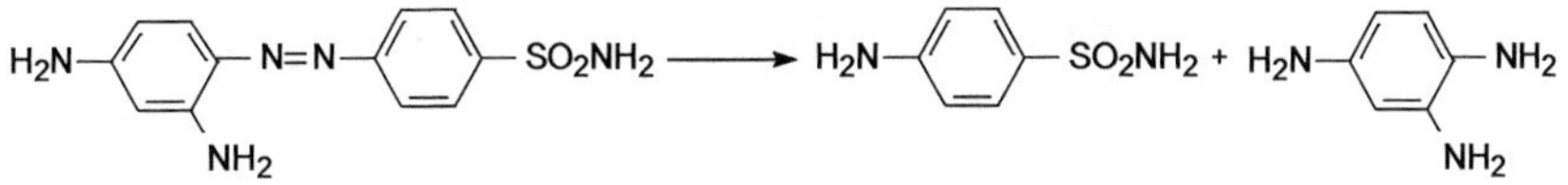

101　　　　　　　　　　　　**102**

2.6.6　水解作用

酯和酰胺可被酯酶或酰胺酶催化水解成酸、醇和胺，水解产物的极性强于酯和酰胺。酯酶和酰胺酶的特异性不高，分布于血浆、肝、肾和肠中。氯贝丁酯(**103**, clofibrate)在血浆中迅速水解成相应的游离酸氯贝酸(**104**, clofibric acid)，后者有降血脂作用。

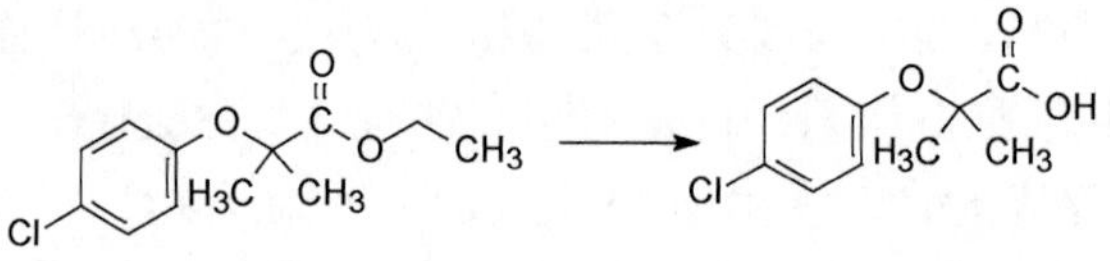

103　　　　　　　　　　　　　**104**

止泻药地芬诺酯(**105**, diphenoxylate)水解成地芬诺酸(**106**, diphenoxylic acid)，止泻作用强于原药 5 倍，为代谢活化的实例。

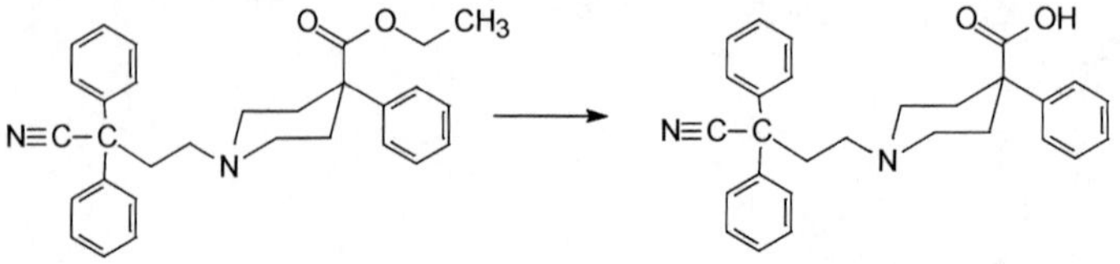

105　　　　　　　　　　　　　**106**

酶水解作用有立体异构的选择性，如奥沙西泮(oxazepam)的琥珀酸单酯，*S*-(+)型容易水解，中枢神经作用因之较强，*R*-(−)型不易水解，因而作用慢。

酰胺的水解速率比相应羧酸酯低，如普鲁卡因胺(**107**, procainamide)比普鲁卡因(**108**, procaine)的水解速率慢。

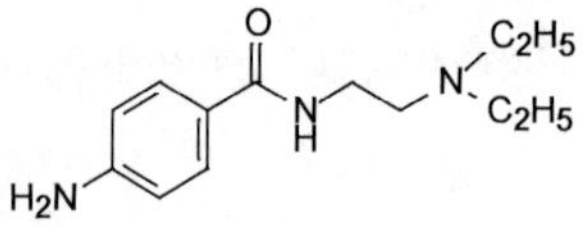

107 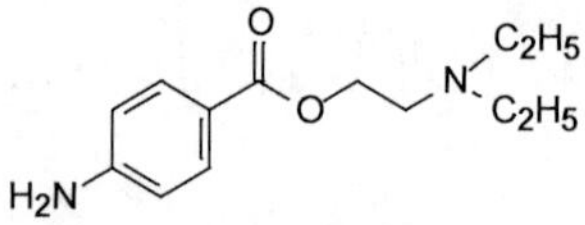　　　　　　　　　　　　　**108**

麻醉药丙泮尼地(**109**, propanidid)的分子中含有酯键和酰胺键，在体内只水解酯键。

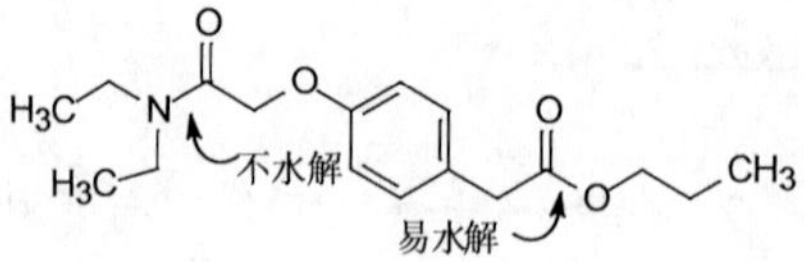

109

异烟肼(**110**, isoniazid)在体内先发生 *N*-乙酰化，后水解烟酰基，生成的乙酰肼引起肝脏中毒。

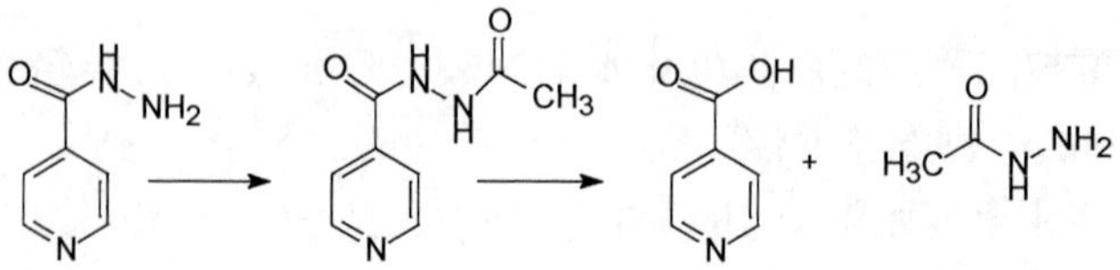

110

治疗麻风病的红斑结节药沙利度胺(**111**, thalidomide)含有谷氨酰亚胺及邻苯甲酰亚胺两个亚氨基结构，容易发生水解作用的是邻苯二甲酰亚胺键。

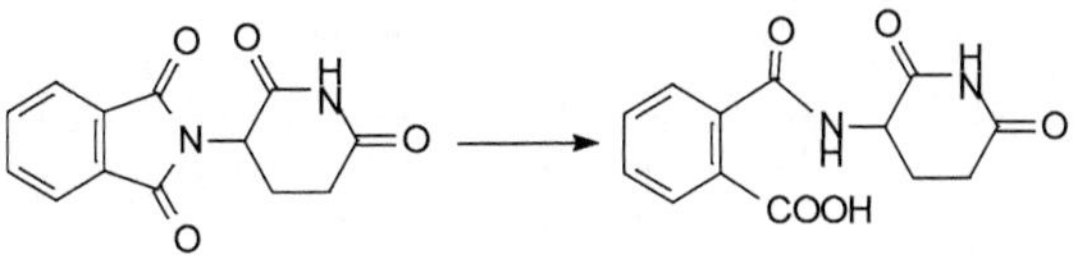

111

除羧酯酶和酰胺酶外，还有磷脂酶，可水解单磷酸芳酯或烷酯。

前药(prodrug)常常利用体内的水解酶，将本来没有生物活性物质，经酶性水解(有时化学水解)，生成有活性的物质，从而赋予药物以优良的药剂学、药代动力学性质。关于前药原理和在药物设计的应用，拟于第 10 章讨论。

2.6.7 轭合作用

在 I 相反应中，药物分子中因产生或暴露出极性的功能基团，降低了分子的亲脂性，为发生 II 相代谢反应提供了结合位点。II 相反应是药物或其 I 相代谢物与内源性的极性分子发生共价连接，从而提高了化合物的极性，以利于经肾脏和(或)胆汁的排泄。II 相反应是轭合反应(conjugation)，参与轭合的分子有葡萄糖醛酸、硫酸、甘氨酸和谷胱甘肽等。II 相轭合反应分两步进行：首先是内源性物质的活化，变成活性形式，然后经转移酶的催化与药物或代谢物结合起来。药物被轭合的基团有羟基、羧基、氨基或巯基。轭合反应的历程是在底物的邻近处，携带有被转移的内源性分子的辅因子与酶结合，并转移到底物分子上。

2.6.7.1 葡萄糖醛酸的轭合反应

葡萄糖醛酸苷化是药物代谢的 II 相反应最常见的方式。D-葡萄糖醛酸容易在体内生成，可与多种功能基反应。轭合的基团是醛基与药物的羟基形成苷键，保留游离羧基(pK_a 3.2)的可离解性以及多羟基的存在，利于溶解排出体外基团。药物的葡醛酸轭合物一般没有生物活性。轭合过程是，葡萄糖醛酸先生成尿苷 5′-二磷酸-α-D-葡醛酸(**112**, uridinediphosphate glucuronic-acid, UDPGA)，UDPGA 活化了葡醛酸，经转移酶与药物结合。表 2-5 列出了药物与葡萄糖醛酸的轭合位置。

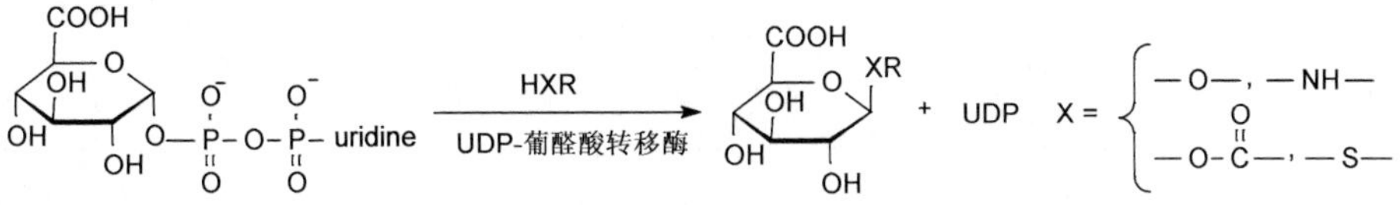

112

表 2-5　药物与葡萄糖醛酸的轭合位置

类型	功能基	药物	结构和轭合位点
醇基	伯醇	三氯乙醇	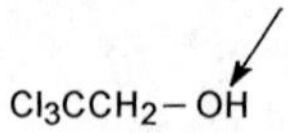 Cl$_3$CCH$_2$—OH
	仲醇	奥沙西泮	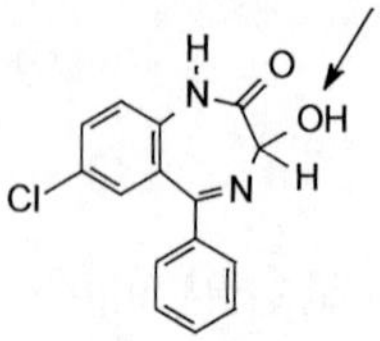
	叔醇	叔丁醇	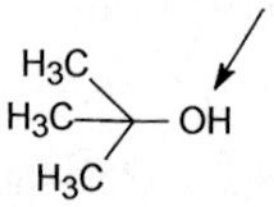 H$_3$C—C(CH$_3$)$_2$—OH
	酚	己烯雌酚	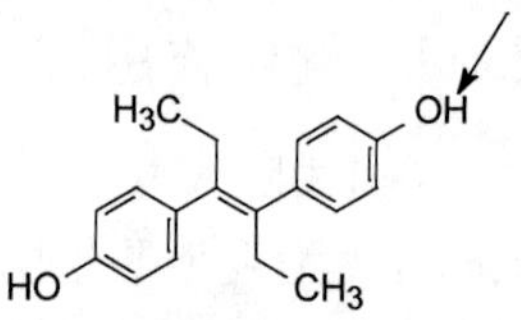
	烯醇	4-羟基香豆素	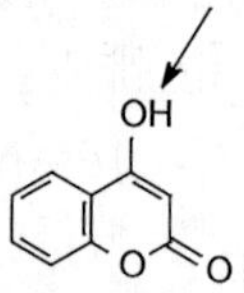
羧基	芳羧基	4-羟基苯甲酸	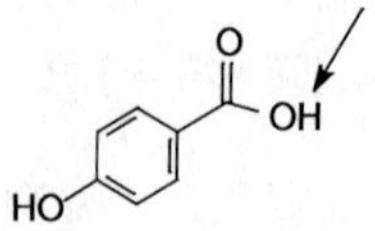
	脂羧基	2-乙基戊酸	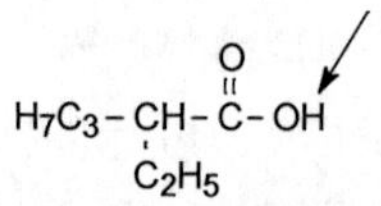 H$_7$C$_3$—CH(C$_2$H$_5$)—C(O)—OH
氨基	芳胺	磺胺	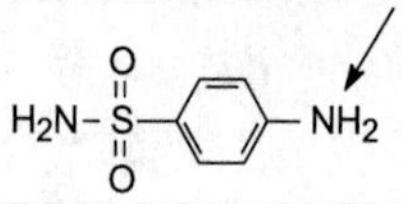 H$_2$N—SO$_2$—C$_6$H$_4$—NH$_2$
	羧酰胺	甲丙氨酯	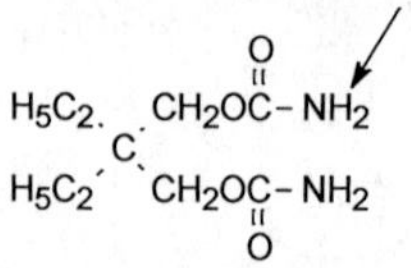
	磺酰胺	磺胺噻唑	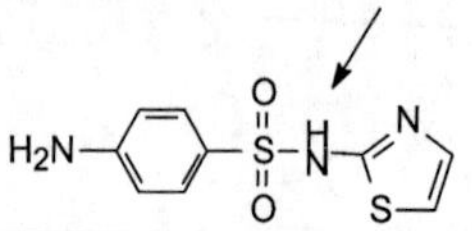

续表

类型	功能基	药物	结构和轭合位点
硫基	硫醇或二硫化物	双硫仑	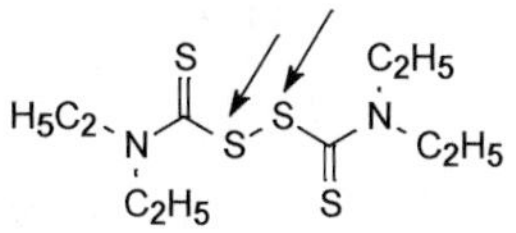

当药物与葡萄糖醛酸轭合物的分子量较大，例如超过 300 时，往往不从尿中排泄，而是经胆汁排入肠中，从粪便排出。此时可能又被肠中水解酶水解，复成原药(或其Ⅰ相代谢物)又被吸收，这就是肝肠循环(enterohepatic circulation)。进入肝肠循环的药物容易发生蓄积作用。

药物或其代谢产物的葡萄糖醛酸苷化增加了水溶性，易于排出体外，因而降低了活性。但有些药物与葡醛酸轭合后仍保持活性，甚至强于原药，例如吗啡(**113**)的Ⅱ相代谢产物吗啡-6-葡醛酸苷(**114**)的镇痛活性比吗啡强 45 倍[32]。

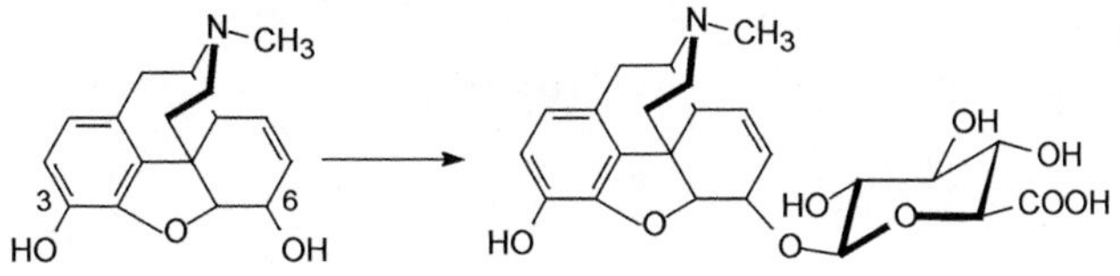

2.6.7.2　硫酸的轭合反应

药物在体内与硫酸发生轭合反应少于葡萄糖醛酸，这是因为哺乳类缺乏硫酸源的缘故。轭合反应为单酯化，不发生双酯化，以保留一个电荷维持高水溶性，减少毒性。然而，N-羟胺和 N-酰羟胺的轭合物因 O-硫酸酯为良好的离去基团，生成正碳性亲电试剂，导致毒性增加。

形成硫酸轭合物的过程分三步：①无机硫酸盐经活化，生成腺苷 5'-磷酰硫酸盐(APS)；②再活化生成 3'-磷酸-腺苷-5'-磷酰硫酸盐(PAPS)；③PAPS 的硫酸基转到底物[33]。

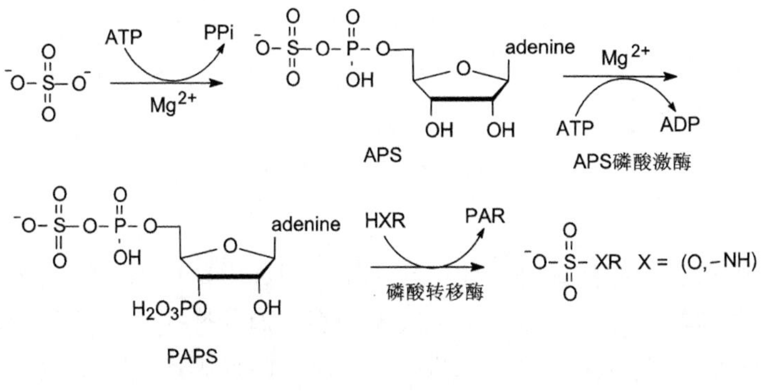

含酚基的药物容易被硫酸化，如β-肾上腺能抑制剂——支气管扩张药沙丁胺醇(**115**, salbutamol)和雌酮(**116**, estrone)的酚基与硫酸轭合。

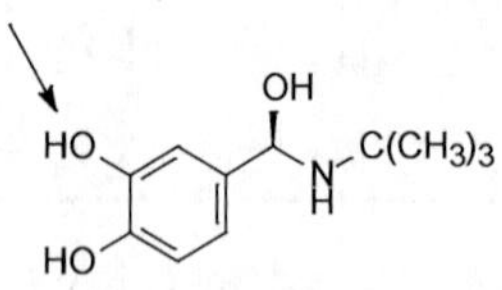

115 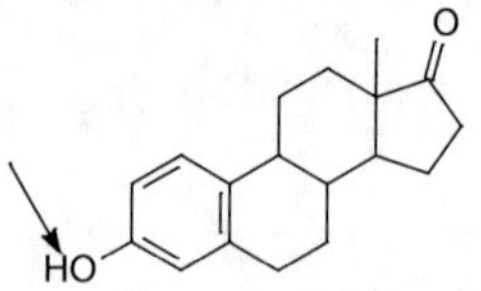　　　　　　　　　　　　　　**116**

初生婴儿缺乏葡萄糖醛酸苷化机制，多以形成硫酸轭合物为代谢途径。例如对乙酰氨基酚(**117**, acetaminophen)，成人主要是葡醛酸化，新生儿则为 *O*-硫酸化。

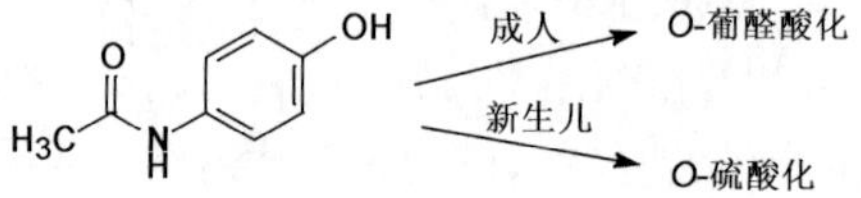

117

猫对外来物质的 II 相代谢，主要是硫酸化。

2.6.7.3　乙酰化反应

伯胺的轭合反应主要是乙酰化，乙酰化使毒性降低，过程如下[34]：

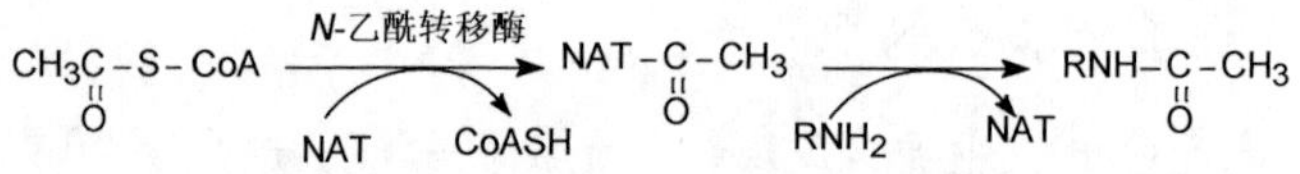

由于乙酰化产物未增加分子的极性，因此对于自肾脏排泄的途径未起到增强作用。芳香伯胺大多都被乙酰化，如对氨基水杨酸(**118**, PAS)、氨苯砜(**119**, dapsone)。芳香硝基化合物先还原成氨基，再乙酰化，如氯硝西泮(**120**, clonazepam)。

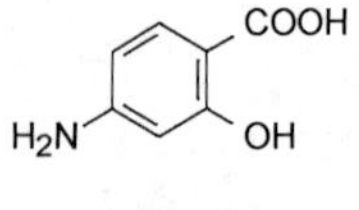

118 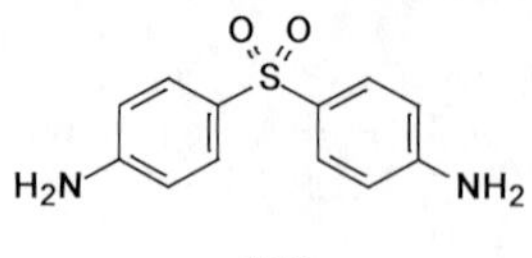　　　　　　　　**119** 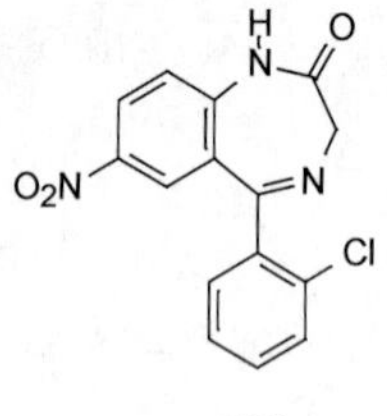　　　　　　　　**120**

2.6.7.4　甲基化反应

甲基化在药物代谢的轭合反应中较少见，但在内源性物质的生物合成中是重要的。药物代谢甲基化后，水溶性一般不增高，但活性往往降低。然而去甲肾上腺素甲基化生成肾上腺素，去甲吗啡生成吗啡，活性则增高。叔胺甲基化生成季铵盐,有利于水溶解和排泄。例如美沙酮(**121**, methadone)生成 *N*-甲基美沙酮(**122**)。

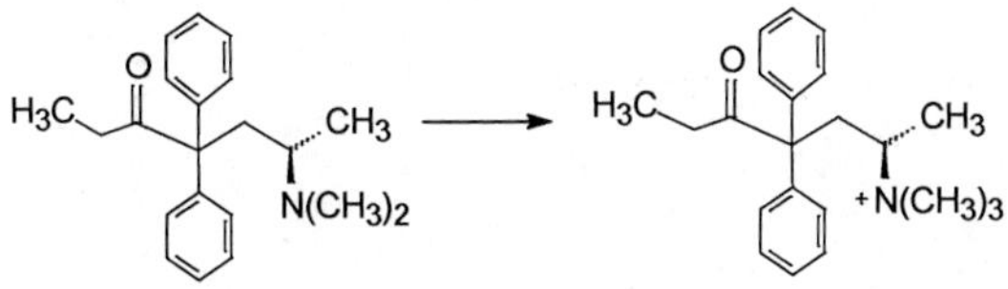

121　　　　　　　　　　**122**

甲基化过程分两步：①合成辅酶 *S*-腺苷甲硫氨酸，以活化甲基；②在甲基转移酶催化下甲基转移到底物。

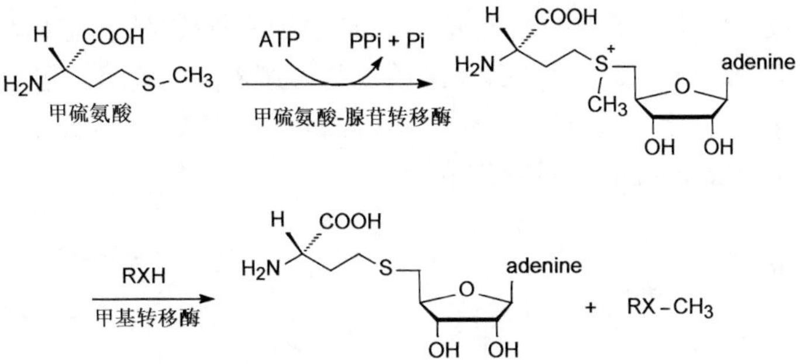

甲硫氨酸　　　甲硫氨酸-腺苷转移酶

S-腺苷-高亮氨酸

2.6.7.5　甘氨酸、谷氨酰胺的辄合反应

羧酸类化合物,尤其是芳香酸,可与极性的氨基酸如甘氨酸或谷氨酰胺辄合,这种 II 相代谢是与葡醛酸化和硫酸化相竞争的反应。氨基酸辄合的过程是：羧酸与辅酶 A 和 ATP 反应,生成活化的辅酶 A 酯,后者再与氨基酸反应：

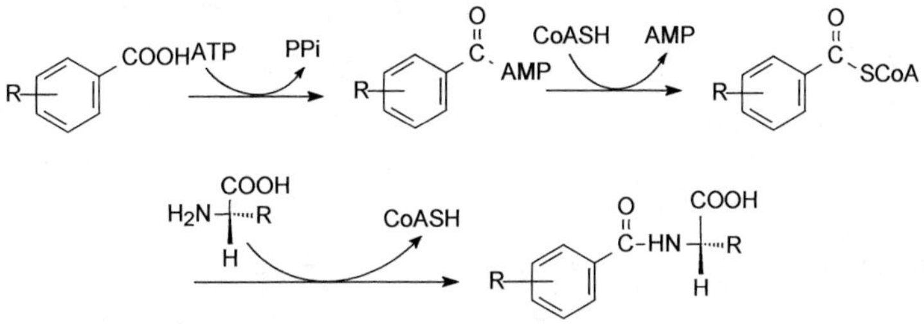

R = H　甘氨酸辄合物

R = CH₂CH₂CONH₂　谷氨酰胺辄合物

芳香酸主要与甘氨酸辄合,生成马尿酸衍生物,由尿中排出。苯乙酸类药物例如芬氯酸(**123**, fenclofenac)主要与牛磺酸(**124**, taurine)结合。

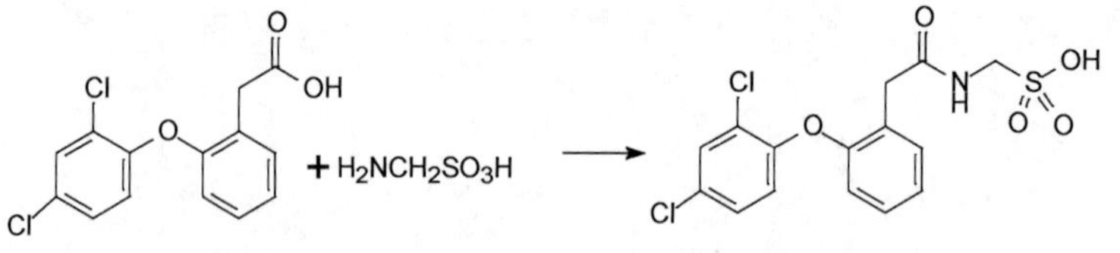

123　　　　　　　　　　　　　　　　　　　　　　　　**124**

2.6.7.6　谷胱甘肽或硫醚氨酸的轭合反应

哺乳动物体内含有谷胱甘肽(glutathione，GSH)，是强亲核试剂，可与许多有害的亲电化合物发生反应，起到解毒作用。亲电性化合物存在或进入体内，可与DNA、RNA 或蛋白质分子中的亲核基团结合，会引起细胞坏死、造血障碍、致癌、致突变或致畸等作用。谷胱甘肽分子中的巯基为强亲核性基团，起清除作用，保护细胞免受损伤。谷胱甘肽与亲电性基团的结合并转变成硫醚氨酸轭合物(mercapturic acid conjugate)，过程如下：

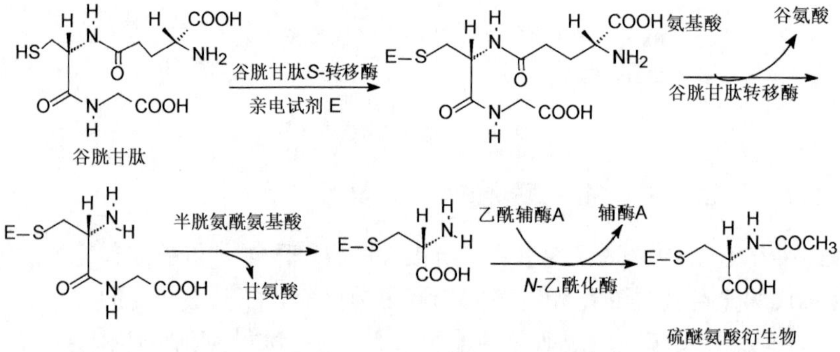

与谷胱甘肽发生亲核取代反应的亲电性基团有卤化物、硫酸酯、磺酸酯、有机膦酸酯等和电荷密度低的芳环化合物、环氧化合物。α,β-不饱和系统与谷胱甘肽发生迈克尔加成反应。

2.6.8　影响药物代谢的因素

药物和外源性物质经Ⅰ相和Ⅱ相途径可生成多种代谢产物，生成的相对水平取决于酶的浓度和活性，而药物代谢的程度和速率影响药理和毒副作用。如果某药物的代谢速率降低，会使药物的作用强度增加，作用时间延长；而代谢消除作用的减低也会因药物的蓄积使毒性增加。反之，代谢速率增高会使药物作用强度减弱，作用时间缩短，药效降低。影响药物代谢的因素很多，例如年龄、动物的种属和微生物株系、遗传因素、性别、酶的诱导或抑制等。

2.6.8.1　年龄

年龄引起的药物代谢差异在新生婴儿表现最明显，主要是酶系的不完善造成代谢能力低下。动物试验表明，新生动物的药物代谢机制不完善，但随着个体生长能够迅速增加，一两个月后臻于完善，例如给新生和成年小鼠等剂量的催眠药的睡眠时间显著不同。

新生婴儿的氧化酶和轭合酶(例如葡醛酸化)活性也比成年人低。例如甲磺丁脲被细胞色素 P450 氧化代谢，婴儿和成年人差别很大。成人的半衰期为 8 h，婴儿的则长达 40 h。

老龄人的药物代谢酶活性逐渐衰减，造成药物代谢的能力降低。特别是经肝微粒体酶代谢的药物如苯巴比妥和对乙酰氨基酚等因代谢减慢，血浆中半衰期增长。

2.6.8.2　种属和株系的差异

不同的动物的种属对药物代谢的方式可能相同，也可能相差很大；即使同一种属动物，因不同的族系也会使生物转化有区别，特别表现在药物的氧化代谢的种属差异，这对新药研究判断药物在体内的命运非常重要。例如，人、家兔和豚鼠对苯异丙胺(**125**, amphetamine)的代谢途径的是氧化脱胺，生成苯丙酮(**126**)；而大鼠的代谢途径主要是芳环的羟化，生成对羟基苯异丙胺(**127**)。

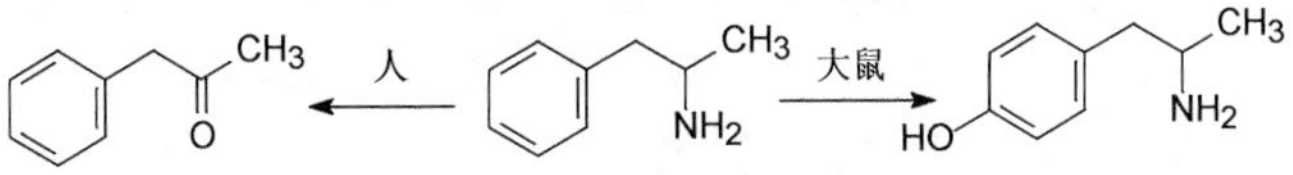

126　　　　　　　　**125**　　　　　　　　**127**

苯妥英(**128**, phenytoin)的人体代谢产物是 S-(−)-对羟基苯妥英(**129**)，在犬体内的氧化代谢产物是 R-(+)-间羟基苯妥英(**130**)，说明在苯环上不仅羟化的位置不同，而且羟化发生在两个不同的前手性苯环上。

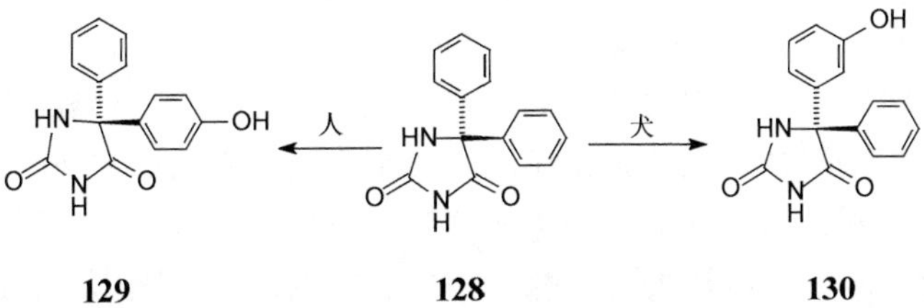

129　　　　　　　　**128**　　　　　　　　**130**

轭合反应也因种属差异生成不同的产物，猫类体内缺少葡醛酸转移酶，酚类的结合反应只能硫酸化代谢。反之，猪不能进行硫酸化，主要经葡醛酸化途径。苯甲酸类的代谢，多数动物是与甘氨酸或谷氨酸结合，而鸟类是与鸟氨酸结合；

人和灵长类动物对苯乙酸类的结合是经甘氨酸和谷氨酰胺两个途径，而其他动物如兔和鼠的代谢，只经甘氨酸结合。

2.6.8.3　遗传因素

人类对药物的代谢有显著的个体差异，主要原因是遗传因素。例如抗结核病药物异烟肼的 N-乙酰化作用，个体间差别很大，分为快速和慢速反应两种，这种差异是由于人种的不同，肝脏的 N-乙酰转移酶活性不同。例如因纽特人和东方人种的 N-乙酰转移酶活性很高，异烟肼被快速乙酰化，而埃及人则属慢乙酰化人种，这种差别会造成异烟肼治疗结核病的不同效果：快速乙酰化使疗效降低，而慢速者用同剂量时毒副作用较大。遗传因素也使苯妥英、保泰松、双香豆素和去甲替林等的氧化代谢速率不同。

药物基因组学(pharmacogenomics)是在基因水平研究序列的多态性与药物效应多样性之间关系的学科，通过研究基因、药物和服用后的反应(药效和不良反应)的关系，指导合理用药，提高用药的安全性和有效性，避免不良反应，对精准医疗(precision medicine)有很大意义。

2.6.8.4　性别差异

性别对药物代谢的方式和速率有不同影响。成年雄性大鼠代谢药物的速率快于雌性大鼠，例如氨基比林的 N-脱甲基化，环己烯巴比妥的氧化和邻氨基酚的葡醛酸化，均有性别差异。微粒体氧化作用受性激素特别是雄性激素的调控，雄性激素的同化代谢可提高药物的代谢作用。男女人群对烟碱和阿司匹林的代谢有性别差异。并非所有药物的代谢都有性别区分。

2.6.8.5　酶的诱导

药物代谢酶可被许多药物、杀虫剂或有机物激活，该过程称作酶的诱导，发生的原因是由于增加了该酶系的新合成量。这种诱导作用往往增加药物代谢速率，降低药物的作用强度和持续时间。酶诱导剂还会提高酶对该诱导剂本身的代谢速率，表 2-6 列举了一些诱导剂被影响的药物。

临床上同时服用两种以上的药物常常因为诱导作用引起药物-药物相互作用。例如苯巴比妥和华法林之间的相互作用，由于苯巴比妥的诱导使酶活性提高，增加了华法林的代谢，因而降低了华法林的抗凝血作用。因此，患者在用华法林进行抗凝治疗时，服用苯巴比妥要注意调整华法林的剂量。服用口服避孕药的妇女会因同时应用了苯巴比妥或利福平而导致避孕失败，这是因为苯巴比妥或利福平诱导药酶，加速了对避孕药的代谢作用。

表 2-6 药物对人体代谢酶的诱导作用

酶诱导剂	被影响的药物
巴比妥类(barbiturates)	香豆素抗凝血药,苯妥英,氢化可的松,睾酮,胆红素,维生素 D,对乙酰氨基酚,口服避孕药
格鲁米特(glutethimide)	格鲁米特,华法林
保泰松(phenylbutazone)	氨基比林,氢化可的松
甲丙氨酯(meprobamate)	甲丙氨酯
乙醇(ethanol)	苯巴比妥,甲磺丁脲
利福平(rifampicin)	利福平,环己烯巴比妥,甲磺丁脲,香豆素类抗凝血药,口服避孕药,美沙酮,地高辛
苯妥英(phenytoin)	氢化可的松,去甲替林,口服避孕药
灰黄霉素(griseofulvin)	华法林
卡马西平(carbamazepine)	卡马西平,华法林,苯妥英

酶诱导剂也会提高对内源性化合物的代谢。例如苯巴比妥可增高人体对氢化可的松、睾酮、维生素 D 和胆红素的代谢,癫痫病人长期服用苯巴比妥或苯妥英会增强维生素 D_3 的代谢,引起骨软化症。苯巴比妥还会诱导葡醛酸转移酶,从而增加了胆红素与葡醛酸的轭合作用,因此,可用于治疗新生儿的高血胆红素症。

苯并[a]芘(benzo(a)pyrene)是细胞色素 P450 酶的强效诱导剂。吸烟者因摄入苯并[a]芘,诱导了 P450 酶活性,使氧化作用增强。吸烟还会加快喷他佐辛和丙氧芬的代谢。

2.6.8.6 酶的抑制

许多药物或外源性物质可抑制细胞色素 P450 的活性,导致临床用药发生药物-药物相互作用。一些药物抑制 CYP 活性,干扰了该酶对其他药物的代谢,使半衰期和清除率发生改变,疗效降低或产生不良反应。例如同时服用红霉素和特非那定,因红霉素抑制 CYP 3A4 对特非那定的氧化代谢,致使后者体内浓度异常增高,引起心脏的 QT 波延长和心律失常。

了解药物对常见的药物代谢酶(重要性依次为 3A4,2D6,2C8-10,1A2 和 2C19 等)的抑制作用对于指导临床用药非常重要,在研发新药早期就应测定候选化合物对 CYP 酶谱的抑制作用,避免发生 CYP 抑制。即使对 CYP 有作用,也应远高于对靶标作用的浓度。

2.7 药物的化学结构与消除过程

机体对药物等外源性物质及其代谢产物的消除,主要途径是经肾脏和胆汁,自尿和粪便中排出。

2.7.1　药物经肾排除

肾脏的排泄过程受三个环节的影响：肾小球的过滤，近曲小管的主动分泌，远曲小管的重吸收作用。肾脏是由许多肾单位(nephron)构成，每个肾单位是由肾小球(glomerulus)、近曲小管(proximal tubule)、细尿管祥(loop of henle)、远曲小管(distal tubule)和集合管(collecting duct)构成。药物经肾脏从尿中排出。

2.7.1.1　肾小球的过滤

尿液形成的第一步是肾小球过滤，血液经肾过滤的速率大约为 1 L/min，所以在 5 min 内全部血液经过了肾小球过滤。血液中与血浆蛋白结合的物质不被肾小球滤过，只有游离状态的药物能够滤出。由于游离态和结合态药物在血液中呈动态平衡，药物不断地在肾小球中过滤。过滤的速率取决于游离药物的浓度和肾小球的滤过率，肾小球的过滤一般没有特异性。

2.7.1.2　近曲小管的主动分泌

近曲小管上皮细胞对药物有主动分泌的功能。构效关系研究表明，主动转运的速率与被分泌化合物的分配系数相关。例如，羧苯磺胺类化合物的肾脏相对清除率 Cl_R 与分配系数 $\lg P$ 有关：

$$\lg Cl_R = -0.242(\lg P)^2 - 0.035 \lg P + 0.578 \quad n=9, r=0.98, s=0.16 \tag{2-41}$$

主动分泌过程遵循酶动力学规律，可用米氏方程[式(2-42)]描述：

$$\text{分泌速率} = V_{max} \times c / (K_M + c) \tag{2-42}$$

式中，V_{max} 是载体蛋白完全饱和时的最大转运作用；K_M 是米氏常数，它是载体对药物亲和力的特征值，是载体被结合一半时的药物浓度；c 是血液中药物浓度。大多数经主动分泌的药物在治疗剂量下，血药浓度会明显地比 K_M 值小，即 $K_M + c \approx K_M$。在这种情况下，式(2-43)变成了假一级方程。V_{max} / K_M 值是个常数，这时的分泌速率与血药浓度呈正比：

$$\text{分泌速率} = V_{max} \times c / K_M \tag{2-43}$$

当 $c \gg K_M$ 的极端条件下，载体分子完全被饱和，此时分泌与血药浓度无关，成为恒定的速率。

某些有机阳离子和阴离子可以被主动分泌，分别为两种独立的转运系统，但都需要细胞供给能量，因此会因缺氧或代谢中毒而停顿。若有两种以上的阴离子或阳离子同时参与转运，可发生竞争作用，导致竞争抑制。例如酸性药物丙磺舒

(131, probenecid)可阻止青霉素的主动分泌，从而延长青霉素在体内的存留时间。弱酸性药物在数量上虽然比弱碱性药物少，但已证明对弱酸性药物的主动分泌，是由某种特定蛋白所运载。被转运的物质一般有如通式**(132)**所示的结构。

在与载体分子相互作用时，这些酸性基团(羧基、磺酸基或磺酰胺基)及羰基是必需的基本要求，R 和 R′可以是脂肪烃基或芳香烃基，X 为 H 或 CH_3，$n=1\sim5$。这个通式虽然适用于大多数主动分泌的阴离子(即弱酸性药物)，但有许多例外，如水杨酸可被主动分泌，不属上述结构类型。

2.7.1.3　远曲小管的重吸收

远曲小管是对肾小球过滤和近曲小管分泌的药物进行重吸收，重吸收作用可经主动转运或被动扩散的机制。不带电荷的药物分子穿越肾小管上皮细胞的脂质膜，又回到血液中，过程的推动力是肾小管腔与其周围毛细血管之间药物的浓度差，也与尿液的 pH 和体积有关。药物分子的脂溶性与 pK_a 和尿液的 pH 决定重吸收的速率和程度。极性分子和带电荷的化合物一般不被重吸收，自尿中排出。药物的代谢产物极性往往比原药增大，容易自肾脏排泄，原因之一是降低了重吸收作用。

2.7.2　药物经胆汁排除

药物经胆汁排除是重要排泄途径，可以经被动扩散或主动转运机制。经胆汁排泄的药物或其代谢物一般具有两种物理化学性质：①具有极性基团，即阴离子或阳离子；②较大的分子量。如果原形药的分子量较大，或者分子量虽小，但与葡萄糖醛酸或谷胱甘肽形成轭合物，分子量超过 300 并且为极性分子时，往往易从胆汁排入肠中。例如吲哚美辛、苯异丙胺、吗啡和洋地黄毒苷等。由于主动转运的机制，载体蛋白有饱和性和同类物质间的竞争性，呈现竞争抑制作用。药物或其代谢物由胆汁排到肠腔后，直接从粪便排出，或在肠酶的作用下，轭合物被水解，重新被小肠吸收，经肝脏再进入循环(肝肠循环)。己烯雌酚和氯霉素的葡醛酸轭合物，可被 β-葡醛酸酶水解成原药，又被吸收。

参 考 文 献

[1]　郭宗儒. 药物分子设计的策略：分子的宏观性质与微观结构的统一. 药学学报, 2008, 43: 227-233

[2]　Ariens E J. Modulation of pharmacokinetics by molecular manipulation//Ariens E J. Drug Design. Vol II. New York: Academic Press, 1971: 1

[3]　Varma M V S, Obach R S, Rotter C, et al. Physicochemical space for optimum oral bioavailability: Contribution of human intestinal absorption and first-pass elimination. J Med Chem, 2010, 53: 1098-1108

[4]　Wilkinson G R. Pharmacokinetics: The dynamics of drug absorption, distribution, and elimination//Hardman J G, Limbird L E, Gilman A G. Goodman & Gilman's Pharmaco-logical Basis of Yherapeutics. 10th Ed. New York: McGraw-Hill, 2001: 25

[5]　Lipinski C, Lombardo F, Dominy B, et al. Experimental and computational approaches to estimate solubility and permeability in drug discovery and development settings. Adv Drug Deliv Rev, 1997, 23: 3-25

[6]　Wenlock M C, Austin R P, Barton P, et al. A comparison of physicochemical property of development and marketed oral drugs. J Med Chem, 2003, 46: 1250-1256

[7]　Ran Y, Jain N, Yalkowsky S H. Prediction of aqueous solubility of organic compounds by the general solubility equation (GSE). J Chem Inf Comp Sci, 2001, 41: 1208-1217

[8]　Fray M J, Bull D J, Carr C L, et al. Structure-activity relationships of 1,4-dihydro-(1H,4H)-quinoxaline-2,3-diones as N-methyl-D-aspartate (glycine site) receptor antagonists. 1. Heterocyclic substituted 5-alkyl derivatives. J Med Chem, 2001, 44: 1951-1962

[9]　Lundquist J T, Harnish D C, Kim C Y, et al. Improvement of physiochemical properties of the tetrahydroazepinoindole series of farnesoid X receptor (FXR) agonists: Beneficial modulation of lipids in primates. J Med Chem, 2010, 53: 1774-1787

[10]　Fiese E F. General pharmaceutics—The new physical pharmacy. J Pharm Sci, 2003, 92: 1331-1342

[11]　Kulagovski J J, Baker R, Curtis N R, et al. 3′-(Azylmethyl)-and 3′-(aryloxy)-3-phezzyl-4-hydroxyquinolin-2(1H)-ones: Orally active antagonists of the glycine Site on the NMDA receptor. J Med Chem, 1994, 37:1402-1405

[12]　郭宗儒. 基于肽类配体研制的依卢多林. 药学学报, 2015, 50:1068-1072

[13]　Allgayer H. Sulfasalazine and 5-ASA compounds. Gastroenterol Clin North Am, 1992, 21: 643-658

[14]　Ertl P, Rohde B, Selzer, P. Fast calculation of molecular polar surface area as a sum of fragment based contributions and its application to the prediction of drug transport properties. J Med Chem, 2000, 43: 3714-3717

[15]　Palm K, Luthman K, Ungell A-L, et al. Evaluation of dynamic polar molecular surface area as predictor of drug absorption: Comparison with other computational experimental predictors. J Med Chem, 1998, 41: 5328-5392

[16]　Kelder J, Grootenhuis P D J, Bayada D M, et al. Polar molecular surface as a dominating determinant for oral absorption and brain penetration of drugs. Pharm Res, 1999, 16:1515-1519

[17]　Lipinski C. Drug-like properties and the causes of poor solubility and poor permeability. J Pharmacol Toxicol Methods, 2000, 44: 235-249

[18]　Lien E J, Wang P H. Lipophilicity, molecular weight, and drug action: Reexamination of parabolic and bilinear models. J Pharm Sci, 1980, 69: 648-650

[19]　Hidalgo I J, Raub T J, Borchardt R T. Characterization of the human colon carcinoma cell line

(Caco-2) as a model system for intestinal epithelial permeability. Gastroenterology, 1989, 96: 736-749

[20] Artursson P, Palm K, Luthman K. Caco-2 monolayers inexperimental and theoretical predictions of drug transport. Adv Drug deliv Rev, 2001, 46: 27-43

[21] Gan L S, Thankker D R. Applications of the Caco-2 model in the design and development of biochemical and physical barriers posed by the intestinal epithelium. Adv Drug Delivery Rev, 1997, 23: 77-98

[22] Natesan S, Lukacova V, Peng M, et al.Structure-based prediction of drug distribution across the head group and core strata of a phospholipid bilayer using surrogate phases. Mol Pharmaceutics, 2014, 11: 3577-3595

[23] Young R C, Mitchell R C, Brown T H, et al. Development of a new physicochemical model for brain penetration and its application to the design of centrally acting H2 receptor histamine antagonists. J Med Chem, 1988, 31: 656-671

[24] Kutter E, Herz A, Teschemacher H J, et al. Structure-activity correlations of morphinelike analgetics based on efficiencies following intravenous and intraventricular application. J Med Chem, 1970, 13: 801-805

[25] 朱七庆, 屈凌波, 郭宗儒. 阿片类药物透过血脑屏障的三维构效研究. 药学学报, 1999, 34: 510-513

[26] Soloway A H. Boron compounds in cancer therapy// Steinberg H, McClosky A L. Progress in Boron Chemistry. Vol. 1. New York: Pergamon Press, 1964: 203-234

[27] Smith D A, Jones B C, Walker D K. Desigh of drugs involving the concepts and theories of drug metabolism and pharmacokinetics. Med Res Rev, 1996, 16: 243-266

[28] Foulds G, Shepard R M, Johnson R D, et al. Pharmacokinetics of azithromycin in human serum and tissues. J Antimicrob Chemother, 1990, 25(Suppl A): 73-82

[29] Baillie T A, Halpin R A, Matuszewski B K, et al. Mechanistic studies on the reversible metabolism of rofecoxib to 5-hydroxyrofecoxib in the rat: evidence for transient ring opening of a substituted 2-furanone derivative using stable isotope-labeling techniques. Drug Metab Dispos, 2001, 29: 1614-1628

[30] Xu H Y, Xie Z Y, Zhang P et al. Role of rat liver cytochrome P450 3A and 2D in metabolism of imrecoxib. Acta Pharmacologica Sinica, 2006, 27: 372-380

[31] Kassahun K,Pearson P G,Tang W, et al. Studies on the metabolism of troglitazone to reactive intermediates *in vitro* and *in vivo*. Evidence for novel biotransformation pathways involving quinone methide formation and thiazolidinedione ring scission. Chem Res Toxicol, 2001, 14: 62-70

[32] Standiffer K M, Inturrisi C E, Pasternak C W, et al. Pharmacological characterization of morphine-6-beta-glucuronide, a very potent morphine metabolite. J Pharmacol Exp Ther, 1989, 251: 477-483

[33] Robbins P W, Lipmann F. Isolation and identification of active sulfate. J Biol Chem, 1957, 229: 837-851

[34] Govier W C. Reticuloendothelial cells as the site of sulfanilamide acetylation in the rabbit. J Parmacol Exp Ther, 1965, 150: 305-308

第3章 药物靶标和活性测定

3.1 药效药物和化疗药物

临床使用的药物分类，可按照病理和病源特征分成两类，即药效药物(pharmacodynamics)和化学治疗药物(chemotherapeutics)。

药效药物指作用于人体的组织、器官或系统，旨在纠正功能的失调，调整到正常状态。机体内各系统、器官和组织之间在正常状态下处于平衡状态，细胞内的激素、酶、受体、细胞因子和递质等也在动态下作稳定调控，无过无不及。如果某一因素过高或过低表达，造成平衡失调，则导致功能异常或紊乱，例如血糖升高，精神异常，血脂增高等失衡状态。药效药物是通过调节机体生物大分子的功能，或者提高或降低内源性配体的水平，将这些异常状态回调到正常水平，达到治疗目的。这类药物的作用靶标为体内固有，不是外来的。所以，药效药物不是"创造"对体内生物大分子新作用，而只是调整既有的功能。药效药物治疗的宗旨是以调节为本。

化学治疗药物是治疗由病原体如细菌、真菌、原虫和病毒等所引起的感染性疾病，目的是清除或杀灭感染的病原体，以及感染引起的后果。这类药物的作用在原理上只作用于病原体，不应伤害宿主。所以，对病原体的选择性毒性(selective toxicity)是化疗药物的主要特征，目的是杀灭、抑制或清除病原体，而对宿主无不良作用[1]。化疗药物对病原体的宗旨是以清除为本。

恶性肿瘤是由于遗传或环境因素导致组织细胞无控制的增殖，既是病原体，又有宿主细胞的特征，因而抗癌药物隶属于化学治疗范畴，不过抗癌药物的作用靶标大都是体内固有、却是异常的生物大分子，在这个意义上，抗癌药物又属于药效药物治疗范畴，所以，抗癌药物具有药效药物和化疗药物的双重特征。区分药效药物和化疗药物，有助于对作用靶标的认识，理解药物的作用特点和制定药物分子设计的原则。

3.2 靶标的一般概念

靶标可认为是机体(包括病原体)内所有细胞之间的化学信息系统的传感单元，通过化学信息如递质、激素或细胞因子等作用于受体分子，产生生理学效应。细胞的许多行为如生长、发育、分化、增殖、分泌、收缩、迁移和凋亡等都是借助靶标功能调节的。药物的作用是改变靶标的行为，但不是创造靶标的新功能。虽然体内有些靶标的最初是靠药物发现的，如苯并氮草和大麻素受体，但绝大多数靶标的天然配体是体内固有的。作用于靶标的药物可提高靶标的功能(激动剂)，也可降低或阻断靶标的功能(拮抗剂)，有时统称为调节剂(modulator)。

　　靶标在结构上一般有两个功能区：与配体的结合区和产生作用的效应区。不同的配体作用于不同的靶标，而生物化学或生物物理机制可能是相似的；同一个配体又能够作用于多种靶标，机理则可能是不同的。所以，配体与靶标受体的作用非常复杂。配体或药物的作用可表现为直接作用于靶标，即效应器蛋白，或者通过细胞中的中介分子传送到细胞靶标，该介导的分子称为传感分子。传感分子和靶标总称为信号转导通路(signal transduction pathway)，构成了网络调控(network regulation)。如果效应蛋白不是影响细胞的最终成分，而是合成或释放另一个信号分子(通常是水分子或离子)，称作第二信使。

　　某些靶标的重要性质是具有催化功能，其结果是使生物化学信号产生放大效应，所以成为药物的重要靶标。靶标本身也可以是酶，催化底物的代谢转化并导致产物的增加；一些靶标是离子通道，当与配体结合时，开启或关闭通道，使离子流入或流出细胞；甾体激素与细胞核受体结合，可转录多种特异的 mRNA，从而拷贝出不同的蛋白。

3.3　靶标的分类

　　人体组织细胞中的药物靶标大体可分为四类：受体、酶、离子通道、转运蛋白。药物靶标的化学本质主要是蛋白质，核酸和细胞膜也是药物靶标。图 3-1 是当今临床应用的化学药物作用靶标的分布图。

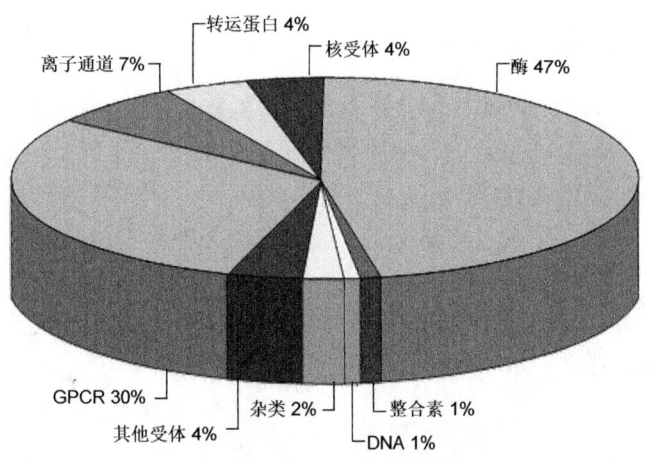

图 3-1　临床应用的化学药物作用靶标的分布图

3.3.1 受体

　　根据受体与效应器不同的连接和传导方式，受体可分为四个家族：①配体门控直接作用的离子通道受体，通常是药物或配体对受体发生直接作用；②G 蛋白偶联受体；③蛋白-激酶型受体；④细胞核激素受体。后三类是通过间接的转导机制进行的。图 3-2 为上述药物受体分类集中到一个细胞上的示意图[2]。

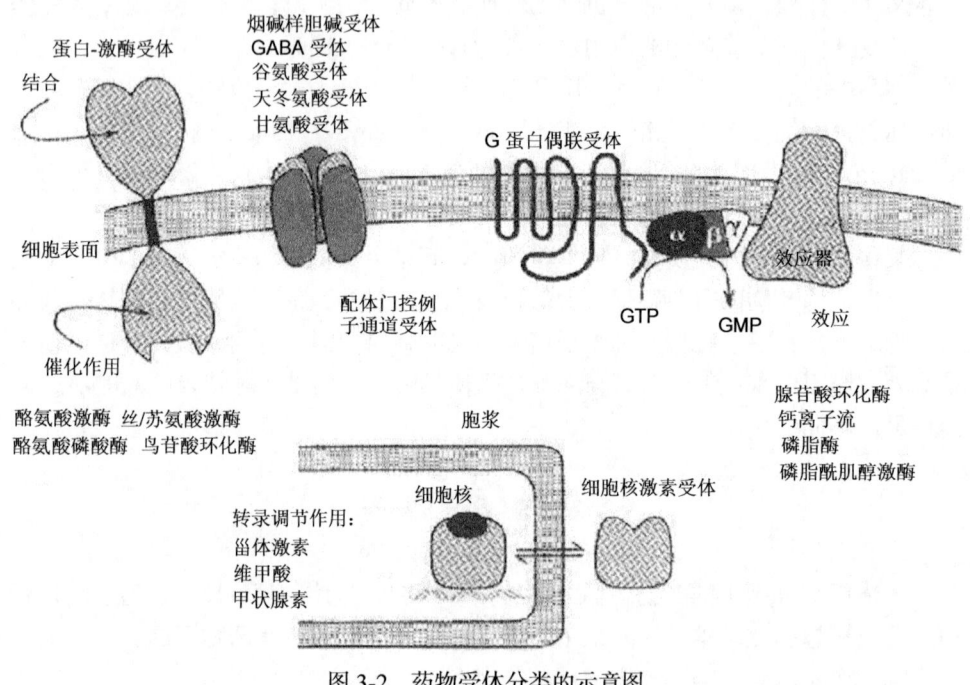

图 3-2　药物受体分类的示意图

3.3.1.1　配体门控直接作用的离子通道受体

　　配体门控直接作用的离子通道受体(direct ligand-gated ion channel receptor)是镶嵌于细胞膜上的跨膜蛋白，每个跨膜片段是由 20~25 个氨基酸组成的α螺旋，通常由 4~5 个这样的跨膜α螺旋组成中间的孔道。当配体或药物与跨膜蛋白结合，可影响孔道的开启与闭合，将结合的信号转化为细胞膜电位的变化，或离子浓度的改变。许多神经递质属于这类受体的配体，例如烟碱样乙酰胆碱(nAch)受体，γ-氨基丁酸 A(GABA$_A$)受体，谷氨酸受体，5-羟色胺受体和甘氨酸受体等。表 3-1 列出了这些受体的激动剂和有代表性的拮抗剂。

表 3-1 配体门控离子通道受体的激动剂和拮抗剂

受体	激动剂	拮抗剂
烟碱样乙酰胆碱受体	乙酰胆碱(**1**, acetylcholine) 烟碱(**2**, nicotine)	筒箭毒碱(**6**, tubocurarine) α-银环蛇毒素(α-bugarotoxin)
GABA$_A$受体	茚地普隆(**3**, indiplon)	环己氯噻嗪(**7**, cyclothiazide)
谷氨酸受体	使君子氨酸(**4**, quisqualate)	沙贝鲁唑(**8**, sabeluzole)
5-羟色胺受体	pumosetrag(**5**)	吲地司琼(**9**, indisetron)
甘氨酸受体	β-丙氨酸	银杏内酯 B(**10**, ginkgolide B)

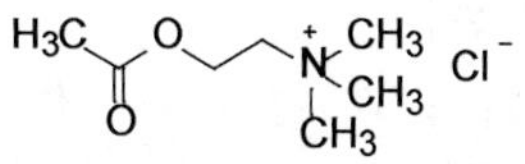

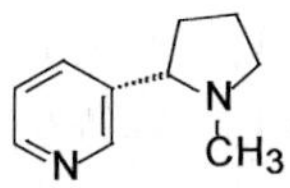

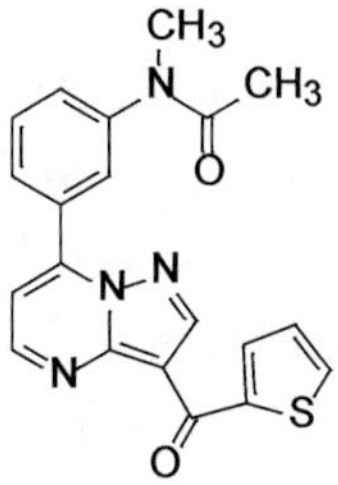

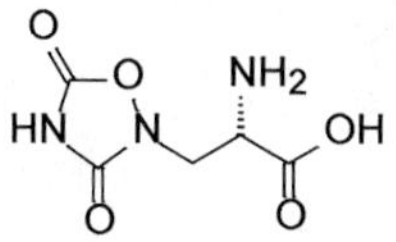

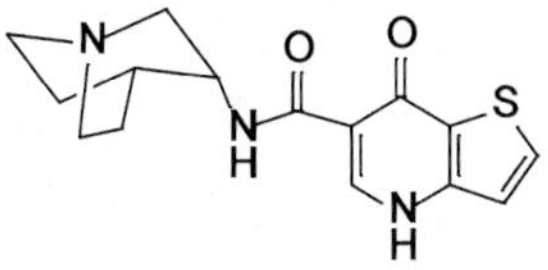

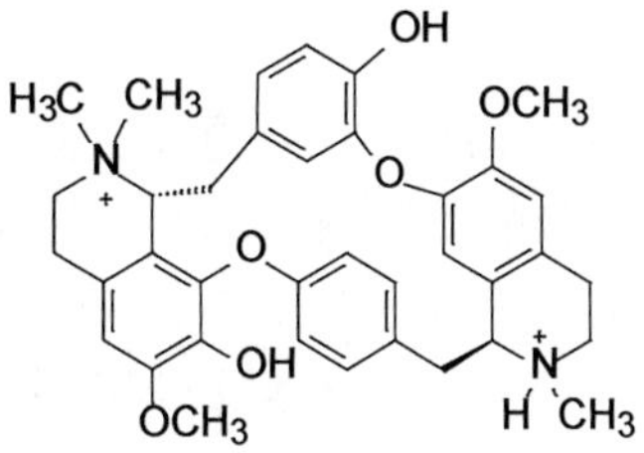

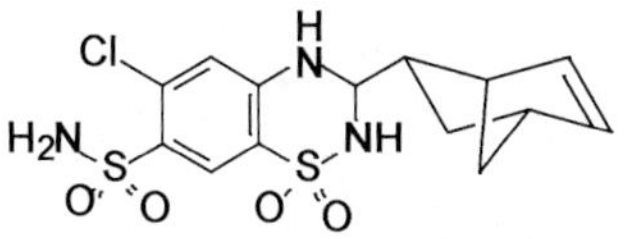

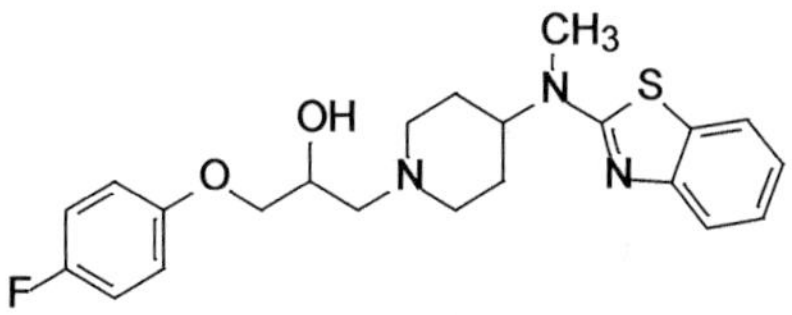

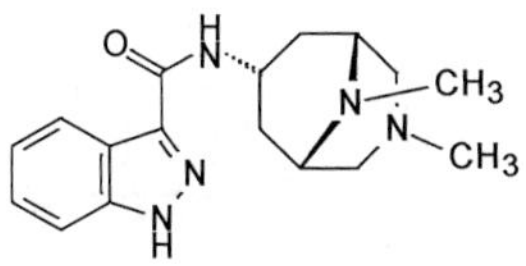

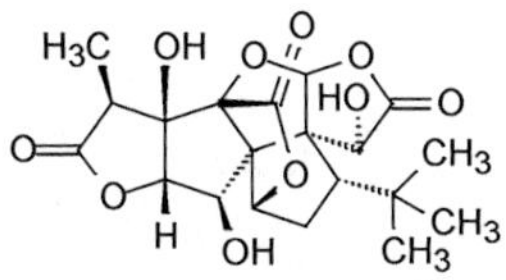

3.3.1.2　G 蛋白偶联受体

G 蛋白偶联受体(G-protein-couple receptor，GPCR)是一类受体大家族，许多药物的受体是 GPCR。GPCR 的结构是由三个亚基构成的异三聚体，与三磷酸鸟苷(GTP)相连接，故称 G 蛋白。GPCR 作为传感分子将信号传递到它的效应蛋白上。

激动 GPCR 的配体化学结构具有多样性，包括内源性胺、阿片生物碱、类花生酸(eicosanoids，是二十碳不饱和羧酸)、脂质信号分子、肽类和蛋白配体等。激动 GPCR 的效应分子包括有酶类，例如腺苷酸环化酶、磷脂酶 C，以及胞浆膜上的选择性 Ca^{2+} 和 K^+ 通道，反映出 GPCR 执行多种生理功能，因而广泛作为药物靶标，根据粗略估计，除化疗药物外，临床应用的半数药物靶标是这类受体。

GPCR 为跨膜蛋白，由 7 个 α 螺旋围成疏水腔道，腔道中有与配体结合的位点。每个跨膜螺旋含有 20~25 个氨基酸残基。蛋白的 N 端在细胞膜外，常常被糖基化，C 端在胞浆中，与跨膜蛋白的 3 个环套共同参与 G 蛋白的偶联反应。

G 蛋白由 3 个亚基(α、β 和 γ)组成，α 亚基与鸟苷酸结合，具有酶活性，催化 GTP 水解成 GDP 的反应。β 和 γ 亚基有很强的疏水性，与胞膜发生疏水性结合。G 蛋白在膜上可以自由地移行，移行对于同其他受体或效应器发生相互作用是非常重要的行为。

图 3-3 是 G 蛋白功能的示意图。受体处于静止态(a)时，G 蛋白的 α 亚基与二磷酸鸟苷(GDP)呈结合状态。当配体与受体结合(b)后，受体蛋白的 C 端和膜内 3 个环套的构象发生变化，G 蛋白的功能随之改变，使三磷酸鸟苷(GTP)与 α 亚基结合，同时 GDP 被解离。α 亚基被 GTP 激活，并与膜上的靶标(效应器)结合(c)，导致一系列级联反应的发生。然后细胞内的 GTP 酶将 GTP 水解成 GDP 和磷酸(d)，α 亚基与 βγ 结合，信号转导终止，回复到原来的静止态(a)，完成一次循环。

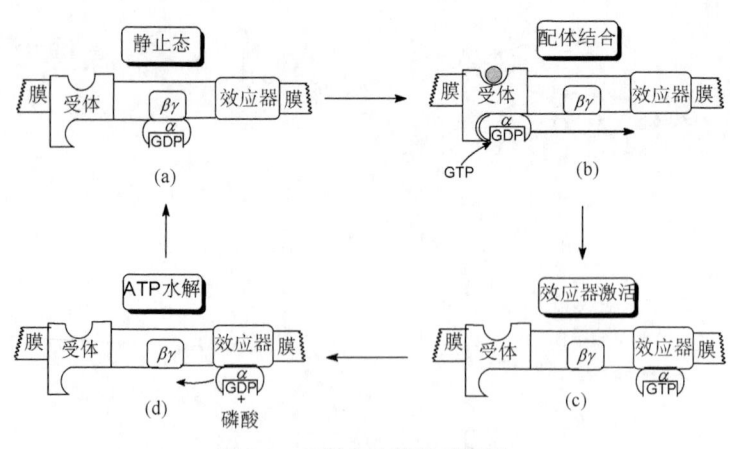

图 3-3　G 蛋白功能的示意图

图中 ⬤ 代表 G 蛋白的配体

被 α 亚基 -GTP 激活的靶标有腺苷酸环化酶(adenyl cyclase)、磷脂酶 (phospholipase)、转运蛋白和离子通道等。腺苷酸环化酶可催化 ATP 转化成 cAMP，cAMP 是重要的第二信使，履行细胞内的许多功能。神经递质、激素和许多药物可提高或降低腺苷酸环化酶的活性，因而增加或减少细胞内 cAMP 水平。

cAMP 对细胞功能的调节是多方面的，包括参与能量代谢的酶、细胞分裂和分化、离子转运、改变神经元的兴奋性、平滑肌蛋白的收缩等。虽然这些作用的表现形式不同，但都是通过共同的机制，即 cAMP 催化激活各种蛋白激酶(kinase)，蛋白激酶又催化细胞中蛋白质的酪氨酸、丝氨酸/苏氨酸残基发生磷酸化[磷酸源是三磷酸腺苷(ATP)]，调节细胞的功能。图 3-4 列举了经 β 肾上腺受体的活化，影响参与肝细胞、脂肪和肌细胞的糖原和脂肪代谢的酶系，其结果是细胞中以糖原和脂肪形式储藏的能量转化成葡萄糖，供肌肉收缩的消耗。

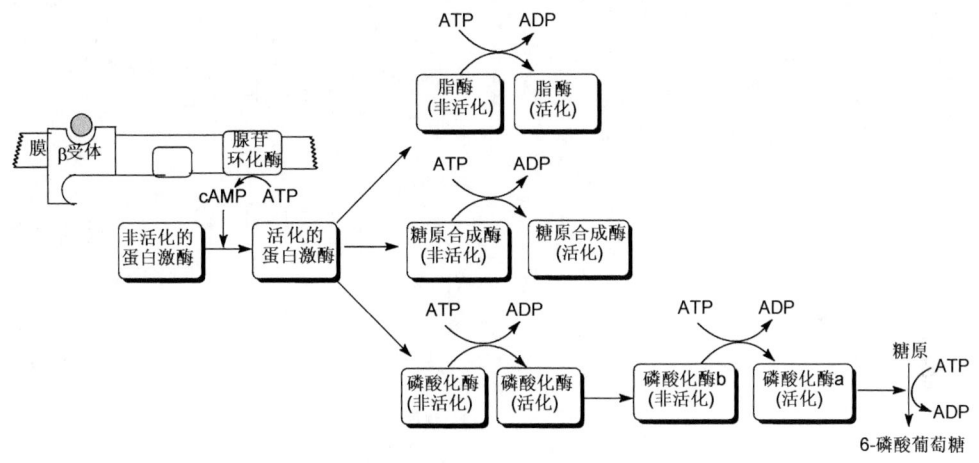

图 3-4 cAMP 调控能量代谢

cAMP 在细胞内被磷酸二酯酶水解成一磷酸腺苷(AMP)，磷酸二酯酶是一组酶系，其亚型是多类药物的靶标。

G 蛋白偶联受体还可激活磷酸肌醇磷脂酶 C(phosphoinositide phospholipase C, PLC)，后者催化磷脂酰 4,5-二磷酸肌醇酯(PIP$_2$)水解生成 1,4,5-三磷酸肌醇酯(IP$_3$) 和二酰基甘油(diacylglycerol, DAG)，IP$_3$ 与膜内受体结合，导致胞内钙增加，细胞内钙增加引起多种效应，例如腺体分泌，平滑肌收缩，递质释放等。

DAG 是蛋白激酶 C 的调节剂，蛋白激酶 C 结合于细胞膜上。迄今已经鉴定有 10 多种亚型，其功能是催化细胞内许多递质或因子的丝氨酸和苏氨酸残基发生磷酸化，产生多种生理或病理效应，例如癌转移，炎症发生，平滑肌收缩与舒张，神经递质释放，神经元兴奋性提高或降低等。蛋白激酶 C 的抑制剂可阻止人体 T 细胞的活化，因而是治疗慢性炎症和自身免疫性疾病的靶标。

作用于 G 蛋白偶联受体的药物有很多种，包括 β-肾上腺能受体、组胺 H$_1$ 受体、H_2 受体、阿片 μ 受体、5-HT 受体、多巴胺受体等。表 3-2 列出了代表性受体的配体及其药物。

表 3-2　G 蛋白偶联受体的激动剂和拮抗剂

受体	激动剂	拮抗剂
β-肾上腺能受体	去甲肾上腺素(11, noradrinaline)	普萘洛尔(16, propranolol)
组胺 H_1 受体	组胺(12, histamine)	美吡拉敏(17, mepyramine)
组胺 H_2 受体	双咪硫胍(13, impromidine)	西咪替丁(18, cimetidine)
阿片 μ 受体	吗啡(14, morphine)	纳洛酮(19, naloxone)
5-HT_3 受体	pumosetrag (5)	吲地司琼(9, indisetron)
多巴胺 D_2 受体	多巴胺(15, dopamine)	氯丙嗪(20, chlorpromazine)

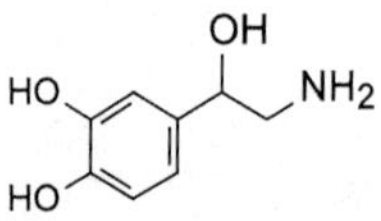

11 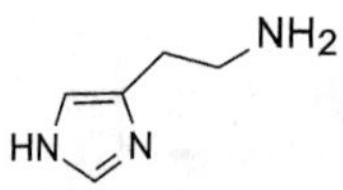　　**12** 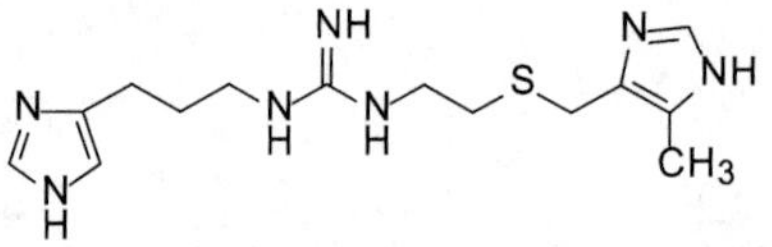　　**13**

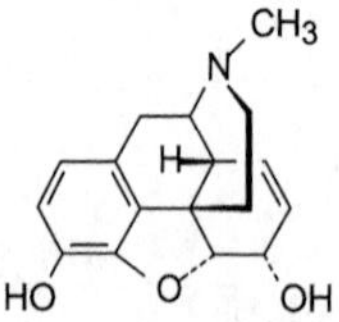

14 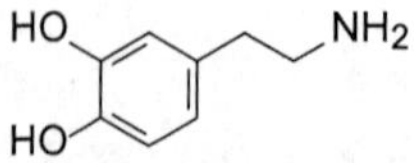　　**15** 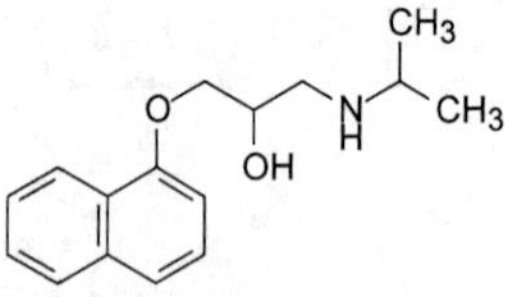　　**16** 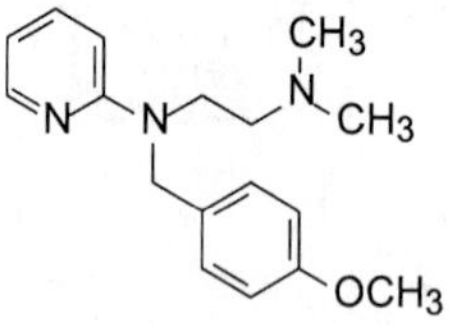　　**17**

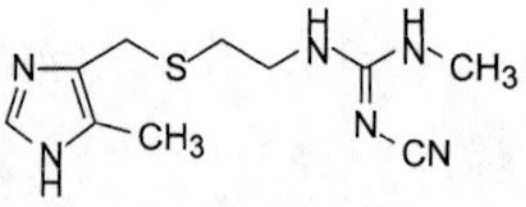

18 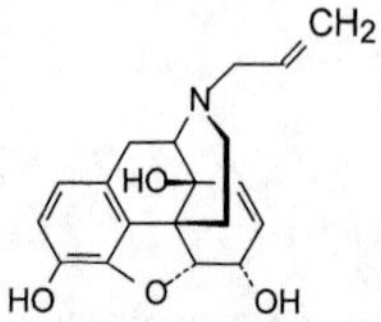　　**19** 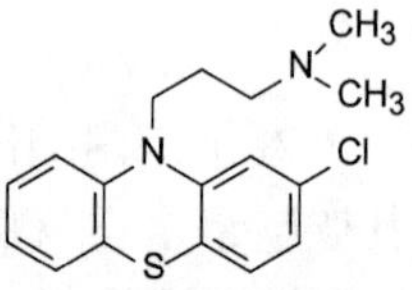　　**20**

3.3.1.3　酪氨酸蛋白激酶型受体

酪氨酸蛋白激酶型受体(tyrosine protein kinase receptor)是具有酶催化活性的受体家族,其功能是将细胞膜内的效应蛋白的酪氨酸残基磷酸化,调节细胞功能。效应蛋白经磷酸化后,改变了构象和生化活性以及与其他蛋白的相互作用。

这类受体是跨膜蛋白,含有 400~700 个氨基酸残基,在胞外和胞内都有较大的结构域。胞外配体结合域的同源性较低,胞内的序列相对比较固定和保守,特别是在膜附近与 ATP 结合位点。ATP 用来对蛋白的酪氨酸残基进行磷酸化。底物结合位点处于胞内域的末端。这类受体被激活后，可刺激癌基因的转录和表达，产生癌基因蛋白，因此酪氨酸激酶是抗癌药物的重要靶标。表 3-3 列出一些代表性的受体激酶抑制剂。

表 3-3　有代表性的受体激酶抑制剂

受体	抑制剂
表皮细胞生长因子受体(EGFR)	厄洛替尼(**21**, erlotinib)
血小板来源的生长因子受体(PDGFR)	马赛替尼(**22**, masitinib)
血管表皮生长因子受体(VEGFR)	瑞戈非尼 (**23**, regorafinib)
Bcr-Abl 激酶	伊马替尼(**24**, imatinib)

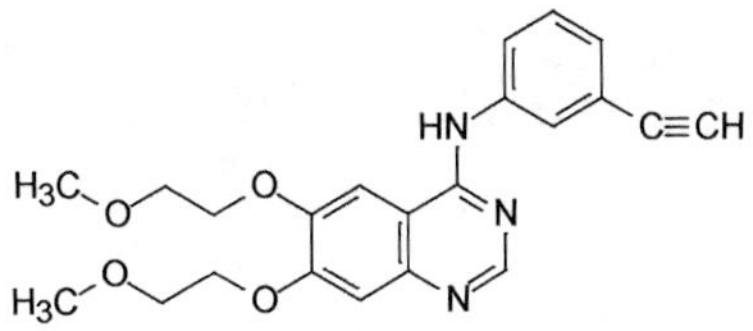

21 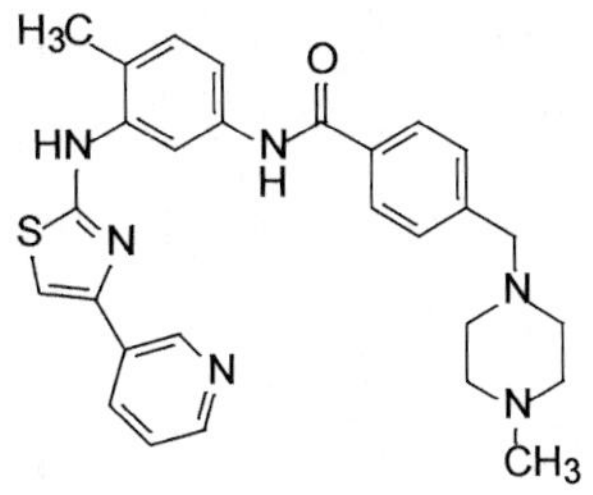　　　　　　　　　　**22**

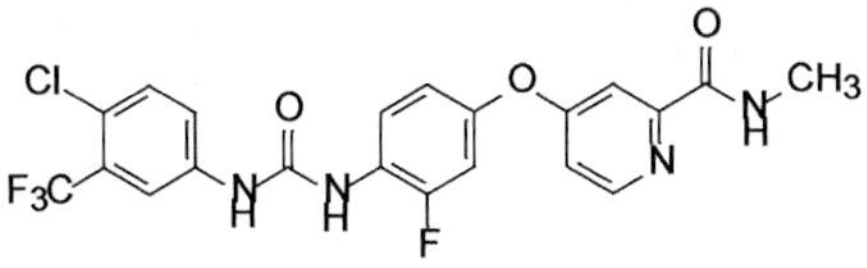

23 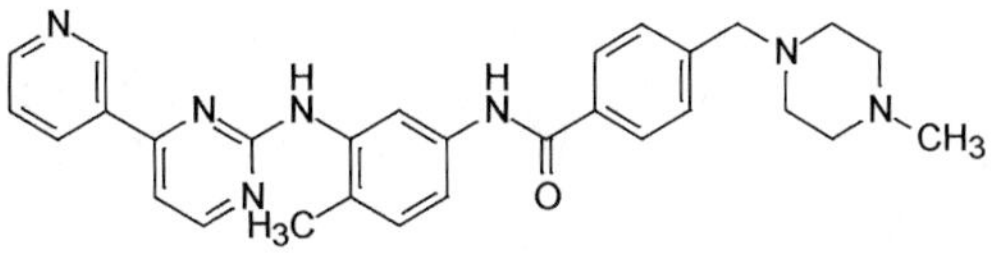　　　　　　　　　　**24**

3.3.1.4　细胞内核激素受体

人体大约有 50 余种完全处于细胞内的受体蛋白,称作细胞核激素受体(nuclear hormone receptor)，与上述受体的不同特征是存在于胞浆中，是可溶性的 DNA 结合蛋白，功能是调控基因的转录过程。这类受体包括甾体激素(雌激素、孕激素、雄激素、皮质激素)、甲状腺素、维生素 D_3 和维生素 A 等受体。激活这些受体的天然配体一般是亲脂性分子。

核受体蛋白的 C 端有配体结合位点，与配体结合后，形成二聚体(同二聚体或异二聚体)。二聚体招募其他转录因子,通过其他转录因子与靶标 DNA 序列结合，启动基因转录和蛋白表达，调节细胞的生长、分化、增殖和其他功能。表 3-4 列出了核激素受体及代表性的调节剂。

表 3-4　核激素受体及其调节剂

受体	调节剂	药理作用
雌激素受体	他莫昔芬(25, tamoxifen)，拮抗	抗乳腺癌
雄激素受体	恩杂鲁胺(26, enzalutamide)，拮抗	抗前列腺癌
孕激素受体	醋酸乌利司他(27, ulipristal acetate)，拮抗	抑制排卵，避孕
过氧化酶体增殖激活受体	吡格列酮(28, pioglitazone)，激动	2 型糖尿病
维生素甲酸受体	全反式维甲酸(29, retinoic acid)，激动	抗白血病

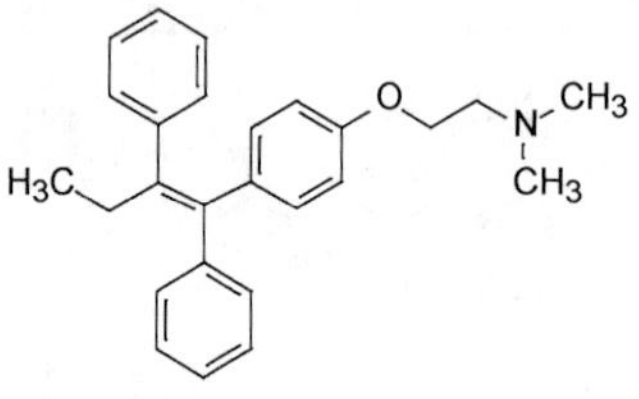

25

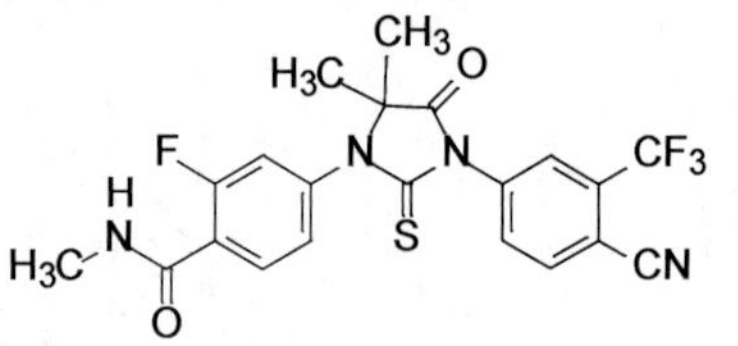

26

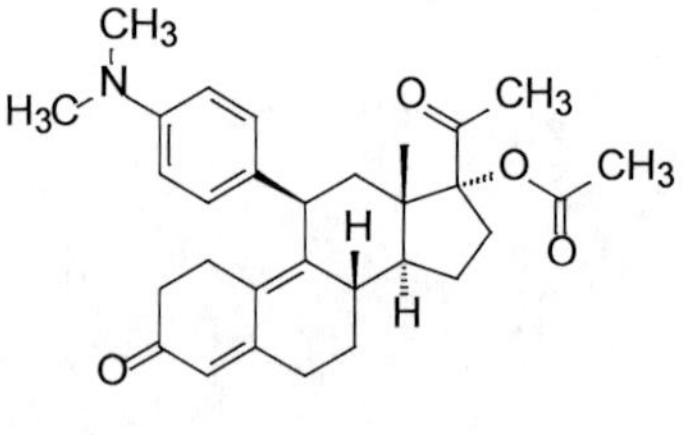

27

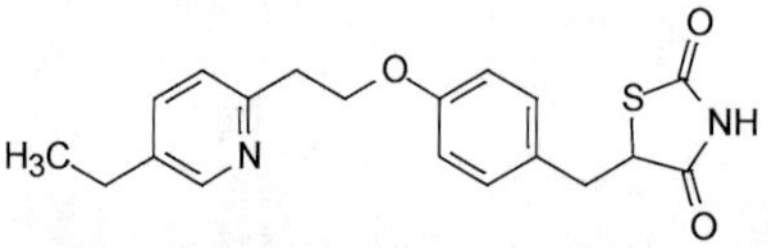

28

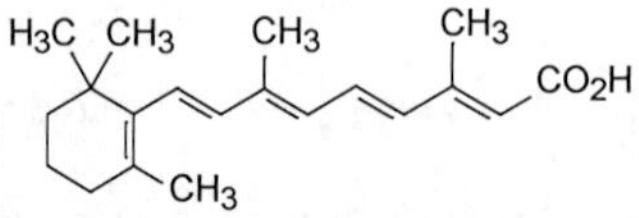

29

3.3.2　酶

　　临床应用的许多药物是通过特异性地抑制(极少数是激活)酶活性而起作用的，根据统计，大约有三分之一的临床用药物是酶抑制剂。由于酶在胞浆中以游离的形式存在，因而对酶的结构及其功能的研究比受体容易和充分。药物靶酶可以是人体内固有的酶，或是侵入的病原体酶系，无论是哪种酶，应用抑制剂的目的是通过抑制酶的活性，维持或提高底物量(浓度)水平，或者降低代谢产物量(浓度)，获得防治效果。

　　酶抑制剂通常结合于酶的催化活性中心，阻止酶的催化功能。结构相似并催化相同的反应，但反应底物不同因而得到不同产物的酶称作同工酶(isozyme)，例如上一章讨论过的细胞色素 P450 是不同基因编码的同工酶，参与药物的代谢转化。同工酶的存在，对于抑制剂设计是解决特异性作用，因为结构类似的酶有不同的功能，若抑制剂的特异性不高，会发生脱靶的不良作用。

　　酶抑制剂可分为可逆性抑制剂和不可逆抑制剂，属于药效药物的酶抑制剂一般为可逆性抑制剂，此时酶与抑制剂的结合是通过静电引力、氢键、疏水作用以及范德华力等弱作用力，发生可逆性结合，暂时降低了酶的活性，但并未将酶的功能灭活。当然，有些抑制剂与酶发生高亲和性的结合，产生的后果相当于不可逆抑制作用，例如抗肿瘤药物甲氨蝶呤与二氢叶酸还原酶并未发生共价键结合，但高强度结合类似于不可逆性作用。不可逆抑制剂是在酶与药物之间产生共价键结合，酶分子不能恢复成原来状态，发生不可逆性反应，导致酶活性和功能完全丧失。许多化疗药物是病原体酶的不可逆抑制剂。图 3-5 是酶抑制剂作用的示意图。

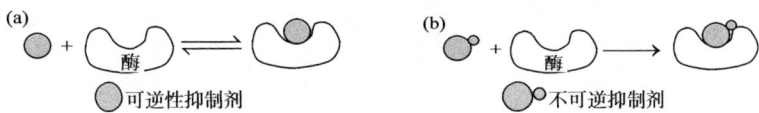

图 3-5　酶抑制剂作用的示意图

(a)可逆性抑制剂的作用过程；(b)不可逆抑制剂的作用过程

　　有些药物本身没有药理活性，经酶的作用生成有活性的药物成分而起作用，这就是前药(prodrug)。图 3-6 是酶作用于前药和被活化的示意图。

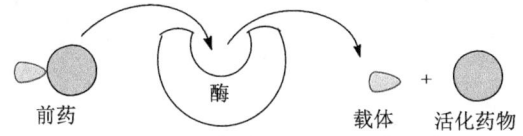

图 3-6　前药被酶活化的示意图

表 3-5 列出了有代表性的酶抑制剂，包括对人体酶、细菌和病毒酶的抑制剂。

表 3-5　有代表性的酶抑制剂及其适应证

酶	抑制剂	适应证
HMG 辅酶 A 还原酶	阿托伐他汀(30, atorvastatin)	降胆固醇
血管紧张素转化酶	贝那普利(31, benazepril)	降低血压
H^+/K^+ ATP 酶	艾司美拉唑(32, esomeprazole)	降低胃液分泌，胃溃疡
环氧合酶-2	塞来昔布(33, celecoxib)	抗炎，镇痛
胸苷酸合成酶	培美曲塞(34, pemetrexed)	抗癌
磷酸二酯酶 5	西地那非(35, sildenafil)	治疗勃起障碍
神经氨酸酶	扎那米韦(36, zanamivir)	抗流感
HCV 聚合酶	索非布韦(37, sofosbuvir)	抗丙型肝炎

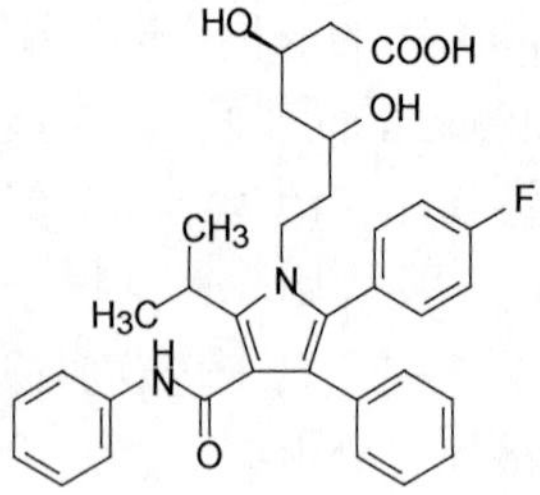

30

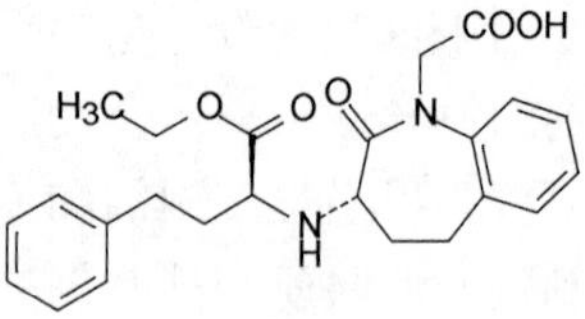

31

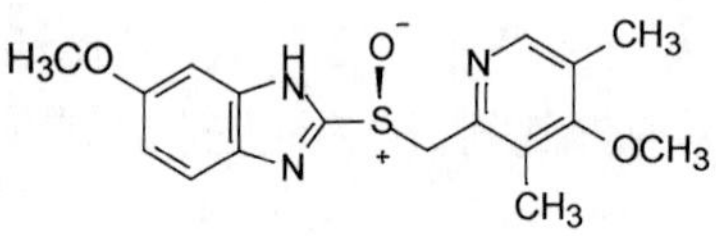

32

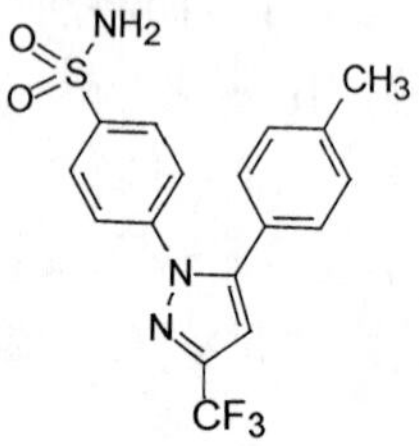

33

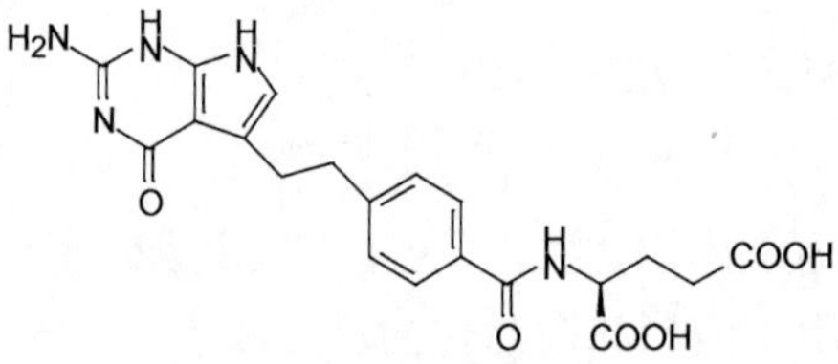

34

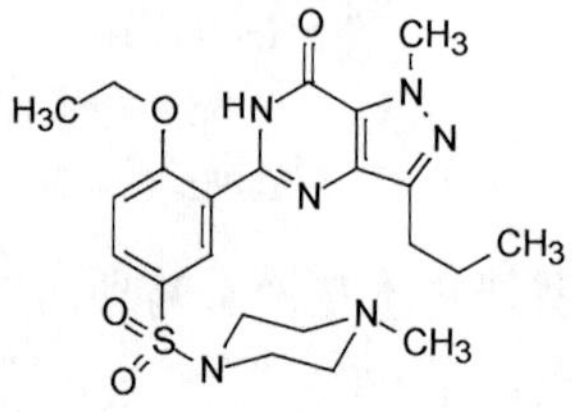

35

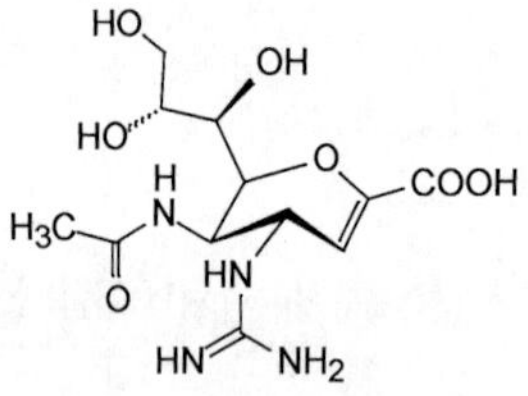

36

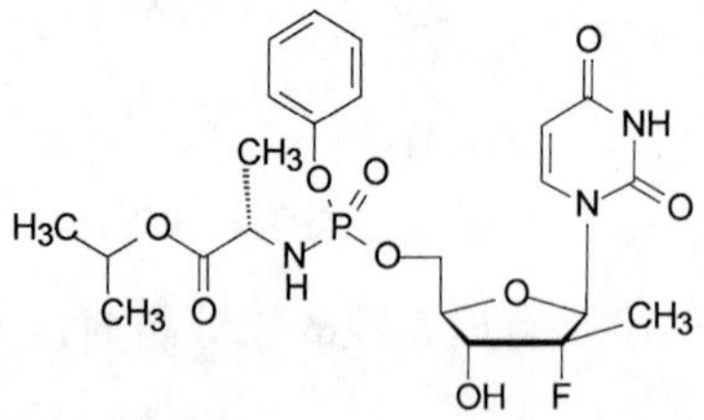

37

3.3.3 离子通道

离子通道(ion channel)是镶嵌于细胞膜上的蛋白家族,这种跨膜蛋白形成的离子通道有三个基本元件:通透离子的孔道,通道蛋白接受刺激的感应部分,控制通道开启或关闭的闸门。作为药物靶标的离子通道可分为两类:电压门控通道(voltage-gated channel)和配体门控通道(ligand-gated channel),它们的共同点是对配体的刺激有敏感性,产生离子的内流或外排,区别在于电压门控通道的刺激引起膜电位变化,配体门控通道是化学电位的改变。

配体结合离子通道蛋白引起整体构象的变化，发生三种不同的状态：关闭(即静止)、开启和非激活状态。通道的这些不同状态对于配体或药物有不同的亲和力，导致不同的药理作用。图 3-7 是直接作用于通道的阻断剂(a)和引起通道开启或关闭的调节剂(b)与通道蛋白结合的示意图。

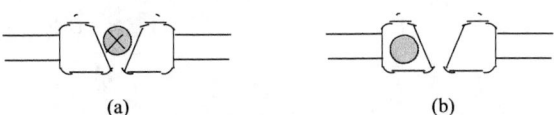

(a)   (b)

图 3-7 (a)直接作用于通道的阻断剂；(b)引起通道开启或关闭的调节剂

离子通道作为药物靶标包括钠通道、钙通道、钾通道和氯通道等。由于每种通道存在不同的构象状态，药物的化学结构对通道的影响是多种多样的，因而表现的构效关系比较复杂。表 3-6 列出了离子通道靶标的一些阻断剂和调节剂。

表 3-6 离子通道靶标的一些阻断剂和调节剂

离子通道	阻断剂	调节剂
电压门控的钠通道	局部麻醉和镇痛药 河豚毒素(**38**, tetrodotoxin)	藜芦定(veratridine)
肾小管钠通道	利尿降压药阿米洛利(**39**, amiloride)	醛固酮(aldosterone)
电压门控的钙通道	降压药氨氯地平(**40**, amlodipine)	艾地苯醌(idebenone)
电压门控的钾通道	局麻药左布比卡因(**41**, levobupivacaine)	克罗吗宁(cromakilim)
ATP-敏感的钾通道	降血糖药格列美脲(**42**, glimepiride)	三磷酸腺苷 ATP
DABA 门控的氯通道	印防己毒素(**43**, picrotoxin)	苯并二氮䓬类
谷氨酸门控阳离子通道	抗癫痫药地佐环平(**44**, dizocilpine)	甘氨酸

38   **39**

40   **41**

42　　　　　　　　　　　　　　　**43**　　　　　**44**

3.3.4　转运蛋白

转运蛋白的功能是携带离子、极性分子或多肽穿越细胞膜。由于细胞膜的脂质性，极性分子难以通透细胞。葡萄糖和氨基酸等营养物质以及内源性神经递质等是靠转运蛋白输送到细胞内的。第 2 章讨论药物吸收和过膜过程的主动转运和易化扩散，就是特异性转运蛋白的功能。转运蛋白分子中有特异的识别和结合位点，要求被转运的极性化合物有特定的结构和构象，与转运蛋白结合后，定向地转运过膜而摄入，或将细胞内的物质向胞外泵出。图 3-8(a)是转运蛋白的正常运载过程，图 3-8(b)是抑制剂⊗与载体结合后使正常底物的运载受到阻断。转运蛋白抑制剂可以降低底物或配体在细胞内的水平。

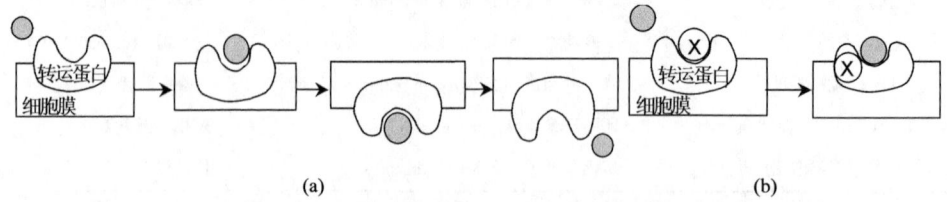

　　　　　　　　　　　　　(a)　　　　　　　　　　　　　　　　　　　　(b)

图 3-8　(a)转运蛋白对底物的正常运载过程；(b)抑制剂⊗对运载过程的阻断

转运蛋白既可将底物向胞内摄入，也可从细胞中泵出，这取决于转运蛋白的性质与分布，例如肾曲小管上皮细胞中钠-葡萄糖共转与蛋白(SGLT2)将葡萄糖重吸收进入循环血中；某些细胞外排钠和钙离子，末梢神经细胞摄入神经递质的前体如胆碱或神经递质如去甲肾上腺素、5-羟色胺和谷氨酸等，都是借助特异的转运蛋白而输送的。

P 糖蛋白也是一类转运蛋白，是由多重耐药-1 基因(*MDR*-1)编码表达的蛋白，某些化疗药物的耐药性是由于 P 糖蛋白高表达所致，降低了化疗效果；P 糖蛋白还表达于脑毛细血管上皮细胞，是为了将有害物质从脑脊髓中泵出，保护中枢神经系统；在肠上皮细胞的 P 糖蛋白外排作用阻止药物在消化道的吸收。所以针对这些转运蛋白的生理功能，可作为研发药物的靶标。表 3-7 列举了一些转运蛋白的抑制剂。

表 3-7　一些转运蛋白的抑制剂

转运蛋白	抑制剂
5-羟色胺重摄取蛋白	度洛西汀(**45**, duloxetine)
神经末梢胆碱转运蛋白	密胆碱(**46**, hemicholine)
P 糖蛋白(MDR-1)	维拉帕米(**47**, verapamil)
钠-葡萄糖共转与蛋白(SGLT2)	坎格列净(**48**, canagliflozin)

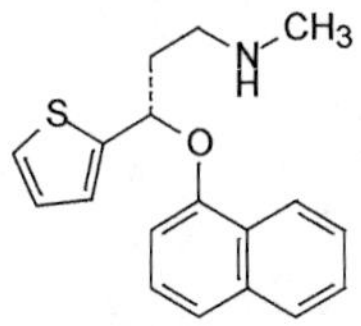

45 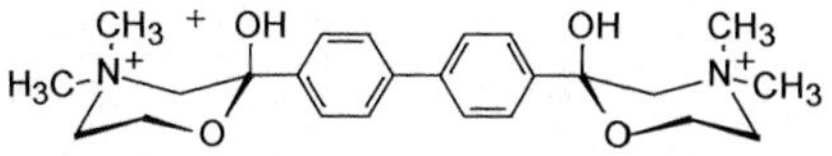　　　　　　　　**46**

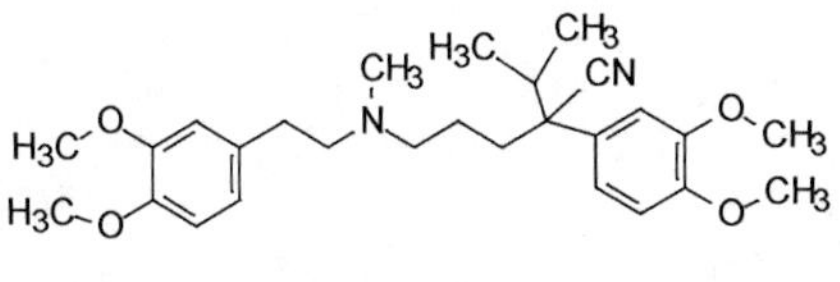

47 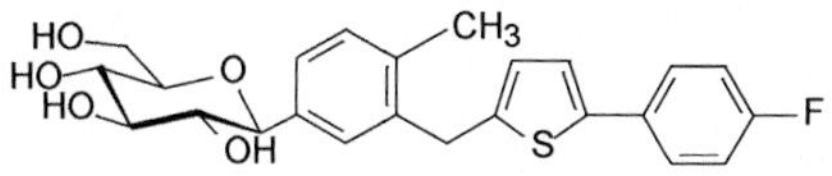　　　　　　　　**48**

3.3.5　核酸为药物靶标

在基因层面上干预 DNA 的构成、结构和功能以达到治疗效果，是从源头阻断蛋白质的生成，多见于抗菌和抗癌药物领域中。DNA 双螺旋中碱基的平面性、亲核性，核酸链延长性和剪切修复性，以及碱基的互补性，都可作为研发新药的环节和依据。例如具有芳香体系的抗菌和抗癌嵌合剂(intercalating agents)，生物烷化剂(alkylating agents)，DNA-拓扑异构酶复合物抑制剂，反义寡核苷酸等。表 3-8 列出以核酸为靶标的代表性的药物。

表 3-8　作用于核酸的药物

作用环节或机制	药物
DNA 嵌合剂	原黄素(**49**, proflavine)，杀菌药
嵌合型 Topo II 抑制剂	多柔比星(**50**, doxorubicin)，抗癌药
生物烷化剂	氮甲(**51**, formylmerphalan)，抗癌
链终止剂	阿昔洛韦(**52**, aciclovir)，抗病毒药
反义寡核苷酸	米泊美生(**53**, mipomersen)，降脂药[3]

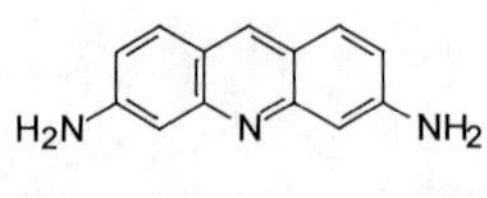

49

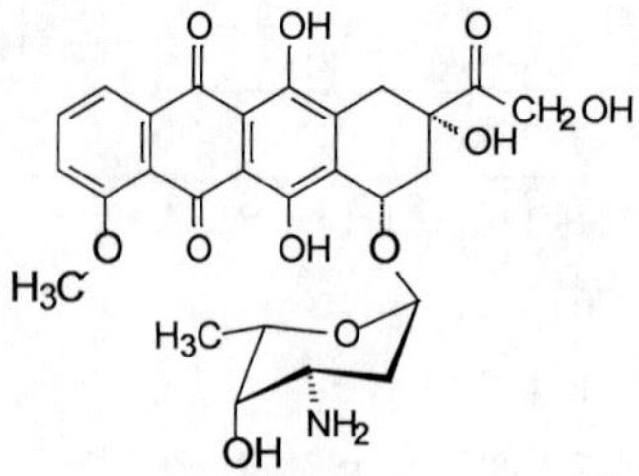

50

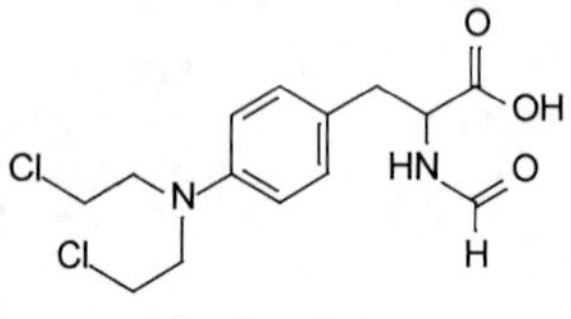

51

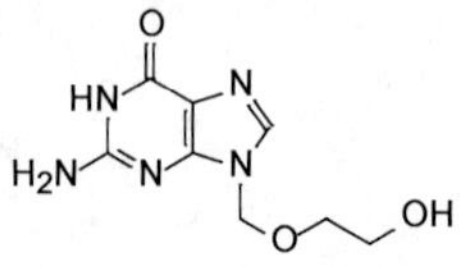

52

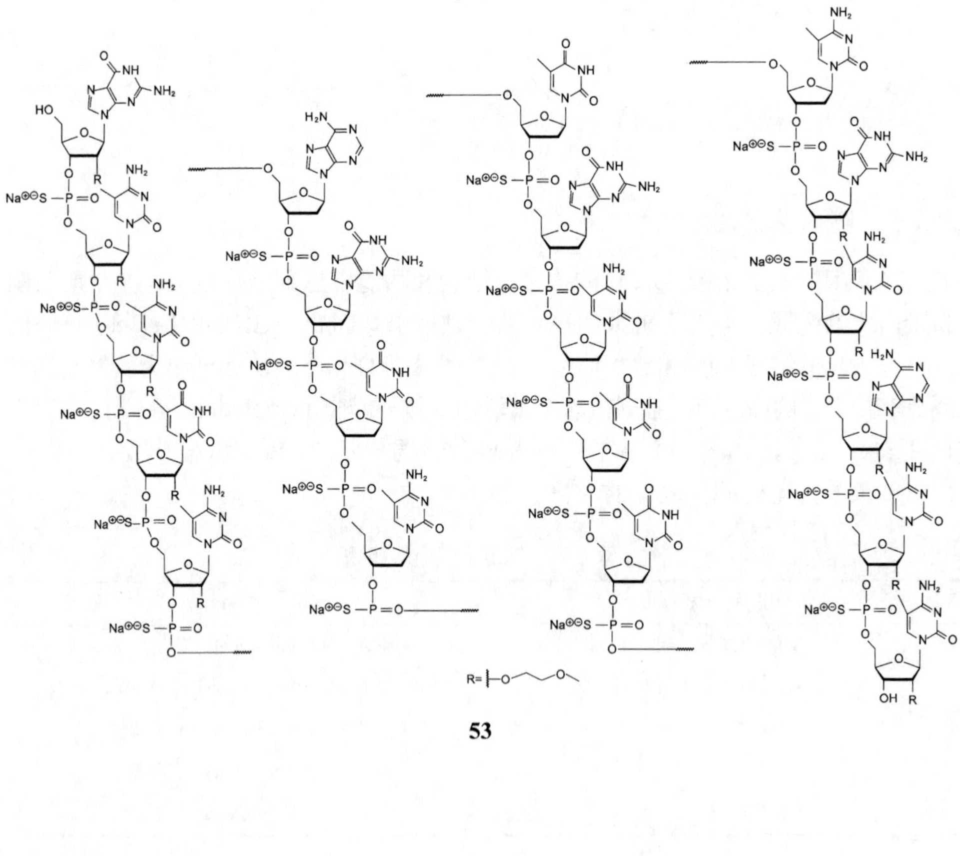

R= ⊢O⌒⌒O⌒

53

3.4　药物-受体相互作用的定量表征

3.4.1　基本方程的推导

药物与受体相互作用,第一步是生成可逆性的药物-受体复合物,该反应遵循质量作用定律。为便于考察该过程的量变关系,假定某平滑肌组织上有肾上腺能受体的总量为 $N_总$ 个,置于浓度为 C_A 的激动剂肾上腺素溶液中,当反应达到平衡时,N_A 个受体被结合,剩余的游离态受体为 $N_总-N_A$,在通常情况下由于肾上腺素分子数量远超过 $N_总$,所以结合后的肾上腺素浓度 C_A 没有明显变化。由于肾上腺素产生效应的大小与肾上腺能受体被结合的数量成比例,所以可以考察 N_A 和 C_A 之间量的关系。该反应可用下面方程表示,方括号为相应的浓度:

$$A \quad + \quad R \quad \underset{k_{-1}}{\overset{k_{+1}}{\rightleftharpoons}} \quad AR$$

药物　　游离受体　复合物

$$[C_A] \qquad [N_总-N_A] \qquad [N_A]$$

$$正反应速率 = k_{+1} \cdot [C_A] \cdot [N_总-N_A] \tag{3-1}$$

$$逆反应速率 = k_{-1} \cdot [N_A] \tag{3-2}$$

当反应处于平衡状态时,正反应与逆反应的速率相等:

$$k_{+1} \cdot [C_A] \cdot [N_总-N_A] = k_{-1} \cdot [N_A] \tag{3-3}$$

受体被结合的比例为 $P_A = [N_A]/[N_总]$,它与 $N_总$ 无关:

$$P_A = [C_A]/([C_A] + k_{-1}/k_{+1}) \tag{3-4}$$

该结合反应的平衡常数或称离解常数 $K_D = k_{-1}/k_{+1}$,式(3-4)可写为:

$$P_A = [C_A]/([C_A]+K_D) 或 P_A = ([C_A]/K_D)/([C_A]/K_D +1) \tag{3-5}$$

式(3-5)称作 Langmiur 方程,式中离解常数 K_D 是该药物和受体的特征性参数,离解常数的单位用浓度表示。当 P_A=50%时,$K_D = [C_A]$,即达到平衡状态时离解常数等于半数受体被结合的药物浓度。药物对受体的亲和力越高,K_D 值越小。式(3-5)表示出被结合的受体与药物浓度之间的关系,若以药物浓度与被结合受体量作图,得到等轴双曲线,如图 3-9(a)所示;若以药物浓度的对数与被结合受体量作图,得到半对数的浓度-结合率曲线,呈“S”形状,如图 3-9(b)所示。

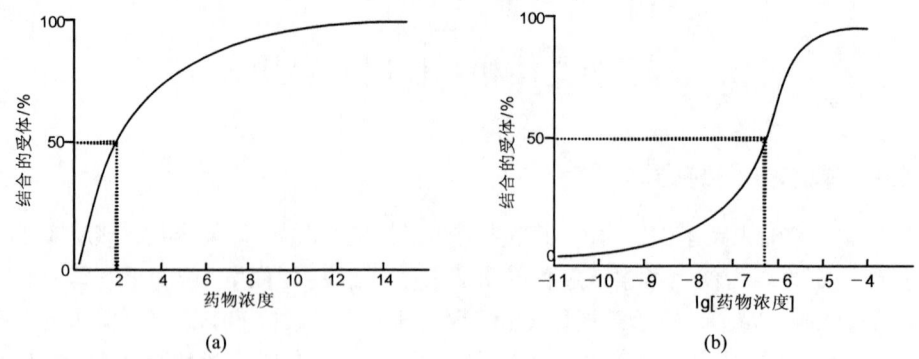

图 3-9　(a)药物浓度与受体被结合百分含量的作图；(b)药物浓度的对数与受体被结合百分含量的作图

3.4.2　激动剂的浓度-效应曲线

　　生物效应可用实验方法定量地测定，例如在分子水平上测定与受体的结合常数(复合物的离解常数)或抑制酶的活性，测定对细胞生长、增殖或功能的变化，在宏观上测定组织或器官的功能变化如平滑肌收缩或松弛的幅度，整体动物的血压的升高或降低值等。无论是分子水平或是细胞/整体水平的活性测定，都是以药物与生物靶标的作用为基础的。

　　假定生物效应与受体被药物的结合量成正比，则可以在不同的浓度或剂量下测定效应的变化，得到浓度-效应曲线，或量-效曲线。如果被结合的受体完全转化为效应，可以达到最大的激动效应，这就是完全激动剂(full agonist)。当一系列完全激动剂的量-效曲线形状相同，曲线相互平行，提示是与相同受体的同一位点结合，表明作用机理和结合方式是相同的，药效强度的不同在于对受体的亲和力(结合强度)不同，随着亲和力减弱，药效降低，曲线向右移。图 3-10 是一系列完全激动剂的浓度-效应曲线，a~d 均为激动剂，对受体的亲和力 a>b>c>d。

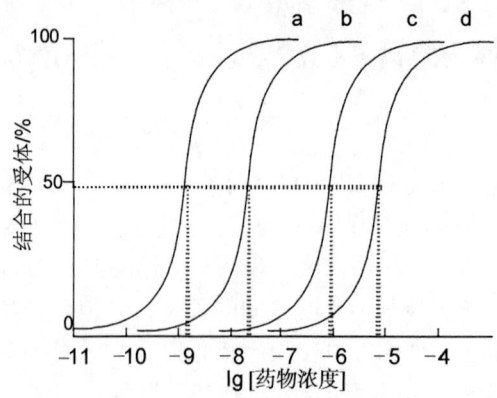

图 3-10　系列完全激动剂的浓度-效应曲线

3.4.3　竞争性拮抗剂

如果化合物与受体结合形成复合物，但不能产生激活效应，该化合物就是受体拮抗剂。当有两个或多个拮抗剂同时存在于一个受体环境中，由于受体只能与一种化合物结合，就会发生竞争性结合问题，结合力强者占优。下面考察这种竞争性结合。假定两种拮抗剂 A 和 B，浓度分别为$[C_A]$和$[C_B]$：

$$A \; + \; R \; \underset{k_{-1A}}{\overset{k_{+1A}}{\rightleftharpoons}} \; AR$$

$$[C_A] \quad [N_总-N_A-N_A] \quad [N_A]$$

$$B \; + \; R \; \underset{k_{-1B}}{\overset{k_{+1B}}{\rightleftharpoons}} \; BR$$

$$[C_B] \quad [N_总-N_A-N_A] \quad [N_B]$$

当达到平衡时，正反应与逆反应的速率是相等的：

对于药物 A：　　　$k_{+1A} \cdot [C_A] \cdot [N_总-N_A-N_A] = k_{-1A} \cdot [N_A]$　　　(3-6)

对于药物 B：　　　$k_{+1B} \cdot [C_B] \cdot [N_总-N_A-N_A] = k_{-1B} \cdot [N_B]$　　　(3-7)

由于药物 B 的加入，降低了药物 A 与受体结合的概率，即得到下式：

$$P_A = ([C_A]/K_{DA})/[([C_A]/K_{DA})+([C_B]/K_{DB})+1]$$　　　(3-8)

式中，P_A 是化合物 A 与受体的结合率。此时加入 B 后若仍要使 A 与受体的结合率达到没有 B 的情况时，就必须增加 A 的浓度成 C_A'，增加的比例 r = C_A'/C_A 为：

$$r = ([C_B]/K_{DB}) + 1$$　　　(3-9)

这个方程在实验上很有用，可用于测定生物效应，也可直接测定激动剂的结合常数。显然，r 值只取决于该拮抗剂的浓度及其离解常数，而不受其他激动剂离解常数的影响。在拮抗剂的存在下，以激动剂浓度的对数与效应作图，可以呈现出竞争性拮抗剂的影响，此时受竞争性拮抗剂的影响，曲线向右移动，但不影响曲线的斜率和最大效应。例如，图 3-11(a)是异丙肾上腺素的浓度-效应(最大激动作用的百分率)曲线与加入的竞争性拮抗剂普萘洛尔浓度之间的关系，随着普萘洛尔浓度的提高，异丙肾上腺素的曲线右移，而曲线的形状、斜率和最大激动作用未发生变化。此外，r 值随拮抗剂 B 的浓度增高而呈线性增加，将$(r-1)$与拮抗剂普萘洛尔浓度$[C_B]$作图，直线的斜率为 $1/K_{DB}$，从而可以求出普萘洛尔的离解常数[图3-11(b)]。

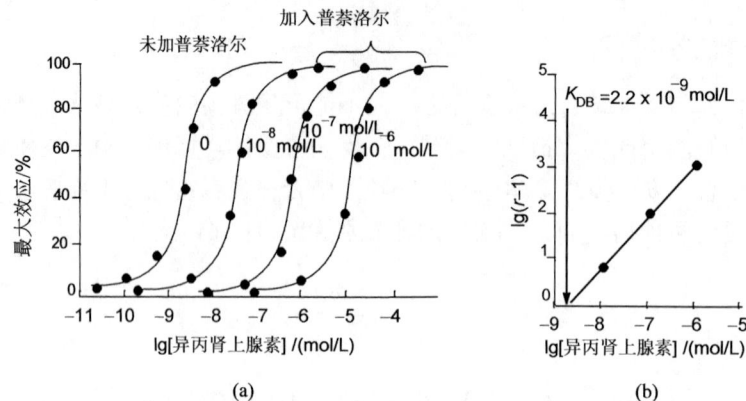

图 3-11　豚鼠离体心脏测定异丙肾上腺素的浓度效应曲线以及普萘洛尔的竞争性抑制作用

(a)不同浓度的普萘洛尔的浓度-效应曲线；(b)普萘洛尔的离解常数 K_{DB} 为直线在横轴的截距

3.4.4　部分激动剂和效能概念

　　上面讨论的完全激动剂和拮抗剂是化合物与受体作用的两种极端情况。完全激动剂产生的最大效应会使相应的效应器产生完全和最大的效应。拮抗剂是与受体结合但不仅不能产生效应，而且还阻止激动剂与受体的结合。实际上许多化合物与受体的结合并非产生这种"全或无"的作用，尤其是结构类似的系列性化合物，在与同一受体作用时，会呈现"中间"状态，即部分激动剂(partial agonist)。部分激动剂是能与受体结合(亲和力)，但不能产生对应的效应，即使加大浓度，也不能产生 100% 效应，这就引申出药物对组织或效应器产生的"效力"概念(efficacy)。根据组织中含有的受体量和受体与效应之间的内在关系等特征，以及配体-受体形成复合物的性质，人们提出了内在效力(intrinsic efficacy)的概念[4]。药物与受体的结合同产生效应的关系可用式(3-10)表征：

$$效应 = f[(\varepsilon N_{总} C_A)/(C_A + K_{DA})] \tag{3-10}$$

式中，f 为转换函数；$N_{总}$ 为组织中含有的受体总量；f 和 $N_{总}$ 代表了生物组织的特征；ε 表示内在效力，为药物-受体复合物的特征。该式揭示了为什么同一个激动剂作用于不同的组织的相同受体，所产生的不同效果，是由于不同组织的转换函数 f 和受体密度不同，表现在药物对某一组织是完全激动剂，而对另一组织为部分激动剂。同样，两种激动剂即使作用于同一种受体，但不同的组织产生的药效强度不同。化合物与受体的结合实验，只说明了药物对受体的亲和力，但不能说明其功能或效力。图 3-12 进一步说明了药物的效应或功能与同受体的结合力之间的关系。

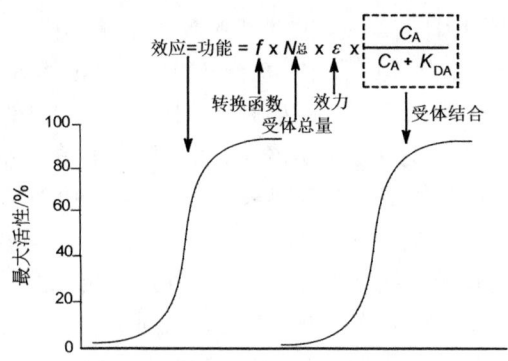

图 3-12　药物的效应与同受体结合力之间的关系

3.5　受体结合试验

受体结合试验是一种快速而灵敏地评价化合物活性的方法，其特点是使用的生物材料和化合物样品量少，并可以实现自动化和规模化筛选，同时也因靶标明确，为药物化学和药理学提供初步活性和作用机理的信息。虽然受体结合试验不能确定化合物的功能和药物效力，但可与生物效应试验相结合，成为现行的活性初步筛选方法。

最常用的受体结合试验是用放射性标记的配体研究与受体的相互作用。一般的原理是将放射性标记的神经递质、激素或有活性的化合物(激动剂或拮抗剂)加到含有受体的细胞材料(膜，颗粒性或可溶性物)中，温孵并达到稳态后，配体特异性地与受体发生可逆性结合，遵循质量作用定律，呈如下平衡反应：

$$L^* + R \rightleftharpoons L^*R$$

$$K_d = [L^*] \cdot [R] / [L^*R] \tag{3-11}$$

式中，L^*代表放射性配体，R 为受体，L^*R 为与受体的复合物。在稳态下，用适宜的方法分别测定游离的 L^* 与复合物 L^*R 浓度。常用的标记放射性同位素有 ^3H、^{14}C 和 ^{125}I。在温孵实验中的细胞膜浓度、pH、离子强度和温度均应通过优化实验来确定，以保障受体量和反应过程的恒定。但由于无法测定[R]，需要通过以下数学式变化将游离受体浓度[R]从式中消除。由于受体的总浓度[R]$_总$是未结合的[R]与已结合成复合物[L^*R]之和，即

$$[R] = [R]_总 - [L^*R] \tag{3-12}$$

将式(3-12)代入到式(3-11)，得到式(3-13)，称作 Scatchard 方程：

$$\frac{[与受体结合的配体]}{[游离的配体]} = \frac{[L^*R]}{[L^*]} = \frac{[R_总] - [L^*R]}{K_d} \tag{3-13}$$

为了测定离解常数 K_d 和放射性配体的最大结合量(为受体的总量 R_T 的量度)，分

别将不同浓度的放射性配体与固定浓度的细胞膜液温孵，进行饱和性实验。该饱和实验的数据以$[L^*R]/[L^*]$值为纵坐标，$[L^*]$为横坐标作图(称作 Scatchard 作图法)，得到一条直线 a，直线斜率的负倒数为 K_d，K_d 越小，配体的亲和力越高，通常在 mmol/L 水平。直线 a 在横轴的截距为$[T_总]$，是该放射性配体发生最大结合的量度。

　　下一步是在饱和实验的基础上测定未知化合物(无放射性)与该受体的亲和力。为此，在放射性配体存在的同时，加入非标记的受试物以进行置换实验，此时 Scatchard 作图得到的直线可能有两种情况：一种是直线 b，斜率降低，但截距 $R_总$ 不变，表明受试物与放射性配体竞争结合受体的同一位点；另一种是直线 c，斜率未变但截距降低，表明该受试物结合了变构位点，放射性配体不能达到与全部受体的结合，但离解常数没有改变，c 表现为非竞争性结合。图 3-13 是配体与受体相互作用数据分析图。

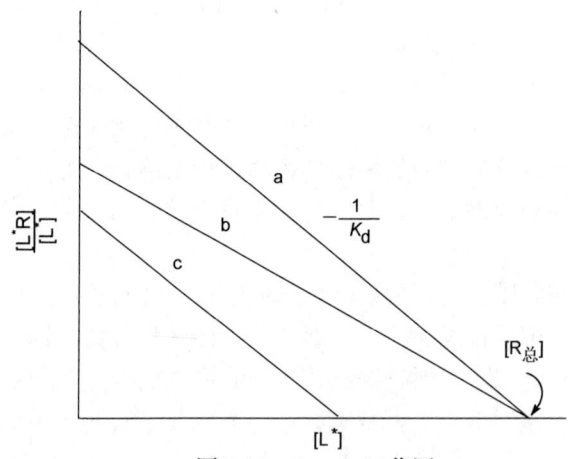

图 3-13　Scatchard 作图
a. 只有放射性配体无置换物的对照实验；b. 加入竞争性结合的受试物；c. 加入非竞争性结合的受试物

　　由置换实验得到的数据绘制成置换曲线或称抑制曲线，即将放射性配体与受体结合的百分率与相应的置换物浓度的对数作图，得到 "S" 形曲线，曲线拐点对应的横轴为药物的半数抑制浓度 IC_{50}，在此浓度下 50%放射性配体被受试物置换。IC_{50} 是药物与受体的亲和力常数，也可认为是抑制常数 K_i。如果药物竞争性地结合于受体，IC_{50} 与 K_i 的关系可用 Cheng-Prusoff 方程表征[5]：

$$K_i = \frac{IC_{50}}{1 + \dfrac{[L]}{K_d}} \qquad (3\text{-}14)$$

式中，[L]为实验中放射性配体的浓度；K_d 为 Scatchard 作图得到的离解常数。若药物为非竞争性抑制剂，则 K_i 值等于 IC_{50}。图 3-14 为药物的抑制曲线。

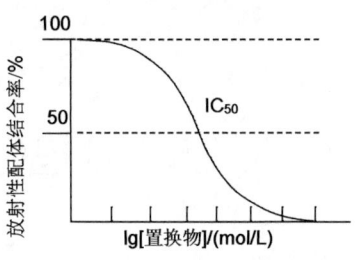

图 3-14 药物的抑制曲线

参 考 文 献

[1] Albert A. *Selective toxicity* —The Physico-Chemical Basis of Therapy. 7th ed. New York: Chapman & Hall, 1985

[2] Ross E M, Kenakin T P. Pharmacodynamic: mechanisms of drug action and the relationships between drug concentration and effect//Hardman J G, Limbird L E, Gilman A G. Goodman & Gilman's The Pharmacological Basis of Therapeutics. 10th ed. New York: McGraw-Hill, 2001: 34

[3] Geary R S, Baker B F, Crooke S T. Clinical and preclinical pharmacokinetics and pharmacodynamics of Mipomersen(Kynamro®): A second-generation antisense oligonucleotide inhibitor of apolipoprotein B. Clinical Pharmacokinetics, 2015, 54: 133-146

[4] Kenakin T. Challenges for receptor theory as a tool for drug and drug receptor classification. Trends Pharmacol Sci, 1989, 10: 18-22

[5] Cheng Y, Prusoff W H. Relationship between the inhibition constant (K_i) and the concentration of an inhibitor which causes 50 percent inhibition (IC_{50}) of an enzymatic reaction. Biochem Pharmacol, 1973, 22: 3099-3108

第 4 章　药物作用的理化基础

4.1　药物与受体作用的学说

为了揭示药物的作用原理，20 世纪初 Fischer 根据酶与抑制剂的作用提出了锁-钥学说，比喻了酶与底物犹如锁被互补的钥匙开启的关系，酶与抑制剂则是只能插入不能开启的关系。后来人们相继对受体靶标的作用方式和作用机制，提出了不同的学说。

4.1.1　占据学说

药物-受体相互作用的占据学说(occupy theory)是 Clark[1]和 Gaddum[2]提出的，基于酶与底物作用遵循的质量作用定律，用于解析药物-受体的作用，提出药物的作用强度与受体被药物分子占据的数目成正比，受体分子被占据越多，药理作用的强度越大。用下式表示：

$$R \ + \ D \ \underset{k_2}{\overset{k_1}{\rightleftharpoons}} RD \longrightarrow E$$

式中，R 为未被占据的游离受体；D 为药物；RD 为被药物占据(即结合)的受体；E 为生物效应；k_1 和 k_2 分别代表药物与受体的结合和离解速率常数。受体被占据的数目取决于受体部位药物的浓度和单位面积(或体积)的受体数目。当全部受体被占据，出现最大效应。

占据学说之不足，在于不能解释拮抗剂和激动剂占据的是同一受体，却产生相反的生物效应；一些激动剂不能产生最大效应，例如某些乙酰胆碱的类似物即使增大剂量也不能产生最大效应。

4.1.2　亲和力和内在活性学说

Ariëns 于 1954 年对占据学说作了重要补充和修正，提出亲和力和内在活性学说(affinity-intrinsic activity theory)[3]。认为药物与受体的作用由两步组成：①药物与受体结合生成复合物；②复合物经药物的内在活性引发生物效应。用式(4-1)表示为：

$$R + D \xrightleftharpoons[k_2]{k_1} RD \xrightarrow{k_3} E \tag{4-1}$$

药物 D 与受体 R 相互作用生成复合物 DR，当达到平衡时，

$$k_1 [D][R] = k_2 [DR] \tag{4-2}$$

式中，[D]、[R]和[DR]分别代表药物、受体和复合物的浓度，式(4-2)可写为：

$$k_2 / k_1 = [D] [R]/[DR] = K_D \tag{4-3}$$

式中，K_D 为复合物的离解常数。若[R]$_T$代表受体的总浓度，则

$$[R]_T = [R] + [DR] \tag{4-4}$$

由式(4-3)和式(4-4)得

$$[DR] / [R]_T = [D]/ (K_D + [D]) \tag{4-5}$$

当全部受体都形成复合物时，会出现最大效应 E_{max}：

$$E_{max} = \alpha[R]_T \tag{4-6}$$

式中，α 为转化因子，是表征受体的特异性参数。

由于
$$[DR] / [R]_T = E / E_{max} \tag{4-7}$$

故
$$E = E_{max} [D]/ (K_D + [D]) \tag{4-8}$$

式(4-8)表明，效应 E 与游离药物浓度[D]之间呈双曲线关系。当效应 E 是最大效应的一半时：

$$E_{max} /2 = E_{max} [D]/ (K_D + [D]), \qquad K_D = [D] \tag{4-9}$$

即药物呈现 50%最大效应时的浓度等于复合物的离解常数，所以 K_D 是药物的特征性参数。

式(4-1)中表征内在活性的参数是 k_3，即

$$E = k_3[DR] \tag{4-10}$$

式中，k_3 表征药物复合物转化成效应的效率。$k_3 = 1$ 时，表示形成的全部复合物都可转化成效应，为完全激动剂(full agonist)；$k_3 < 1$ 时，表示复合物不能完全转化成效应，为部分激动剂(partial agonist)；$k_3 = 0$ 时，表示药物形成了复合物但不能产生效应，为竞争性拮抗剂(competitive antagonist)。

根据这个学说，激动剂和拮抗剂都与受体有亲和力，因而都能形成复合物，

但只有激动剂($k_3 \leq 1$)有内在活性，能产生生物效应，而拮抗剂($k_3 = 0$)不能引发效应。

4.1.3 诱导契合学说

诱导契合学说学说(induced fit theory)是 Koshland 基于底物-酶相互作用提出的[4]。酶在底物分子的诱导下，酶蛋白的构象发生改变以适配于底物的结构。在未结合状态下，酶活性部位的形状和组成的氨基酸残基在空间的分布未必与底物呈完全互补，在底物影响下，具有柔性和可塑性的酶被诱导发生构象变化，识别并与底物分子发生互补性结合。这种构象的诱导变化是可逆性的，当产物或抑制剂离去后，酶的构象复原。推论到激动剂对受体诱导契合，是使受体构象变化引起生物活性；拮抗剂虽与受体结合，但诱导的构象不同，不能产生活性。

例如维甲类受体 RXR 在与激动剂 9-顺式维甲酸(**1**, 9-*cis*-retinoic acid, 9-cis-RA)结合前后的构象是不同的。图 4-1(a)为未与 9-cis-RA 结合的 RXR 蛋白质构象，C端的α螺旋(AF2)呈伸展构象，使结合腔呈开放状态。当 9-cis-RA 进入并结合后，AF2 构象变为折叠状态，犹如一个桶盖，封盖了结合腔的开口，如图 4-1(b)所示。

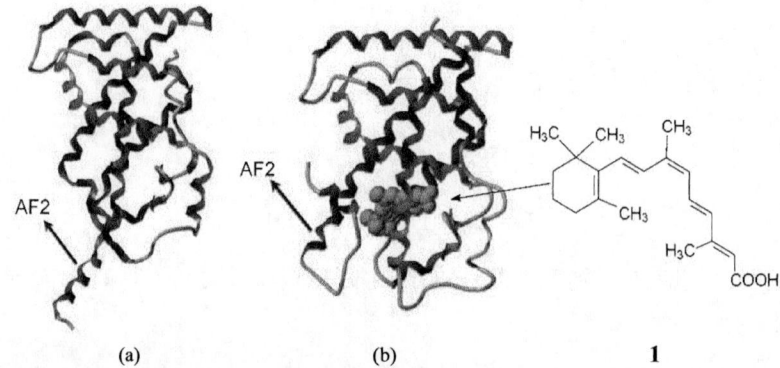

(a)   (b)   **1**

图 4-1 RXR 受体未与配体结合的构象(a)和与 9-cis-RA 结合后的构象变化(b)

罗格列酮(**2**, rosiglitazone)和 GI-262570(**3**)为γ过氧化酶体增殖激活受体(PPARγ)激动剂，作为胰岛素的增敏剂，是于治疗 2 型糖尿病的药物。

2   **3**

这两个分子结构的左侧与 PPARγ 的结合位点相同，因而在腔内的定位和取向基本重合。但右侧有较大的差异，**3** 的末端苯甲酰基占有较大的空间，以致改变了 PPARγ一些氨基酸残基的构象，例如 Phe282, Phe360 和 Phe363 的位置与 PPARγ 同罗格列酮结合的方式有较大差异。图 4-2 为 PPARγ 分别与 **2** 和 **3** 结合后氨基酸残基构象的变化。

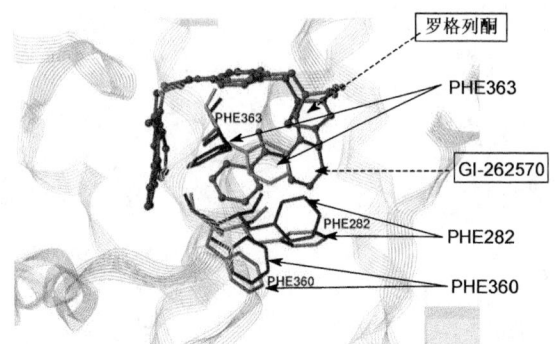

图 4-2　PPARγ 分别与罗格列酮和 GI-262570 结合的构象变化示意图

受体与药物之间的诱导契合是相互的，在受体构象变化的同时，药物分子也会改变构象，例如上述的罗格列酮的最低能量构象(a)与结合 PPAR 后的构象(b)是不同的(图 4-3)，在结合状态下，左侧的吡啶环发生了扭转。

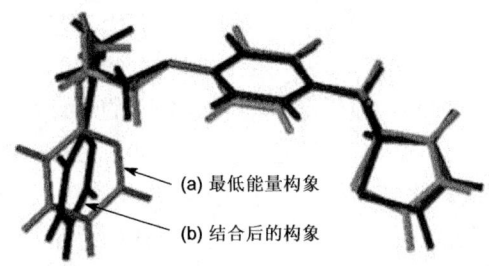

图 4-3　罗格列酮被受体诱导契合的构象变化

环孢素 A(**4**, cyclosporine A)是含有 11 个氨基酸的环肽，作为免疫抑制剂用于防止器官移植的排异效应。环孢素 A 在呈游离状态下，例如在氯仿溶液中，分子内发生氢键结合，亲脂性基团之间发生相互作用，采取了如图 4-4(a)的构象。在产生免疫抑制作用时，要与细胞内蛋白亲环素(cyclophilin)结合成复合物，在亲环素诱导下，环孢素 A 构象发生变化，分子内氢键解开，环孢素 A 与亲环素之间形成分子间氢键[5][图 4-4(b)]。

4

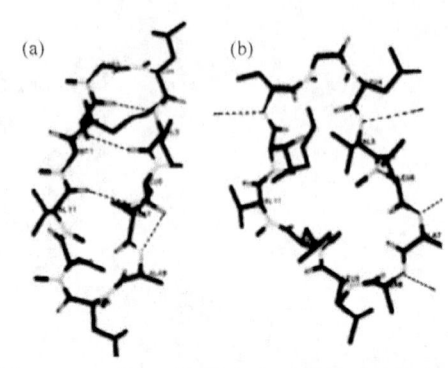

图 4-4　(a)未与蛋白结合的环孢素 A 的构象，虚线为分子内氢键；(b)环孢素 A 与亲环素形成复合物的构象，虚线为分子间氢键

4.1.4　大分子扰动学说

大分子扰动学说(macromolecular perturbation)是 Belleau 提出的[6]。该学说与诱导契合学说相似，认为酶和底物、药物与受体发生相互作用时，需有构象的互补与适配，药物或底物对靶标分子的构象影响可有两种不同的扰动作用：一种是特异性构象扰动，是天然底物或激动剂与靶标分子的结合过程，因而产生激动作用；另一种是非特异性的构象扰动，往往是抑制剂与靶标分子的结合过程，产生拮抗作用。药物若同时产生特异性和非特异性两种作用时，则为部分激动剂。从能量的观点看，无论哪种扰动作用，所产生的不同效应都与相对自由能变化有关。

4.1.5　激活-聚集学说

Monod 等提出了激活-聚集学说(activation-aggregation theory)[7]，拓宽了大分子扰动学说，认为即使在没有配体或底物的存在下，受体存在两种形态，即活化态 R_0 和非活化态 T_0，二者处于动态平衡。完全激动剂结合于活化态，产生生理效应，并使受体向活化态方向移动，从而产生最大效应。拮抗剂结合于非活化态，使平衡向非活化态移动，产生抑制作用。部分激动剂同时和双态大分子结合，从而产生部分激动效果，达不到最大效应。图 4-5 是激动剂、部分激动剂和拮抗剂与双态生物大分子结合的激活-聚集过程的示意图[8]。

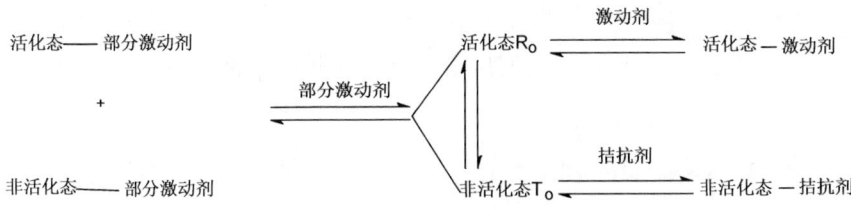

图 4-5　激动剂和拮抗剂与受体作用的激活-聚集学说示意图

4.2　分 子 识 别

药物在体内随机运转中，与靶组织的受体发生相互作用的驱动力是分子识别 (molecular recognition)。分子识别是在特定条件下通过分子间作用力并产生协同作用，实现相互结合，识别是由三个环节组成：①药物分子和受体结合部位依靠预组织作用达到互补状态，这需要有特定的条件和环境；②药物与受体的原子或基团之间发生作用力，包括非共价键作用和共享电子的共价键结合；③相继发生的结合力的协同作用，导致生理或生化变化，呈现药理作用。

分子识别有两个决定性因素，即互补性(complementarity)及预组织作用 (preorganization)。如果将受体和药物比作主体和客体关系，二者不是对等的，受体除非发生变异，其结构是生来具有"天生"不变的，所以互补性是对药物的分子的要求。

互补性包括几何形状互补和电性互补。药物分子为适配受体结合部位，在形状上，需要大小尺寸凹凸深浅合适，形状上尽量"严丝合缝"；在电性上，按照"互补即相反"的原则，药物分子应在适宜的位置有与受体相反的电荷、电性分布或氢键因素，以发生结合。互补性决定了药物对靶标的选择性作用，是减少因脱靶作用(off-targeting)而产生的不良反应的保障。

预组织作用是药物和受体双方都要经历的预处理过程，主要包括去溶剂化和构象的扰动。药物和受体都"浸泡"在水中，在结合前，极性原子和基团与水分子呈结合状态，非极性基团被有序的水分子覆盖。为了结合，双方需要去水合和去除有序水分子，以暴露出拟结合的因素，这是预组织作用的一个重要环节。另一方面，在识别过程中，药物和受体的构象还会随着结合和相互的诱导而发生改变和调整，预组织和协同作用几乎同时发生。预组织是个耗能过程，损失的焓和熵由结合能补偿，补偿后剩余的自由能越大，意味着结合力越牢。所以预组织作用决定了药物与受体的结合能力，也就是药理活性的强度。

互补性是药物与受体分子识别的基础与前提，预组织作用是识别的必要过程，二者决定了药物对靶标结合的选择性和强度。

4.3　药物-受体相互作用能

4.3.1　复合物离解常数和结合能

　　药物与受体的特异性作用，大都表现为弱作用力支配的非共价键结合，由于复合物的生成不需要越过高能垒，因而在动力学上是容易发生的。生成复合物的离解常数 K_d 与结合的自由能变化(ΔG)呈如下关系：

$$\Delta G \; = \; 2.303RT \lg K_d \tag{4-11}$$

式中，R 为气体常数[8.314 J/(K·mol)]，T 为热力学温度。在 T=310 K 的生理条件下，自由能(kJ/mol)与平衡常数的关系可改写为式(4-2)：

$$\Delta G \, (kJ) = 5.95 \lg K_d (mol/L) \tag{4-12}$$

　　能够自发生成复合物的 ΔG 值均为负值。由实验得到的 K_d 值按照式(4-12)可计算出药物与受体结合的自由能 ΔG。例如某药物 A 与受体的离解常数为 10^{-6}mol/L，其结合能 ΔG 约为–36 kJ/mol，药物 B 的离解常数为 10^{-7}mol/L，ΔG 为–42 kJ/mol。表 4-1 列出了在温度 310K 下离解常数与结合自由能的关系。

表 4-1　离解常数与结合自由能的关系

离解常数 K_d(mol/L)	结合自由能/(kJ/mol)
10^{-5}	−29.8
10^{-6}	−35.7
10^{-7}	−41.7
10^{-8}	−47.6
10^{-9}	−53.6
10^{-10}	−59.5

　　表 4-1 表明，药物与受体的结合作用越强，ΔG 绝对值越大，离解常数越小，复合物结合得越牢固。离解常数每降低 10 倍，结合能提高 6 kJ/mol 或 1.43 kcal/mol(4.187 J=1 cal)。

4.3.2　发生在受体的结合基团

　　药物与靶标分子结合是通过原子、基团或片段实现的。靶标蛋白常常发生在组成的氨基酸残基上。肽键的—CO—NH—可发生氢键结合，亲脂性氨基酸侧链的烷基和芳环，例如 Val, Leu, Ile, Met, Ala, Phe, Tyr, Trp 等与药物的亲脂性基团可发生疏水-疏水相互作用，极性氨基酸如 Ser, Thr 的侧链上羟基发生氢键结合，Cys

的巯基具有较强亲核性,易被氧化或发生亲核取代反应,酸性氨基酸(如 Asp, Glu)的羧基或碱性氨基酸 Lys 的氨基和 Arg 的胍基可生成氢键或离子键结合,核酸碱基的芳环可发生 π-π 叠合作用,碱基氮、羰基和氨基生成氢键结合,磷酸基发生氢键或静电结合作用等。此外,一些辅酶如 Zn, Mg, Fe 和 Cu 等金属离子可发生配位结合。

就化学性能而言,人体存在多种亲核性分子和基团,没有长期存在的稳定亲电基团,除非生化反应产生短暂的亲电性基团或自由基,但会迅速猝灭。

4.3.3 药物-受体的结合类型

药物分子是外源性分子,具有多样性结构,分子中既有亲脂性片段也可能有极性基团,有亲核性或亲电性基团,有可离解性基团,有 π 电性丰富的或匮乏的芳香环等,反映了药物分子与靶标(乃至脱靶)结合的多样性,但本质上是它们之间的原子或基团发生物理化学作用,形成结合较弱的非共价键,或者形成共享电子牢固结合的共价键。表 4-2 列出了药物-受体结合作用的类型、强度和主要特征。

表 4-2 药物-受体相互作用的类型

键型	键能(kcal/mol)	举例
增强离子键	−10	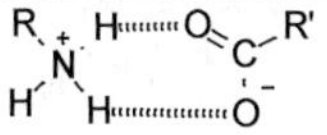
离子键	−5	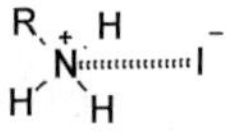
离子-偶极键	−(1~7)	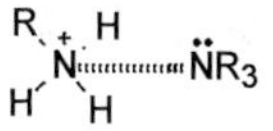
偶极-偶极键	−(1~7)	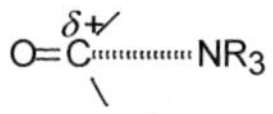
氢键	−(1~7)	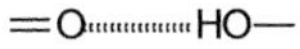
电荷转移	−(1~7)	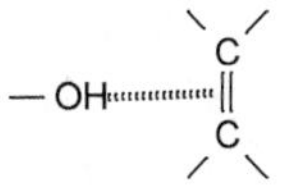
疏水相互作用	−1	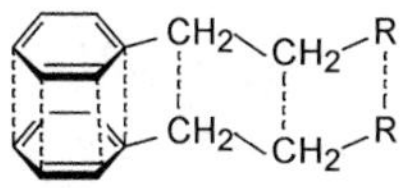
π-阳离子相互作用	−(5~12)	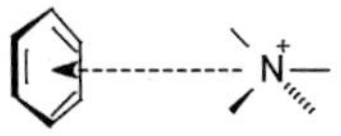
范德华作用	−(0.5~1)	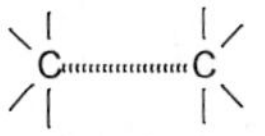
共价结合作用	−(80~100)	C—N, C—C

4.3.4 影响焓变的相互作用

药物与受体的相互作用的驱动力是系统自由能的降低,焓和熵总体上发生了有利的变化。影响焓变化的因素包括离子-离子作用、离子-偶极作用、氢键作用和范德华作用等。

4.3.4.1　离子-离子作用

正负离子间的静电引力，产生离子-离子相互作用(ion-ion interaction)，这是最熟知和容易测量的作用能，用库仑定律表征。

$$E = \frac{q_1 \times q_2}{D \times r} \tag{4-13}$$

式中，E 为静电作用能；q_1 和 q_2 为相互作用离子的电量；D 为介电常数；r 为电荷之间的距离。当介质为水时，D 为 79，在疏水环境中 D 为 40，在蛋白质分子表面的 D 值通常定为 28，蛋白质内部的疏水腔中 D 值可低至 4。在疏水环境中的静电引力强于水介质中。

离子-离子作用没有方向性，是随机转运中的药物与受体的初始感受，这对于趋近和识别有重要作用。离子-离子作用能比较大，与距离的一次方成反比(注：静电作用力与距离的平方成反比)，与其他类型的结合能相比，是随着距离加大能量变化最慢的引力，因此离子-离子结合属于长程作用。

受体的离子可来自蛋白质的氨基酸，酸性氨基酸残基如天冬氨酸和谷氨酸侧链有游离羧基，在生理 pH 下可离解成负离子；碱性氨基酸残基如赖氨酸、精氨酸和鸟氨酸的游离氨基可被质子化形成正离子；核酸的磷酸基具有负电荷。这些离子可与药物分子的相反电荷发生离子-离子相互作用。药物可含有持久性电荷如季铵离子和磺酸基。

两个相反电荷相距 3 Å 以内的静电作用能理论上可超过 100 kcal/mol，但在水溶液中，由于水合作用离子的电荷被部分屏蔽(库仑定律的作用力与介电常数成反比)，使得作用能显著降低。然而去水合作用是耗能过程，与静电引力对复合物形成的能量贡献是相反的，因而形成抵消效果。离子-离子相互作用能 ΔG 一般为 -5 kcal/mol，如果分子内有其他作用力存在，则会进一步加强静电作用到 $\Delta G =$ -10 kcal/mol，而且作用更持久。阿司匹林的羧基在细胞内环境离解成负离子，与环氧合酶的形成正离子的 Arg120 发生离子-离子相互作用。然而，乙酰胆碱的季铵盐基团并非与受体的负电中心结合，这将于后面讨论。

4.3.4.2　离子-偶极作用

离子-偶极作用(ion-dipole interaction)是带电荷的原子或基团与含有偶极的基团之间的静电引力。电负性强的元素如氧、氮和卤素等与碳原子间的共价键是极性键，碳原子有部分正电性，氧、氮和卤素等元素有负电性，因而酰胺、酯、醛、酮、醚和卤化物等均构成偶极键。药物分子和受体分别存在相近的电荷和偶极时，可发生相互作用，用式(4-14)表征：

$$E = \frac{N \times q \times \mu \times \cos\theta}{D \times (r^2 - d^2)} \qquad (4\text{-}14)$$

式中，N 为气体常数；q 为电荷电量；μ 为分子的偶极矩；θ 为偶极方向与电荷至偶极中心连线的夹角；D 为介电常数；r 为电荷至偶极中心的距离；d 为偶极长度。偶极矩是个向量，具有方向性，电荷与偶极的取向(θ角度)不同可影响作用强度，随方向的变化而增强或减弱。离子-偶极作用能与距离的平方成反比，仍属于长程作用，但弱于离子-离子作用能。

4.3.4.3　偶极-偶极作用

两个偶极分子或偶极键之间发生的静电引力，称作偶极-偶极作用 (dipole-dipole interaction)，其作用能取决于两个偶极矩μ_1和μ_2的强度，和两个偶极的方向与偶极中心的两个夹角的余弦 $\cos\theta_1$ 和 $\cos\theta_2$，以及两个偶极中心间距离 d 和介电常数 D，如式(4-15)所示：

$$E = \frac{2 \times \mu_1 \times \mu_2 \times \cos\theta_1 \times \cos\theta_2}{D \times d^3} \qquad (4\text{-}15)$$

式(4-15)表明，偶极-偶极作用能与距离的三次方成反比，弱于离子-偶极作用，偶极-偶极属于近程作用。

由于受体和药物分子中元素电负性存在差异，导致偶极键广泛存在，集合起来是可观的，对维持特异性识别和结合有重要贡献。在疏水环境中这种作用尤甚。图 4-6 表示了乙酰胆碱与受体间的偶极作用。

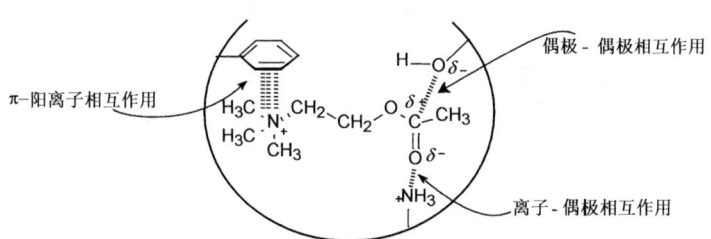

图 4-6　乙酰胆碱与受体间的偶极相互作用

4.3.4.4　氢键作用

由于氢原子核外只有一个电子和较低的元素电负性，当与强电负性原子相连如 N—H 和 O—H，导致成键电子的偏向 N 或 O，使氢原子具有部分的正电性，犹如裸露的原子核，其正电性可与带有未偶电子对的原子结合，形成氢键。氢键的键长例如 N—H···O 的距离为 2.8~3.2 Å。形成氢键时提供氢原子的一方为氢给体(hydrogen bond donor)，提供未偶电子对的原子为氢接受体(hydrogen bond acceptor)。

氢键在生物系统中占有重要的地位，例如维持 DNA 的双螺旋结构是靠碱基对之间的氢键维持(图 4-7)，在腺嘌呤 A 与胸腺嘧啶 T 间形成两个氢键，鸟嘌呤 G 与胞嘧啶 C 间形成三个氢键。维持蛋白质α螺旋(链内，图 4-8)或 β 折叠(折叠股间)二级结构是由氢键维持的，氢键是由一个氨基酸残基氮上的氢与另一残基的羧基氧之间形成的。氢键的相互作用能大约为–13~–21 kJ/mol。

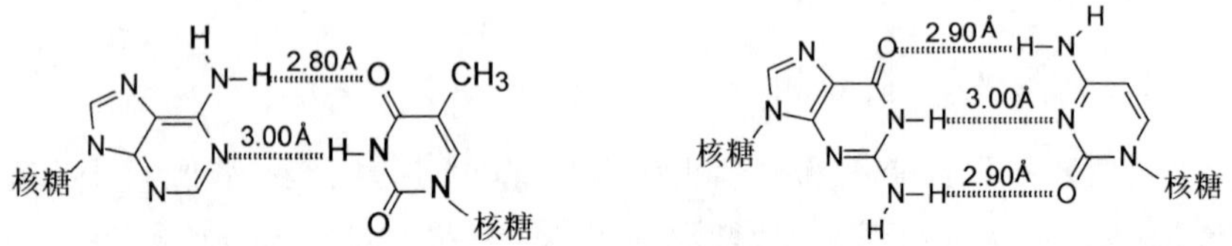

图 4-7　DNA 中碱基对的氢键

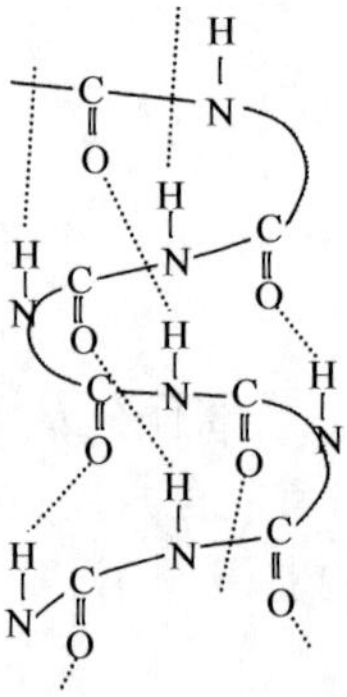

图 4-8　蛋白质的α螺旋的构象

氢键具有方向性，例如 $\diagdown$N—H···O$\Longequal$C$\diagup$ 的氢键键角为 150°~180°；C═O···H 的键角为 100°~180°(图 4-9)。氢键的强弱取决于方向和距离，角度接越近于 180°，氢键距离越短，结合力越大。

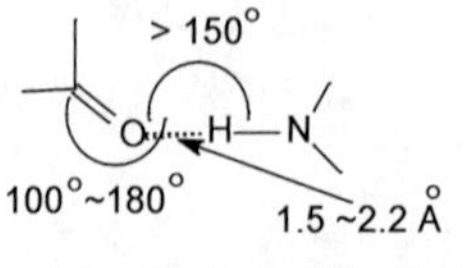

图 4-9　氢键的角度和距离

所以，在药物与受体形成氢键时，双方的原子或基团在空间的取向和距离，决定了结合强度。

药物或受体分子的氢键给体无例外的是 N—H 和 O—H，N—H 可以是胺、酰胺、亚胺、羟胺等；O—H 可为醇羟基或酚羟基。

氢键的接受体是含有孤电子对的元素或电荷丰富的基团或片段，表 4-3 列出了氢键接受体的结构类型。

表 4-3　氢键接受体的化合物类型

强作用		中等作用					弱作用			
羧酸	磷酸	酯	酰胺	酮	醚	醇,酚	硫醚	氟烷	氯烷	苯　炔

抗菌抗生素万古霉素(vancomycin)为含有 7 个氨基酸的糖肽，其中 6 个构成了三个特殊的环肽，作为抗革兰氏阳性菌药物，抑制敏感菌的细胞壁合成。其作用机制是与合成细胞壁的前体 *D*-丙氨酰-*D*-丙氨酸形成 5 个氢键的交叉连接的网络，这种强力的结合阻止了胞壁的合成。万古霉素耐药菌株常常是 *D*-Ala-*D*-Ala 变异成 *D*-Ala-*D*-Lac，丙氨酸变异成乳酸，NH$_2$ 被 OH 替换，缺少了氢键给体，使结合力降低了 1000 倍。图 4-10 是万古霉素分别与敏感株的 *D*-Ala-*D*-Ala (a)和耐药株的 *D*-Ala-*D*-Lac (b)的结合示意图。

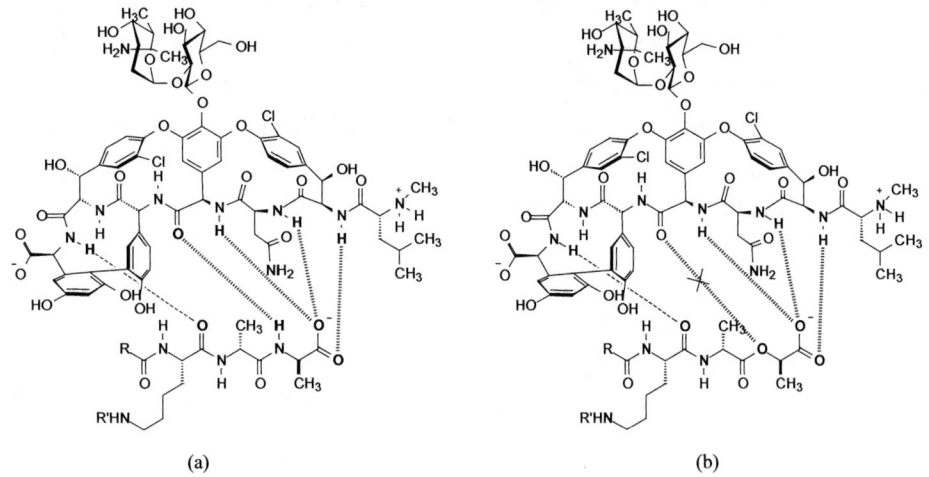

(a)　　　　　　　　　　　　(b)

图 4-10　万古霉素与敏感菌的 *D*-Ala-*D*-Ala(a)和耐药菌的 *D*-Ala-*D*-Lac (b)的结合示意图

一些抗肿瘤药物对 DNA 碱基的嵌入或烷化,会影响配对碱基间氢键的形成,从而破坏了 DNA 的双螺旋结构。

4.3.4.5　水分子

水分子量只有 18，常温下高度缔合成液态。水分子既是氢键给体也是接受体，药物和受体在结合前都处于水的溶剂化结合状态，为了双方的结合须去溶剂化，这是个耗能过程，能量由结合能得到补偿。如果去溶剂化能量大于结合能，药物难以与受体稳定结合。所以，分子设计时要确定形成氢键的因素是否是多余的以有利于活性。例如抗艾滋病药物 HIV 蛋白酶抑制剂利托那韦(ritonavir)的研制过程将二醇(基于 C_2 对称轴设计)变为单羟基，就是消除那个得不偿失的多余羟基(图 4-11)。

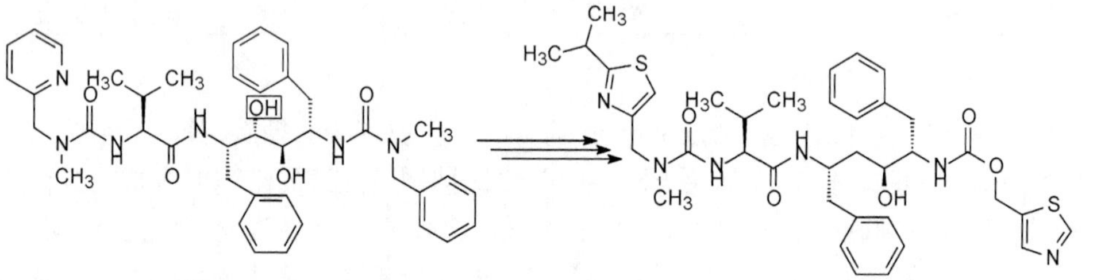

ABT-77003
EC_{50} 200 nmol/L

利托那韦
EC_{50} 30 nmol/L

图 4-11　利托那韦研制过程去除多余的羟基

水分子还可参与药物和受体的结合，也是由于 H_2O 具有氢键给体和接受体的两种性质，此时起到桥连作用。例如 EGFR 酪氨酸激酶抑制剂厄洛替尼(erlotinib)母核喹唑啉环的 N1 与酶的 Met769 形成氢键，N3 经结构水(structural water)与 Thr766 形成氢键。来那替尼(neratinib)也是 EGFR 激酶抑制剂，母核为喹啉环，3 位连接的氰基为氢键接受体，与 Thr766 形成氢键，因而无须结构水的介导。图 4-12(a)和(b)分别是厄洛替尼和来那替尼与 EGFR 激酶发生氢键结合的示意图。

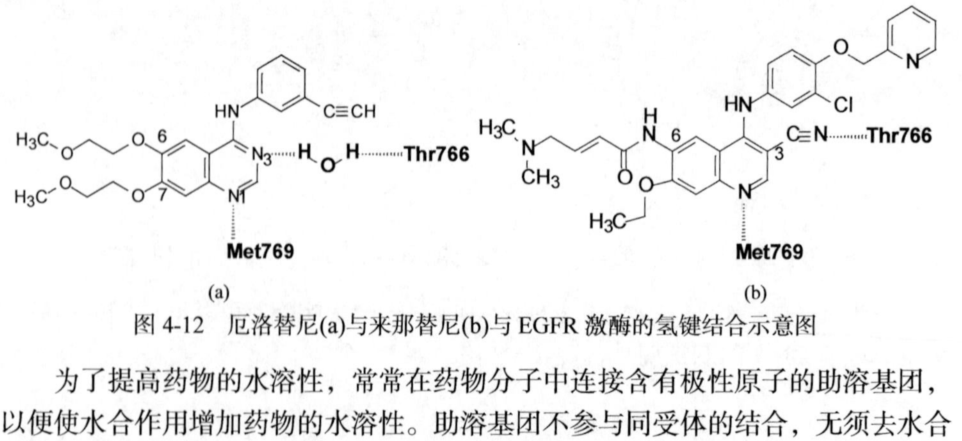

(a)　　　　　　　　　　　　(b)

图 4-12　厄洛替尼(a)与来那替尼(b)与 EGFR 激酶的氢键结合示意图

为了提高药物的水溶性，常常在药物分子中连接含有极性原子的助溶基团，以便使水合作用增加药物的水溶性。助溶基团不参与同受体的结合，无须去水合作用，因而不损耗能量。图 4-12 中两个化合物的 6 位都有助溶基团，该侧链未与酶接触，处于水相之中。

　　雌二醇与雌激素受体的结合的一个重要特征是 3 位酚羟基同时与 Glu353 和 Arg394 和结构水形成 3 个氢键[图 4-13(a)]，酚羟基既是氢键的接受体，也是氢键的给体。而孕酮的 3 位酮基只作为氢键的接受体与孕激素受体蛋白形成氢键网络 [图 4-13(b)]。

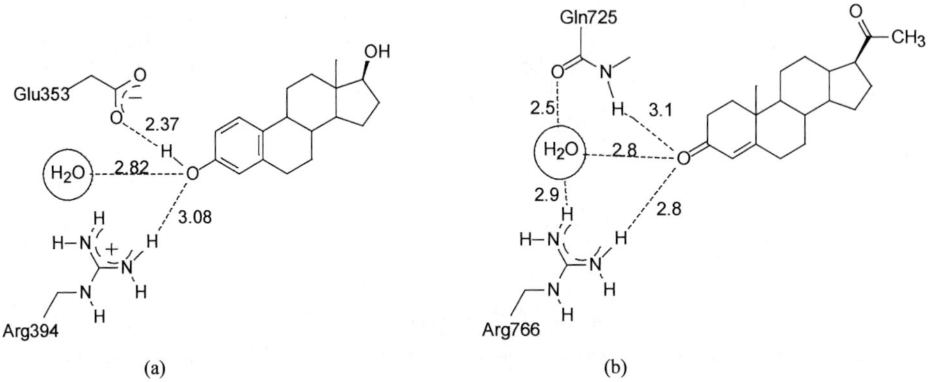

图 4-13　雌二醇与雌激素受体(a)和孕酮与孕激素受体(b)氢键结合的示意图

4.3.4.6　阳离子-π 相互作用

　　芳香环的 π 电子云具有较大的四极矩，可与阳离子发生相互作用，在分子识别和结合中有重要贡献[9]。阳离子-π相互作用(cation-π interaction)是由有机或无机阳离子与 π 电子体系的负电势之间发生的静电引力，能量强度与氢键相近。有机阳离子与苯丙氨酸、酪氨酸、色氨酸的芳香环的结合力大约为−8~−16 kJ/mol，在水介质中，阳离子-π 相互作用强于盐键。药物与受体之间发生阳离子-π 相互作用，可以是双向的，药物分子的阳离子可与蛋白质中的芳香环 π 电子面形成阳离子-π 相互作用；蛋白质中的精氨酸、赖氨酸、组氨酸等在生理 pH 条件下可质子化，形成的阳离子可与药物分子中的芳香环 π 电子结合。乙酰胆碱与乙酰胆碱酯酶的结合是经季铵离子与芳香氨基酸残基的 π 电子相结合，与蟾蜍乙酰胆碱受体的结合也是季铵离子与α-亚基的 Trp149 发生阳离子-π 相互作用。图 4-14(a)是乙酰胆碱的季氮离子与乙酰胆碱酯酶结合部位的苯丙氨酸和色氨酸的芳香环 π 键的相互作用。又如凝血因子 Xa 与其含有季铵侧链的三环化合物抑制剂的晶体结构表明，季铵离子与酶的 Tyr99，Phe174 和 Trp215 形成阳离子-π 结合的网络，其结合能强于三个芳香环形成的疏水腔与相应含叔丁基侧链的化合物[10]。图 4-14(b)是凝血因子 Xa 与抑制剂的季铵离子-π 相互作用的示意图。

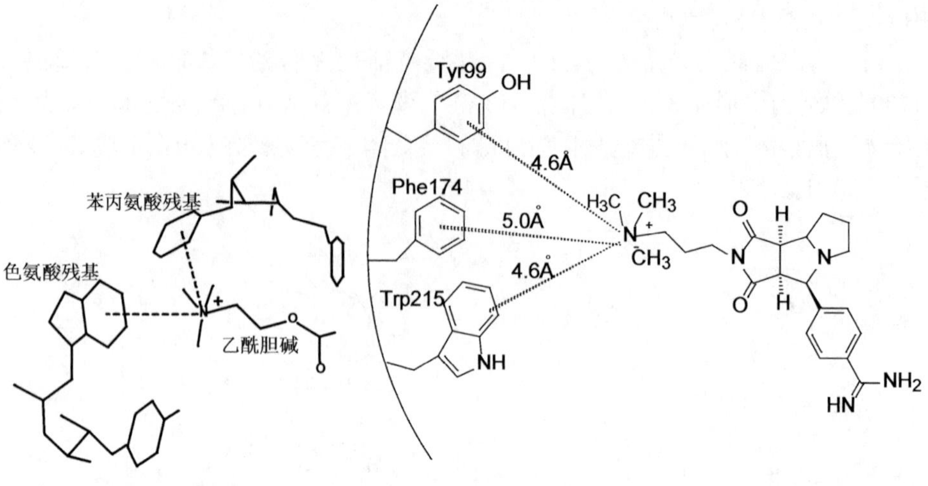

图 4-14　芳香环-π 键的相互作用

(a)乙酰胆碱的季铵离子与乙酰胆碱酯酶的结合；(b)季铵化合物与凝血因子 Xa 结合部位的作用

4.3.4.7　范德华作用

分子中原子的振动导致原子核与核外电子有短暂的偏移，产生瞬息偶极。当两个未成键原子互相靠近，会有短暂的吸引力，即范德华作用(van der Waal interaction)，又称色散力(dispersion force)。范德华引力的瞬息作用时间为 10^{-8} s，而且非常微弱，每对原子的作用能为 -0.5 kcal/mol，且与原子间距离的 6 次方成反比，因此在药物与受体相互作用时，只有当原子靠近到 4～6 Å 时方可出现。由于所有原子或基团间都存在范德华作用，当受体结合部位与药物的形状互补，众多原子和基团在空间上配置适宜和接近时，这种作用就成为重要因素，表现为特异性作用。由原子中心到可允许另外原子进入到最近的空间外廓间距离，称为范德华半径，范德华半径与共价键长相比要长得多，表 4-4 列出了常见原子和基团的范德华半径和共价键半长的数值。

表 4-4　一些常见原子和基团的范德华半径和共价键半长

原子或基团	范德华半径/Å	共价键半长/Å
H	1.20	0.30
O	1.40	0.74[a], 0.62[b]
S	1.85	—
F	1.35	0.64
Cl	1.80	—
Br	1.95	1.14
I	2.15	1.33
C		0.77[a], 0.67[b]

原子或基团	范德华半径/Å	共价键半长/Å
CH$_3$	2.00	
P	1.90	1.10
N	1.50	0.74[a], 0.62[b]
NH$_2$	2.10	—
苯环的一半厚度	1.70	—

注：a 表示单键；b 表示双键

4.3.4.8　芳环-芳环相互作用

芳环含有环形 π 键，芳环之间的 π 键可发生 π-π 相互作用，又称 π-π 堆积作用(π-π stacking)，这类作用虽然较弱，但在生物体内普遍存在，核酸分子存在碱基的堆叠，蛋白质折叠在 Phe，His，Tyr 和 Trp 等氨基酸的芳环之间也有堆积作用。

两个苯环发生堆积作用的能量为 8~12 kJ/mol，距离为 4.96 Å(T 型堆积的中心距离)。以苯为例的芳环堆积可有三种类型：三明治型、T 型、偏移平行(offset parallel)，如图 4-15 所示。其中三明治型最不稳定，经常出现的是后两类。例如，他可林与乙酰胆碱酯酶复合物的晶体结构表明他可林环与 Trp84 呈偏移平行型 π-π 堆积(图 4-16)。

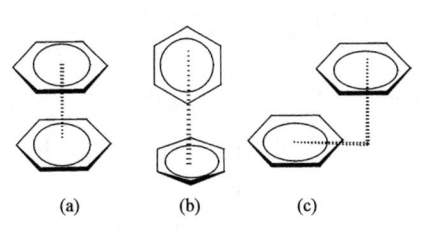

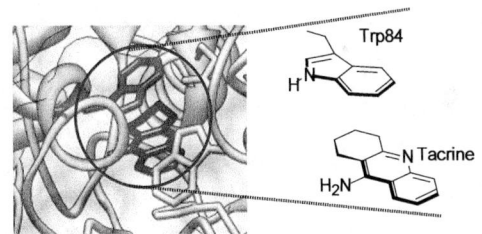

图 4-15　芳环的 π-π 堆积类型　　　　　图 4-16　他可林与胆碱酯酶 Trp84 的 π-π
(a)三明治型；(b)T 型；(c)偏移平行型　　　　　　　　　堆积作用

4.3.5　影响熵变的相互作用

药物分子和受体在结合之前，分子处于随机无序运动和构象群的平衡状态。当药物与受体结合，是以特定构象发生的，从而使构象受到限制，体系的有序状态增加，发生热力学熵的变化。影响药物-受体结合的熵变因素，包括转动和平动自由度的受阻、疏水-疏水作用、构象限制和疏水折拢作用。

4.3.5.1　平动和转动自由度受阻(不利的熵变)

药物分子在体内的随机转运有较大的自由度，在三维空间中可自由地转动和平动，当与受体识别，被"固定"在结合部位，失去了三个转动自由度和三个平动自由度，使得系统有序程度增高，熵值(entropy, $-T\Delta S$)变小，这对结合自由能变化是不利的，不过这一部分熵的损失可从系统的有利焓变得到补偿，因为药物与受体结合的焓变(enthalpy, ΔH)是正贡献。焓-熵补偿(enthalpy-entropy compensation)是非共价键相互作用的基本性质：增加分子间的结合，伴随减少分子运动的自由度，总能量(ΔG)决定并表征了药物-受体复合物的牢固程度。对于弱结合作用系统，熵损失大约为 12 kJ/mol，而强结合作用的复合物的熵损失可高达 60 kJ/mol[11]。

　　另一方面，柔性药物分子采取的多种构象会因为与受体结合而构象受到限制。根据计算，分子内每个旋转键受阻熵损失范围为 1~1.5 kcal / mol。刚性分子与受体的结合不发生构象变化，因而与受体结合的自由能变化比柔性分子有利。

4.3.5.2　疏水作用(有利的熵变)

　　在药物化学中，描述非极性化合物的性质常常使用亲脂性(lipophilicity)和疏水性(hydrophobicity)概念，并交互使用这两个术语。虽然亲脂性和疏水性有很多相似处，但仍有不同的含义。亲脂性是指分子、片段或基团对脂相溶剂的亲和力；疏水性系指非极性分子或片段或基团之间在水相中的结合能力，这是由于水分子排斥非极性分子而产生的。从宏观上看，亲脂性和疏水性产生的后果基本是相同的，因此在药物化学中往往不区分二者之区别。

　　碳元素的电负性与氢相近，碳-氢键的极性较小，烃基不能形成氢键。非极性化合物不溶于水，不能被水溶剂化。由于水分子之间强烈缔合，使得水中非极性分子形成聚集体。从焓作用分析，因为水连续相中存在疏水体，与疏水分子接触的"内壁"水分子氢键形成数量少于连续相的水分子，结合作用弱，因而能量较高；当释放到大量水中时，可以使能量降低。从熵作用分析，由于水中疏水分子使得在连续相的水结构被多个疏水"空穴"间隔，当这些疏水分子聚集后，使界面上有序排列的水分子减少，水结构的损坏程度减小，系统自由能降低，成为增熵过程。熵值的增高与非极性分子的表面积成反比。这种非极性分子相互聚集与融合，增加系统中水分子的无序状态，这种推动力就是疏水相互作用。

　　疏水作用与分子中疏水基团和片段的数目成正比，烷基越多，疏水性越强。两个亚甲基疏水性结合释放的能量大约为 0.7 kcal/mol，能量虽然较小，但众多烷基或亚烷基间的疏水作用可形成强大的结合力。

　　图 4-17 是药物分子与受体间疏水相互作用的示意图。非极性区域的融合与扩大，将一些原来规则排布在药物和受体疏水面的水分子"挤出"成无序状态，从而造成系统中熵值增大，降低了自由能，稳定了药物和受体的疏水区域的结合。

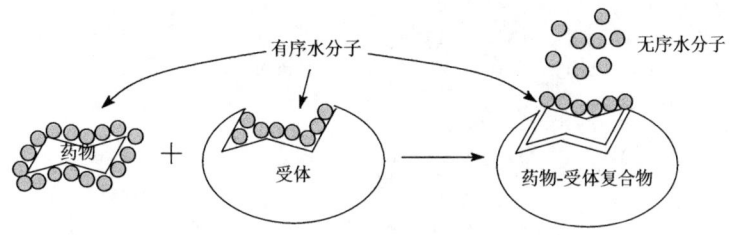

图 4-17 药物-受体疏水作用的模式图

构成蛋白质的氨基酸侧链若为疏水性基团，例如苯丙氨酸、色氨酸、异亮氨酸、亮氨酸、缬氨酸和甲硫氨酸的苄基、吲哚、烷基和硫醚基，在相近的空间可互相融联成片，这种疏水折拢 (hydrophobic collapse)形成蛋白质的疏水腔(hydrophobic pocket)和疏水裂隙(cleft)，疏水腔穴和裂隙可与药物分子的疏水基团或片段发生疏水-疏水相互作用。

维生素 A 与维 A 结合蛋白的结合以疏水作用为推动力，离解常数 K_d=4.11$\times 10^{-7}$ mol/L，结合自由能相当于–38 kJ/mol。X 射线晶体学研究表明它们之间没有氢键结合，维生素 A 的分子总表面积为 326 Å^2，其中 295 Å^2 (90%)结合于蛋白的疏水表面[12]。

前已述及，芳香环之间的相互作用可促使蛋白质分子中空间相近的苯环之间有相互接触的趋势[13]，从而发生 π-π 堆积的有利相互作用。苯环还因为有较大的可极化度，可与季铵正电荷相互作用。

4.3.5.3 疏水折拢作用

疏水折拢作用(hydrophobic collapse)指疏水性分子在水相中，由于发生去水合作用引起的构象变化。疏水性分子在水溶液中的构象与在有机溶剂中有明显不同，这对疏水性柔性药物分子在水相中采取的活性构象有重要影响。疏水折拢既有疏水聚集作用，也有氢键和 π-π 相互作用[14]。水分子对疏水性柔性分子与受体结合前与结合后的构象有重要影响。例如环孢素 A(CS A)的类似物[D-(MeSer)3-D-Ser-(O-Gly)8]CS 为水溶性化合物，其疏水性侧链的聚集，以及酰胺键同水分子的氢键作用，共同稳定了活性构象，在极性的 d$_6$-DMSO/D$_2$O 中经 NMR 测定得到的构象与在非极性 CDCl$_3$ 的构象不同，在极性溶剂中的构象与环孢素 A 同受体亲环素(cyclophilin)形成的复合物构象非常相似[15]。

紫杉醇类似物多西他赛(5, paclitaxotere)在结晶状态下 2 位的苯甲酰基与 13 位侧链的叔丁氧羰基形成疏水聚集(图 4-18 灰色结构)，但在极性溶剂和水的作用下，2 位苯甲酰基与 13 位侧链的 2'位苯基形成疏水聚集(图 4-18 黑色结构)，后者与紫杉醇同微管蛋白结合的活性构象相同[16]。

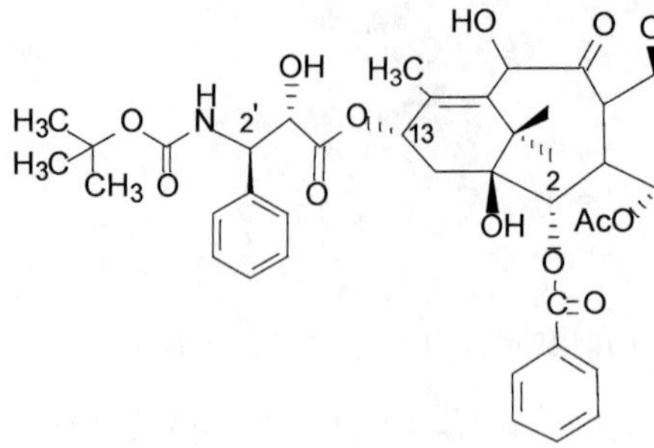

5

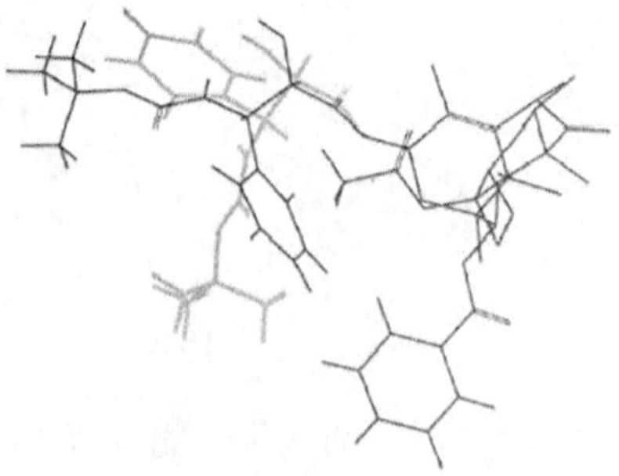

图 4-18　多西他赛的晶体结构(灰色)，2′
位苯环远离 2 位苯甲酰基；在极性溶剂中
两个苯环(黑色)形成疏水聚集

4.3.5.4　构象限制(不利的熵变)

游离药物分子中非键连的原子在三维空间的分布和它们之间的相互作用，是决定药物构象的主要因素。柔性药物分子由于单键的旋转，存在多构象异构体，但以低能构象群占优势，在溶液中采取多种低能构象体，并处于平衡状态，呈正态分布。构象体之间的势能差异对平衡态下存在的比例有很大的影响，表 4-5 列出了势能差异与构象体比例的关系。

表 4-5　构象体的比例与势能差的关系

低能构象体∶高能构象体	55∶45	85∶15	99.5∶0.5	99.9∶0.1
势能差值/(kJ/mol)	0.42	4.19	12.56	20.93

药物与受体分子发生相互作用，若结合的构象是最低能量构象，则能量损失较小。但若受体结合的是高能构象的药物分子，则需要得到能量补偿。而且由于药物分子与受体的结合，柔性键的自由转动受到阻碍，构成对结合不利的熵损失。计算表明，分子内每个单键受阻的熵损失为 5~6 kJ/mol。刚性分子与受体结合时，一般不发生构象变化，故对结合的负面影响比柔性分子为小。

4.4　焓熵对药物活性的贡献

4.4.1　药物与受体结合的焓与熵

前已述及，药物的活性与同受体结合的强度(K_d)相关，K_d 与结合自由能(ΔG)相关，自由能是由焓(ΔH)和熵($-T\Delta S$)组成。

药物与受体结合部位的极性基团在结合前的呈水合状态，去水合要耗费 ΔH；

为形成氢键,供体和接受体双方往往需要调整距离和方向(氢键是向量),耗费$-T\Delta S$;药物与受体的基团、侧链或片段为诱导契合适配而转动或移动,因改变构象而耗费$-T\Delta S$;自由的药物分子和受体结合后受到束缚,减少了平动和转动的自由度,也耗费$-T\Delta S$。以上这些耗能过程,对结合是不利的负贡献。

有利的正贡献包括有:氢键和盐键的生成(ΔH),形状互补的范德华/伦敦色散作用(ΔH),疏水-疏水相互作用增加了系统的无序水分子使熵值$-T\Delta S$增大等。综合有利的和不利的焓与熵贡献,决定了ΔG的大小。药物与受体的结合若$\Sigma(\Delta H) > \Sigma(-T\Delta S)$,则为焓驱动的结合,反之为熵驱动结合。

焓熵之间相互纠结,形成复杂的局面,经常出现的情况是,当焓的贡献大时,熵贡献小,甚至是负贡献;熵占优时焓贡献减弱,从而形成焓-熵补偿现象(enthalpy-entropy compensation)[17]。然而并非焓-熵的矛盾是不可调和的,先导物优化应可以使二者对结合均呈正贡献。

4.4.2　他汀类药物的焓熵贡献

以他汀类降低胆固醇药物为例讨论焓熵贡献对活性的影响。他汀类药物的共同作用机制是抑制 HMG-辅酶 A 还原酶,结构中都有二羟基戊酸的片段,结合于酶的催化中心。该片段经过两个碳原子连接不同的骨架,形成不同的他汀药物,具有不同的抑制活性和焓熵的贡献区别。从氟伐他汀(6, fluvastatin)、普伐他汀(7, pravastatin)、西立伐他汀(8, cerivastatin)到阿托伐他汀(9, atorvastatin)和瑞舒伐他汀(10, rosuvastatin),是先后研发的药物,活性强度(K_i)在不断提高,用等温滴定量热法(ITC)测定热力学参数,发现焓贡献ΔH逐渐加大,由氟伐他汀的$\Delta H=0$到瑞舒伐他汀的$\Delta H=-38.9$ kJ/mol,表 4-6 列出了 6~10 的离解常数和热力学参数。这 5 个药物的ΔH和$-T\Delta S$对ΔG贡献的比例是不同的,提示由于化学结构的下半部不同,与酶形成氢键、范德华作用以及疏水作用是不同的[18]。

6　　　　　　　7　　　　　　　8

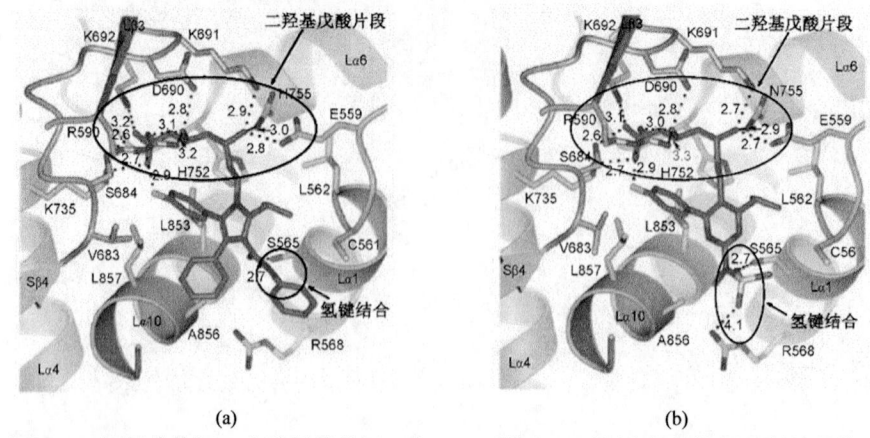

表 4-6 他汀类药物的热力学特征和离解常数

化合物	K_i/(nmol)	ΔG/(kJ/mol)	ΔH/(kJ/mol)	$-T\Delta S$/(kJ/mol)
6	256	−37.6	0	−37.6
7	103	−40.5	−10.5	−30.0
8	14	−47.7	−13.8	−33.9
9	5.7	−45.6	−18.0	−27.6
10	2.3	−51.4	−38.9	−12.5

　　X 射线晶体学分析表明，这些分子中所共有的二羟基戊酸结构片段以相同的方式同酶发生氢键结合和极性相互作用，而下半部的结合有差异：6~8 的结合占优的是疏水作用，9 和 10 则以氢键结合为重要因素。图 4-19(a)和(b)分别是阿托伐他汀和瑞舒伐他汀与酶的晶体结构图。图的上半部所示二羟基戊酸结构片段与酶的氢键结合[虚线表示，数字为氢键距离(Å)]。9 和 10 不同于其他他汀，是含有酰胺或磺酰胺基团，阿托伐他汀与 Ser565 形成一个氢键，瑞舒伐他汀与 Ser565 和 Arg586 形成两个氢键，较高 ΔH 值(尤其是瑞舒伐他汀)对结合能构成主要贡献[19]。

图 4-19 阿托伐他汀(a)和瑞舒伐他汀(b)与 HMG 辅酶 A 还原酶复合物的 X 射线晶体图

4.4.3　从茚地那韦到地瑞那韦

抗艾滋病的 HIV 蛋白酶抑制剂上市药物(那韦类)很多，都是模拟蛋白底物被酶水解的过渡态类似物，但它们与酶结合的热力学性质有明显的差异。自 1995 年上市的第一个药物茚地那韦于到 2006 年地瑞那韦获得批准,10 年间结构优化，活性(K_i)不断提高，焓-熵的构成也不同。表 4-7 列出有代表性的茚地那韦(**11**, indinavir)、安普那韦(**12**, amprenavir)和地瑞那韦(**13**, darunavir)与野生型 HIV B 蛋白酶结合的 K_i、ΔG、焓 ΔH 和熵-$T\Delta S$。

11　　　　　　**12**

13

表 4-7　茚地那韦、安普那韦和地瑞那韦与 HIV 蛋白酶结合的热力学性质比较

药物	K_i/(nmol)	ΔG/(kJ/mol)	ΔH/(kJ/mol)	$-T\Delta S$/(kJ/mol)
11	0.049	−51.8	7.6	−59.4
12	0.01	−61.0	−2.9	−58.1
13	0.0045	−62.7	−53.1	−9.6

这三个药物的 K_i 和 ΔG 相近，但焓与熵的贡献不同，最早的茚地那韦与酶的结合都是熵驱动，焓是负贡献(ΔH 为正值)；安普那韦虽然焓为正贡献(ΔH 为负值)但只占自由能的 5%，仍属于熵驱动结合；而地瑞那韦的结合则是焓驱动占优，由于熵驱动主要源于疏水性结合，焓驱动主要来自氢键和范德华作用，因而地瑞那韦体现了特异性结合。安普那韦与地瑞那韦的结构区别是在四氢呋喃环上并合一四氢呋喃环,晶体结构研究表明(图 4-20),**13** 的两个四氢呋喃环的氧原子与 Asp30′ 和 Asp29′ 形成氢键网络，ΔH 值对结合能的贡献是 **12** 的 2 倍[20]。

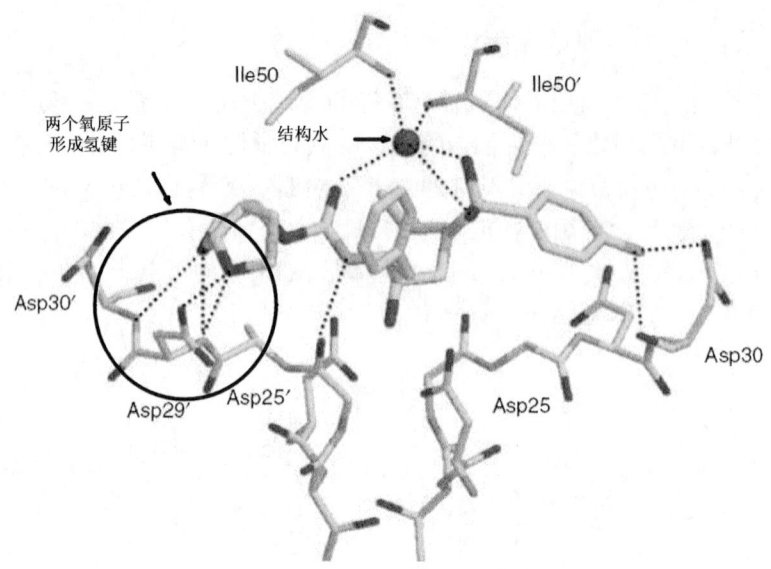

图 4-20 地瑞那韦与 HIV 蛋白酶复合物的结合模式

4.5 立体因素对药物-受体相互作用的影响

受体与药物的结合是在三维空间中进行的，适宜的立体配置是实现结合过程的重要前提。药物与受体分子的立体化学，包括分子取向、结构骨架、原子和功能基在空间的位置(构型和构象)都起着重要作用。

4.5.1 构型对药物作用的影响

影响药物-受体相互作用的立体因素，除构象外，还须考虑药物分子的构型。有机分子的构型是指分子中原子或基团共价连接于刚性骨架(双键或环系)或不对称的手性部位，造成在空间排列不同的异构现象。构型又分几何异构体和旋光异构体。图 4-21 是构型异构体与互补受体的不同契合。假定药物与受体之间特异性作用，至少有 3 个功能基团参与结合，因而旋光异构体活性的差异可以解释为只有 1 个对映体能够满足与受体发生适宜的契合。左图的(+)对映体的 3 点 A、B 和 C，满足了与受体手性中心 A′、B′和 C′的适配；而(−)对映体只能有两点结合，不适配的结合使(−)型活性低下或无活性。几何异构的顺式和反式体与受体的平面结合也同样是有差别的。

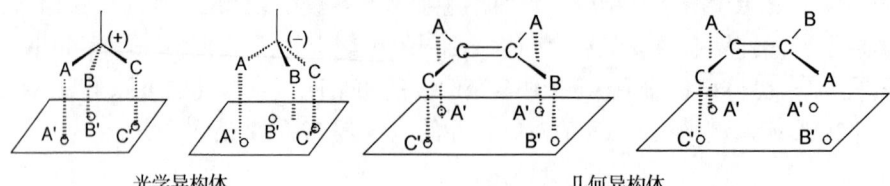

光学异构体　　　　　　　　　几何异构体

图 4-21 药物的构型对受体结合影响的示意图

　　对映体之间或几何异构体之间在穿越生物膜(吸收、分布和排泄)以及代谢转化的速率是不一样的。旋光异构体之间除旋光性不同外，其他物理化学性质都是相同的。但在非对称环境下，则显示出差异。例如在体内传输中与载体蛋白结合作用不同(主动转运)，因而到达靶器官的一对对映体的药量或浓度是不同的。酶催化的反应通常是立体特异性的，被代谢转化的对映体因而也有很大差别。几何异构体之间的物理化学性质如 pK_a、溶解度、分配系数等都不同，吸收、分布和排泄的速率不同，因而药代动力学性质往往有很大的差异。几何异构体其实是两个不同结构的化合物。一些代表性的立体异构体的药理作用差异列于表 4-8 中。

表 4-8　药物的立体特异性

药物及作用类型	结构	异构体活性
几何异构体		
氯丙硫蒽(抗精神病药) trans-chloroprothixene	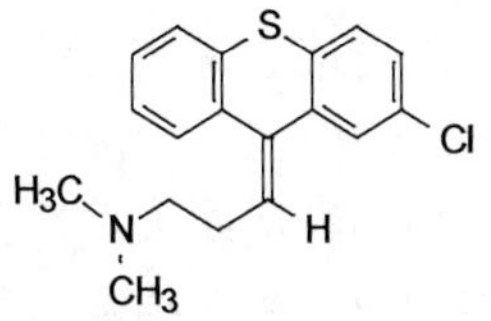	反式比顺式的活性高 5~50 倍
己烯雌酚(雌受体激动剂) diethylstilbestrol	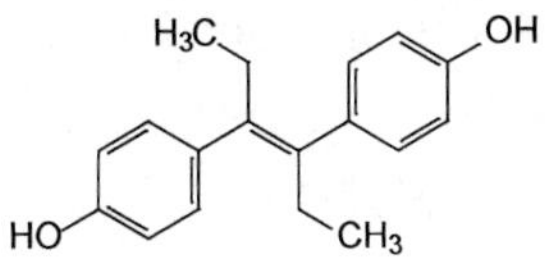	顺式无活性
光学异构体		
氯苯那敏(抗过敏药) chlorophenamine	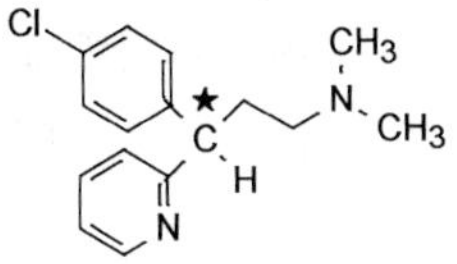	(+)-异构体活性比(−)-异构体强 12 倍
氨氯地平(降压药) amlodipine	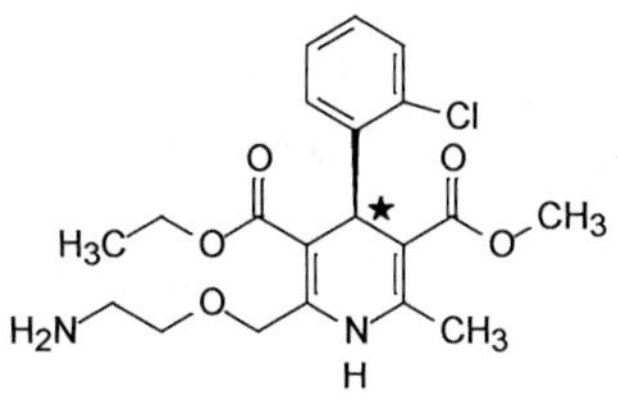	只有 S-(−)-异构体有活性
艾司美拉唑(抗溃疡药) esomeprazole	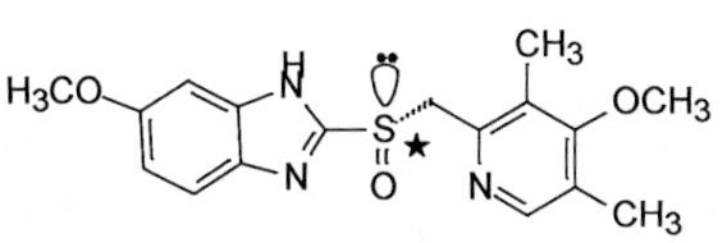	只有 S-构型有活性

续表

药物及作用类型	结构	异构体活性
美沙酮(镇痛药) methadone	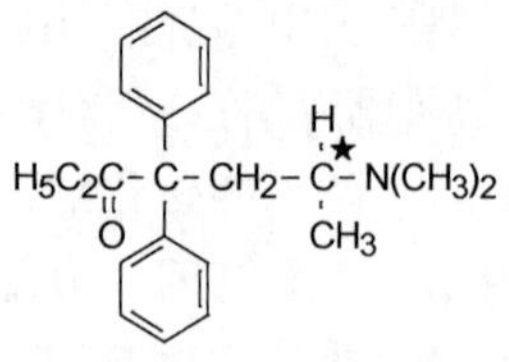	只有(–)-异构体有活性

4.5.2　药效构象和构象异构

　　分子中由于单键的自由旋转引起原子和功能基在三维空间相对位置的改变，称作构象异构。刚性分子的构象是固定的，而柔性分子由于单键的自由旋转，原子和基团在空间的位置就不固定了，导致分子的构象或形状不同，形成低能量的构象群，并处于动态平衡。低能量构象又称优势构象，药物呈现药理活性的构象称作药效构象，药效构象的能量一般较高于优势构象。

　　许多内源性物质如活性肽和神经递质为柔性分子，在体液中可采取多种低能构象，其中只有特定的构象与相应的受体结合引发特异的效应。为了解析药效构象，常用形成构象限制类似物(conformationally restricted analogue)方法，即制备构象固定的结构类似物，确定药效构象。例如乙酰胆碱(14)在结晶状态下为参差式构象(14a)，在水溶液中成邻位交叉式(14b)。为了揭示乙酰胆碱与烟碱样受体或毒蕈碱受体结合呈现激动作用时是否有不同的构象，制备了参差式构象模拟物(+)-反式-2-乙酰氧基环丙基三甲铵(15)，呈现的毒蕈碱样活性与乙酰胆碱相当，但无烟碱样作用；(–)-反式体(16)和(±)-顺式体(17)都没有毒蕈碱和烟碱样作用，说明乙酰胆碱产生毒蕈碱样作用的构象体为参差式构象。

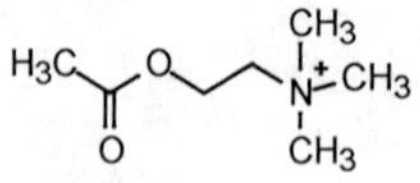

14	14a	14b
15	16	17

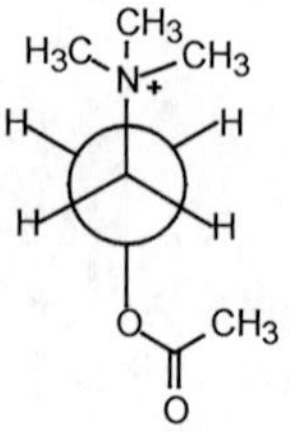

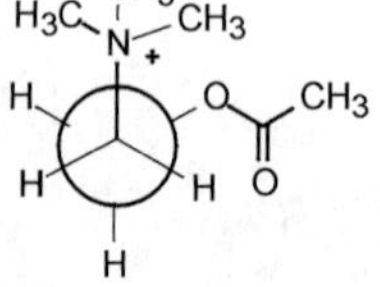

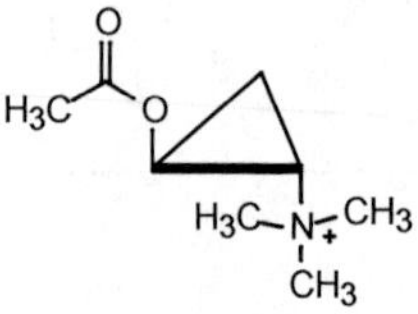

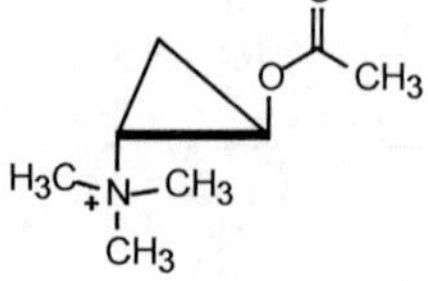

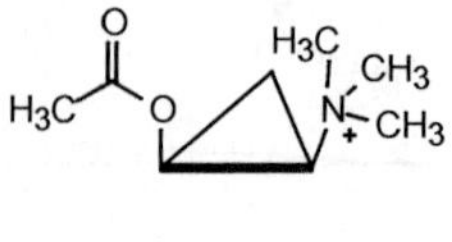

整合素(integrin)受体家族识别并结合配体的氨基酸序列为 Arg-Gly-Asp(RGD, **18**), 是引起血小板聚集和其他许多生理过程的重要结构片段, 血小板活化和聚集是发生血栓病的重要因素, 导致纤维蛋白原与血小板Ⅱb/Ⅲa 受体结合。蛇毒和水蛭素中含有 RGD 的线型或环状肽结构, 阻断Ⅱb/Ⅲa 受体活化, 从而抑制血小板的聚集。含有或类似 RGD 结构的肽或拟肽有可能成为抗血栓药物。用 ¹H NMR 研究了对Ⅱb/Ⅲa 受体有强效抑制作用的环肽(**19**), 证明甘氨酸-天冬氨酸的构象为 β 转折, 作为碱性基团的精氨酸的胍基和酸性的天冬氨酸的羧基, 被这三个氨基酸骨架支撑连接, 在空间构成特定的构象配置, 羧基碳原子与胍基氮原子的距离为 15~16 Å[21]。据此, 设计的非肽类Ⅱb/Ⅲa 受体拮抗剂拉米非班(**20**, lamifiban) 和西拉非班(**21**, sibrafiban)是作用于Ⅱb/Ⅲa 受体抗血栓药。

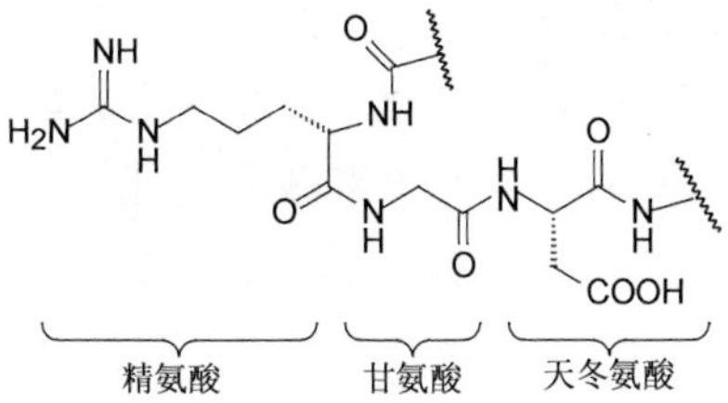

18 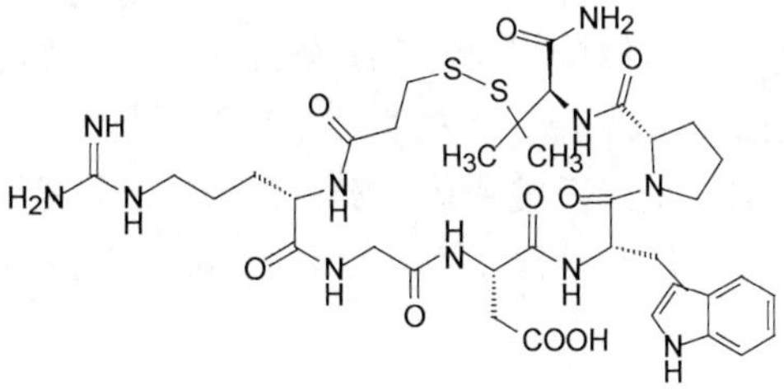　　　　　　　　　　　　　　　**19**

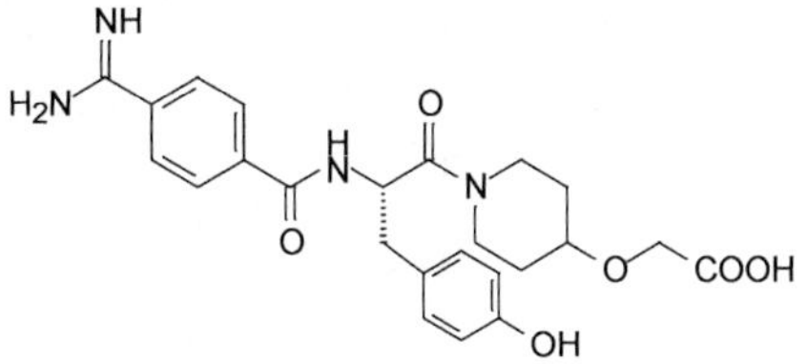

20 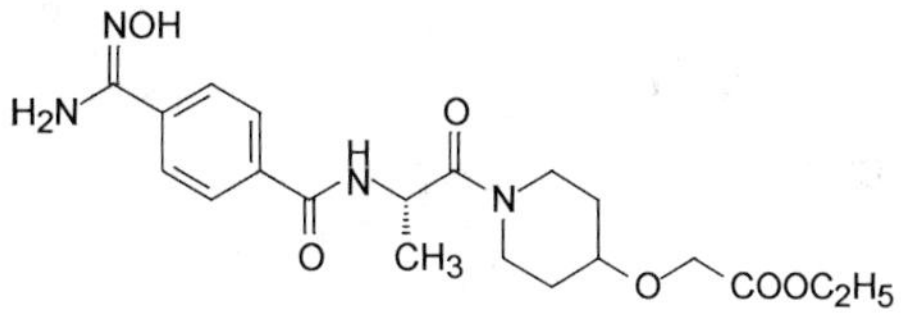　　　　　　　　　　　　　　　**21**

4.6　蛋白-蛋白相互作用

研究蛋白-蛋白相互作用对于认识生命过程, 病原体与宿主的作用, 以及肿瘤的发生发展都有重要意义。人体内的蛋白-蛋白相互作用大约有 16 万~65 万种[22]。生命过程中的许多生化反应, 信号转导和网络调控是由于细胞内蛋白-蛋白相互作用而发生或调节的, 因而, 干预蛋白-蛋白相互作用已显现出研发新药的前景, 特别是用有机小分子抑制蛋白-蛋白相互作用成为研发新药的重要内容。

蛋白-蛋白相互作用有多种表现形式, 例如蛋白之间形成复合物产生生理效应; 一个蛋白可作为载体转运另一个蛋白分子,例如在胞浆与细胞核之间的蛋白转运; 或者一个蛋白对另一蛋白起结构修饰作用, 例如蛋白激酶将磷酸基加到靶蛋白分子上, 从而改变蛋白的构象和功能; 蛋白水解酶剪切原蛋白, 变成有活性的蛋白或多肽。这些都可以作为研发药物的环节。

4.6.1　蛋白水解酶

体内具有生理活性的蛋白或多肽过高表达(或其受体过分活跃)导致病理状态，减少活性肽的生成量往往通过抑制催化其生成反应的蛋白(水解)酶。用小分子阻断蛋白酶剪切原蛋白成活性蛋白，是药物研究的重要环节，干预这类蛋白-蛋白相互作用的设计理念，是模拟水解过程的剪切位点。水解酶催化过程是将水分子向肽键的羰基作亲核进攻，碳原子由平面的 sp^2 杂化态变成胞二醇 $C(OH)_2$ 四面体的 sp^3 杂化态。由于过渡态与酶催化中心的结合强度强于底物上万倍，模拟该过渡态的构型变化及其周围结构环境，以设计过渡态类似物(transition state analog)，成为高活性的蛋白酶抑制剂。例如血管紧张素 II 是强效收缩血管的内源性八肽，是血管紧张素原(十二肽)依次经肾素和血管紧张素转化酶两次剪切二肽而成。阿利吉仑(22, aliskiren)作为肾素抑制剂，是治疗高血压的首创性药物，模拟过渡态的关键结构是羟乙胺片段，分子的其余部分是为了提高选择性结合和改善物化性质。治疗艾滋病的沙奎那韦(23, saquinavir)也是基于过渡态结构设计的 HIV 蛋白酶抑制剂。

22　　　　　　　　　　　　　　　**23**

4.6.2　蛋白激酶

蛋白激酶(protein kinase)是一类催化蛋白质磷酸化反应的酶系，在辅酶三磷酸腺苷(ATP)存在下，将 ATP 的 γ-磷酸转移到蛋白质分子的氨基酸残基上，所以这是激酶蛋白+ATP+底物蛋白的三元体系的反应。磷酸共价结合到蛋白质分子中特定残基的羟基上，改变了蛋白质和酶的构象和活性，在细胞信号传导和细胞周期调控中形成了纵横交错的网络。一些恶性肿瘤的激酶高表达，是治疗肿瘤的药物靶标。研究蛋白激酶的策略常以 ATP 的结合位点或相近的变构位点为切入点，抑制激酶的活性，阻断酶蛋白与底物蛋白的相互作用。

例如，慢性粒细胞白血病患者的 Bcr-Abl 编码蛋白酪氨酸激酶过于活化，导致无控制地增殖。Bcr-Abl 激酶抑制剂伊马替尼(24, imatinib)结合于激酶变构区，分子的形状、长度和基团片段契合到激酶的疏水裂隙中。作为第一个激酶抑制剂，伊马替尼的成功开辟了分子靶向治疗药物的新领域。另一个抗肿瘤药吉非替尼(**25,**

gefitinib)是表皮细胞生长因子受体(EGFR)酪氨酸激酶抑制剂，结合于激酶的 ATP
位点，阻断了酶与蛋白的相互作用。

24　　　　　　　　　　　　　　　　　　　　　**25**

4.6.3　无特定反应位点的蛋白-蛋白相互作用

　　上述干预蛋白-蛋白相互作用(protein-protein interaction, PPI)的共同特点是有
酶的特性，催化反应的位点成为设计药物的切入点，酶活性中心的腔穴或裂隙成
为设计的"抓手"。然而相当多的 PPI 往往没有"抓手"，其特点表现在：①两个
蛋白相互作用的接触面积广泛，大约为 1500~3000 Å^2，显著大于蛋白与小分子的
结合面积(300~1000 Å^2)，阻止这类 PPI 的分子尺寸较大，往往达不到成药性。②蛋
白结合面一般比较平坦和表浅，缺乏结合腔或裂隙或反应位点的依托。③构成多
数的接触面都不是连续肽链或相邻氨基酸残基的贡献，因而难以确定哪些氨基酸
残基是研究抑制剂的结合点。④参与相互作用的残基多为不连续的疏水性氨基酸，
π-π 堆积或疏水-疏水相互作用的特异性不强，因而难以确定。

　　研究和确定 PPI 结合位点的一种方法是将氨基酸残基突变研究对结合的影响，
结果表明在接触面上有低于 50%的残基对蛋白-蛋白结合能有重要贡献，但没有明
显的结合特征，往往广布于亲脂性氨基酸如 Trp, Tyr, Phe 以及碱性氨基酸等残基，
参与结合作用，这类结合点虽被称作热域(hot spot)，却不如蛋白-小分子配体结合
的药效团特征明显。图 4-22 是以蛋白-蛋白相互作用为靶标药物研究的示意图，
以小尺寸抑制剂阻止两个蛋白的结合是分子设计的难点[23]。

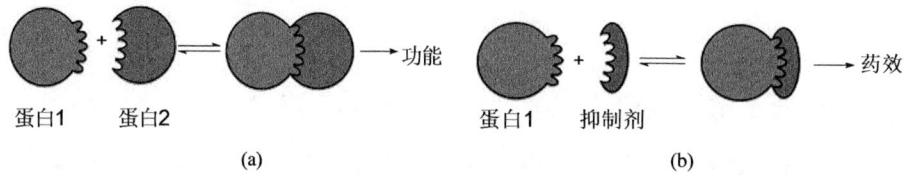

图 4-22　(a)蛋白-蛋白相互作用；(b)蛋白-抑制剂结合的示意图[23]

　　例如抑癌基因 *p53* 在阻止细胞周期、修复 DNA 损伤及细胞凋亡等生物过程
中发挥重要作用。MDM2 是 *p53* 的抑制因子，它是 *p53* 的 E3 连接酶，MDM2 通
过介导 *p53* 的泛素化，被蛋白酶体降解，阻断了 *p53* 的抑癌功能。用小分子抑制
MDM2 与 *p53* 的结合是多年来研制抗癌药物的环节，迄今没有上市药物，彰显出

研制的难度。图 4-23(a)是 MDM2 与 *p53* 重要肽片段的晶体结构图，*p53* 肽链的 Leu26，Trp23 和 Phe19 结合于 MDM2 的疏水表面，被认为是结合的热域，化合物 MI-219(**26**)作为 MDM2-*p53* 抑制剂，新戊基、螺-吲哚酮和氯苯等结构片段的配置，模拟了该结合热域的基团[图 4-23(b)]，呈现强效的抑制活性，处于临床研究阶段[24]。

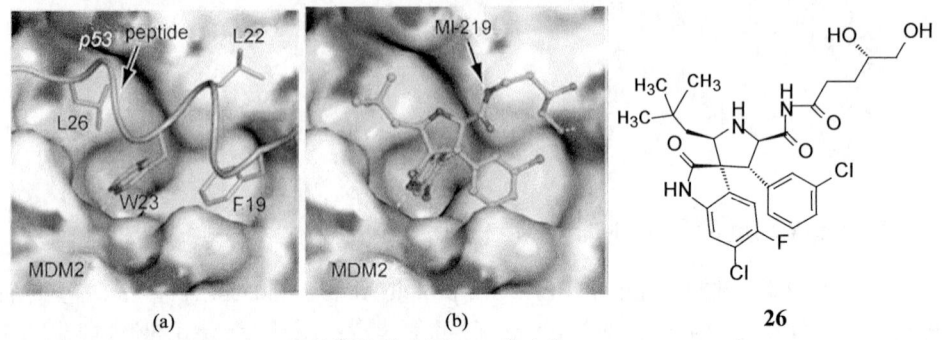

图 4-23　(a)MDM2 与 *p53* 肽段的结合图；(b)化合物 **26**(MI-219)与 MDM2 的对接图

　　治疗慢性淋巴白血病药物维奈托克(**27**, venetoclax)是 B 细胞淋巴瘤蛋白 2(BCL-2)抑制剂，BCL-2 通过与蛋白的相互作用，帮助癌细胞在血液中存活，venetoclax 通过抑制 BCL-2 的功能治疗白血病，是全球第一个通过分子设计成功上市的抑制蛋白-蛋白相互作用药物。为了达到高抑制活性($IC_{50} < 0.01$ nmol/L)分子量高达 868，溶解度< 1 mg/mL，显示了 PPI 抑制剂的特征[25]。

27

4.6.4　小分子诱导蛋白-蛋白相互作用的 PROTAC 技术

　　小分子药物抑制靶标蛋白，传统的策略是结合活性位点而失活，即使干扰蛋白-蛋白的相互作用也是占据热域而阻断，所以这类药物是"占据"驱动(occupancy-driven)的治疗策略。这类药物的研制有两个须要克服的问题，一是难以找到干扰蛋白-蛋白相互作用的切入点，另一是药物在全身暴露，不免发生脱靶的不良反应。

　　近来发展了另一种治疗药物的策略，是通过药物的诱导，将目标蛋白降解，使靶标失去功能，称作靶向降解蛋白嵌合(proteolysis-targeting chimeras, PROTAC)

技术。原理是利用蛋白酶体(proteosome)降解蛋白质的功能。细胞内有个叫做泛素-蛋白酶体系统(ubiquitin-proteosome system, UPS)，是细胞内除溶酶体外的另一降解蛋白质途径，参与细胞中许多生物学过程，包括细胞周期、细胞凋亡、氧化应激反应以及清除受损伤或折叠错误的蛋白等过程。该系统包括泛素、26S 蛋白酶体和去泛素化酶 DUB 等。

泛素(ubiquitin)是由 76 个氨基酸组成的蛋白，含有 7 个赖氨酸残基，C 端的羧基可与目标蛋白生成异肽键，引发进一步泛素化，缀合成泛素链。人体蛋白酶体又称 26S 蛋白酶体，分子量为 2000 kDa，由一个 20S 亚基为中央核心和两个 19S 亚基的外端帽子构成，形成筒状的蛋白复合物，空心的 20S 内核是结合被降解的蛋白(下称目标蛋白)的位置，由 7 个催化亚基执行裂解功能，分别为 β1~β7。19S 帽区含有 ATP 酶活性位点和泛素结合位点，分别由活化酶 E1，结合酶 E2 和连接酶 E3 催化完成，目标蛋白的泛素化是蛋白酶体实施裂解前的必要步骤。

降解过程主要有四步：①泛素的活化：泛素甘氨酸端的羧基连接到泛素活化酶 E1 的巯基(需 ATP 提供能量)，形成泛素和泛素活化酶 E1 之间的硫酯键。②E1 将活化的泛素通过酯交换转到泛素结合酶 E2。③泛素连接酶 E3 将结合 E2 的泛素连接到目标蛋白质上并释放 E2，形成泛素化的蛋白质是 PROTAC 技术应用中最重要的环节。④泛素化的蛋白质被蛋白酶体识别并结合，催化分解成短肽碎片。

PROTAC 的作用是将 E3 连接酶招募到目标蛋白处以完成泛素化，被蛋白酶体裂解，因而必然是双功能分子，一端识别并结合目标蛋白的配体，另一端结合 E3 连接酶的配体，两个配体由连接基连接，如图 4-24 所示[26]。PROTAC 是目标蛋白和 E3 连接酶的"拉郎配"，本身没有消耗，原则上可循环使用。因而 PROTAC 是上述事件驱动(event-driven)的治疗药物。

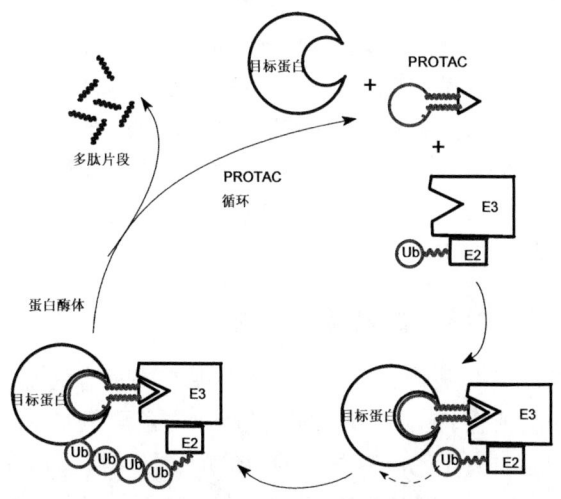

图 4-24　PROTAC 方法诱导降解的示意图

化合物 MZ1(**28**)是由 VH032 和 JQ1 经聚乙二醇链连接的 PROTAC，VH032 是 E3 连接酶 VHL 强效和特异性结合配体，JQ1 是被降解的溴域 4 蛋白(Brd4)的配体，MZ1 招募连接酶 VHL 到拟降解的 Brd4 处，形成了 Brd4-MZ1-VHL 三元复合物。图 4-25 是 Brd4-MZ1-VHL 复合物晶体结构图，MZ1 介于靶蛋白和酶之间，VH032 结合于 VHL，JQ1 与 Brd4 结合[27]。

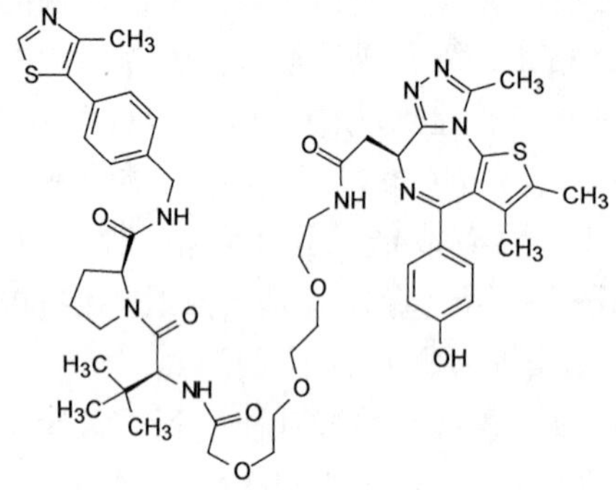

28

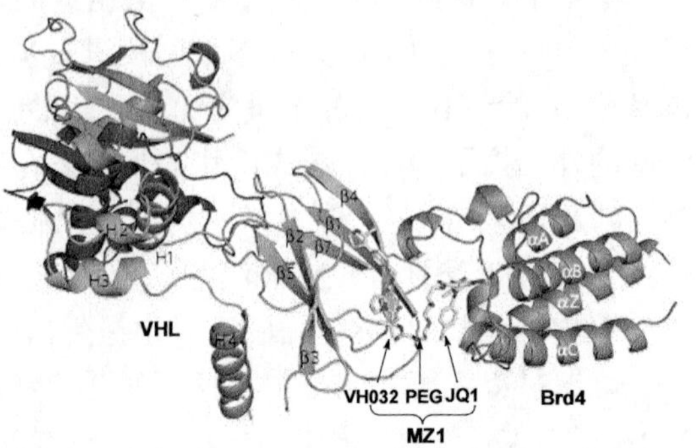

图 4-25　Brd4-MZ1-VHL 三元复合物的晶体结构图

4.7　药物与靶标分子间的共价键结合

临床应用的多数药物是与靶标经非共价的弱结合作用，而且是可逆性结合。那些与靶标发生共价键结合的药物，即通过靶标与药物的原子之间共享电子实现的结合，往往呈不可逆性结合。由于既往用烷化剂治疗肿瘤的非特异性作用，给人们留下较多的不良反应，甚至毒性的印象，一向为药学界所忌讳和诟病。

其实回顾药物历史发展，一些共价结合药物竟是重要药物，例如阿司匹林和奥美拉唑等。近年来也上市一些共价键结合的靶向药物，标志着共价结合药物的复兴[28]。

随着结构生物学不断解析靶标的三维结构，得以基于靶标结构设计共价键结合的化合物。共价键结合药物占多数的是抗感染和抗肿瘤药物，但在调节和纠正机体失衡功能方面，如神经系统、代谢性疾病的药物，共价键药物也有成功的范例。通过理性设计，调节亲电性基团的反应活性、所处的结构环境和空间位置，可提高对靶标的选择性作用。

4.7.1　酶促提高阿司匹林的乙酰基活性

阿司匹林是共价结合药物，分子中的乙酰基与环氧合酶(COX)中丝氨酸残基(Ser530)发生乙酰化，成为 COX 酶不可逆抑制剂[29]。乙酰氧基是较弱的亲电基团，例如在有机化学中难以发生乙酰基酚与伯醇的酯交换反应。但在 COX 酶处可以发生，是因为酶活性中心的氨基酸残基经广义酸-碱催化机制提高了乙酰基的亲电性。图 4-26 是阿司匹林与 COX 形成共价结合的示意图。

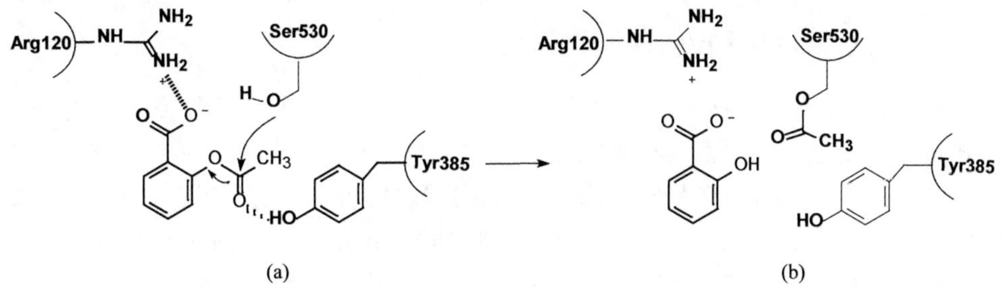

(a)　　　　　　　　　　　　　(b)

图 4-26　(a)阿司匹林被活化；(b)对 COX 形成共价结合的示意图

4.7.2　模拟底物构型的 β-内酰胺类抗生素

由青霉素派生的西林、头孢、培南和巴坦类等抗生素分子中都含有 β-内酰胺结构，四元环的适度张力和构型上模拟 D-丙氨酰-D-丙氨酸片段，对青霉素结合蛋白可发生特异的开环酰化反应(图 4-27)，这种不可逆的共价结合阻断了细菌胞壁的合成。

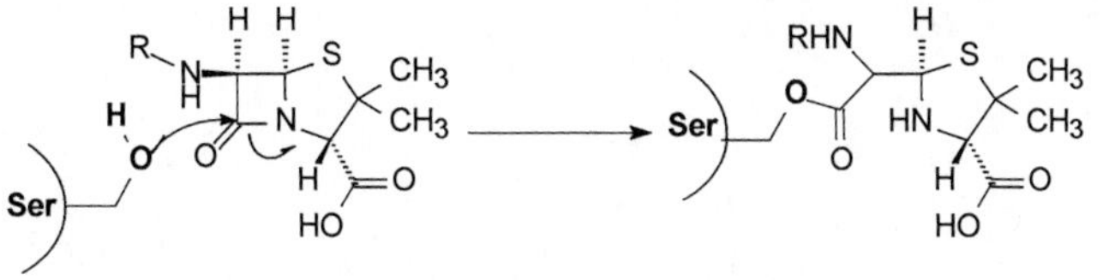

图 4-27　β-内酰胺类发生共价结合的示意图

4.7.3　代谢致活的氯吡格雷

氯吡格雷(**29**, clopidogrel)是血小板聚集抑制剂，用于预防冠状动脉和脑血管血栓的形成，其作用机制是经 CYP2C19 氧化代谢，生成活化的代谢产物不饱和硫内酯，后者与血小板膜上靶标 P2Y12 的半胱氨酸巯基发生二硫键结合，成为不可逆的共价键结合[30](图 4-28)。

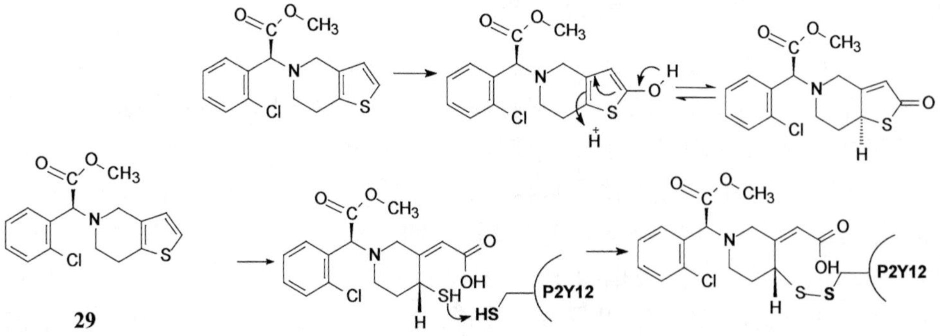

29

图 4-28　氯吡格雷的代谢活化和共价结合示意图

4.7.4　基于蛋白结构设计的硼替佐米

硼替佐米(**30**, bortezomib)是有机硼药物。硼原子处于周期表第 3 族，存在的空轨道可接受电子，因而具有亲电性，例如与羟基经配位键结合形成硼酸酯，可视作酰化反应。硼替佐米是含有硼元素的蛋白酶体抑制剂，其作用位点是 20S 蛋白酶体的活性中心，临床用于治疗多发性骨髓瘤和淋巴瘤。这是药物中少有的有机硼酸化合物，作为亲电基团与活性中心的苏氨酸 Thr1 的羟基氧发生配位结合，形成共价结合的硼酸酯，产生不可逆抑制作用。硼替佐米结构中的一些极性基团与酶体的氨基酸残基发生多处氢键结合，保障了结合的特异性[31]，如图 4-29 所示。

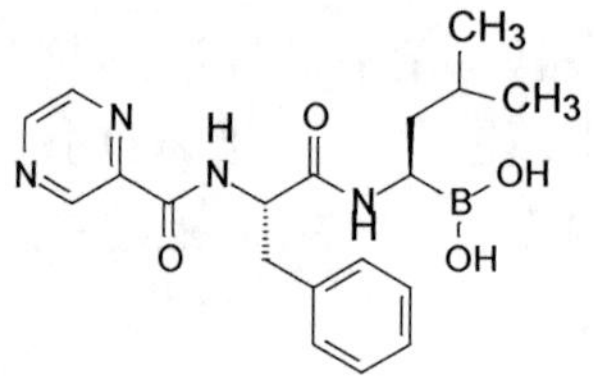

30

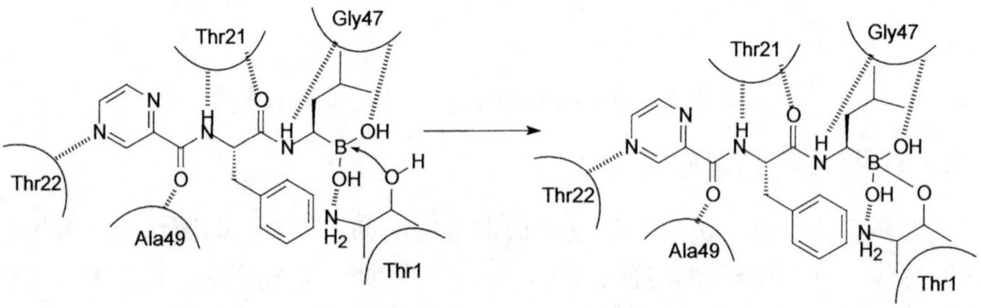

图 4-29　硼替佐米与 20S 蛋白酶体晶体结构的示意图

4.7.5　含迈克尔加成片段的药物

奈拉替尼(**31**, neretinib)和阿法替尼(**32**, afatinib)是表皮生长因子受体(EGFR)酪氨酸激酶抑制剂，作为治疗小细胞肺癌药物已经批准上市。丙烯酰胺片段是赋予不可逆抑制的结构因素。其实即使没有 6 位的丙烯酰胺片段，单凭 3-氰基喹啉或喹唑啉环和 4 位的疏水基团已基本满足了可逆性结合 EGFR 激酶的结构因素(例如厄洛替尼)。但在 6 位连接弱亲电性侧链，接近于酶开口处的强亲核基团 Cys805，可发生迈克尔加成反应，如图 4-30 所示。这种在可逆性结合的基础上加入共价结合的不可逆因素，犹如拉链装置加一把锁，提高了活性强度和选择性。若丙烯酰胺片段连接到 7 位，因与 Cys805 距离加大，不能形成共价结合[32]。

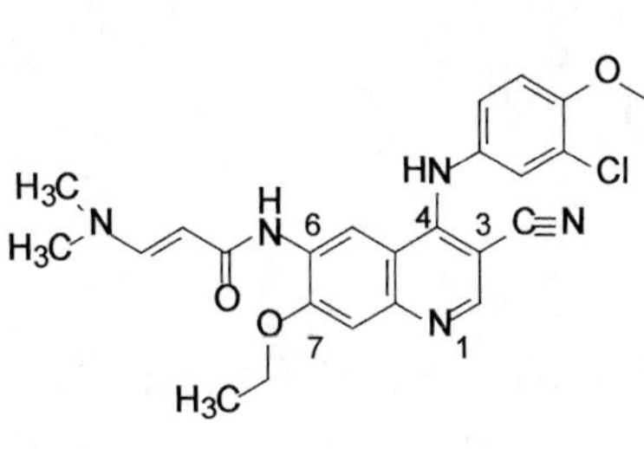

31 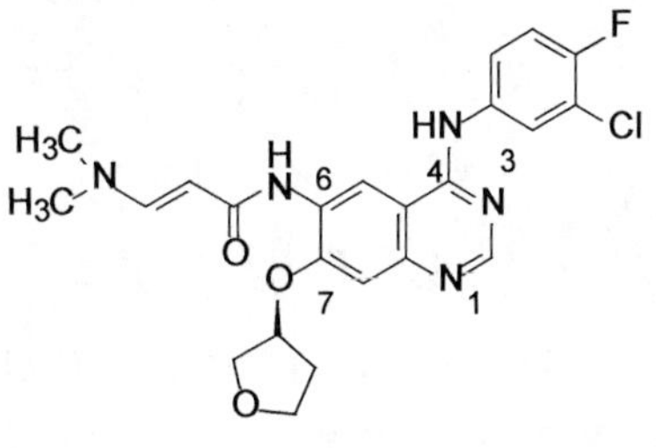　　　　　　**32**

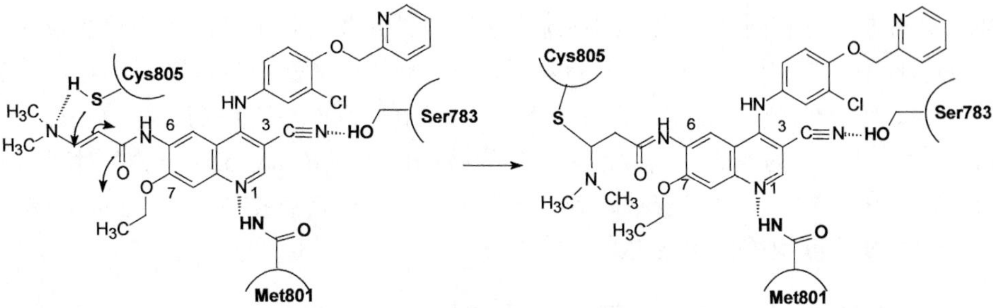

图 4-30　奈拉替尼与 EGFR 的结合模式

4.7.6　与辅酶 I 共价结合的非那雄胺

非那雄胺(**33**, finasteride)是 5α-还原酶抑制剂，阻断睾酮转变为二氢睾酮，用于治疗前列腺良性增生。5α-还原酶催化还原反应须有还原型辅酶I(NADPH)参与，提供还原剂氢负离子。非那雄胺与 5α-还原酶和辅酶 I 形成三元复合物，A 环的 α,β-不饱和内酰胺作为弱亲电基团与辅酶 I 的二氢吡啶发生可逆性共价键结合，生成 NADP-二氢非那雄胺。反应过程如图 4-31 所示[33]。

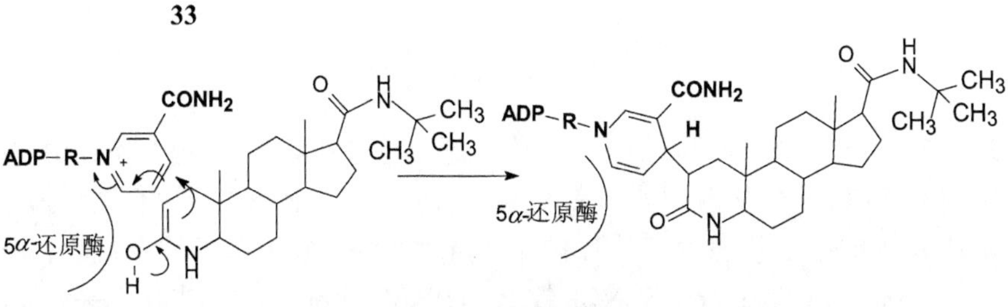

33

图 4-31　NADPH 在非那雄胺抑制 5α-还原酶的作用

4.8　药物与受体的结合动力学

4.8.1　封闭系统和开放系统

以靶标为核心研发新药,体外评价化合物的活性多是在平衡状态下测定与受体的亲和力,IC_{50} 或 K_i 值往往作为初筛和优化活性的判断指标。然而由体外转化到体内可能会出现问题,是因为体内的受体蛋白所处的环境与体外状态有很大差别,体外测定是在封闭和固定的系统中进行的,而体内是个开放和变动的系统。封闭系统中受体和药物处于恒定的浓度,开发环境中的药物浓度随时间在不断变化,因而体内建立起的结合-离解作用是在不断的变化之中。所以,单纯用 IC_{50} 或 K_i 值判断药物的效力和药效动力学性质(pharmacodynamic property)在时间的坐标上显示出差异,甚至是有缺陷的,导致宏观上药效持续作用常常与 IC_{50} 或 K_i 值乃至血药浓度相关性的缺失。

4.8.2　药物与受体结合过程与能量变化

非共价键药物与受体的相互作用,生成的复合物可逆向离解成游离的药物和受体,该可逆过程是分步进行的:第一步结合成初始的 DR,药物与受体未达到密切契合,此时结合速率和离解速率分别为 k_1 和 k_2,第二步受体与药物分子经相互诱导契合和构象改变,形成互补的实质性结合,导致紧密的结合和强度的提高。最终生成复合物 DR*,DR*并未形成共价键,仍是可逆性结合,可用式(4-16)表示:

$$\text{D} + \text{R} \underset{k_2}{\overset{k_1}{\rightleftharpoons}} \text{DR} \underset{k_4}{\overset{k_3}{\rightleftharpoons}} \text{DR}^* \tag{4-16}$$

这两个阶段生成复合物的总的结合速率常数为 k_{on},包含有 k_1 和 k_3;复合物 DR* 的保持时间或寿命可用离解速率常数 k_{off} 表示,k_{off} 越小复合物的寿命越长,药物占据受体时间越久,意味着药理持续作用长。k_{off} 是上述两步微观速率常数的综合结果,用式(4-17)表征[34,35]:

$$k_{off} = \frac{k_2 k_4}{k_1 + k_3 + k_4} \tag{4-17}$$

式(4-17)表明,由 DR*回到 DR 状态的逆反应速率常数 k_4 越大,或由 DR 离解返回到 D 和 R 游离状态的速率常数 k_2 越大,则 k_{off} 值则大,复合物为短寿命,D 存留在 R 处的结合状态少,对 R 的作用持续时间就短。离解速率常数 k_{off} 的单位是 s^{-1}(或 min^{-1},h^{-1});结合速率常数 k_{on} 的单位是 $mol^{-1}s^{-1}$。当达到平衡态时,复合物的离解常数 $K_d = k_{off} / k_{on}$,K_d 的单位是 mol。图 4-32 是药物 D 与受体 R 相互作用的自由能变化图，描述了两步机制和诱导契合生成复合物的能量变化。k_1 和 k_2 是生成起始复合物 DR 的速率常数，k_3 和 k_4 是经构象变化生成终态复合物 DR*的速率常数。图中的 k_3 和 k_4 值较低，因而生成和解离 DR*的速率较慢。K_d 是复合物 DR*的离解常数，为药物对受体亲和力的量度。

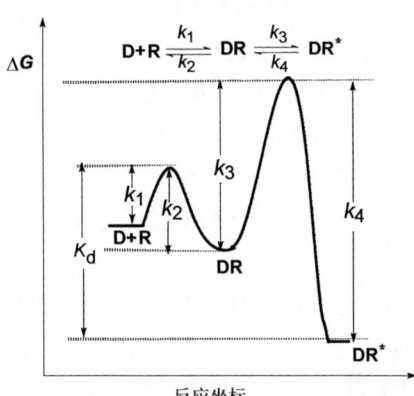

图 4-32　药物 D 与受体 R 结合过程的自由能变化图

4.8.3　药物在受体的结合半衰期——驻留时间

药物与受体靶标的结合速率取决于两个因素：一是药物分子扩散到受体结合部位的快慢，是由药物的吸收和分布所决定，为药代动力学研究的内容；另一是药物分子与受体部位的互补契合程度。药物在受体处结合和持续时间，主要由药物-靶标复合物的离解速率所支配，也与游离出的药物移行和清除的速率相关。如果复合物离解速率慢，或离解后又结合(rebinding)，则药物在细胞内占据受体的时间会延长，表现为持续的抑制(或激动)作用。

为了比较配体之间形成复合物的寿命或稳定性，可用结合半衰期 $t_{1/2(DR)}$ 和驻留时间(residence time, RT)来表示，RT 也是表示药物与受体的离解速率或药物-受体复合物寿命的量度。驻留时间 RT 与离解速率呈倒数关系，离解速率常数越小 RT 值越大，配体停留于受体部位的时间越长。$t_{1/2(DR)}$ 与药代动力学半衰期 $t_{1/2}$ 的概念不同，后者是血浆中药物浓度降低 50%所需的时间。许多实例表明药效的持续时间超过了药物在体循环的最低有效浓度的时间，是因为驻留时间长的缘故。$t_{1/2(DR)}$ 或 RT 的单位是 s(或 min, h)。k_{off}、$t_{1/2}$ 和 RT 之间的关系如式(4-18)和(4-19)所示[36]：

$$t_{1/2(DR)} = 0.693/k_{off} \qquad\qquad (4\text{-}18)$$

$$RT = 1/k_{off} = t_{1/2(DR)}/0.693 \qquad\qquad (4\text{-}19)$$

4.8.4　药物的离解速率和体内活性

4.8.4.1　竞争性抑制剂的离解速率常数差异很大

多数药物是与内源性配体(或底物)同受体(或酶)结合同一位点,发生排他性的竞争性结合。竞争性抑制剂降低酶对底物的亲和力(K_m),而不影响最大反应速率(V_{max})。竞争性抑制剂的缺点是它的强度和效力由于底物的存在亲和力被减弱,当底物存在时为了维持同样的抑制作用,需要加大抑制剂的浓度。

在体内的开放系统中,抑制剂、底物和酶的浓度在不断变化,成为维持竞争性抑制的难点,因为达不到在封闭系统平衡状态下的抑制效果,难以维持长时间的抑制作用[37]。

如果生成的复合物离解速率非常慢,靶标长时间处于被占据和结合状态,则竞争性抑制作用表观上形成持续的、动力学上不可逆的后果,这称作不可逾越的拮抗剂(insurmountable antagonist)[38]。

例如钙通道阻滞剂维拉帕米、钠通道阻滞剂苯妥英,以及坎地沙坦、地氯雷他定和格拉司琼等拮抗剂的复合物离解速率常数很小,属于不可逾越的拮抗剂,它们在临床上表现的药效动力学(pharmacodynamic profile)超过了各自的药代动力学作用(pharmacokinetic profile),形成药效超过药物浓度水平的滞后曲线(counter-clockwise hysteresis curve),这些药物都有很慢的离解速率。

表 4-9 列出了一些药物与靶标作用的离解速率、半衰期和驻留时间,显示药物之间的驻留时间有很大差异,从若干秒到 10 多天。作用于同一靶标的不同药物的离解速率和驻留时间有时也有很大差异,以致单凭体外的 K_d 或 IC_{50} 值不能预示体内的作用强度和持续时间。当今体外评价和优化化合物活性已重视化合物的离解速率或驻留时间。

表 4-9　药物的离解速率半衰期和驻留时间

药物	作用靶标	离解速率半衰期	驻留时间
阿加曲班(argatroban)	凝血酶抑制剂	2 s	2.9 s
喹硫平(quetiapine)	D2, 5-HT2A 受体拮抗剂	18 s	26 s
N-甲基纳洛酮(N-Me-naloxone)	阿片 μ 受体激动剂	28 s	40 s
氯氮平(clozapine)	D2 受体拮抗剂	30 s	43 s
美拉加群(melagatran)	凝血酶抑制剂	36 s	52 s
ipratropium bromide	毒蕈碱 M3 受体拮抗剂	9.6 min	13.9 min
甲氧苄啶(trimethoprim)	细菌二氢叶酸还原酶	8 min	12 min
美伐他汀(mevastatin)	HMG-CoA 还原酶	15 min	22 min
DADMe-Immucillin-H	嘌呤核苷磷酸酶	20 min	29 min
爱维莫潘(alvimopan)	阿片 μ 受体激动剂	33~44 min	48~63 min
甲氨蝶呤(methotrexate)	二氢叶酸还原酶	35 min	50 min

药物	作用靶标	离解速率半衰期	驻留时间
奥司他韦(oseltamivir)	病毒神经氨酸酶	47 min	68 min
奈非那韦(nelfinavir)	HIV-1 蛋白酶	48 h	69 min
奥美沙坦酯(olmesartan)	血管紧张素 I 受体拮抗剂	72 min	104 min
洛匹那韦(lopinavir)	HIV-1 蛋白酶	72 min	104 min
氨氯地平(amlodipine)	L-型钙通道阻滞剂	77 min	111 min
替米沙坦(telmisartan)	血管紧张素 I 受体拮抗剂	1.4 h	2.0 h
DADMe-Immucillin-G	嘌呤核苷磷酸酶	2 h	2.9 h
坎地沙坦(candesartan)	血管紧张素 I 受体拮抗剂	2~3 h	2.9~4.3 h
丁丙诺啡(buprenorphine)	阿片 μ 受体激动剂	2.7 h	4 h
格尔德霉素(geldanamycin)	热休克蛋白 90	4.6 h	6.6 h
拉帕替尼(lapatinib)	表皮生长因子酪氨酸激酶	5 h	7.2 h
别嘌呤醇(allopurinol)	黄嘌呤氧化镁	5 h	7.2 h
拉帕替尼(lapatinib)	erbB2/EGFR	5 h	7.2 h
沙格列汀(saxagliptin)	二肽基肽酶	5.1 h	7.4 h
tiopropium bromide	毒蕈碱 M3 受体拮抗剂	7.7 h	11.1 h
地氯雷他定(desloratadine)	组胺 H1 受体	>8.7 h	>12.6 h
罗非昔布(rofecoxib)	环氧合酶 2	9 h	13 h
来匹卢定(lepirudin)	凝血酶抑制剂	11 h	15.9 h
deoxycoformycin	腺苷脱氨酶	40 h	57.7 h
马拉维若(maraviroc)	趋化因子 CCR5 受体	136 h	196 h
非那雄胺(finasteride)	甾族 5α还原酶	>235 h	> 340 h
地瑞那韦(darunavir)	HIV-1 蛋白酶	>14 d	>20 d
罗非昔布(rofecoxib)	COX-2 抑制剂	不可逆	
奥美拉唑(omeprazole)	H^+/K^+ATP 酶抑制剂	不可逆	
兰索拉唑(lasoprazole)	H^+/K^+ATP 酶抑制剂	不可逆	
司来吉兰(selegiline)	单胺氧化酶抑制剂	不可逆	
反苯环丙胺(tranylcyclomine)	单胺氧化酶抑制剂	不可逆	

4.8.4.2　药物离解速率影响药物体内作用的持续时间

前已述及，药物-受体复合物的离解速率决定了药理效应的持续时间，离解速率与血浆中药物浓度没有对应性。体外测定的药物离解常数并不能预示和估计药物在体内作用的持续时间，需要用离解速率常数或驻留时间推算。图 4-33 是两个化合物 A 和 B 的时间-效应曲线图。A 和 B 具有相同的 K_d 值(假设 $K_d=1$)，即 k_{off}/k_{on} 的比值是相同的，但化合物 A 的 k_{off} 值 $=0.2$ $h^{-1}(t_{1/2(DR)}=3.46$ h)，化合物 B 的 k_{off} 值 $=0.02$ $h^{-1}(t_{1/2(DR)}=34.6$ h)，A 和 B 药效的持续时间相差 10 倍。

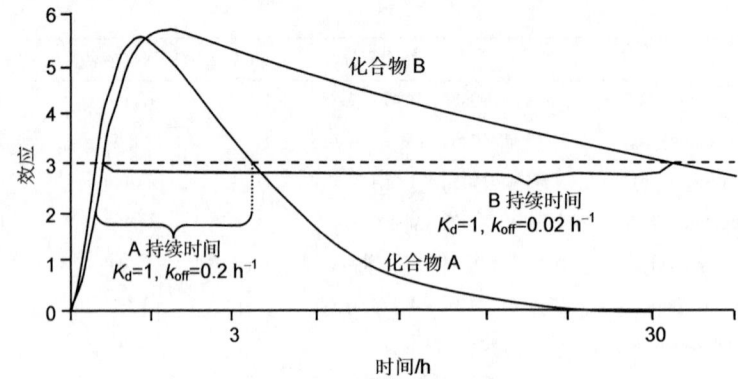

图 4-33　复合物离解速率对效应持续时间的影响

　　例如，抗肿瘤药物拉帕替尼(**34**, lapatinib)和厄洛替尼(**35**, erlotinib)都是 EGFR 激酶抑制剂，结合于激酶的 ATP 结合位点，拉帕替尼的 K_i 值大于厄洛替尼大约 7 倍。但在结合动力学性质上拉帕替尼却胜过厄洛替尼，结合半衰期相差 30 倍，拉帕替尼抑制 ERbB 细胞活性强于厄洛替尼。结合动力学差异在于喹唑啉环 4 位连接的片段不同。晶体结构研究表明厄洛替尼与EGFR的复合物结构与apo-EGFR(空蛋白)基本相同，结合前后的 EGFR 构象没有发生重大改变，因而有较快的离解速率。拉帕替尼的喹唑啉环经氧亚甲基连接一较大体积的取代苯环，后者伸入到深部被打开的腔内，这个腔在 apo-EGFR 和厄罗替尼复合物中是不存在的。这样，拉帕替尼从复合物中离解成游离状态，需要改变 EGFR 的构象，越过较高能垒，因而有较慢的离解速率 $t_{1/2(DR)}$ =300 min[39]。表 4-10 列出了拉帕替尼和厄洛替尼与 EGFR 激酶结合的 K_i 值、半衰期和抑制 ERbB 细胞的活性。

34　　　　　　　　　　　　　　　　　　**35**

表 4-10　拉帕替尼和厄洛替尼的 K_i 值、结合半衰期和抑制 ERbB 活性比较

药物	K_i, EGFR/(nmol/L)	$t_{1/2(DR)}$/min	IC$_{50}$ ERbB-2/(nmol/L)	K_i ERbB-4/(nmol/L)
34	3.0±0.2	300	13±1	347±16
35	0.4±0.1	10	870±90	1130±370

4.8.4.3　离解速率影响药物的选择性作用

　　提高对靶标的选择性可以降低脱靶作用和不良反应。拉大化合物对靶向(targeting)和脱靶(off-target)的 K_d 或 IC$_{50}$ 的差值，预示有较宽的治疗窗口和安全性，

同样，加大药物对靶向和脱靶的驻留时间的差异，也有同样的效果。图 4-34 解析
了药物在靶向和脱靶处的驻留时间不同，随着时间的变化对药效和安全性的影响。
灰色曲线是给药后 24 h 血浆中药物浓度的变化，即药代动力学曲线。黑点是药物
对靶标在 24 h 内药效动力学曲线(驻留时间 RT=8 h)，在这个时程内靶标被药物结
合的比例是 80%~100%；药物的脱靶结合 RT=25 min，圆圈表示毒性与时间关系
曲线表明，随血药浓度变化被占据的脱靶的比例迅速下降，到 24 h 只有 20%的脱
靶作用。这样，体内显示的选择性作用是随时间而变化的，例如给药后 2 h 与 24 h
的不良反应是不同的，而药效始终存在，药物的选择性作用在这里是受驻留时间
支配的[40]。

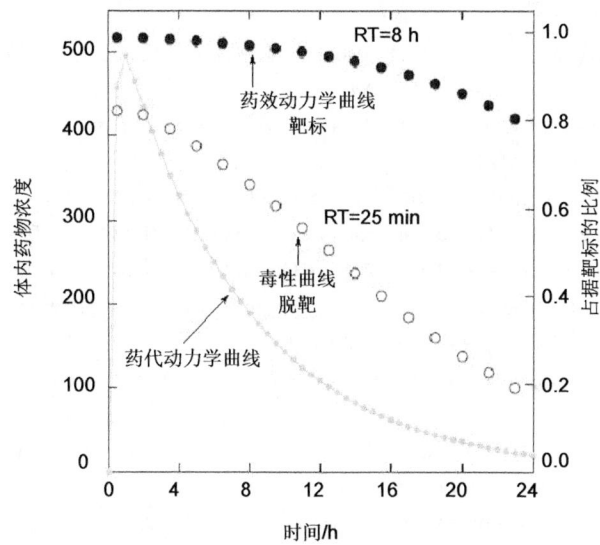

图 4-34　药物与靶向和脱靶的离解速率对药效和毒性持续时间的影响

　　例如治疗慢性阻塞性肺病药物噻托溴铵(36, tiotropium bromide)具有很慢的离
解速率，它的主作用是 M3 毒蕈碱受体拮抗作用，但也结合于 M2 受体亚型(脱靶)，
后者会引起心血管的副作用，但与 M2 复合物的离解速率比 M3 快 10 倍，因而"动
力学选择性"产生的效果是长效的治疗作用和短暂的不良反应，噻托溴铵吸入治
疗慢性阻塞性肺病每日一次可缓解症状 24 小时，而对心血管的不良反应较小。

36

参 考 文 献

[1] Clark A J. The reaction between acetyl choline and muscle cells. J Physiol, 1926, 61: 530-546

[2] Gaddum J H. The action of adrenalin and ergotamine on the uterus of the rabbit. J Physiol, 1926, 61: 141-150

[3] Ariëns E J. Affinity and intrinsic activity in the theory of competitive inhibition. I. Problems and theory. Arch Int Pharmacodyn Ther, 1953, 99: 32-49

[4] Koshland Jr D E. Application of a theory of enzyme specificity to protein synthesis. Proc Natl Acad Sci USA, 1958, 44: 98-104

[5] Fesik S W, Gampe Jr R T, Eaton H L, et al. NMR studies of [U-13C]cyclosporine A bound to cyclophilin: Bound conformation and portions of cyclosporine involved in binding. Biochemistry, 1991, 30: 6574-6583

[6] Belleau B. A molecular theory of drug action based on induced conformational perturbation of receptors. J Med Chem, 1964, 7:776-784

[7] Monod J, Wyman J, Changeux J-P. On the nature of allosteric transitions: A plausible model. J Mol Biol, 1965, 12: 88-118

[8] Leff P. The two state model of receptor activation. Trends in Pharmacol Sci, 1995, 16: 89-97

[9] Ma J C, Dougherty D A. The cation-π interaction. Chem Rev, 1997, 97:1303-1324

[10] Schaerer K, Morgenthaler M, Paulini R, et al. Quantification of cation-pi interactions in protein-ligand complexes: Crystal-structure analysis of factor Xa bound to a quaternary ammonium ligand. Angew Chem Int End Eng, 2005, 44: 4400-4404

[11] Page M I. Entropy, binding energy, and enzymic catalyst. Angew Chem Int Ed Eng, 1977, 16: 449-459

[12] Cowan S W, Nercomer M E, Jones T A. Crystallographic refinement of human serum retinol binding protein at 2Å resolution. Proteins, 1990, 8: 44-61

[13] Hunter C A, Siegh J, Thorton J M. π-π Interactions: The geometry and energetics of phenylalanine-phenylalanine interactions in proteins. J Mol Biol, 1991, 218: 837-846

[14] Newcomb L F, Gellman S H. Aromatic stacking interactions in aqueous solution: Evidence that the neither classical hydrophobic effects nor dispersion forces are important. J Am Chem Soc. 1994, 116: 4993-4994

[15] Wenger R M, France J, Bovermann J, et al. The 3D structure of a cyclosporin analog in water is nearly identical to the cyclophilin-bound cyclosporin conformation. FEBS Lett, 1994, 340: 255-259

[16] van der Velde D G, Georg G I, Grunewald G, et al. "Hydrophobic collapse" of Taxol and Taxotere solution conformations in mixtures of water and organic solvent. J Am Chem Soc, 1993, 115: 11650-11651

[17] Gilli P, Ferretti V, Gilli G, et al. Enthalpy-entropy compensation in drug-receptor binding. J Phys Chem, 1994, 98:1515-1518

[18] Carbonell T, Freire E. Binding thermodynamics of statins to HMG-CoA reductase [J]. Biochemistry, 2005, 44(35): 11741-11748

[19] Sarver R W, Peevers J, Cody W L, et al. Thermodynamic and structure guided design of statin based inhibitors of 3-hydroxy-3-methylglutaryl coenzyme A reductase. J Med Chem, 2008, 51:

3804-3813

[20]　Tie Y P I, Boross Y F, Wang L, et al. High resolution crystal structures of HIV-1 protease with a potent non-peptide inhibitor (UIC-94017) active against multidrug-resistant clinical strains. J Mol Biol, 2004, 338:341-352

[21]　Fisher M J, Gunn B, Harms S, et al. Non-Peptide RGD surrogates which mimic a Gly-Asp β-turn: Potent antagonists of platelet glycoprotein IIb-IIIa. J Med Chem, 1997, 40: 2085-2101

[22]　Venkatesan K, Rual J, Vazquez A, et al. An empirical framework for binary interactome mapping. Nat Methods, 2009, 6:83-90; Stumpf M, Thorne T, de Silva E, et al. Estimating the size of the human interactome. Proc Natl Acad Sci USA, 2008, 105:6959-6964

[23]　Moreira I S, Fernandes P A, Ramos M J. Hot spots — A review of the protein-protein interface determinant amino-acid residues. Proteins, 2007, 68: 803-812

[24]　Nikolovska-Coleska Z, Ding K, Wang G, et al. Temporal activation of $p53$ by a specific MDM2 inhibitor is selectively toxic to tumors and leads to complete tumor growth inhibition. Proc Natl Acad Sci USA, 2008, 105: 3933-3938

[25]　Davids M S, Letai A. ABT-199: A new hope for selective BCL-2 inhibition. Cancer Cell 2013, 23: 139-141

[26]　Lai A C, Crews C M. Induced protein degradation: an emerging drug discovery paradigm. Nat Rev Drug Discov, 2016, 16: 101-114

[27]　Gadd M S, Testa A, Lucas X, et al. Structural basis of PROTAC cooperative recognition for selective protein degradation. Nature Chem Biol, 2017, 13: 514-521

[28]　Singh J, Petter R C, Baillie T A, et al.The resurgence of covalent drugs[J]. Nat Rev Drug Discov, 2011, 10: 307-317

[29]　Vane J R. Inhibition of prostaglandin synthesis as a mechanism of action for aspirin-like drugs. Nature: New biology, 1971, 231(25): 232-235

[30]　Pereillo J M, Maftouh M, Andrieu A, et al.Structure and stereochemistry of the active metabolite of clopidogrel. Drug Metab Dispos, 2002, 30: 1288-1295

[31]　Adams J, Behnke M, Chen S, et al. Potent and selective inhibitors of the proteasome: Dipeptidyl boronic acids. Bioorg Med Chem Lett, 1998, 8: 333-338

[32]　Wissner A, Overbeek E, Reich M, et al. Synthesis and structure-activity relationship of 6,7-disubstituted 4-anilinoquinoline-3-carbonitriles. The design of an orally active, irreversible inhibitor of the tyrosine kinase activity of the epidermal growth factor receptor (EGFR) and the human epidermal growth factor receptor-2 (HER-2). J Med Chem, 2003, 46: 49-63

[33]　Bull H G, Garcia-Calvo M, Andersson S, et al. Mechanism-based inhibition of human steroid 5α-reductase by finasteride: Enyzme-catalyzed formation of NADP-dihydrofinasteride, a potent bisubstrate analog inhibitor. J Am Chem Soc, 1996, 118: 2359-2365

[34]　Tummino P J, Copeland R A. Residence time of receptor-ligand complexes and its effect on biological function. Biochemistry, 2008, 47: 5481-5492

[35]　Nunez S, Venhorst J, Kruse C G. Target-drug interactions: First principles and their application to drug discovery. Drug Discov Today, 2012, 17:10-22

[36]　Tummino P J, Copeland R A. Residence time of receptor-ligand complexes and its effect on biological function. Biochemistry, 2008, 47(20): 5481-5492

[37]　Westley A M, Westley J. Enzyme inhibition in open systems. Superiority of uncompetitive

agents. J Biol Chem, 1996, 271: 5347-5352

[38] Vauquelin G, van Liefde I, Birzbier B B, et al. New insights in insurmountable antagonism. Fundam Clin Pharmacol, 2002, 16: 263-272

[39] Wood E R, Truesdale A T, McDonald O B, et al. A unique structure for epidermal growth factor receptor bound to GW572016 (lapatinib). Relationships among protein conformation, inhibitor off-rate, and receptor activity in tumor cells. Cancer Res, 2004, 64:6652-6659

[40] Tummino P J, Copeland R A. Residence time of receptor-ligand complexes and its effect on biological function. Biochemistry, 2008, 47: 5481-5492

第5章 药物结构与性能的关系

5.1 定义和范围

物质的结构与性能的关系，向来是应用科学研究的永恒课题。药物具有多重属性，药理活性、代谢传输、毒副作用、物化性质等都是必备品质。药物化学中常用的构效关系(structure-activity relationship, SAR)术语是化学结构与药理效应(构效)、与药代(构代)、与毒副作用(构毒)、与物化性质(构性)等关系的总称。化学结构凝集了所有这些性质。

研究和分析构效关系是药物分子设计的必要补充，如果人们能够精准地将这些性质设计在一个结构中，就无须进行构效分析了，但这不可能。药物化学家设计活性化合物并不难，但创制一个药物则难得多，因为人体结构与功能复杂，有限的知识限制了人们研制药物只能逐项地优化，用试错法(trial and error)修正设计。所以研究构效关系是个实践与认识的反馈过程，可以推理，但不是理论研究。

小分子新药研究离不开构效关系分析。在分子设计—化学合成—性能评价—构效分析四步操作中缺一不可，从解析结构数据和性能数据的关系中获取信息，通过多次反馈和迭代，升华成人们的认识，再将知识用于新一轮的设计与合成，逐渐将活性化合物转化为候选药物。

研究构效关系有助于阐明药物的作用机理和作用方式，当人们对受体大分子结构缺乏了解时，构效关系可以提供有用的信息，犹如摸着石头过河，到达新药目标的彼岸。

本章的内容就是用分析的方法，分解药物或活性化合物的结构，讨论原子、基团片段或骨架与性能的关系。

5.2 骨架和药效团

从成药性的视角看，药物分子既要有被机体"容纳"的宏观性质，又得有与受体靶标互补识别的微观结构。从化学结构的视角分析，承载宏观性质和微观结构的，可大致区分为分子骨架和药效团，这是药物化学的两个重要概念。

5.2.1 结构骨架

药物与靶标发生结合并不是用尽组成分子的全部原子，而只是某些原子或基团与靶标结合部位的一些互补原子与基团的相互作用。这些原子或基团呈离散状态分布于空间，被称作药效团。药效团须与结构骨架连接，被支撑在空间适宜的位置，所以，药物分子结构可视作骨架加药物团的集合。当然，组成结构骨架的原子也可能是参与同靶标结合的药效团因素。

5.2.1.1　优势骨架

有机小分子药物的化学结构空间在全部有机化合物中只占有很小的空间，也不是均匀或随机地分布，而是簇集在特定的区域内，研究和确定这些区域，有助于构建和选择目标化合物，提高研发效率。优势骨架就是常出现药物的结构群。

根据某些特定的结构片段反复出现于多种靶标的配体结构中，1988 年 Evans 等将这类结构片段称为"优势结构"[1](privileged structure)。优势结构是指具有不同药理活性的化合物之间所共有的结构片段，即可以承载多种药理活性的分子亚结构。优势结构可视作药物化学中的工具箱，当与不同的基团相组合，可以用这些优势结构设计出多样结构的化合物，以对不同的靶标受体呈现不同的作用。此外，优势结构用于化学生物学，可作为探针分子的骨架，发现和确证受体家族中的新靶标，并进而构成研究新药的苗头或先导化合物。

优势结构有以下特征：①其结构适于与靶标结合部位发生互补性结合。②尺寸较小，结构中有多个可以连接或引入基团的位置。③刚柔并蓄，骨架既有半刚性，也有一定的柔性，可使骨架改换形状和采取不同的构象，容许诱导契合。④若有两个或多个疏水中心，都成独立存在的亚片段，一般不会发生自身的疏水折拢作用(hydrophobic collapse)。

5.2.1.2　常见的优势结构

药物化学中的优势结构可来自合成的模块，或是人体内源性物质及其代谢物，以及植物或微生物的次级代谢产物的骨架。下面列举有代表性的优势结构及相应的药物和活性化合物。

(1) 苯并咪唑：可视作吲哚或儿茶酚的类似物，含有氢键给体和接受体，在并合的苯环和 1,2 位可进行取代。

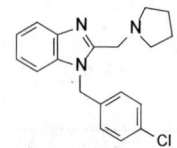

艾司美拉唑(esomeprazole)
H^+/K^+ATP 酶抑制剂，抗溃疡

匹莫苯(pimobendan)
钙通道激活剂，强心

氯咪唑(clemizole)
H1 受体阻断剂，抗过敏

(2) 苯并氮䓬：可视作甘氨酰胺与二苯甲烷的缩合物，含有氢键给体和接受体，两个苯环上都可取代。七元环可有不同的低能构象。

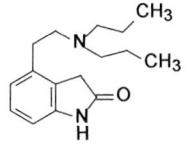

|阿地唑仑(adinazolam)
BZ GABA$_A$ 位点激动剂，抗抑郁|他折派特(tarazepide)，血管加压素，V$_2$ 受体拮抗剂，降压|L-735821 钾通道 K$_{V7}$ 阻滞剂，治疗 III 型心律失常药|

(3) 二氢吲哚酮：可视作吲哚的类似物，但结合因素多于吲哚，酮基和 NH 分别为氢键接受体和给体。也是儿茶酚的类似骨架，但稳定性强于儿茶酚。

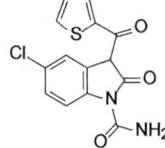

|罗匹尼罗(ropinirole)
多巴胺 D2 激动剂，抗抑郁，帕金森病|替尼达普(tenidap)
非甾体抗炎药，治疗关节炎|阿迪本丹(adibendan)
PDE3 抑制剂，治疗心力衰竭|

(4) 苯并噻吩：合成模块。

|雷洛昔芬 (raloxifene)
雌受体调节剂治疗乳腺癌，骨质疏松|SB-271046, 5HT6 拮抗剂
治疗阿尔茨海默病|齐留通(zileuton)
5-脂氧酶抑制剂，抗过敏，慢阻肺|

(5) 吡咯并吡啶：合成模块。

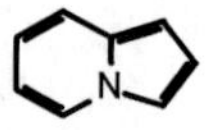

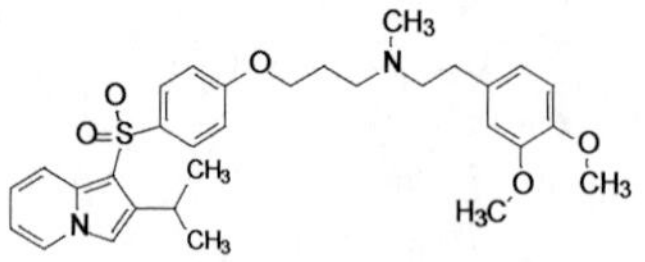

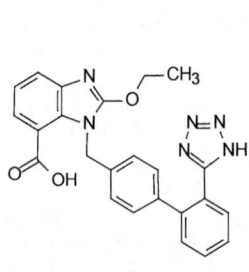

泛托法隆(fantofarone)
L-型钙通道阻滞剂，治疗心绞痛

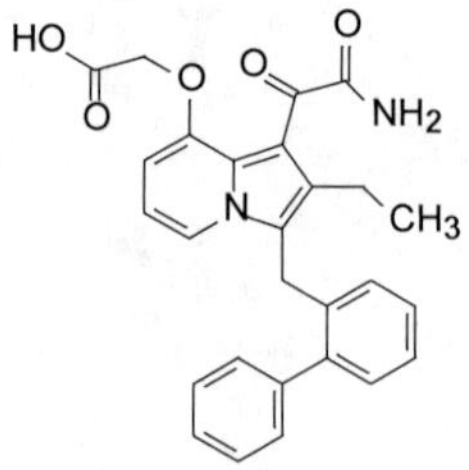

吲朵沙(indoxam)
磷脂酶 A2 抑制剂，胰腺炎，败血性休克

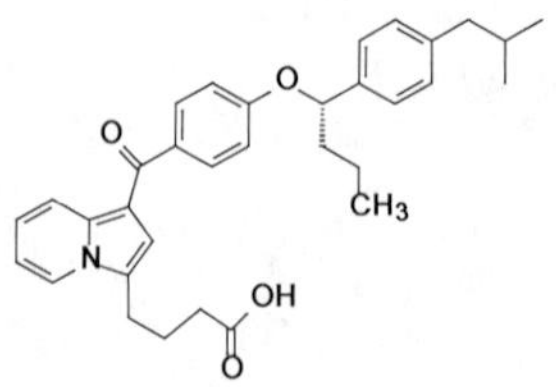

FK-687
5α还原酶抑制剂，前列腺增生

(6) 联苯：合成模块，木质素也含有联苯结构，是亲脂性骨架，无取代基的两个苯环两面角约 40°，迫位(2,2′,6,6′)有取代基时环面接近垂直，常与受体发生 π-π 相互作用。

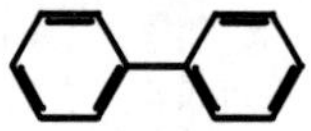

坎地沙坦(candesartan)
血管紧张素Ⅱ受体拮抗剂

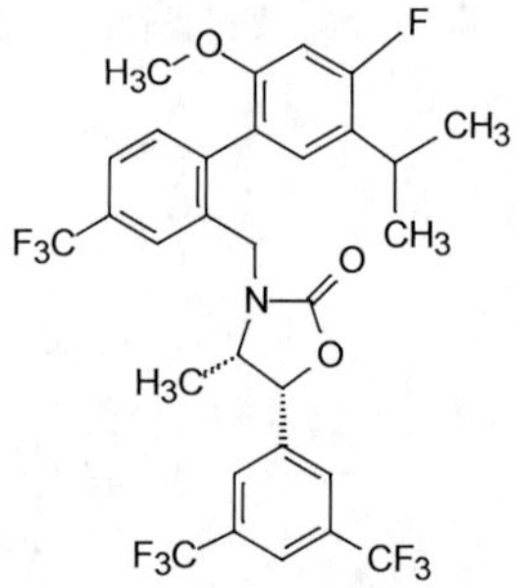

阿那彻普(anacetrapib)(已终止)
CETP 抑制剂，降胆固醇

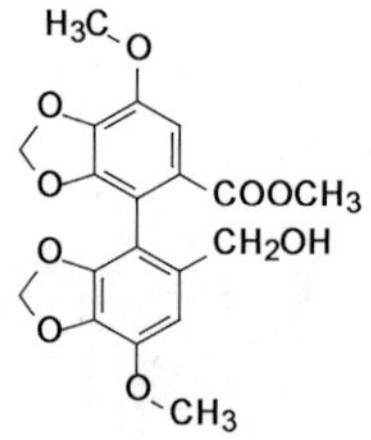

双环醇(bicyclol)
降低转氨酶、保护肝脏

(7) 苯并螺环：模拟肽链的 β 转折。

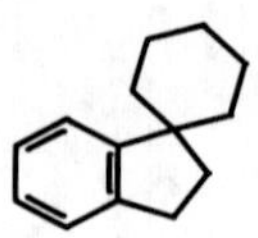

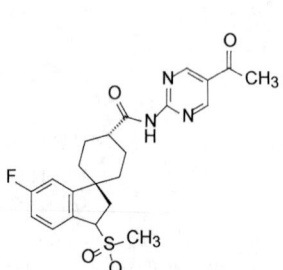

神经肽 Y5(NPY5)抑制剂

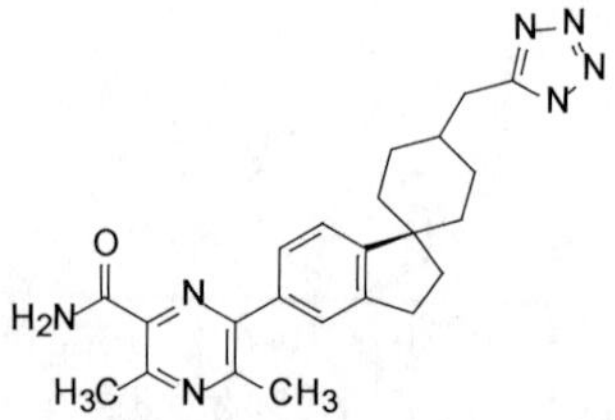

二酰基甘油酰基转移酶(DTEA)
抑制剂，减肥药

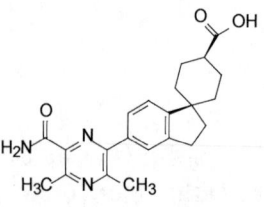

治疗糖尿病，减肥药

(8) 二氢喹啉酮: 合成模块。

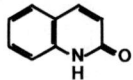

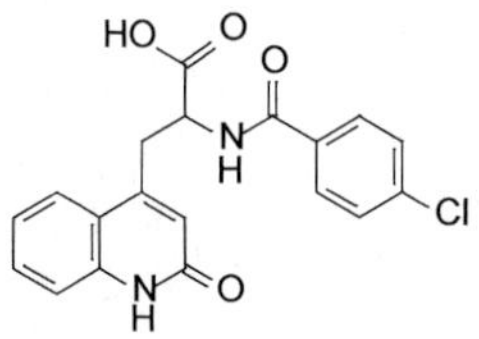

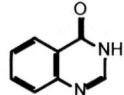

瑞巴派特(rebamipide)　　　南力农(nanterinone)　　　卡莫特罗(carmoterol)

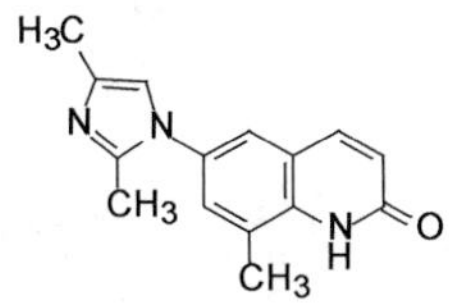

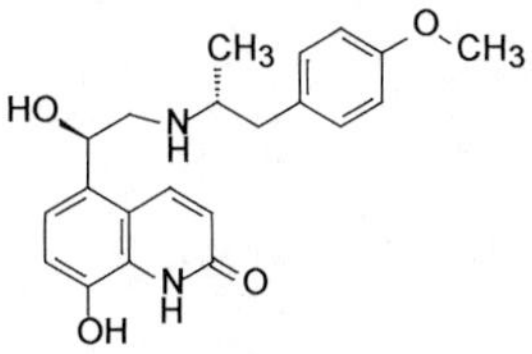

自由基捕获剂, 治疗结肠炎, 干　PDE Ⅲ抑制剂, 血管扩张药,　β 激动剂, 支气管扩张药

眼症　　　　　　　　　　　　　治疗心力衰竭

(9) 喹唑啉酮: 合成模块。

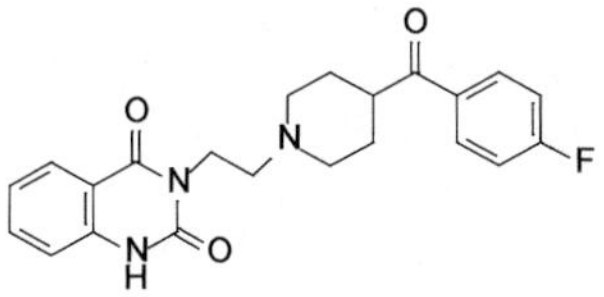

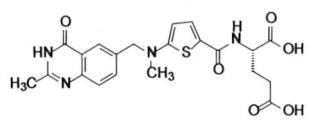

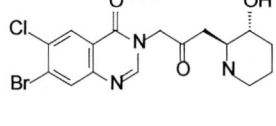

凯坦色林(ketanserin)　　　雷替曲塞(raltitrexed)　　　卤夫酮(halofuginone)

5-HT2 受体拮抗剂, 抗高血压　胸苷酸合成酶抑制剂,治疗结肠癌　血管生成抑制剂, 抗肿瘤药

(10) 苯基嘧啶酮: 是上面喹唑啉酮的异构体, 将并合结构拆成单键连接。

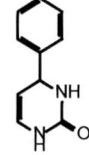

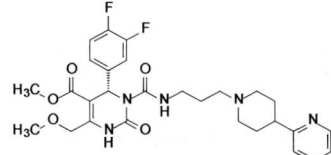

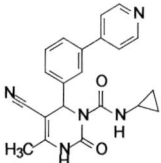

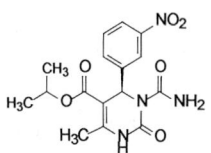

L-771688　　　　　　　驱动蛋白样纺锤体蛋白　　　　SQ-32321

α_{1A}肾上腺能拮抗剂,治疗良性前　(KSP, Eg5) 抑制剂, 抗有丝分裂　钙通道阻滞剂, 治疗高血压

列腺增生　　　　　　　　　　　药物

(11) 苯基哌啶：可视作苯丙胺的环合物，多为内源性胺类 GPCR 调节剂。

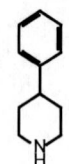

莫西汀(moxetine)
5-HT 重摄取抑制剂，抗抑郁药

碘甲托泮(iometopane)
多巴胺转运蛋白和 5-HT 转运蛋
白配体，诊断药

哌西那朵(picenadol)
阿片受体调节剂，止痛

(12) 苯基哌嗪：是苯基哌啶的类似物，由于有苯胺结构，有时会出现代谢方面的问题。

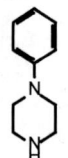

阿立哌唑(aripiprazole)
D2 部分激动剂，抗精神分裂药

萘哌地尔(naftopidil)
α_{1D} 拮抗剂，治疗前列腺增生

达哌唑(dapiprazole)
α2 激动剂，治疗青光眼

(13) 苄基哌啶：合成模块。

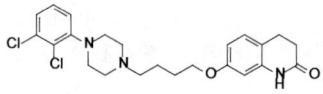

兰替丁(lamtidine)
组胺 H2 拮抗剂，抗溃疡药

多奈哌齐(donepezil)
胆碱酯酶抑制剂，治疗阿尔茨
海默病

艾芬地尔(ifenprodil)
NMDA 受体 NR2B 拮抗剂，
治疗中枢和外周血管病

(14) 甾体骨架：性激素、孕激素和皮质激素等核受体靶标的配体具有同源性，都是由胆固醇体内合成，多氢环戊菲作为天然的优势结构，表现在四个稠合环上提供了众多位点，可引入或变换功能基，环的不同稠合方式可改变骨架的形状(构型变换)，

因而甾体骨架是许多药物的骨架。

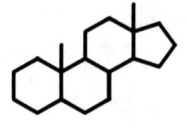

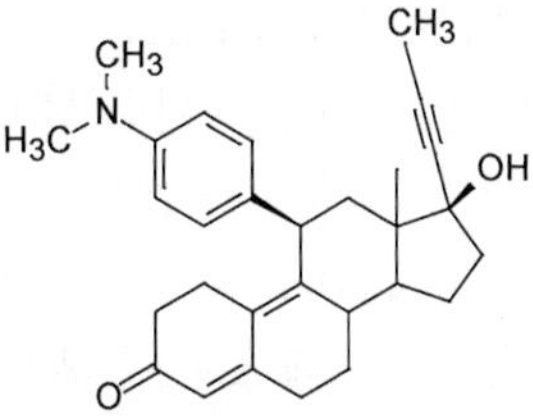

米非司酮(mifepristone)
孕激素受体拮抗剂，流产药

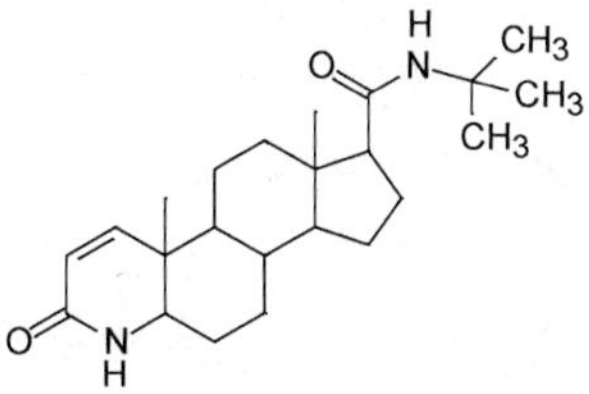

非那雄胺(fenasteride)
5α还原酶抑制剂，治疗前列腺
增生

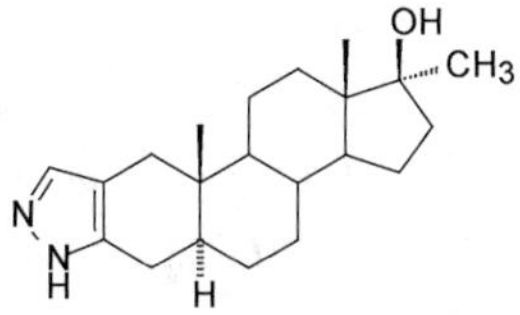

司坦唑醇(stanozolol)
雄受体激动剂，促蛋白同化
作用

（15）前列腺素：体内前列腺素(prostaglandins, PG)是由花生四烯酸经环氧合酶催化生成，其结构骨架是环戊烷连接上下侧链的二十碳不饱和酸，前列腺素家族，具有广泛生理活性，还可代谢成血栓素和白三烯等活性物质。一般不在细胞内储存，受到刺激时被合成和释放，履行完功能后迅速分解，半衰期很短。以此为骨架的药物研究目标是选择性和稳定性。

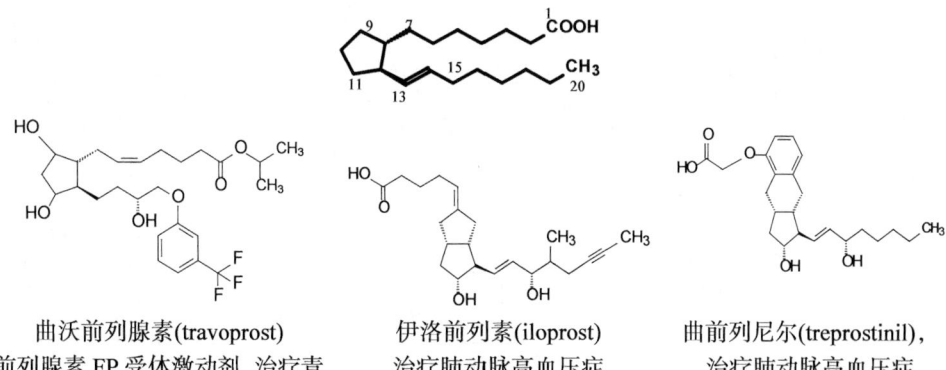

曲沃前列腺素(travoprost)
前列腺素 FP 受体激动剂，治疗青
光眼

伊洛前列素(iloprost)
治疗肺动脉高血压症

曲前列尼尔(treprostinil)，
治疗肺动脉高血压症

5.2.1.3　激酶抑制剂的优势结构

蛋白激酶是一类磷酸转移酶，人体内有 300 余种，其作用是催化 ATP 的 γ-磷酸基转移到底物特定蛋白的氨基酸残基上，根据蛋白质被磷酸化的氨基酸位点，可分为酪氨酸激酶、丝/苏氨酸激酶、组/赖/精氨酸激酶、半胱氨酸激酶和天冬/谷氨酸激酶等五类，分别对酚羟基、醇羟基、咪唑环、胍基、ε-氨基、巯基和酰基进行磷酸化。激酶中以酪氨酸激酶和丝/苏氨酸激酶为多。蛋白激酶在信号转导中主要作用有两方面：磷酸化调节蛋白质的活性；通过蛋白质的逐级磷酸化，使信号逐级放大，引起细胞反应。由于激酶催化受体蛋白的磷酸化，通常将阻止 ATP 对蛋白的磷酸化作为研发切入点，抑制剂模拟 ATP 结构，以占据 ATP 的结合位点。所谓蛋白激酶 I 型抑制剂就是以杂环为母核占据 ATP 位点，形成 2~3 个氢键固定在结合位点的铰链处。厄洛替尼、达沙替尼等多数激酶抑制剂属于 I 型。

　　然而，在激酶抑制剂成功上市的药物中，许多并没有结合到激酶的 ATP 位点，而是结合在附近的变构区，引起的构象变化阻断了激酶的催化功能，因而无须模拟 ATP 分子中的嘌呤结构，例如第一个激酶抑制剂伊马替尼就是单环串接的结构，反映了为结合变构区所需的较长的结构因素。一些 II 型抑制剂也结合于 ATP 结合位点处，但同时延伸到变构区，经诱导契合构象发生改变，导致酶功能失活。由于激酶之间的变构区不同(不像 ATP 结合位点具有保守性)，因而这类抑制剂的选择性较强，较低脱靶作用，安全性高。已经上市的 II 型抑制剂有伊马替尼、尼罗替尼和索拉非尼等。表 5-1 列出了已上市的激酶抑制剂、骨架特征和作用的靶标。其实，相当多的药物的骨架"淹没"在多环分子之中，它们更多是苗头化合物或起始结构。

表 5-1　上市的激酶抑制剂

骨架结构	药物	药物结构	靶标	适应证
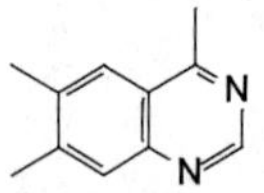	厄洛替尼 (erlotinib)	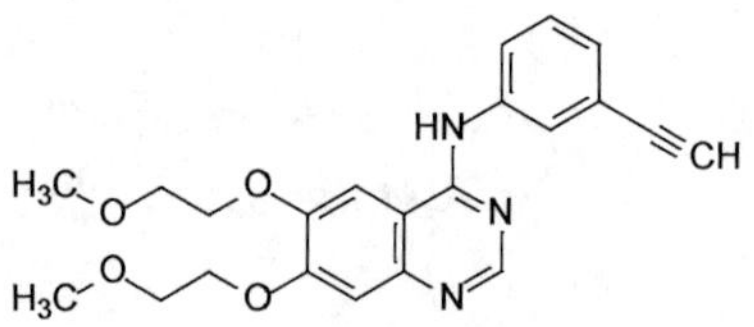	EGFR, erbB2	非小细胞肺癌
	吉非替尼 (gefitinib)	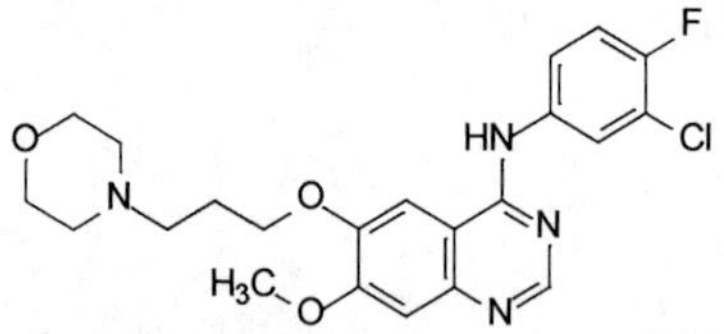	EGFR, erbB2	非小细胞肺癌
	拉帕替尼 (lapatinib)	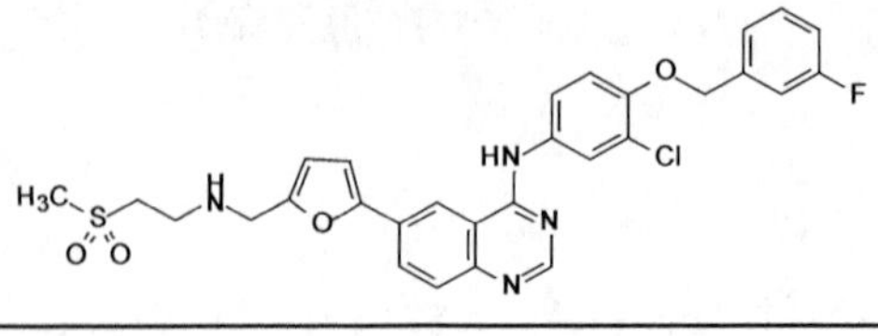	EGFR, erbB2	HER-2 阳性乳腺癌

续表

骨架结构	药物	药物结构	靶标	适应证
	阿法替尼 (afatinib)		EGFR, erbB2	转移性非 小细胞肺 癌
	伊马替尼 (imatinib)		BCR- Abl	慢性粒细 胞白血病 胃肠道基 底细胞瘤
	尼洛替尼 (nilotinib)		Bcr-Abl	T315I 突 变的费城 染色体阳 性急性淋 巴白血病
	舒尼替尼 (sunitinib)		B-Raf	肾细胞癌 胃肠道基 底细胞瘤
	索拉菲尼 (sorafenib)		B-Raf	肾细胞癌 胃肠道基 底细胞瘤
	维罗非尼 (vemuraf- enib)		B-Raf^{V600E}突 变株	黑色素瘤

骨架结构	药物	药物结构	靶标	适应证
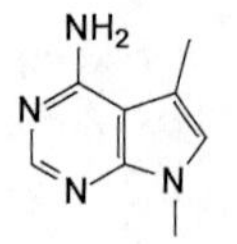	依鲁替尼 (ibrutinib)	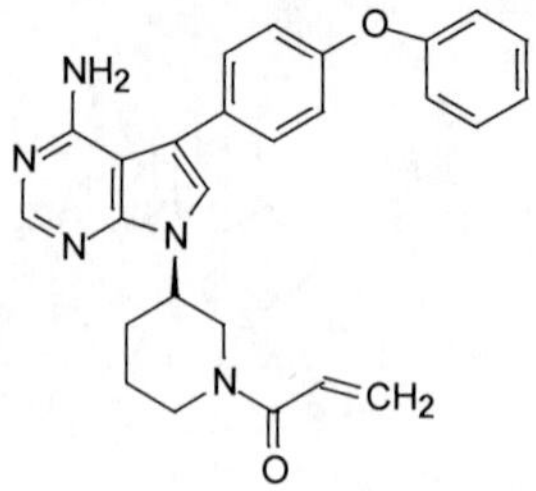	BTK	套细胞白血病
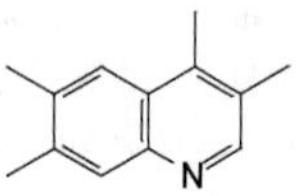	奈拉替尼 (neretinib)	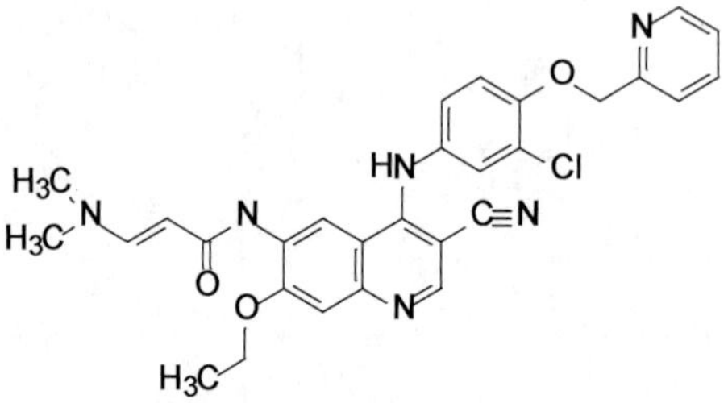	Her-2	晚期乳腺癌
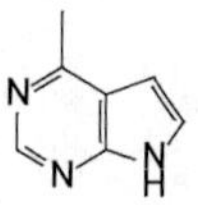	托伐替尼 (tofacitinib)	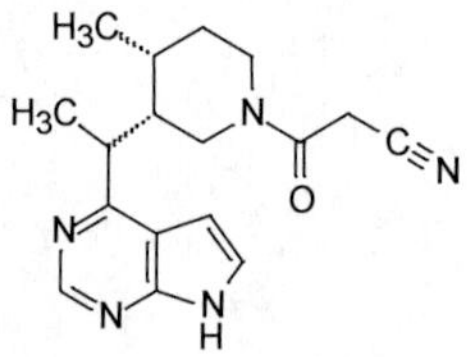	JAK-3	类风湿性关节炎
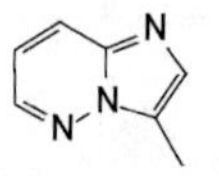	帕那替尼 (ponatinib)	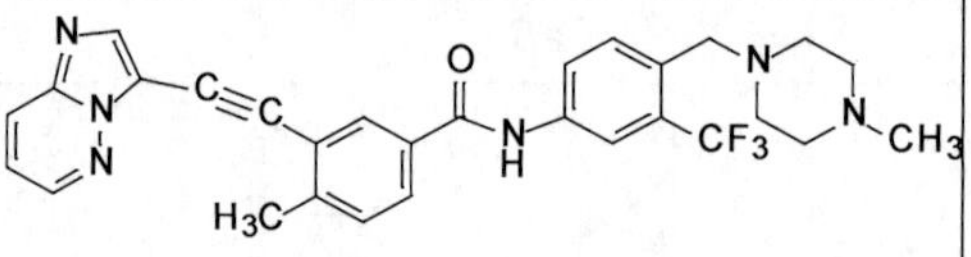	BCR-ABL	费城染色体阳性极急性淋巴白血病
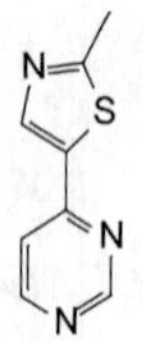	达拉非尼 (dabrafenib)	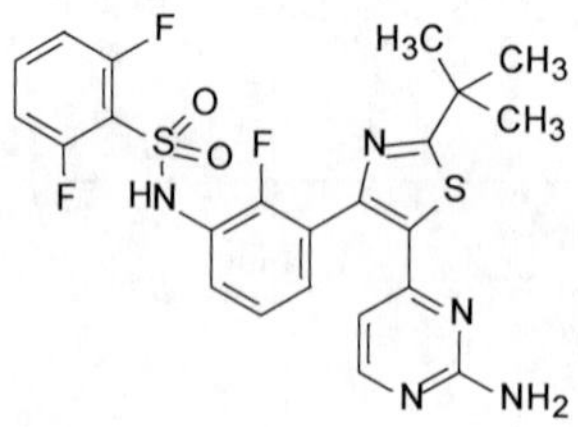	B-RAF	V600E 变异的黑色素瘤
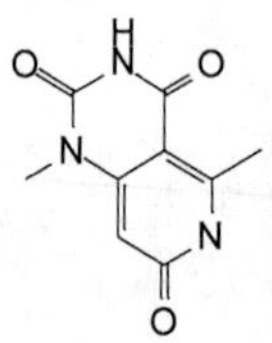	曲美替尼 (trametinib)	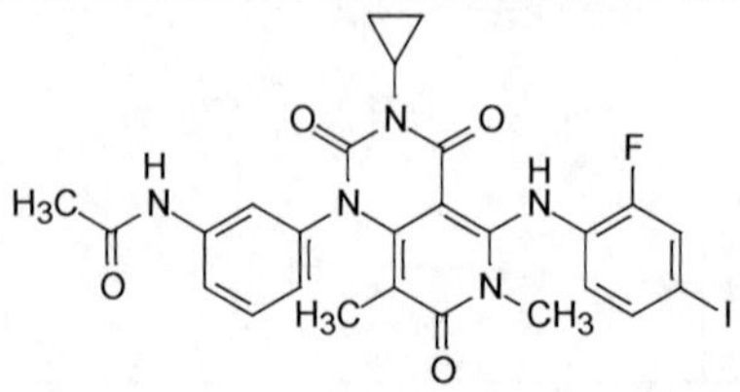	B-RAF	V600E 变异的黑色素瘤

续表

骨架结构	药物	药物结构	靶标	适应证
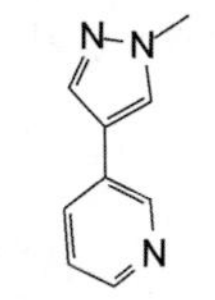	克唑替尼 (crizotinib)	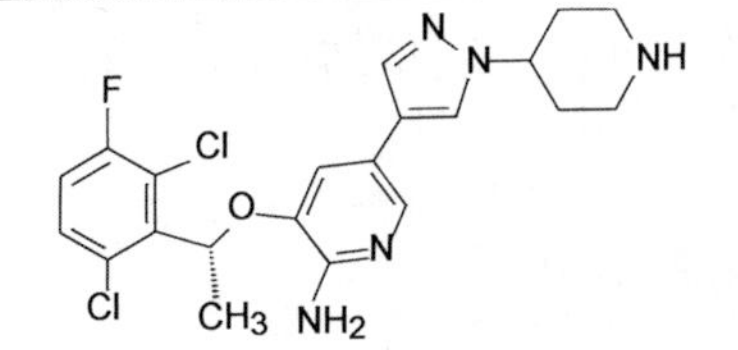	ALK	非小细胞 肺癌
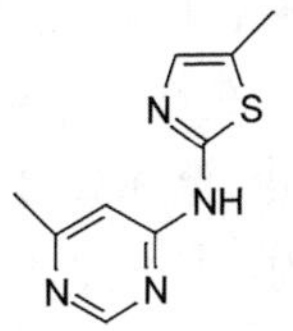	达沙替尼 (dasatinib)	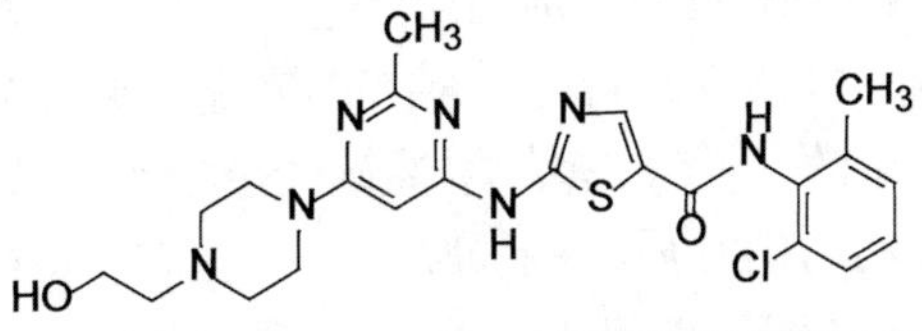	BCR-ABL SRC	急性淋巴 白血病
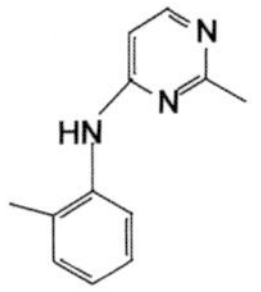	色瑞替尼 (ceritinib)	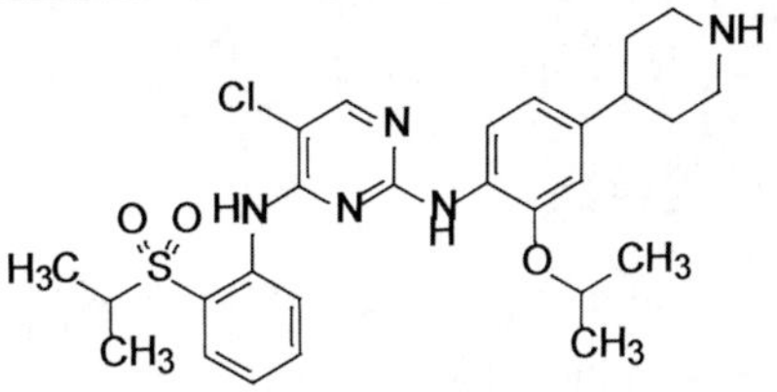	ALK	ALK 阳性 非小细胞 肺癌
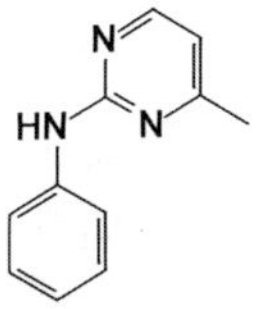	帕唑帕尼 (pazopanib)	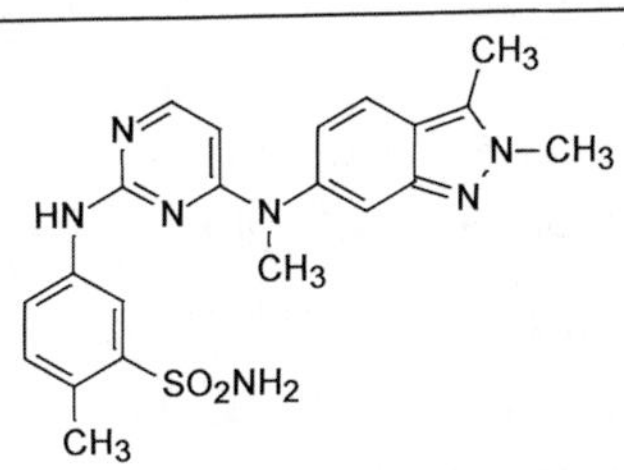	c-KIT, FGFR, PDGFR VEGFR	肾细胞癌 软组织肉 瘤
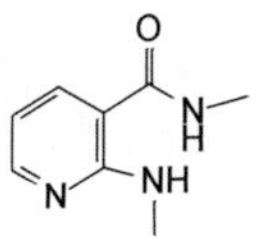	阿帕替尼 (apatinib)	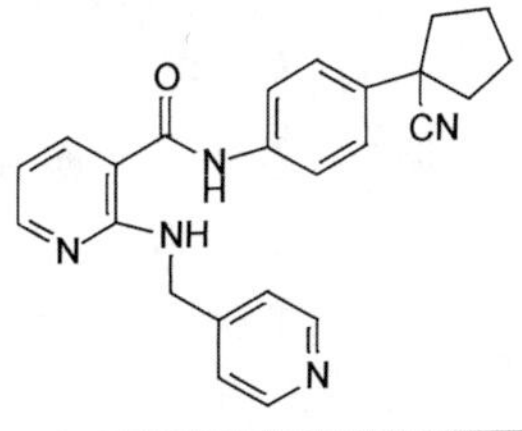	VEGFR-2, c-kit, PDGFR	胃癌

5.2.2　骨架迁越

5.2.2.1　定义

结构变换的另一种策略是骨架迁越(scaffold hopping)，这个概念最初是从计算技术引入到新药研究的，目的是从已知的数据库中，搜寻有相同的基团分布以获得相同或相似活性，但骨架结构是不同的化合物[2]。如今骨架迁越的理念已不限于计算的方法，对先导物作骨架变换，演化出全新骨架，实现结构的变换[3]。骨架迁越没有严格的定义，可理解为在相似(similarity)的生物活性前提下获得相异

(dissimilarity)结构类型的分子操作。从苗头化合物演化成先导物(hit-to-lead)的新药创制，骨架迁越和优势结构变换都是常用的策略，它们之间没有严格的区分。二者的不同在于优势结构的变换是成型结构的替换，而骨架迁越犹如量体裁衣式的结构演化。

5.2.2.2 骨架迁越的作用

由苗头(hit)向先导物(lead)的结构演化过程，常常涉及骨架的变换，即改变既有分子的母体结构。骨架迁越目的有多方面考虑：调节分子的柔性或刚性，刚柔并蓄往往是优质分子的共性，过多的柔性键或过于刚性的骨架不利于同靶标结合。骨架变换改善药代动力学性质，例如吸收性、分布特征(例如外周与中枢的分布、组织器官的分布等)、代谢稳定性以及提高化合物的安全性和改善物理化学性质等。此外，为保障知识产权，核心骨架的改变，已形成新的结构，能够获得专利保护。

5.2.2.3 骨架迁越举例

骨架迁越多用于苗头化合物改造为先导化合物的演变中，定型为先导物而终结。这个过程常以活性的变化为指引，借助化学理念、复合物结构以及分子模拟对结构加以变迁。

1. 骨架演化——抗肺动脉高压药物赛乐西帕

肺动脉高压(PAH)是以肺血管压力进行性升高和右心功能进行性衰竭为主要特征的病理过程，致残和死亡率高。前列环素激活 PI 受体，舒张血管平滑肌和抑制血小板聚集，可缓解 PAH 症状，但半衰期短难以药用。图 5-1 是由苗头化合物研发非前列腺素类 PI 激动剂的结构演变图。随机筛选发现苗头化合物三苯基吡唑辛酸(a)只有弱活性，减少一个苯环仍保持活性，进而参照抗炎药奥沙普秦(b)具有代谢稳定性，演变成二苯基噁唑辛酸(c)，变换噁唑环为五元或六元芳杂环，演化成二苯基吡嗪母核(e)为先导物，最后优化出前药型的上市药物赛乐西帕(g, selexipag)[4]。

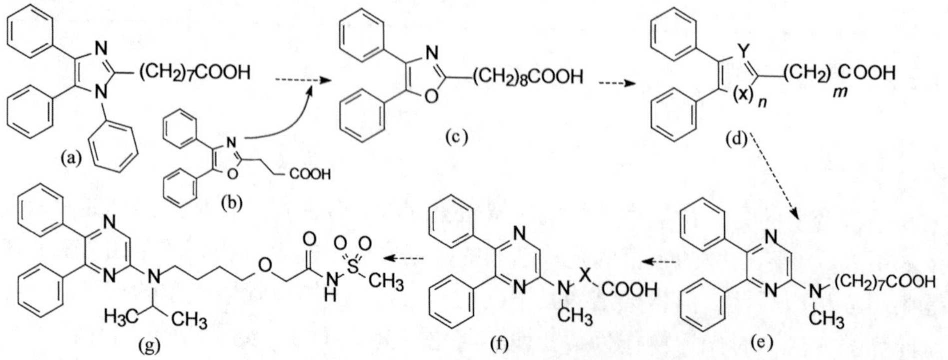

图 5-1　由苗头化合物到上市药物赛乐西帕的结构变换

2. 消除手性中心——芬戈莫德的研制

鞘氨醇-1-磷酸(S1P)是由鞘磷脂代谢而产生的脂质调节剂，S1P 作用于 SIP 受体，后者为 G 蛋白偶联受体，有 5 种受体亚型，信号传入细胞内，参与多种细胞功能。

通过骨架迁越可以简化天然活性物质的结构，包括消除多余的手性中心以研发新药。图 5-2 列出了的实例，是从冬虫夏草 *Isaria sinclairii* 分离出的天然产物多球壳菌素(myriocin, a)为先导物，对 S1P1 受体具有调节作用和免疫抑制活性。(a)分子中含有三个手性中心、一个反式双键和较长的脂肪链，过多的手性原子增加新药研发的复杂性。改变分子骨架的目标是消除不必要的手性原子、取代基和双键，探索疏水链的最佳长度。首先去除 C14 的酮基(b)仍保持活性，继之将双键饱和(c)、消除 C4 羟基(d)、变换羧基和完全去除手性中心，使分子对称化，得到化合物(e)，仍保持活性。用苯环替换部分饱和碳原子，并且优化苯环的连接位置，最终优化得到芬戈莫德(fingolimod, f)。芬戈莫德抑制淋巴细胞向炎症流入和对免疫反应部位的浸润作用，临床治疗多发性硬化病[5,6]。

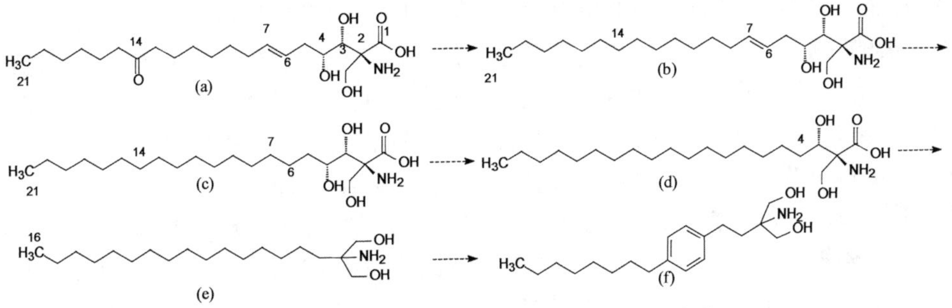

图 5-2　由多球壳菌素研发芬戈莫德的结构演化

3. 水杨酸与喹唑啉环的骨架变换

水杨酸与喹唑啉环之间的骨架互换在新药设计中常见。图 5-3 是由苗头化合物优化成先导物的骨架变换的一例。薰草菌素 A (lavendustin A, a)是微生物代谢产物，对表皮生长因子受体激酶具有抑制活性，分子中含有水杨酸和对苯二酚片段，由于极性过强不能穿越细胞膜，例如对 A431 细胞没有抑制活性，即使去除一个苯酚片断(b)仍无作用，进而将对苯二酚基甲醚化和羧基酯化(c)，对细胞抑制的 IC_{50} 为 47 nmol/L，并进行了临床研究。水杨酸的羧基与邻位羟基，可形成分子内氢键，可视作苯并假六元环，从双环骨架和杂原子的位置看，水杨酸与喹唑啉环互为电子等排体，因而用喹唑啉环替换，得到化合物 d，IC_{50} = 7 nmol/L，再将喹唑啉环上的甲氧基变换成乙基(e)，活性提高到 IC_{50} = 4 nmol/L，是因为降低了分子的极性[7]。

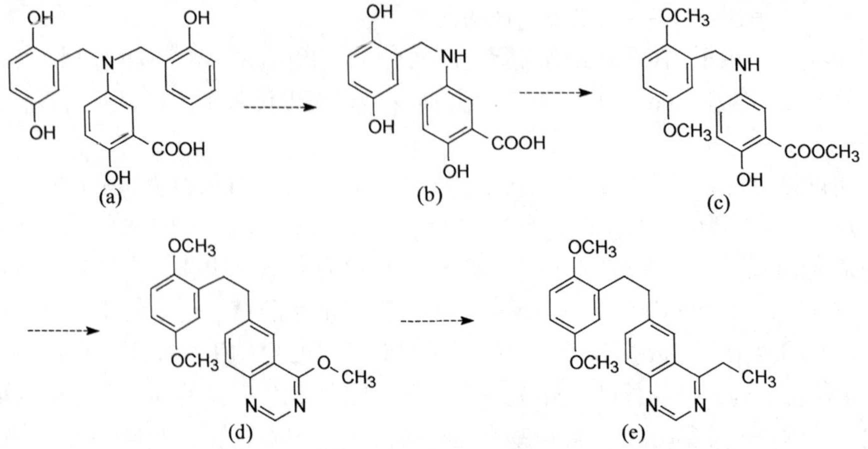

图 5-3　苗头化合物薰草菌素优化成先导物的骨架变换历程

Blum 等研究辣椒素受体(TRPV1)拮抗剂也涉及水杨酸与喹唑啉环的变换。TRPV1 为阳离子通道瞬时型受体，主要分布于外周感觉神经，可被多种内源性或外源性配体激活，对痛觉产生和增敏起重要作用。TRPV1 受体阻断剂可能成为非阿片类的镇痛药物。图 5-4 为骨架迁越的结构变迁图。随机筛选发现芳香脲化合物(a)具有拮抗作用，但溶解度和生物利用度低，而且化学和代谢不稳定。B 环经变换成化合物(b)，提高了化学和代谢稳定性。进而合成其类似物，得到化合物(c)，$IC_{50}=43$ nmol/L。水杨酸片段的羟基被甲基化后 $IC_{50}>4000$ nmol/L，说明分子内氢键和维持环平面的重要性。基于水杨酸与喹唑啉的等排性，将芳基酰胺杂环化成氨基喹唑啉，得到化合物(d)，构象限制改善了药效和药代，$IC_{50}=1.1$ nmol/L，$t_{1/2}=8.1$ h，$T_{max}=0.7$ h，$F=99\%$，成为新一轮的先导化合物[8]。

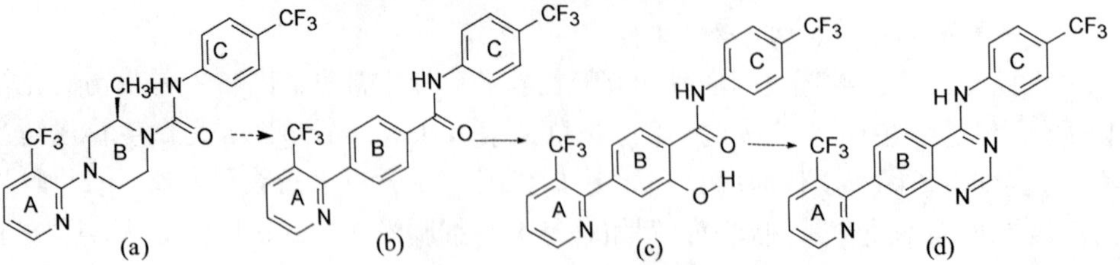

图 5-4　TRPV1 拮抗剂的骨架迁越变换图

4. 提高稳定性和安全性——缓激肽 B1 受体拮抗剂

缓激肽 B1 受体拮抗剂可降低炎症介质引起的疼痛，是治疗慢性炎症和镇痛药物的潜在靶标。Wood 等发现化合物(a)有强效抑制活性，但母核 2,3-二氨基吡啶因丰富的电荷密度而易被氧化代谢，生成有反应活性的代谢产物，可能产生特质性药物毒性(IDT)。将嘧啶环换成乙二胺结构，化合物(b)的活性虽然低于(a)，但变成甘氨酰胺结构的(c)活性高，是由于(c)和(d)的酰胺羰基 sp^2 杂化碳的平面性类似于(a)的吡啶环的氮原子，并且该羰基保持了与苄胺的立体电子构型。环丙基具有乙烯的不饱和特征，保持了原有的构型，因为用环丁、环戊和环己烷代替环丙基使活性下降，所以环丙基也模拟了吡啶环上的 sp^2 杂化态，羰基与环丙基的超共轭以及环丙基的张力，使得(c)与(d)构象类似于(a)。环丙基也具有类似于吡啶的平面性，这样经骨架迁越和优化得到高活性的(e)(图 5-5)[9]。

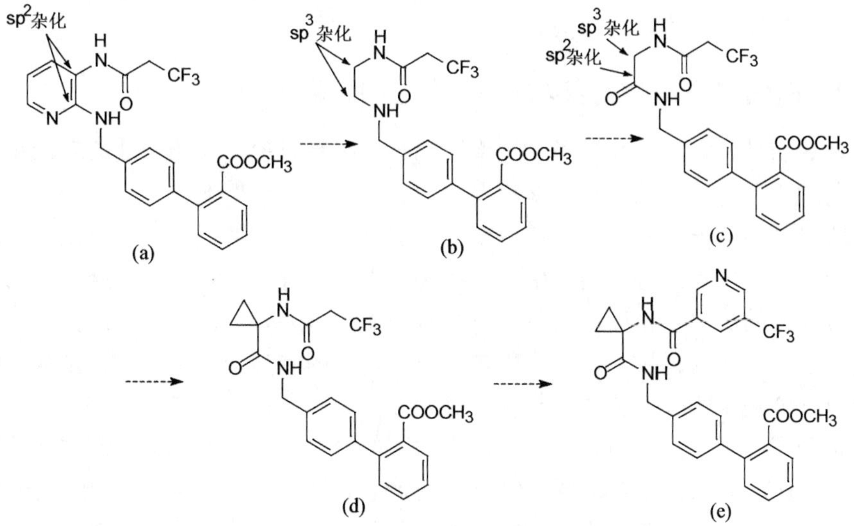

图 5-5　缓激肽 B1 受体拮抗剂的骨架迁越过程

5.3　药　效　团

上一节讨论的结构骨架和本节的药效团是组成药物分子的两个基本结构因素，骨架连接着药效团，并支撑药效团于适宜的空间位置，以便与靶标结合并启动药理作用。药效团体现在与靶标活性部位的结合，当然，骨架结构也可参与同靶标的相互作用。

5.3.1　基本概念

国际纯粹化学与应用化学联合会(IUPAC)给出的药效团(pharmacophore)定义是：分子中确保与特定生物靶标发生超分子作用并引发(或阻断)生物效应所需的立体和电性特征的集合[10]。换作笔者的说法是，分子呈现特定的药理作用所必需的物理化学特征及其在空间的分布。这个定义包含了两层含义：一是由原子或基团所体现的物理化学特征，无论哪种物化特征，归根结底是发生某种电性的作用；另一是各特征的位置和空间距离。药效团揭示了药物与靶标结合并启动药理作用的微观特征，一组活性分子由于有相同的药效团特征与分布，构成了相同的药理作用基础。

药物与靶标的分子识别和相互作用，并不是分子中全部的原子都参与，虽然药物的整体"形象"对于受体的互补性结合很重要，但完成实际的结合只是某些特定的原子或基团，反映这种结合的微观结构特征与分布，药效团表现为药物分子微观结构的表达与描述，揭示出药物-受体结合的物化特征。作用于不同靶标的药物，其药效团是不同的。

药效团的物理化学特征具有散在和不连续性，特征之间有固定的距离。作为药物的作用模型，药效团是对活性的概括，是升华了的构效关系精髓，也是对药物分子与受体结合的微观结构的映射。

5.3.2　药物分子是由骨架与药效团组合而成

药效团是对已有活性分子结构本质的解析，是对现实药物的抽象和深化的认识。药效团是一种概念，其因素只有"附着"在化学骨架上，才能体现出药理活性。所以，在这个意义上，分子骨架犹如药效团的"赋形剂"，使决定活性的功能基团体现于实际的分子结构中，发挥药理作用。骨架具有连续的结构特征，这与离散断续的药效团相反。没有适宜的骨架支撑，药效团得不到物质性的体现，不能呈现药理活性，故不能成为药物；没有药效团的分子骨架，只能是缺乏活性的有机化合物。所以，药效团与骨架是相互依赖而存在的，二者缺一不可，共存于药物分子中。这样，药物可认为是由适宜的骨架连接并支撑着必需的药效团所组成，新药的创制，是在发现活性分子基础上的骨架的变换与药效团的调整。

分析跟随性创新药物之间的结构关系，可认为是保持药效团前提下，变换结构骨架，或者不改变骨架，只变换骨架上的某些原子或基团。保持药效团因素不变，以维持特定的药理活性；变换分子骨架，赋予分子以新的性质，例如改善药代性质或物化性质，有利于发挥药效，消除不良反应。同时，新颖的骨架结构，赋予知识产权的自主性。

骨架变换的依据是受体的柔性和可塑性，受体的柔性形成了杂泛性(promiscuity)空间。杂泛性并不是贬义词，而是表示受体结合部位的形状和结合能力的可变与多样性，这种杂泛性越大，可容纳的配体分子的结构多样性就越多，意味着结构修饰与变换的空间大，研发新结构类型的机会多。

5.3.3　药效团的物化特征

表征药效团特征的最直观的形式是原子或功能基的具体化，如烷基、卤素、氮、氧、硫原子、羟基、羰基以及苯环等，都可构成药效团成分，但需要在空间标定相互之间的位置。

药效团与靶标的结合，本质上是电性作用，可细分为6种特征：氢键给体、氢键接受体、正电荷中心、负电荷中心、疏水中心和芳环质心。这6种因素并非同时都存在于每一类药物中，两类不同药物的药效团即或有相同的特征，也因空间距离不同而有特异性作用。药物分子的脱靶作用和杂泛性是由于药效团适配了多种受体的缘故。

为了药效团模型的实用性，须设定药效团的标准，使基于药效团设计或搜寻的化合物具有类药性，设定的标准如下[11]：

(1) 只有两个特征的药效团不具有类药性；

(2) 没有环的药效团不具有类药性；

(3) 多于 7 个特征的药效团无类药性(7 个因素之间在空间有 30 个距离)；

(4) 多于两个羧基的药效团无类药性；

(5) 常见的药效团基团包括氨基、酰胺基、羟基、酮基、砜基、磺酰胺基、羧基、胺甲酰基、脒基、胍基、脲基、酯基、烷基和芳基等；

(6) 含氮杂环如吡咯、吲哚、噻唑等作为一个特征。

5.3.4　药效团的表征方法

药效团的表示方法有多种：最简单的方式是用点及其连线，标示出特征的含义和相互的空间距离，如图 5-6(a)为阿片受体激动剂的药效团，含有 3 个特征；(b)为表皮细胞生长因子受体(EGFR)酪氨酸激酶抑制剂的药效团，含有 4 个特征。

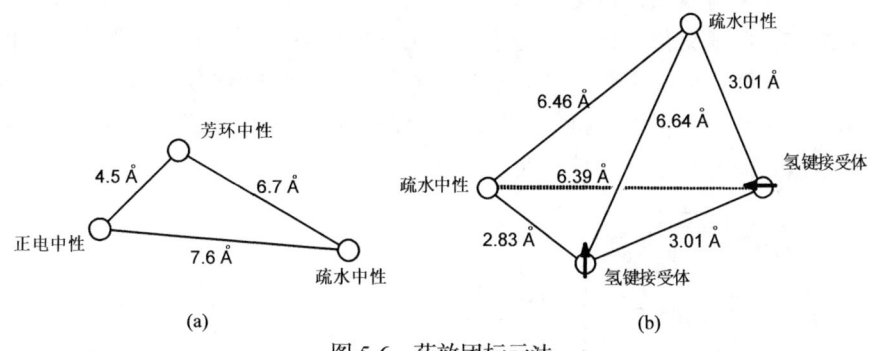

图 5-6　药效团标示法

(a)阿片受体激动剂的药效团；(b)EGFR 酪氨酸激酶抑制剂的药效团

另一种表示药效团的方法是来自商用软件构建药效团模型 Catalyst 的表示法。该方法是用不同颜色的球代表药效团特征,绿色为氢键接受体,紫色为氢键给体,青色为疏水中心(或芳环质心)，红色为正电荷中心。球的位置和方向用绝对坐标定义，从而确定了各特征间的距离，也可区分对映体的差别。在模型中常放入代表性的分子或产生药效团的分子群，以示分子结构与药效团的对应性。如图 5-7 表示了 5-HT2c 受体拮抗剂的药效团[12]。另外还用黑球表示排除体积(exclude volume)，在黑球区域不得有原子或基团占据，作为对药效团的约束，以区分活性与非活性分子的结构差别，或者限制配体与受体间产生不利的碰撞区域。

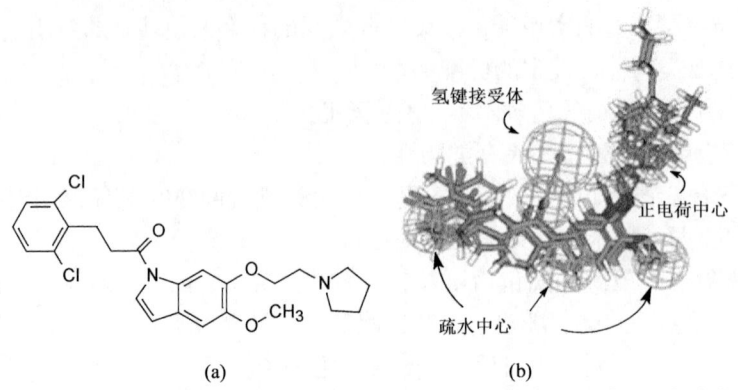

图 5-7　(a)5-HT2c 受体代表性拮抗剂；(b)5-HT2c 拮抗剂的药效团及化合物群
请扫描封底二维码查看本书彩图

5.3.5　药效团的产生

药效团可由不同的方法产生，如果已知受体的三维结构，可由受体-配体复合物的结构推导出药效团，也可根据受体的结合部位的氨基酸组成加以推断；若不知受体结构，可根据化合物的结构或构效关系确定药效团。药效团作为离散的非连续的物化特征，可以用不同的化学骨架连接，产生新的化合物。新的骨架因连接有同样的药效团，仍然保持其至超越原有的活性，这就是基于药效团进行分子设计的根据。图 5-8 是药效团生成和应用的示意图。

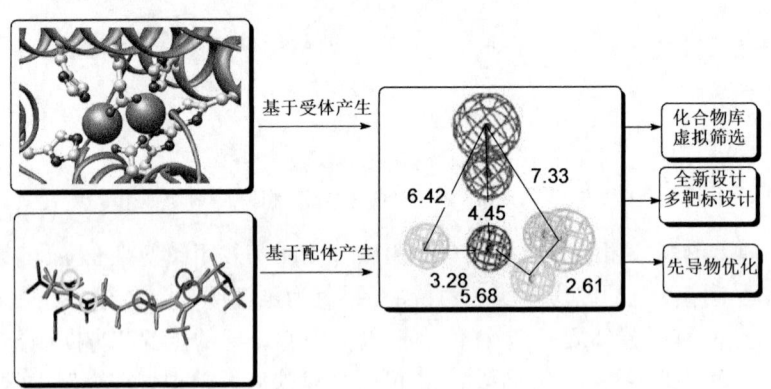

图 5-8　药效团的生成和应用示意图

5.3.5.1　由配体结构产生药效团

药效团是从一组活性化合物中提炼出来的共同特征,构建药效团的步骤如下：

(1) 准备活性化合物，一般至少 10 个，化合物的结构最好具有多样性，而且活性之间有较大的差别，这样得到的药效团模型有较强的预测能力。

(2) 化合物中最好有刚性或半刚性的高活性化合物，以作为柔性化合物的模板分子。如果有柔性化合物的晶体结构，也可以作为模板。

(3) 如果没有晶体结构，则用适当的软件构建具有标准键长、键角和两面角的分子结构，经分子力学优化后，再经分子动力学处理和能量优化，并至少重复 20 次，得到多个低能量构象群。

(4) 通过结构叠合，搜寻系列化合物中共有的构象，共有的药效团特征应存在于叠合的结构中。被确定的药效团特征，应基于构效关系的数据。

(5) 药效团模型的生成，常用 CATALYST、UNITY、LigandScout、DISCO 或 GRID 等程序。

(6) 用已知活性的化合物对模型进行检验。

5.3.5.2 由受体结构产生药效团

如果已经解析了受体蛋白的结构，特别是确定了受体-配体复合物的三维结构，可通过分析与受体活性部位呈互补关系的物理化学特征以及它们之间的立体关系来确定药效团。因为配体-蛋白复合物三维结构的可视性，可以通过手工操作直接将关键的结合位点确定下来，建立药效团。但更多的是用计算机程序产生。

最直接的计算机方法是 LigandScout 程序，只根据一个复合物的三维结构就可产生药效团，并可依此进行虚拟筛选。例如 Schormann 等根据克氏锥虫的二氢叶酸还原酶与抑制剂的晶体结构，用 LigandScout 生成了药效团，并由此进行虚拟筛选和 3D-QSAR 的研究。图 5-9 是该药效团的特征，含有 5 个疏水中心，两个氢键给体和一个不允许占据的空间[13]。

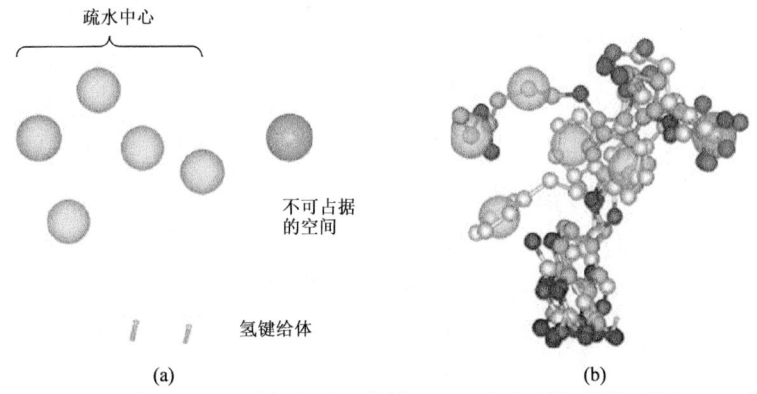

疏水中心

不可占据
的空间

氢键给体

(a) 　　　　　　　　　　 (b)

图 5-9　(a)锥虫二氢叶酸还原酶抑制剂的药效团；(b)抑制剂与药效团特征的对应关系

5.3.6　药效团及其代表性药物

下面列举一些重要治疗药的药效团和有代表性的药物。为了增加直观性和突出药效团的特征，所列出的药效团是以连接的方式表示的，省去了特征之间的距离。

(1) M 胆碱能受体激动剂。

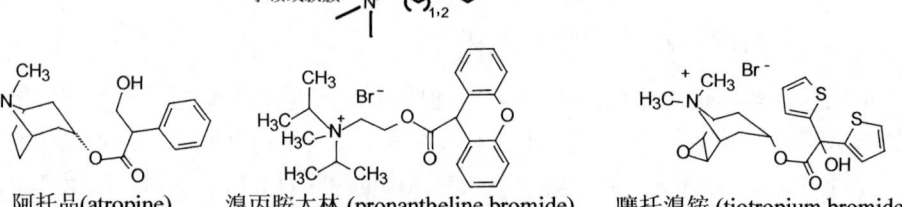

季铵或叔胺

氯贝胆碱 (bethanechol chloride)　醋克利定 (aceclidine)　槟榔碱 (arecoline)

(2) M 胆碱能受体拮抗剂：激动剂结构中连接疏水性大基团，变为拮抗剂。

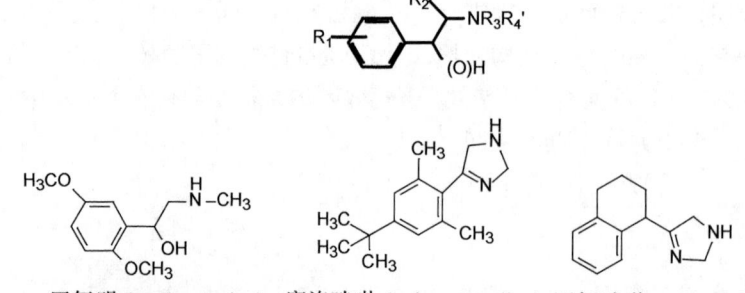

阿托品 (atropine)　溴丙胺太林 (pronantheline bromide)　噻托溴铵 (tiotropium bromide)

(3) α1-肾上腺能受体激动剂。

甲氧明 (methoxamine)　赛洛唑啉 (xylometazoline)　四氢唑啉 (tetrazoline)

(4) α1-肾上腺能受体拮抗剂。

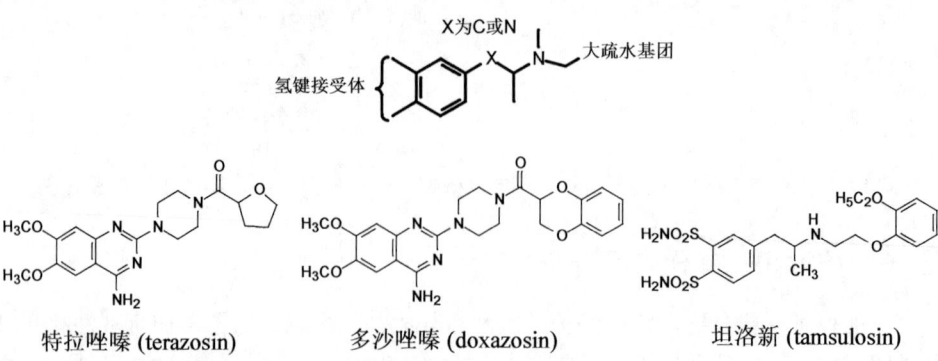

特拉唑嗪 (terazosin)　多沙唑嗪 (doxazosin)　坦洛新 (tamsulosin)

(5) α2-肾上腺能受体激动剂。

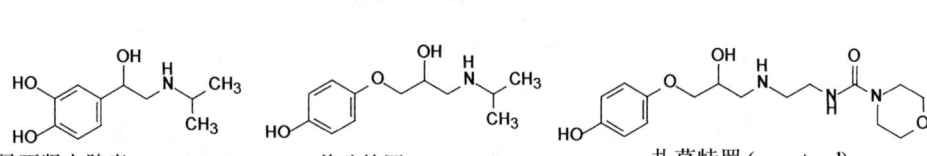

可乐定 (clonidine)　　溴莫尼定 (brimonidine)　　胍法辛 (guafacine)

(6) β1-肾上腺能激动剂：治疗心肌梗死和心力衰竭。

异丙肾上腺素 (isoprenaline)　　普瑞特罗 (prenalterol)　　扎莫特罗 (zamoterol)

(7) β2-肾上腺能激动剂：治疗喘息性气管炎，肺气肿。

沙丁胺醇 (sabutanol)　　非洛特罗 (fenoterol)　　异丙磺喘宁 (soterenol)

(8) 非选择性 β-肾上腺能拮抗剂：降低血压，减缓心律，缓解心绞痛。

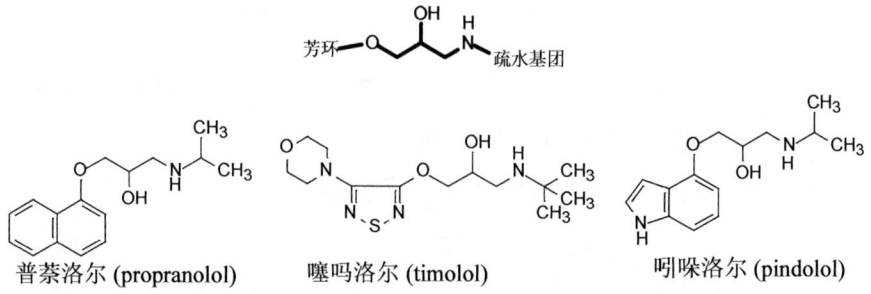

普萘洛尔 (propranolol)　　噻吗洛尔 (timolol)　　吲哚洛尔 (pindolol)

(9) 选择性 β1-肾上腺能拮抗剂。

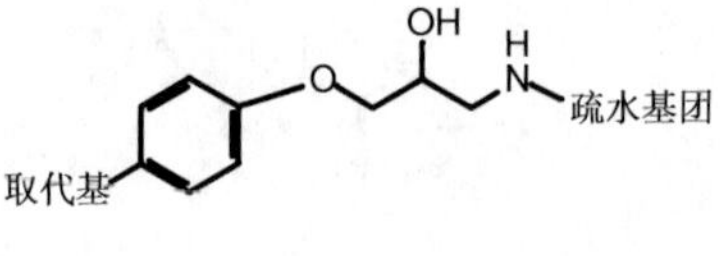

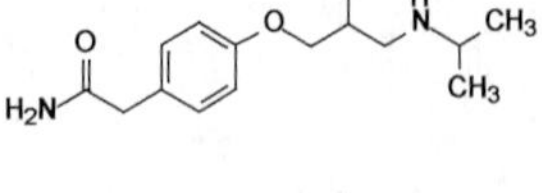

阿替洛尔 (atenolol) 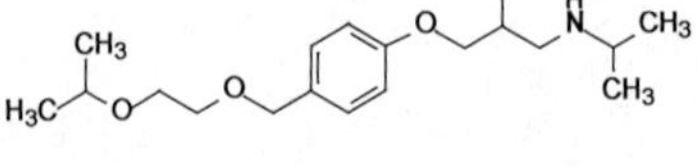   比索洛尔 (bisoprolol) 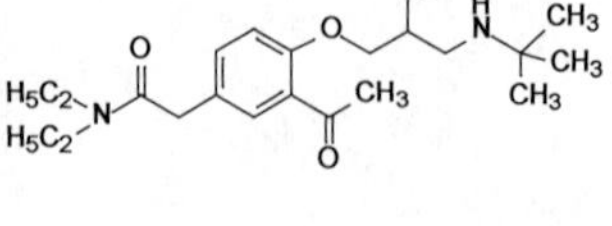   塞利洛尔 (celiprolol)

(10) 选择性 β2-肾上腺能拮抗剂。

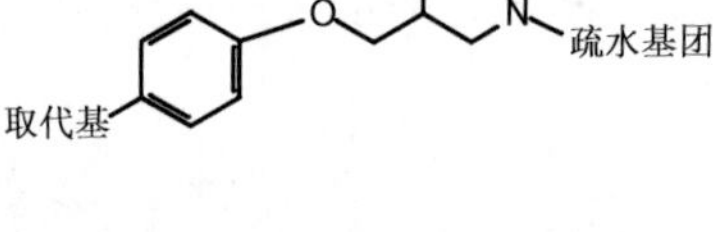

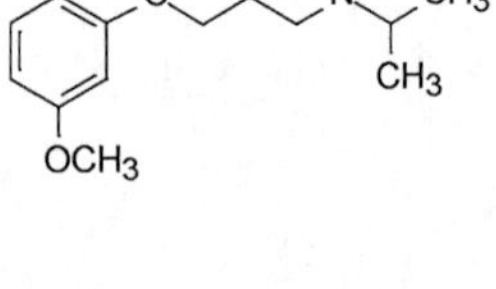

氯甲苯心安 (bupranolol) 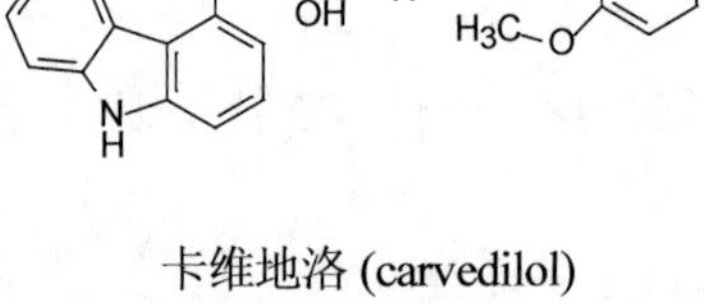   卡维地洛 (carvedilol) 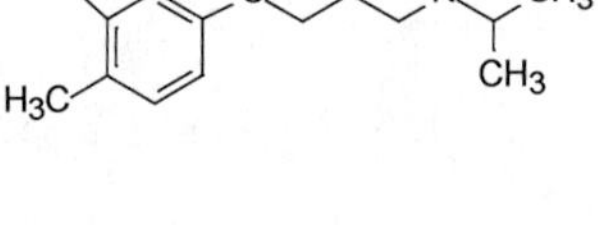   ICI 118551

(11) β3-肾上腺能激动剂：治疗膀胱过度活跃症和尿频。

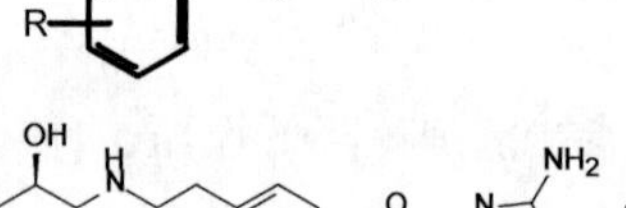

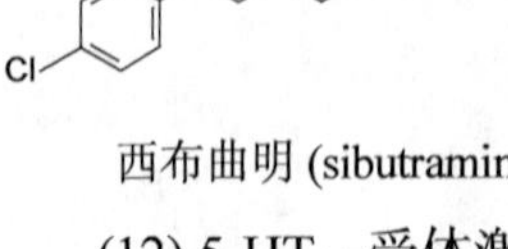

西布曲明 (sibutramine) 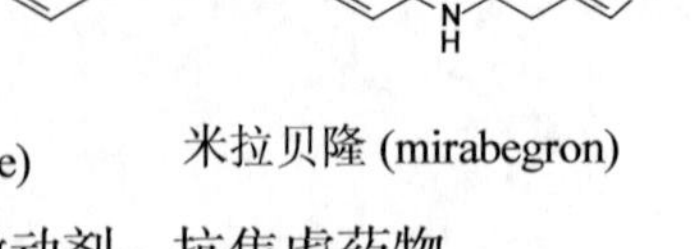   米拉贝隆 (mirabegron) 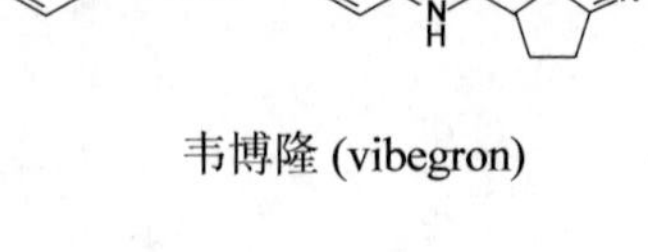   韦博隆 (vibegron)

(12) 5-HT$_{1A}$ 受体激动剂：抗焦虑药物。

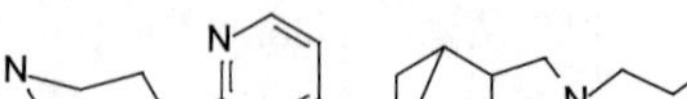

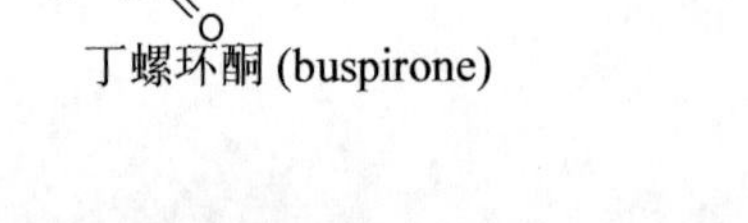

丁螺环酮 (buspirone) 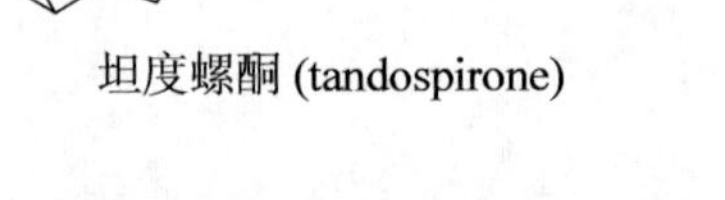   坦度螺酮 (tandospirone)

(13) 5-HT$_{1A}$ 受体拮抗剂。

含N,O芳环——(CH$_2$)$_{1,2}$——N——(CH$_2$)$_{0,1,2}$——芳环

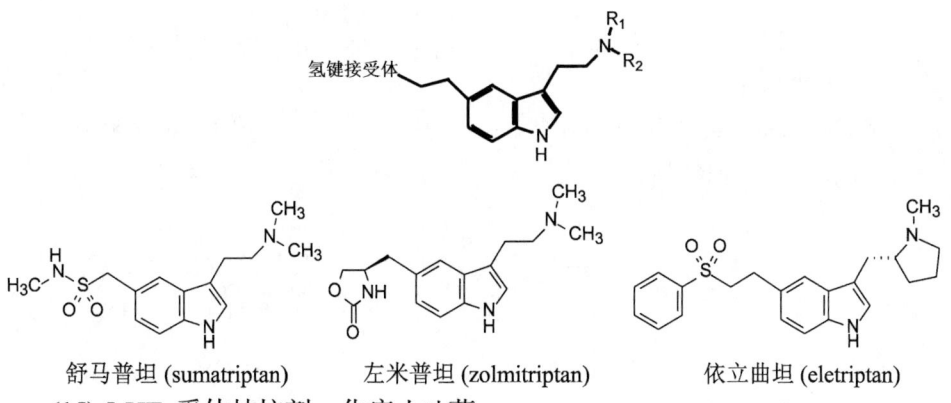

齐拉西酮 (ziprasidone)　　　　　　扎立罗登 (xaliproden)

(14) 5-HT$_{1B/1D}$ 受体激动剂：治疗偏头痛药物。

氢键接受体

舒马普坦 (sumatriptan)　　左米普坦 (zolmitriptan)　　依立曲坦 (eletriptan)

(15) 5-HT$_3$ 受体拮抗剂：化疗止吐药。

昂丹司琼 (Ondansetron)　格拉司琼 (Granisetron)　托烷司琼 (tropisetron)

(16) H$_1$ 受体阻断剂：抗过敏药。

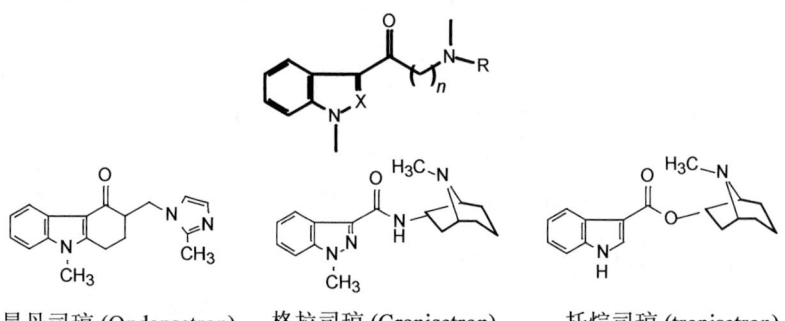

X = O, NH, CH$_2$
Ar = 相同或不同的芳环, 芳杂环

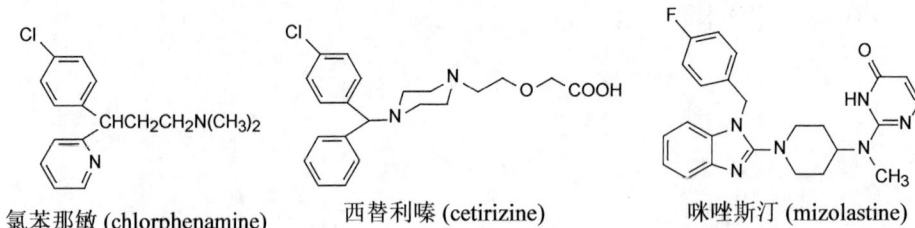

氯苯那敏 (chlorphenamine)　　西替利嗪 (cetirizine)　　咪唑斯汀 (mizolastine)

(17) H_2 受体阻断剂：抗溃疡药。

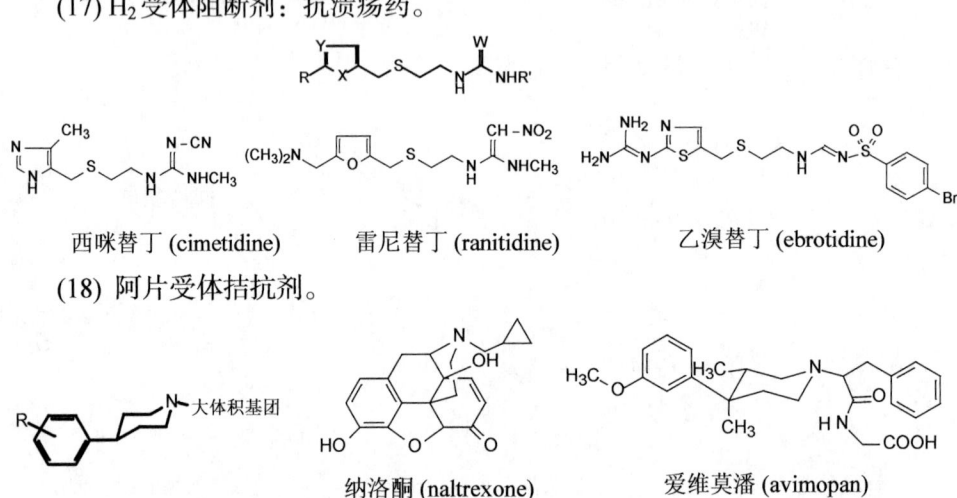

西咪替丁 (cimetidine)　　雷尼替丁 (ranitidine)　　乙溴替丁 (ebrotidine)

(18) 阿片受体拮抗剂。

纳洛酮 (naltrexone)　　爱维莫潘 (avimopan)

(19) 神经末梢电压依赖性 Ib 钠通道阻断剂：抗心律失常和局部麻醉药。

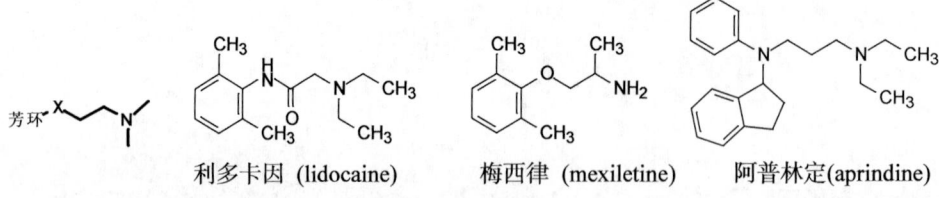

利多卡因 (lidocaine)　　梅西律 (mexiletine)　　阿普林定 (aprindine)

(20) 环氧合酶抑制剂：非甾体抗炎药。

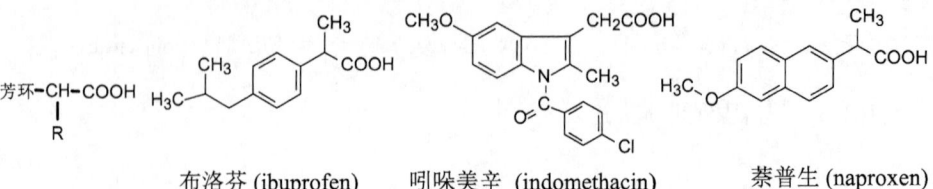

布洛芬 (ibuprofen)　　吲哚美辛 (indomethacin)　　萘普生 (naproxen)

(21) 选择性环氧合酶 2 抑制剂：抗炎止痛药。

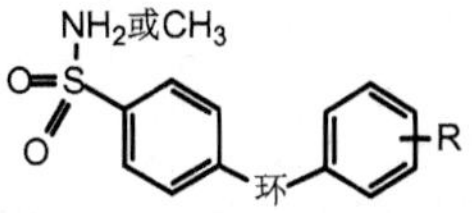

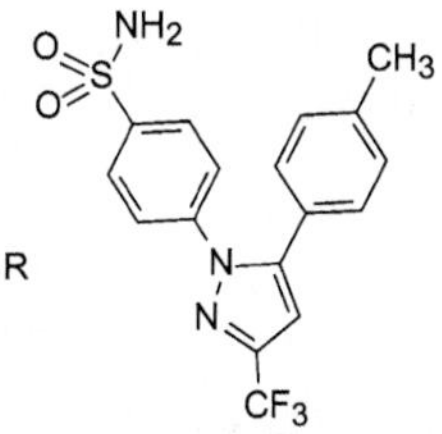

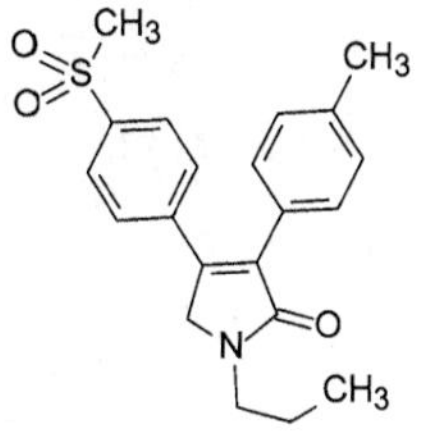

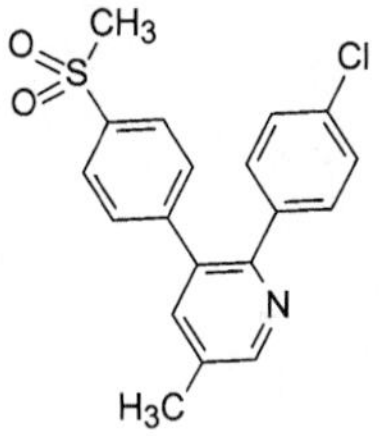

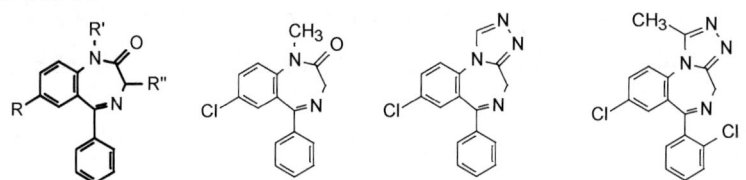

塞来昔布 (celecoxib)　　艾瑞昔布 (imrecoxib)　　义托昔布 (etoricoxib)

(22) 中枢后膜多巴胺受体阻断剂：丁酰苯类安定药。

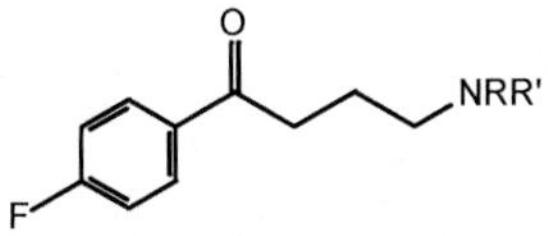

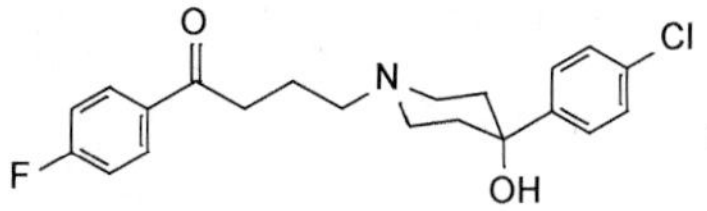

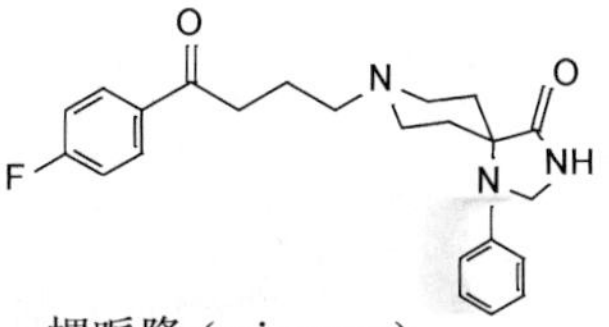

氟哌啶醇 (haloperidol)　　　螺哌隆 (spiperone)

(23) 延长钾通道的开启时间、促进 GABA 与 GABA 受体结合的药物：苯二氮䓬类安定药。

地西泮 (diazepam)　　艾司唑仑 (estazolam)　　三唑仑 (Triazolam)

(24) 单胺类重摄取抑制剂：三环类抗抑郁药。

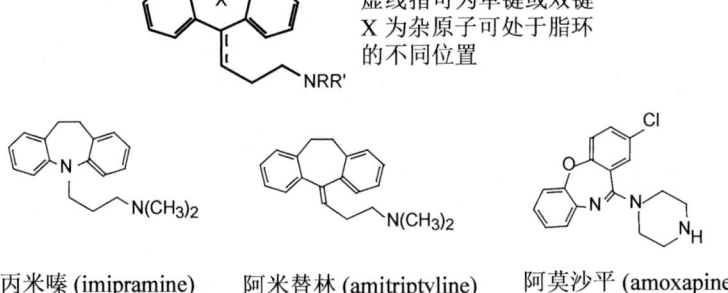

虚线指可为单键或双键
X 为杂原子可处于脂环
的不同位置

丙米嗪 (imipramine)　　阿米替林 (amitriptyline)　　阿莫沙平 (amoxapine)

(25) 二氢叶酸合成酶抑制剂：磺胺类抗菌药。

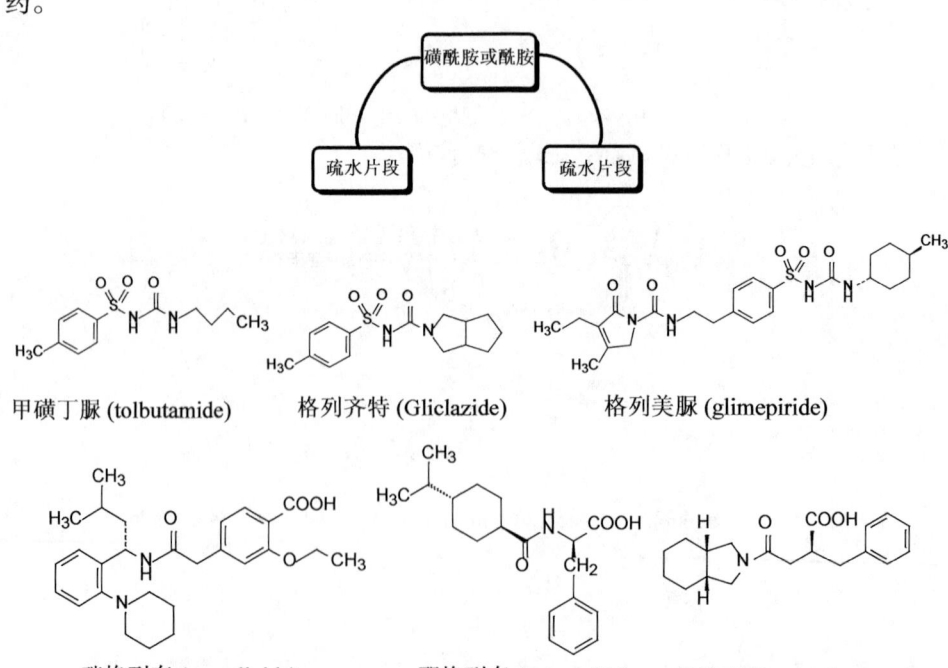

磺胺二甲嘧啶 (sulfamethazine)　　磺胺甲噁唑 (sulfamethoxazole)　　磺胺西汀 (sulfacitine)

(26) 肾小管 Na^+-Cl^- 同向转运抑制剂：氯噻嗪类利尿药。

氢氯噻嗪 (hydrochlorothiazide)　　美托拉宗 (metolazone)　　希帕胺 (xipamide)

(27) 胰岛 β 细胞 K^+ 通道阻滞剂：促进 β 细胞分泌胰岛素的磺酰脲类降血糖药。

甲磺丁脲 (tolbutamide)　　格列齐特 (Gliclazide)　　格列美脲 (glimepiride)

瑞格列奈 (repaglinide)　　那格列奈 (nateginide)　　米格列奈 (mitiginide)

(28) 抑制肝糖原异生，促进外周胰岛素靶组织对葡萄糖的摄取和利用：双胍类降血糖药。

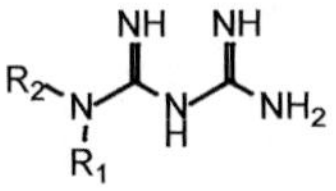

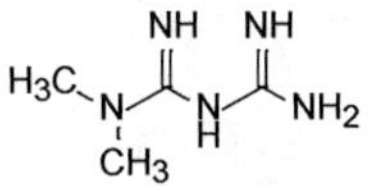

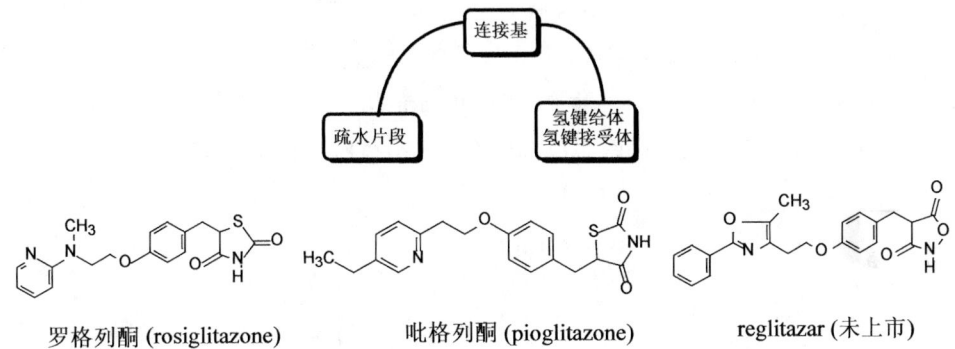

二甲双胍 (Metformin) 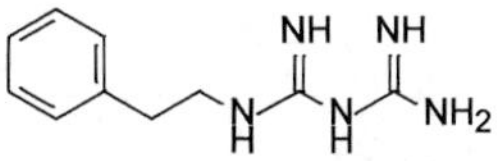　　　苯乙双胍 (phenformin)

(29) 过氧化酶体增殖激活受体 γ(PPAR$_γ$)激动剂：胰岛素增敏剂，抗 2 型糖尿病药物。

连接基

疏水片段

氢键给体
氢键接受体

罗格列酮 (rosiglitazone)　　　吡格列酮 (pioglitazone)　　　reglitazar (未上市)

(30) 砜类抗麻风病药。

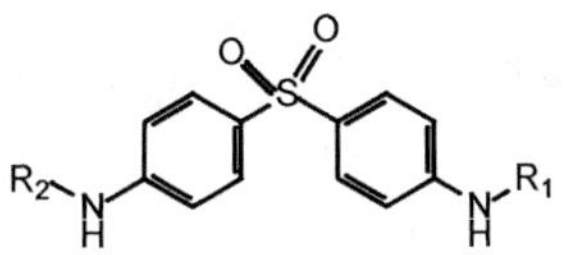

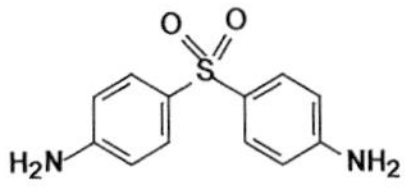

氨苯砜 (dapsone) 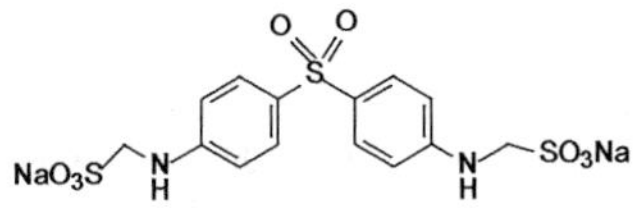　　阿地砜钠 (aldesulfone sodium) 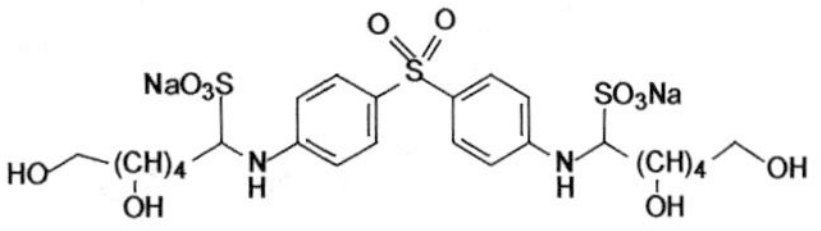　　　葡氨苯砜 (glucosulfone)

(31) 二氢吡啶类钙通道拮抗剂：降压药和抗心衰药。

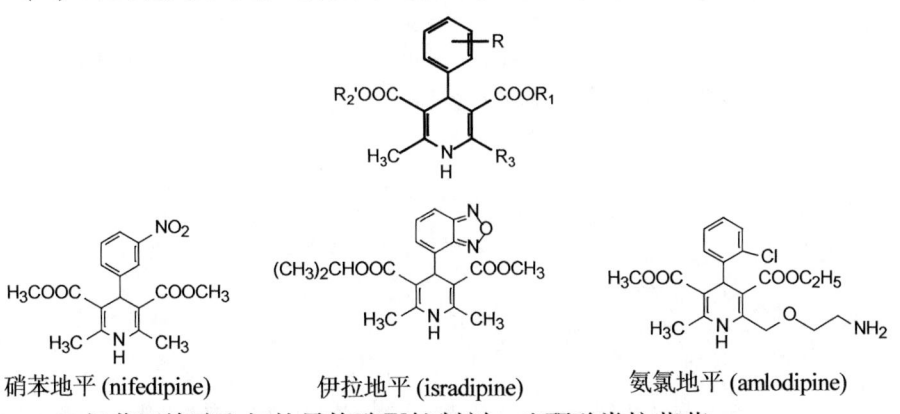

硝苯地平 (nifedipine)　　　伊拉地平 (isradipine)　　　氨氯地平 (amlodipine)

(32) 细菌回旋酶和拓扑异构酶Ⅳ抑制剂：喹酮酸类抗菌药。

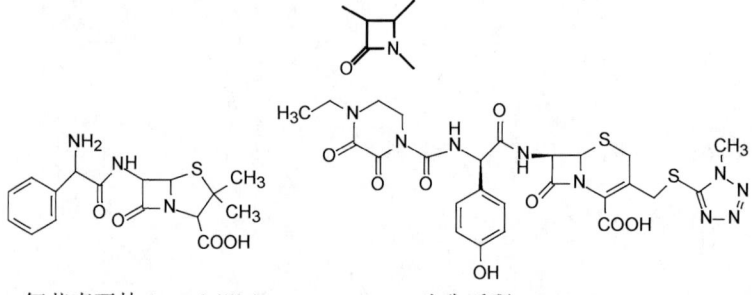

诺氟沙星 (norfloxacin)　　左氧氟沙星 (levofloxacin)　　杰米沙星 (gemixacin)

(33) 细菌转肽酶和 *β*-内酰胺酶抑制剂：*β*-内酰胺类抗生素。

氨苄青霉林 (Ampicillin)　　　头孢哌酮 (cefoperazone)

氨曲南 (aztreonam)　　　克拉维酸 (Clavulanic Acid)

(34) 硝基咪唑类抗原虫药。

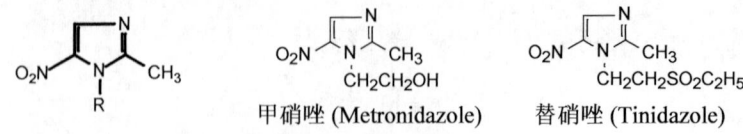

甲硝唑 (Metronidazole)　　替硝唑 (Tinidazole)

(35) HMG-辅酶 A 还原酶抑制剂：降胆固醇药。

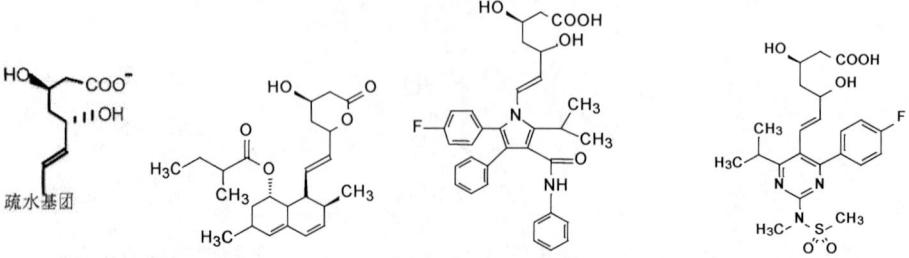

洛伐他汀 (Lovastatin)　　阿托伐他汀 (Atorvastatin)　　瑞舒伐他汀 (rosuvastatin)

(36) 芳构酶抑制剂：抗肿瘤药。

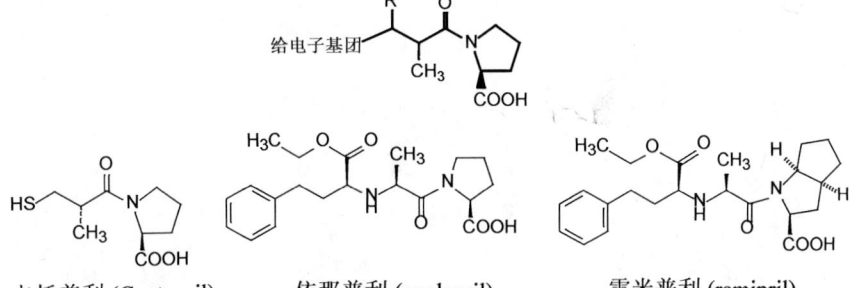

来曲唑 (letrazole)　　法倔唑 (fadrozole)　　阿那曲唑 (anastrozole)

(37) 血管紧张素Ⅱ转化酶抑制剂：降压药。

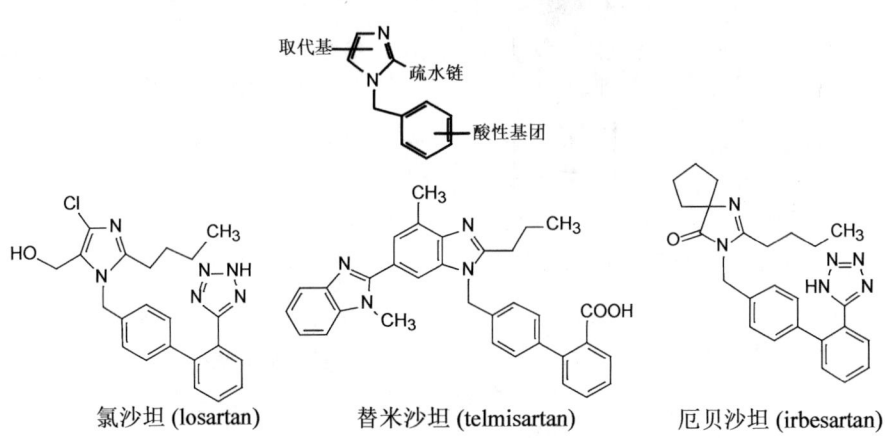

卡托普利 (Captopril)　　依那普利 (enalapril)　　雷米普利 (ramipril)

(38) 血管紧张素Ⅰ受体拮抗剂：降压药。

氯沙坦 (losartan)　　替米沙坦 (telmisartan)　　厄贝沙坦 (irbesartan)

(39) LTD₄受体拮抗剂：抗哮喘药。

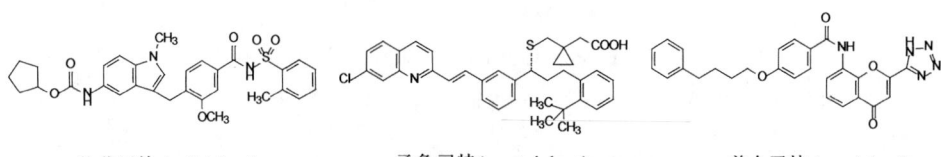

扎非司特 (zafirlukast)　　孟鲁司特(montelukast)　　普仑司特 (pranlukast)

(40) 醛糖还原酶抑制剂：降血糖药。

芳环 ——链或环—— 酸性基团

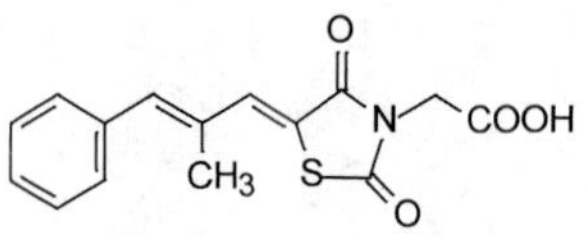

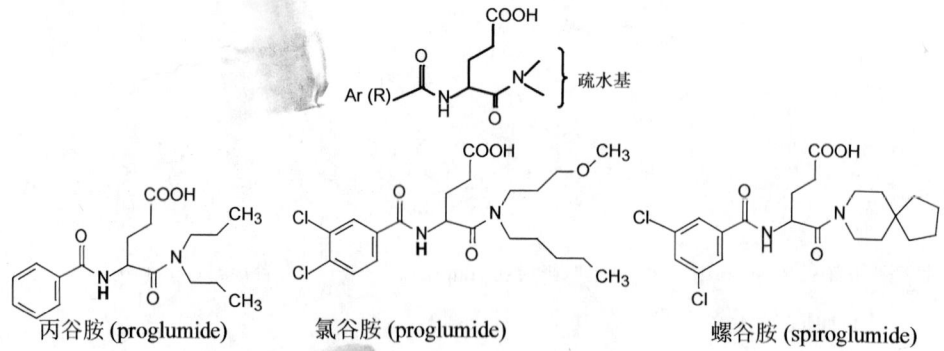

依帕司他 (epalrestat) 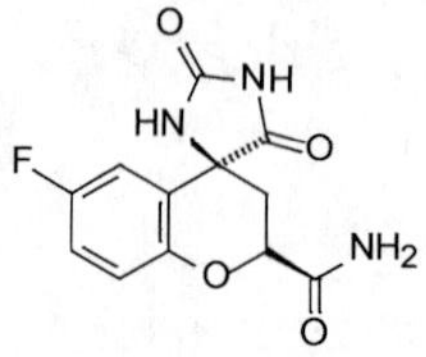　　　　菲他司他(fidarestat) 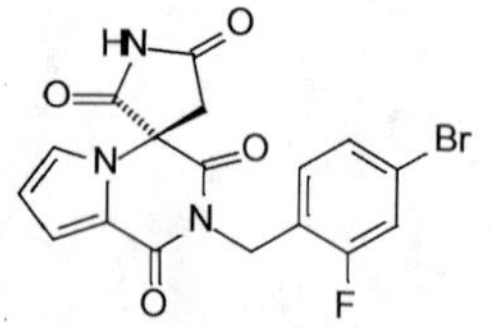　　　　雷尼司他 (ranirestat)

(41) 缩胆囊素(CCK)受体拮抗剂：治疗大肠易激性症候群。

Ar (R)—⫶⫶⫶ } 疏水基

丙谷胺 (proglumide)　　　氯谷胺 (proglumide)　　　螺谷胺 (spiroglumide)

(42) 维甲受体(RAR, RXR)激动剂：抗癌，抗牛皮癣。

疏水性立体型 ——共轭性—— 酸性基团

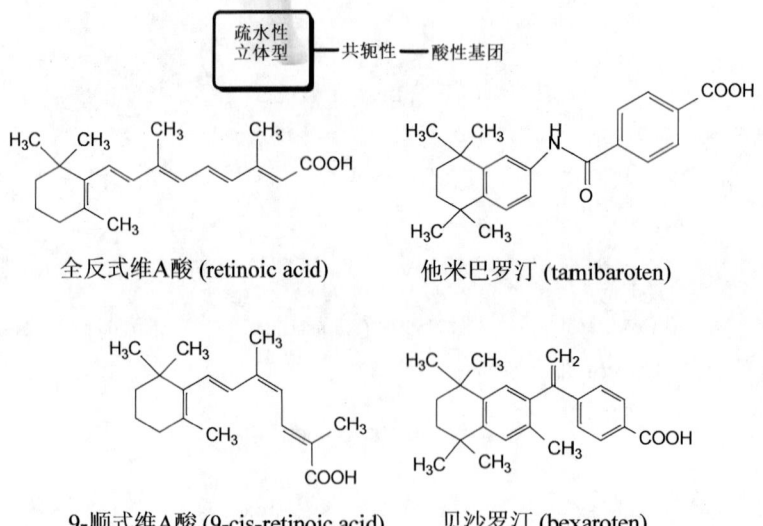

全反式维A酸 (retinoic acid)　　　他米巴罗汀 (tamibaroten)

9-顺式维A酸 (9-cis-retinoic acid)　　　贝沙罗汀 (bexaroten)

(43) Ⅱb/ⅢA 糖蛋白受体拮抗剂(抗血小板聚集，抗血栓药)。

碱性基团—（12-15）原子单元 —酸性基团

拉米非班 (lamifiban)　　　夫雷非班 (fradafiban)　　　替罗非班 (terofiban)

(44) 5-脂氧酶(5-LO)抑制剂：抗炎，抗过敏药。

芳环—两个原子单元—配位结合基

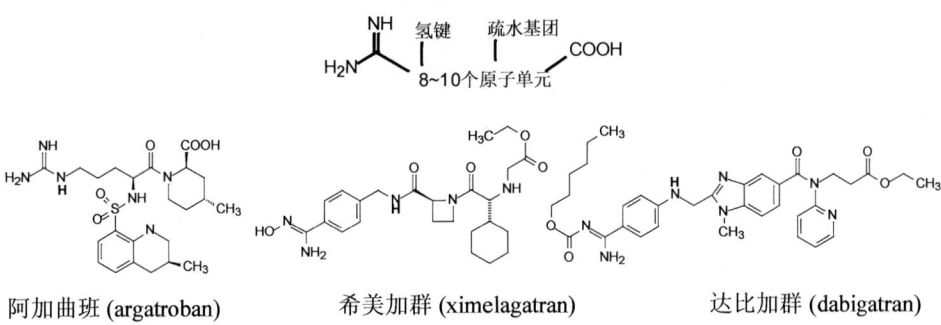

齐留通 (zileuton)　　　利克飞龙 (licofelone)　　　MK-5286

(45) 凝血酶抑制剂：防止血栓。

阿加曲班 (argatroban)　　希美加群 (ximelagatran)　　达比加群 (dabigatran)

(46) 雌激素受体调节剂：抗癌，抗骨质疏松药。

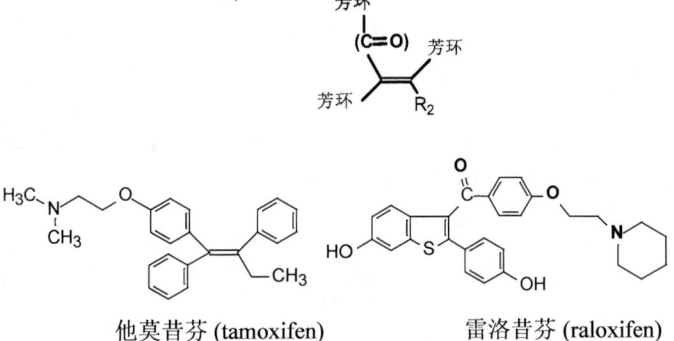

他莫昔芬 (tamoxifen)　　　雷洛昔芬 (raloxifen)

奥培米芬 (ospemifene)　　　　巴多昔芬 (bazedoxifen)

(47) 内皮素受体拮抗剂：肺动脉高压。

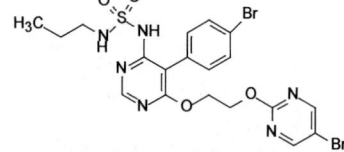

波生坦 (bosentan)　　　　安倍生坦 (ambrisentan)　　　　马西替坦 (macitentan)

(48) 多巴胺受体激动剂：治疗帕金森病药物。

阿扑吗啡 (Apomorphine)　培高利特 (pergolide)　　罗匹尼罗 (ropiinirole)

(49) 钾通道激活剂：降血压药。

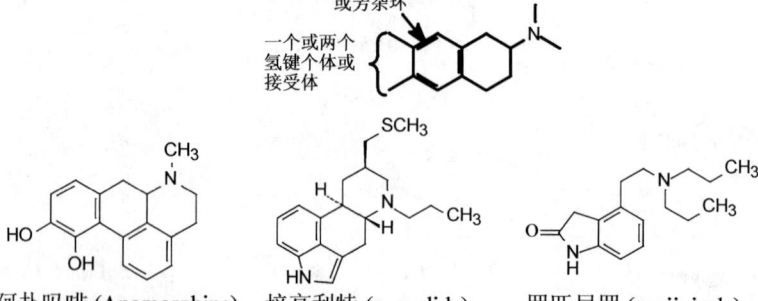

色满卡林 (Cromakalim)　　比卡林 (Bimakalim)

(50) 磷酸二酯酶 5 抑制剂：心血管药物，男性勃起药。

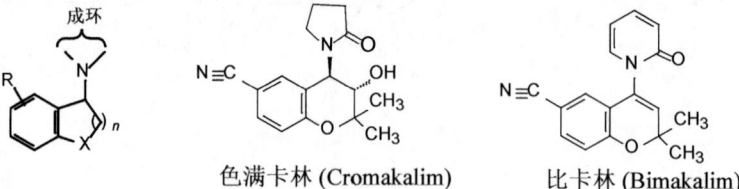

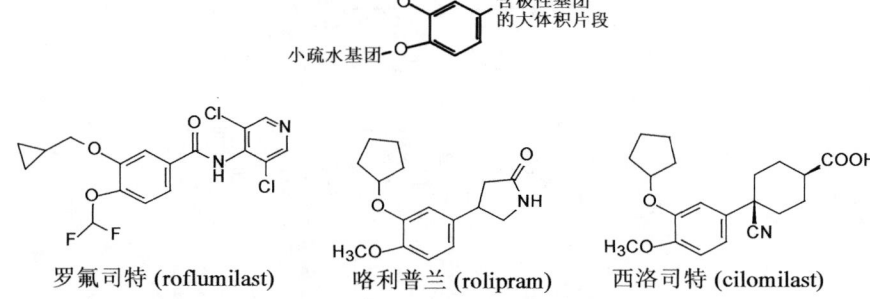

西地那非(Sildenafil)　　　伐地那非(Vardenafil)　　　乌地那非(udenafil)

(51) 磷酸二酯酶 4 制剂：慢性阻塞性肺病，抗哮喘药。

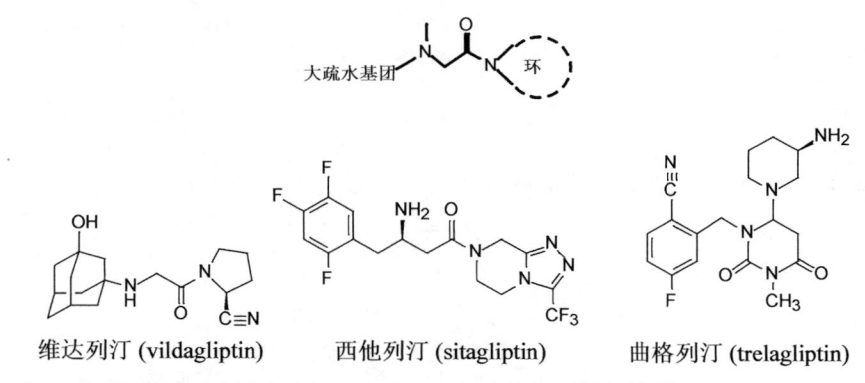

罗氟司特 (roflumilast)　　　咯利普兰 (rolipram)　　　西洛司特 (cilomilast)

(52) 二肽基肽酶 4(DPP-4)抑制剂：抗 2 型糖尿病药。

维达列汀 (vildagliptin)　　　西他列汀 (sitagliptin)　　　曲格列汀 (trelagliptin)

(53) 钠-葡萄糖共转运蛋白 2(SGLT 2)抑制剂：降血糖药。

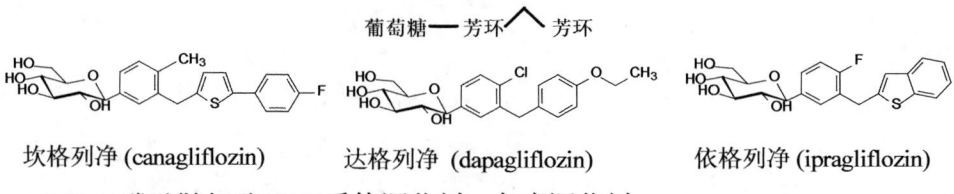

坎格列净 (canagliflozin)　　　达格列净 (dapagliflozin)　　　依格列净 (ipragliflozin)

(54) 1-磷酸鞘氨醇(S1P)受体调节剂：免疫调节剂。

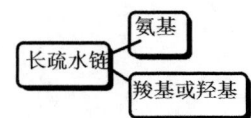

芬戈莫德 (fengolomod)　　　辛波莫德 (siponimod)　　　奥扎莫德 (ozanimod)

(55) 蛋白激酶 1 型抑制剂：抗肿瘤药物等。

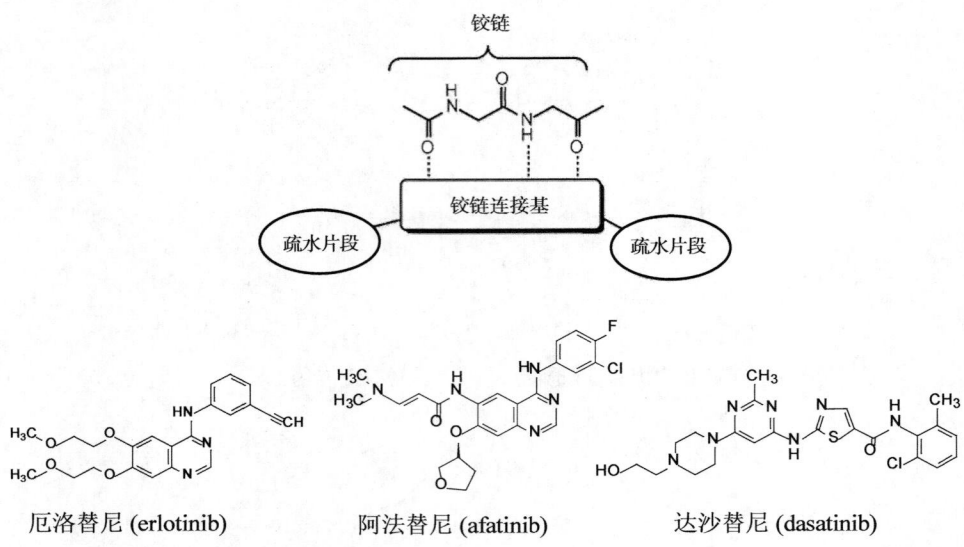

厄洛替尼 (erlotinib)　　　阿法替尼 (afatinib)　　　达沙替尼 (dasatinib)

(56) 神经氨酸酶抑制剂：抗流感药物。

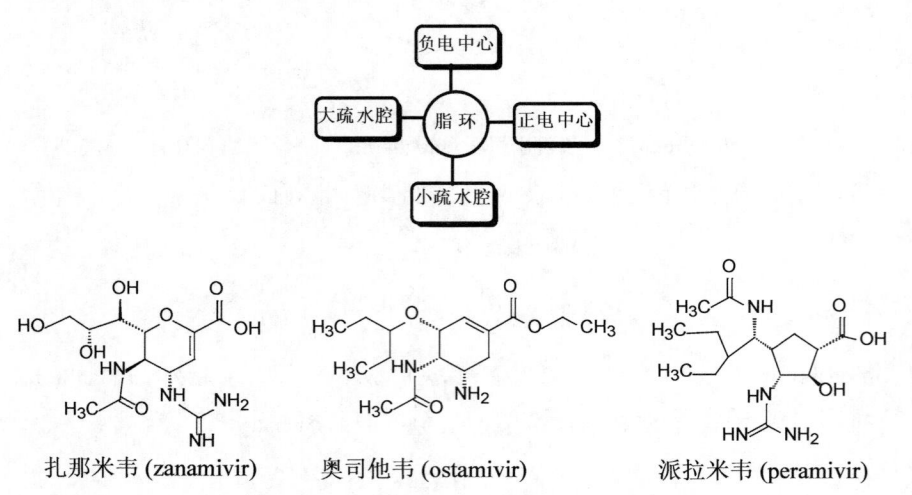

扎那米韦 (zanamivir)　　　奥司他韦 (ostamivir)　　　派拉米韦 (peramivir)

5.4　原子或基团对活性影响

5.4.1　氘原子

　　元素同位素之间化学性质没有区别，例如氘和氢在药物化学上互为等排体。碳氘键 C—D 短于 C—H 大约 0.005 Å，烷基的氢被氘取代可降低对疏水表面的亲和力，所以亲脂性略低于氢，$\Delta \lg P_{oct} = -0.006$。药物中的 D/H 变换由于动力学同位素效应(KIE)可改变药代动力学性质。当分子中 C—H 是代谢位点(例如被 CYP 催化氧化)，换作 C—D 可因 KIE 效应代谢稳定性提高 1~10 倍。例如抗抑郁药文拉法辛(1, venlafaxine)的代谢失活是 O-和 N-去甲基化，氘代物(2, SD-254)的代谢速率降低了 50%，因而提高了在血浆中的暴露量[14]。非核苷类 HIV 蛋白酶抑制剂依法韦伦(3, efavirenz)体内代谢位点是环丙基的 H 被氧化成羟基，生成的羟基因提高了炔键的亲电性，从而与谷胱甘肽发生加成反应，降解成化合物 4，产生肾脏毒性。依法韦伦的氘代物 5 减缓环丙基的氧化代谢，可降低该特质性药物毒性[15](IDT)。

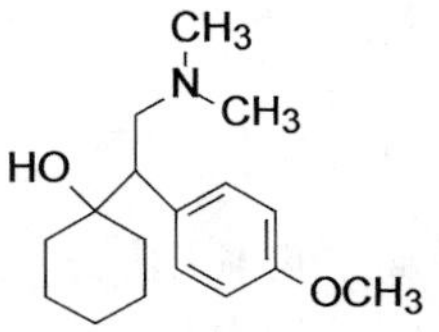

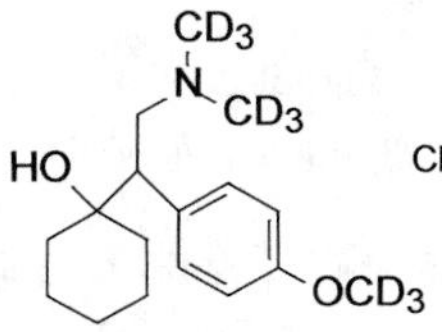

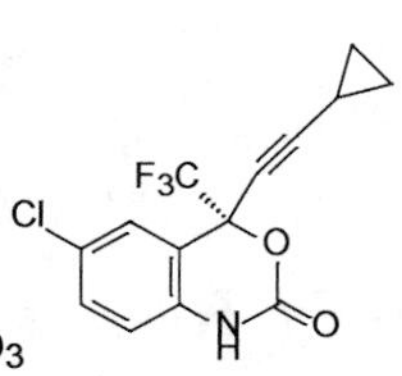

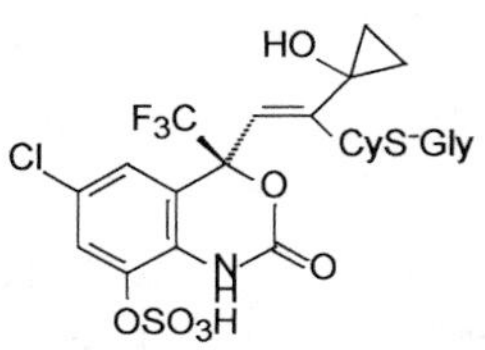

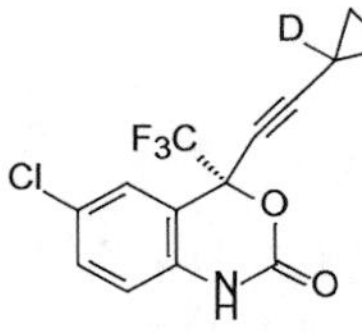

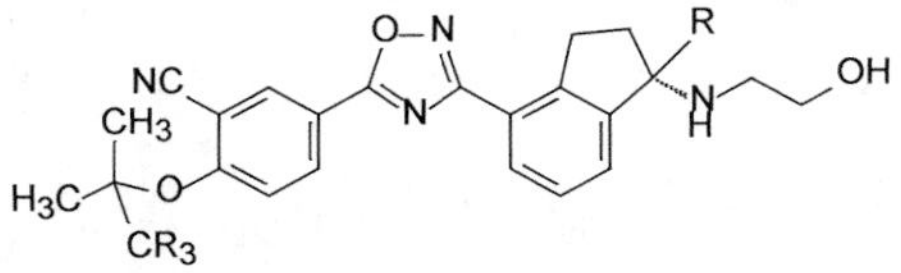

　　又如治疗多发性硬化病的 S1P1 受体调节剂奥扎莫德(6, ozanimod)的代谢位点被氘代后(7)半衰期延长了 18%。

5.4.2　氟

　　氟的范德华半径 1.35 Å，与氢相近(1.20 Å)，是仅次于氢的小体积元素。在电性方面，氟元素电负性强，具有强拉电子性，C—F 是最强的共价键，键能为 108 kcal/mol，因而替换代谢敏感的 C—H 键可增强药物的稳定性。氟原子在芳香环上因 p-π 共轭的离域化抵销了诱导效应，提高了代谢稳定性。例如抑制胆固醇吸收药依折麦布(**8**, ezetimibe)两个苯环上的氟原子是非常必要的，对大鼠的活性是没有氟原子的 50 倍。抗病毒药物普来克那利(**9**, pleconaril)分子中的噁二唑环上的 CF_3 基，对维持体内代谢稳定性是重要基团。此外，苯环上三氟甲基的拉电子效应，降低了环上的电荷密度，这有利于同受体蛋白的富电荷的芳环发生相互作用。

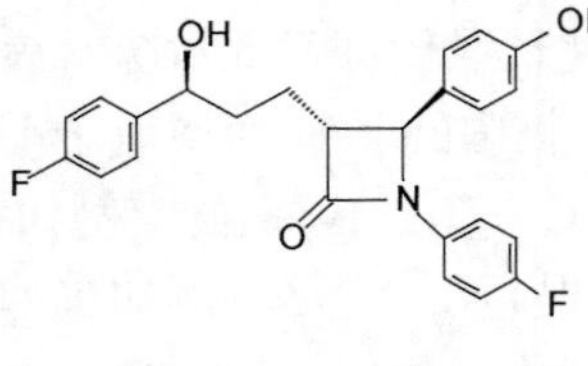

8

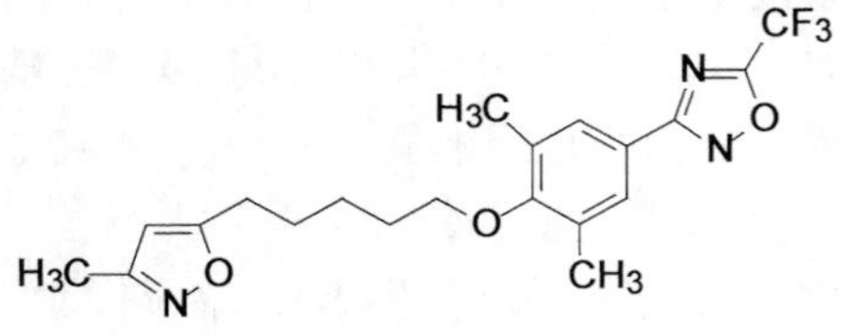

9

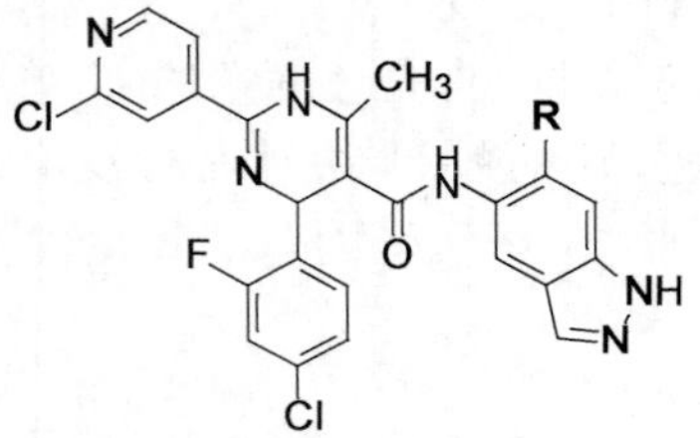

10: R = H, IC_{50}=4 nmol/L, F=8%;
11: R = F, IC_{50}=7 nmol/L, F=49%

　　芳胺的邻位引入氟原子可提高化合物的过膜能力从而增加生物利用度，这在设计激酶抑制剂中是常常应用的方法。C—F$^{\delta-}$ 和 $^{\delta+}$H—N 之间的静电作用，掩盖了氢键的性质，有利于扩散过膜。例如 ROCK1 激酶抑制剂 **10** 引入氟原子的化合物 **11**，提高了生物利用度，改善了药代性质[16]。

5.4.3　氯和溴

　　氯和溴的电负性强于碳，在脂肪链中由于 C—Cl 和 C—Br 为极性键，在体内可与亲核基团发生取代反应，形成的共价结合由于缺乏选择性而引起细胞毒作用，所以药物化学避免脂肪族的氯化物或溴化物，这与键能很强、高稳定性的 C—F 键不同。氯和溴与芳环相连，因 p-π 共轭使碳卤键有部分双键性质，因而是稳定的取代基团，芳环连接了氯原子，可产生如下的效应：降低环的电荷密度，提高了代谢稳定性；提高分子的脂溶性，有利于过膜和吸收。溴元素与芳环相连，增加环的稳定性和亲脂性。

5.4.4　甲基

　　甲基是球形对称基团，范德华体积为 32 Å^3，常常以其位阻效应作为限制构象的因素。例如伊马替尼(**12**, imatinib)的苯环 A 上的甲基迫使嘧啶环不能与苯环共平面，有利于将吡啶环插入到激酶的特定腔内，增强了结合力，而没有甲基的分子活性较弱。

作为连接基的酰胺基—CO—NH—或胺酰基—NH—CO—的氮原子上 H 被甲基取代，不仅失去氢键给体的能力而且改变了酰胺的构象，由原来的 *anti*-变成 *syn*-构象，改变了分子的构象。

苯环上甲基取代对体内代谢有重要影响。甲基与芳环的 π 体系发生超共轭，使甲基成为易氧化位点，常用来调整药代性质。例如 COX-2 抑制剂塞来昔布(**13**, celecoxib)研制过程未选取氯苯基化合物(**14**)，因半衰期过长，易产生蓄积作用，甲苯基可氧化代谢个羧苯基而消除，$t_{1/2}$ 为 12 h。

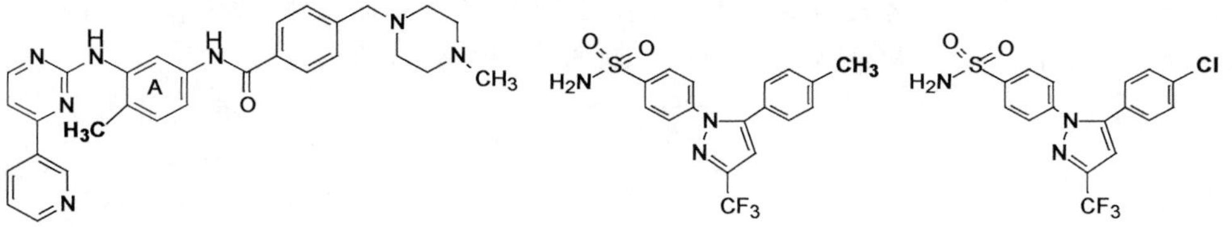

12　　　　　　**13**　　　　　　**14**

5.4.5　氰基

氰基为碳氮三键，拉电子效应强于氯和溴，但由于电荷弥散于两个原子，离去作用弱于氯和溴，因而可以连接在烷基上，形成碳正离子的趋势低。氰基体积小于氯、溴和甲基。

由于氮原子上存在孤电子对，可作为氢键接受体与靶标结合，例如培利替尼(**15**, pelitinib)母核为 3-氰基喹啉的 EGFR 激酶抑制剂，是既往上市的同类药物吉非替尼(**16**, gefitinib)的骨架迁越物，**16** 的母核是喹唑啉环，后者的 N3 经结构水分子形成氢键再与 Thr830 羟基形成氢键结合，**15** 的 3-CN 基代替了吉非替尼的 N3 与 H_2O，直接与 Thr830 结合，变三元复合物为二元结合，结合熵是有利的。三键的 π 键可与芳环共轭降低环的电荷密度，提高代谢稳定性。

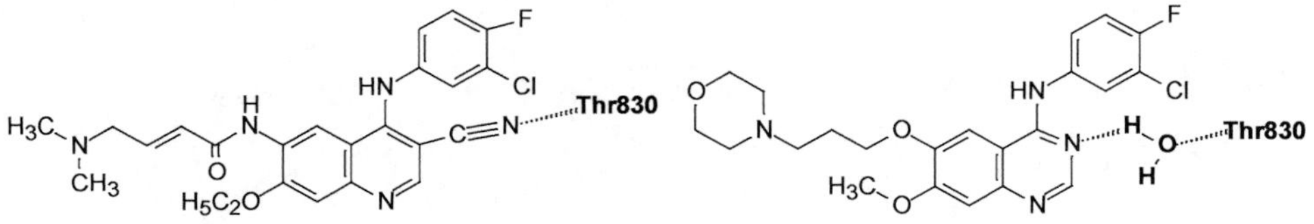

15　　　　　　　　　　**16**

与 sp^3 杂化碳原子连接的氰基由于不饱和性还可以同靶标的亲核基团发生加成反应，形成共价键结合，例如降血糖药物二肽基肽酶 4(DPP-4)抑制剂维格列汀

(**17**, vildagliptin)的氰基与酶的 Ser630 羟基发生类似于有机化学的 Pinner 加成反应，生成脒酯的可逆性共价结合[17]。

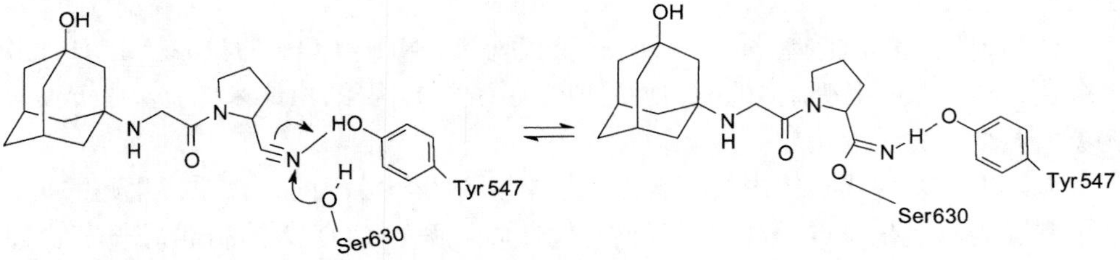

17

吡仑帕奈(**18**, perampanel)是谷氨酸 AMPA 受体拮抗剂，抗癫痫药物，结构中 2′-氰苯基是电性和立体性优化的基团，由于处于 2′-位对吡啶酮与氰苯基连接键的旋转产生阻碍效应，两个环的平面夹角对于受体结合处于最佳位置[18]。

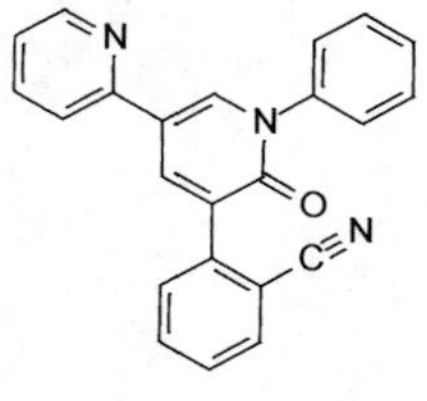

18

5.4.6　炔基

乙炔基的不饱和性使末端氢有弱酸性，作为氢键给体可与受体发生氢键相互作用。乙炔基的体内代谢稳定性强于乙烯基，常常作为位阻基团提高代谢稳定性而成为长效药物，甾体激素的 17α 位引入乙炔基可延长疗效，例如炔雌醇(**19**, ethinylestradiol)使 17β-羟基代谢反应受阻，成为长效的雌受体激动剂，与孕激素合用用作口服短效避孕药。异炔诺酮(**20**, norethynodrel)为孕激素受体激动剂，是长效的避孕药。

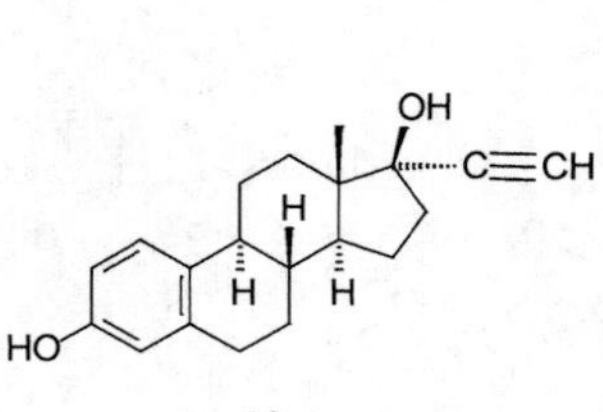

19 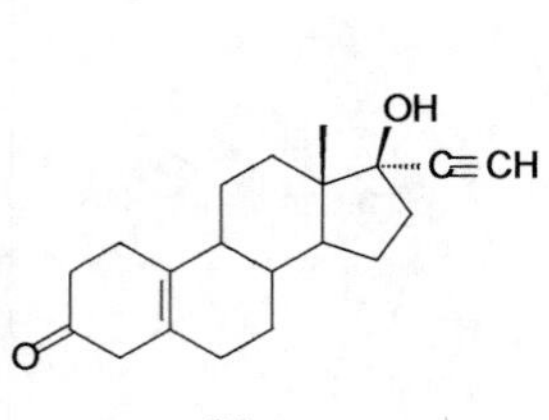　　　　　　　　**20** 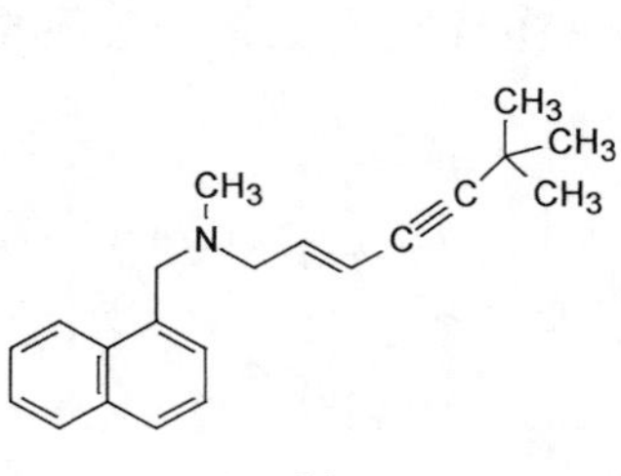　　　　　　　　**21**

炔基也可以作为连接基，以直线方向引出基团，C1—C≡C—C4 的 C1~C4 距离为 4.4 Å。由于炔键是稳定性基团，成为骨架设计的重要片段。例如抗真菌药物特比萘芬(**21**, terbinafine)通过乙炔基连接两个疏水性片段成为角鲨烯环氧化酶抑制剂。—C≡C—是以线型方式相连的两个 sp¹ 杂化碳原子，占据的空间较小，可适配于受体蛋白狭窄的缝隙。例如治疗慢性粒细胞白血病帕那替尼(**22**, ponatinib)是第二代药物。应用首创药物伊马替尼(**23**, imatinib)治疗慢粒出现耐药性是由于靶标 Bcr-Abl[T315I] 激酶发生变异，Thr315 突变为 Ile，氨基酸侧链由 $CH(CH_3)OH$ 变成 $CH(CH_3)CH_2CH_3$，不仅体积变大，空间上阻碍了伊马替尼的 2-氨基嘧啶连接的片段进入，而且还失去形成氢键的能力，帕那替尼简化为乙炔基连接的稠合环，避开了异亮氨酸侧链的阻碍，结合于深部的腔穴内，因而克服了耐药性[19]。

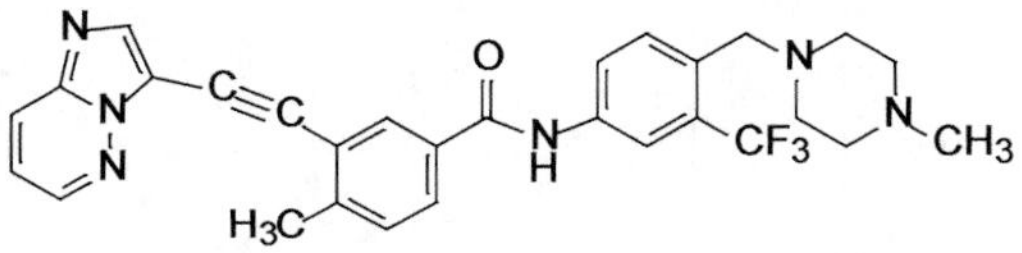

22 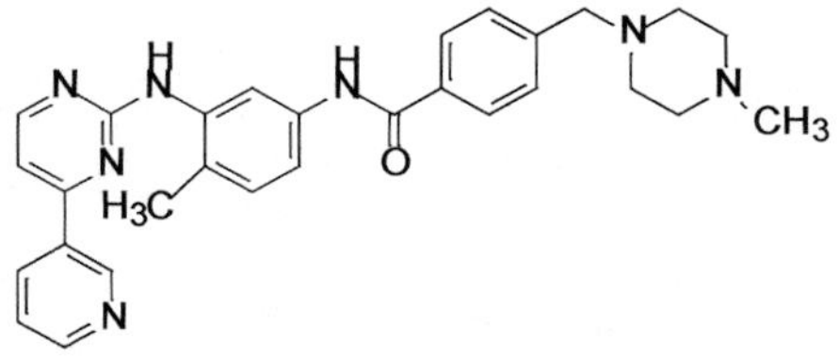　　　　　　　　　　　　　　　　　　　　　**23**

5.4.7　羟基

醇羟基或酚羟基既是氢键的给体，也是氢键接受体，所以在分子的适宜位置和方向(构象)引入羟基若与受体部位形成氢键，有利于提高活性。羟基具有亲水性，因而有助于分子的溶解性，每增加一个羟基可降低脂水分配系数大约 0.7 lg 单位，但邻位羟基若发生分子内氢键结合，则减少水合作用，降低了增溶性。酚羟基容易发生 Ⅱ 相代谢，被葡萄糖醛酸苷化或硫酸半酯化，该首过效应降低了生物利用度。

5.5　毒　性　基　团

5.5.1　亲电性基团

体内的蛋白质、核酸、碳水化合物遍布着亲核性基团，虽然容易被代谢产生的亲电性基团结合，但会迅速地被体内亲核基团猝灭。一般而言，药物分子中应避免有亲电性基团，例如脂肪链上的氯或溴化物、磺酰酯、环氧乙烷基、乙烯亚胺基以及 α,β-不饱和酮或酯等，这些基团的亲电性导致脱靶作用，形成不可逆的共价键结合，是毒性和副作用之所在和持久性损伤。表 5-2 列出了化疗药物中出现的亲电性基团或片段。

表 5-2 直接出现毒性的亲电性基团或片段

基团类型	结构	反应类型
氮芥	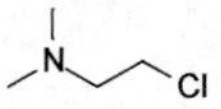	亲核取代反应
甲烷磺酸酯	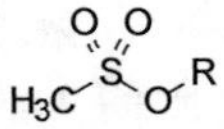	亲核取代反应
环氧乙烷		亲核取代反应
乙烯亚胺	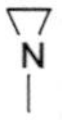	亲核取代反应
α,β-不饱和酮	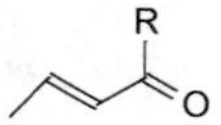	迈克尔加成反应
α,β-不饱和内酯	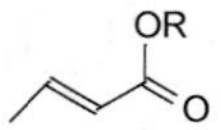	迈克尔加成反应
杂环化合物 (X=CH 或 N)	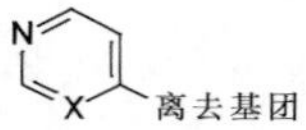	亲核取代反应
脂肪族卤(非氟)化物	R—X	亲核取代反应
杂环化合物 (X=CH 或 N)	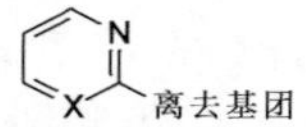	亲核取代反应

5.5.2 警示结构——代谢产生的毒性基团

药物的不良反应和安全性风险源于两个方面，一方面是由于药物的杂泛性 (drug promiscuity)，即脱靶(off-targeting)产生的毒副作用；另一方面是由于药物在体内发生代谢作用，生成有反应活性的物质，引发毒性作用，这类毒性称作特质性药物毒性(idiosyncratic drug toxicity，IDT)。IDT不同于药物的副作用，其特点在于：①并非与药理作用同时发生，一般呈滞后效应；②剂量-效应关系不明显；③产生的后果通常比脱靶作用严重。

一些化合物原本没有产生毒副作用的结构或基团，但在体内酶的催化下，代谢产生出有化学反应性基团，与体内蛋白发生共价键结合，引起不良反应。那些可被代谢活化的结构称作警示结构(structural alert)，表 5-3 列出了药物中常见的警示结构[20]。

表 5-3　药物中常见的警示结构

警示结构	产生的反应活性基团	催化酶
电荷丰富的苯环	芳环氧化物，自由基	CYP450，过氧化物酶
芳胺	亚胺-醌，亚硝基	CYP450，过氧化物酶
苄胺	亚硝基，肟	CYP450
硝基苯	亚硝基，自由基	CYP450，还原酶
噻吩环	不饱和二醛(酮)	CYP450
呋喃环	不饱和二醛(酮)	CYP450
噻唑环	硫代酰胺，羟基醛	CYP450
硫脲	S-氧化物，异氰酸酯	CYP450
噻唑烷酮	S-氧化物，异氰酸酯	CYP450
磺酰脲	异氰酸酯	CYP450
肼	偶氮或偶氮离子	CYP450
环丙胺	环丙酮，3-羟基丙醛	CYP450
乙炔基	烯酮，环氧乙烷	CYP450
甲酰胺基	异氰酸酯	CYP450
芳乙酸基	葡萄糖醛酸酸苷酯	葡萄糖醛酸转移酶
芳丙酸基	葡萄糖醛酸酸苷酯	葡萄糖醛酸转移酶

5.5.3　产生醌、亚胺-醌和次甲基-醌的结构

分子结构中含有苯胺(以及 N-苯基哌啶和 N-苯基哌嗪)、苯酚(包括苯氧烷基)、p-氨基酚、p-胺苯甲基等片段，如果苯环的 π 电子云有足够的电荷密度，并且分子中缺乏容易代谢的软位点，就可能被 CYP450 或髓过氧化酶(MPO)氧化生成 p-或 o-醌、亚胺-醌(imine-quinone)或次甲基-醌(methine-quinone)等较强的亲电基团，可与蛋白的亲核基团发生取代或加成反应，产生共价结合，具有产生毒性或特质性反应的风险。

抗抑郁药奈法唑酮(**24**, nefazodone)于 1994 年上市，因肝脏毒性于 2003 年撤市停用。原因是结构中含有苯基哌嗪片段，在 CYP450 催化发生 4 位羟基化(**25**)，进而氧化成亚胺-醌化合物 **26**，以及 N-去芳基化生成氯代对醌(**27**)等亲电基团，产生肝毒性反应[21]。

24　　　　　　　　　　　　　　　25

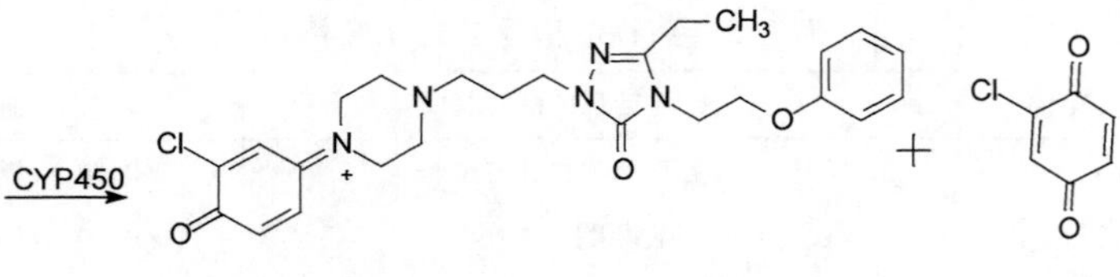

26 + **27**

β 受体阻滞剂普拉洛尔(**28**, practolol)，在体内的代谢过程是，首先 *O*-去烷基化生成 **29**，继之氧化生成亚胺-醌式结构 **30**，该代谢产物可与蛋白发生不可逆结合 **31**，导致临床上发生特质性硬化性腹膜炎，因而撤出市场。为了去除这种毒性作用，将氨基变为电子等排体亚甲基，难以产生次甲基-醌，因而比索洛尔(**32**, bisprolol)、美托洛尔(**33**, metoprolol)和阿替洛尔(**34**, atenolol)等 β-阻滞剂避免了该毒性作用。

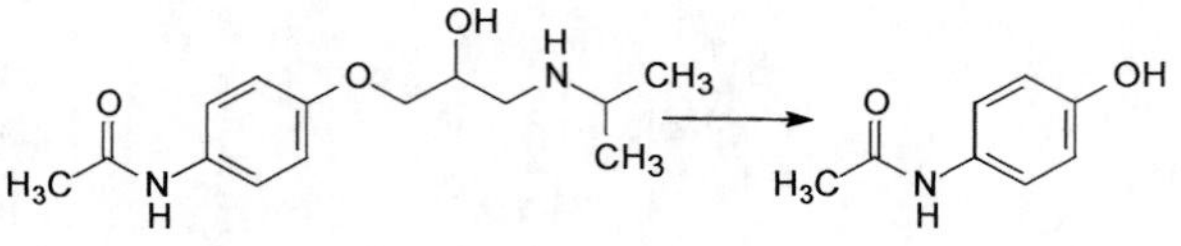

28 **29** 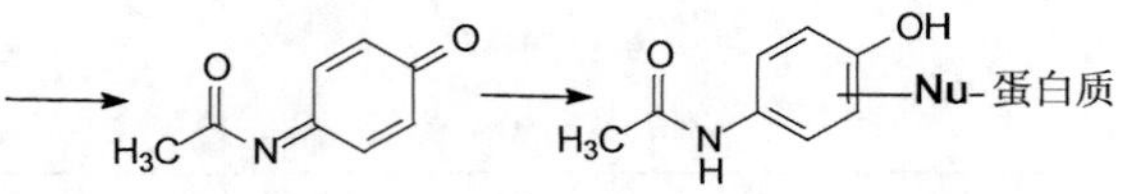 **30** **31** 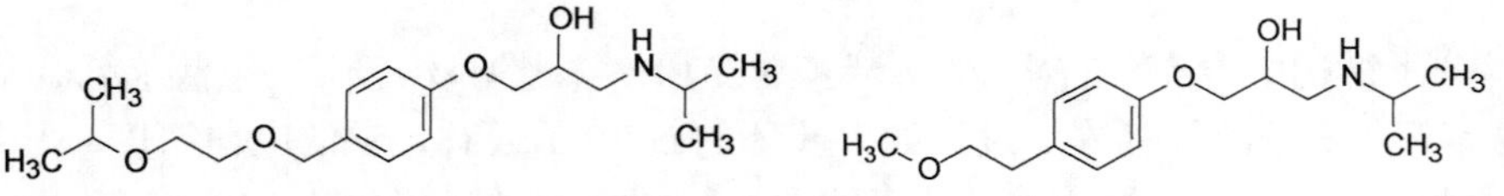 **32** **33** 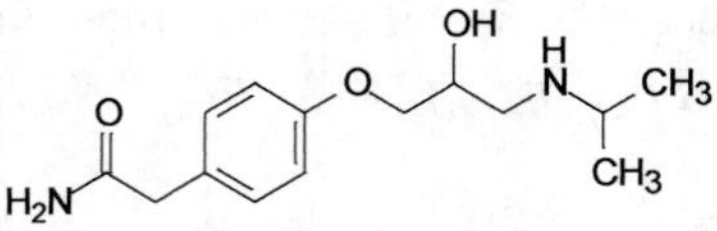 **34**

抗抑郁药氟培拉平(**35**, fluperlapine)的结构中含有苯基亚胺片段，被肝脏 CYP450 氧化生成 7-羟基氟培拉平(**36**)，后者经 MPO 和次氯酸氧化，生成亚氨基醌(**37**)，可与蛋白质或谷胱甘肽发生反应(**38**)，对嗜中性粒细胞产生毒性作用[22]。

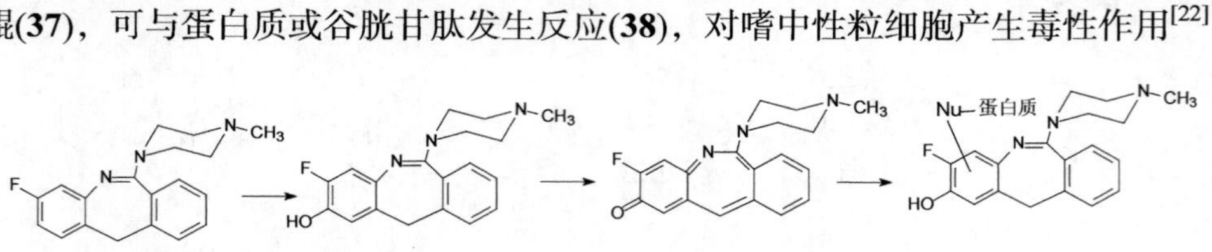

35 **36** **37** **38**

托卡朋(**39**, tolcapone)是儿茶酚-*O*-甲基转移酶抑制剂,治疗帕金森病,于 1988 年上市,后因代谢活化引起肝脏毒性于 1999 年撤市。托卡朋的硝基在体内还原代谢成氨基(**40**),继之发生双电子氧化成 *o*-亚胺-醌(**41**),后者为强亲电性基团,导致肝毒性[23]。

托卡朋的类似药物恩他卡朋(**42**, entacapone)也于同年上市,虽然硝基可被还原成氨基(**43**),**43** 结构中存在共轭的不饱和链,没有可被氧化的亚甲基,难以生成 *o*-亚胺-醌,恩他卡朋经葡萄糖醛酸苷化排出体外,故没有肝脏毒性,现仍在临床应用[23]。

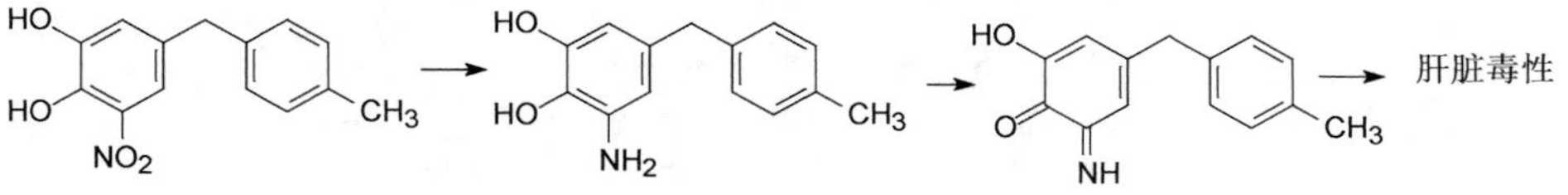

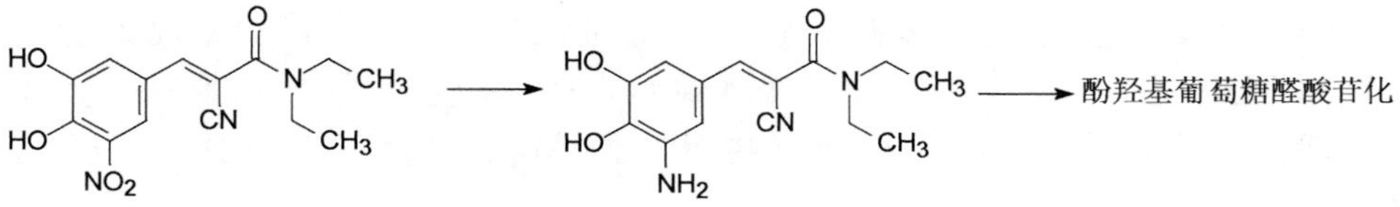

5.5.4　杂环代谢成毒性基团

抗过敏药物 LTD4 受体拮抗剂扎非司特(**44**, zafirlukast)上市于 1996 年,由于 3 位含亚甲基吲哚的片段可代谢生成次甲基-亚铵离子,是有反应活性的亲电试剂 **45**,引起特质性肝炎,在 2000 年和 2004 年两度要求示以警示标签。**45** 可与谷胱甘肽生成迈克尔加成产物 **46**[24]。

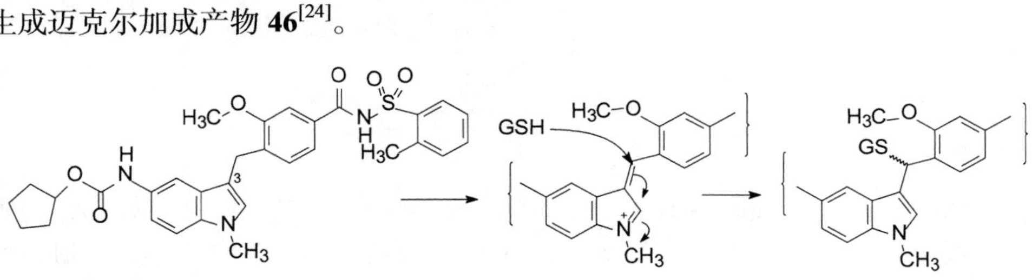

湿痛昔康(**47**, sudoxicam)和美洛昔康(**48**, meloxicam)都是昔康类非甾体抗炎药,**47**在Ⅲ期临床试验中,因由严重肝脏毒性而终止开发,而美洛昔康未见肝脏毒性,已上市应用至今。这两个药物的结构只是在噻唑环的C5的氢和甲基的不同,却有很大的安全性差异。体外肝微粒体代谢研究表明,湿痛喜康的主要代谢途径是P450介导的噻唑环开环,生成相应的酰基硫脲**51**,为毒性物质。产生过程是噻

唑环的C4-C5双键发生环氧化(49)，然后水解成噻唑-4,5-二氢二醇(50)，50开环裂解掉乙二醛，生成酰基硫脲51，为强亲电性基团，与蛋白质的亲核基团发生共价结合。

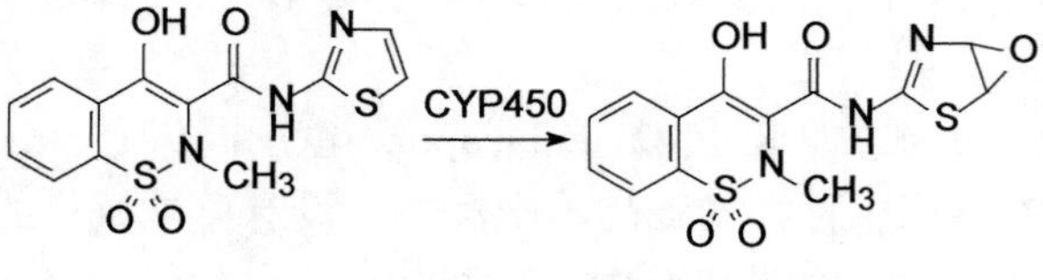

美洛昔康的主要代谢产物是甲基的氧化产物 52 和 53，只有少量代谢成酰基硫脲，因而未呈现特质性毒性。这个例子提示当存在有容易代谢的基团(甲基氧化)，机体就无须付出更大代价(耗能)处置共轭体系(噻唑开环)[26]，因而避免了毒性的产生。

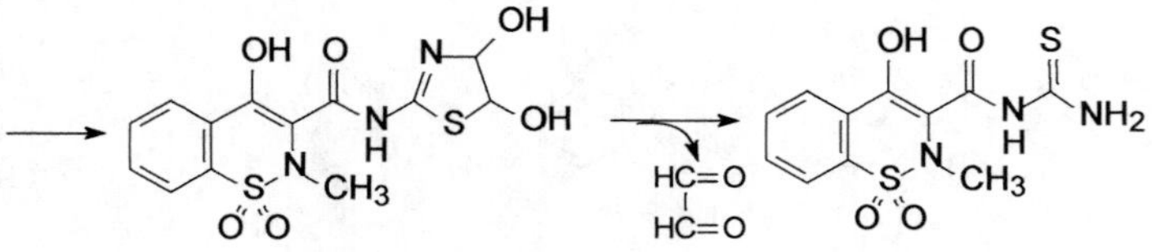

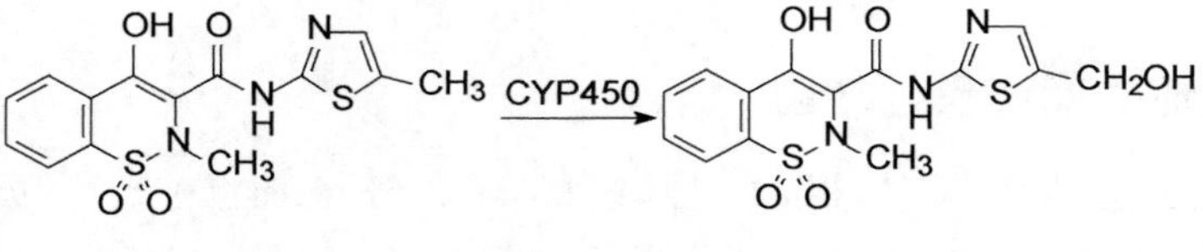

曲格列酮(54, troglitazone)是过氧化酶体增殖激活 γ 受体(PPARγ)激动剂，可提高胰岛素的敏感性，是治疗 2 型糖尿病药物，上市后不久，由于严重的肝脏毒性被停止应用。曲格列酮的噻唑烷二酮和苯并二氢吡喃两个位置发生代谢都产生毒性。噻唑烷二酮被氧化代谢，硫原子氧化成亚砜，异构化并开环生成含有异氰酸酯和亚磺酸两个亲电基团的活泼中间体，产生毒性作用[26]。

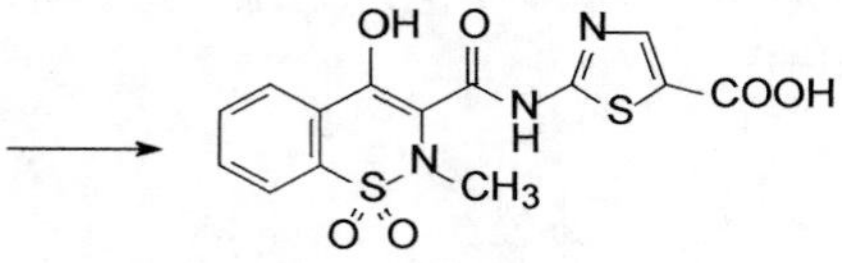

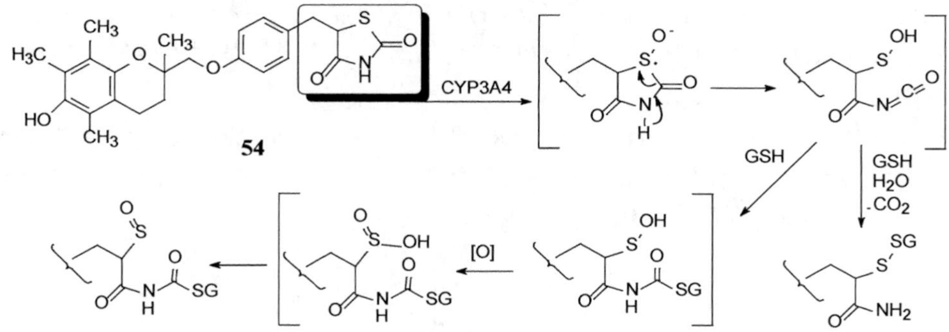

54

曲格列酮的苯并二氢吡喃片段在 CYP2C8 和 3A4 的作用下，发生单电子氧化，形成氧自由基 **55** 及其共振式半醌式碳自由基 **56**。**55** 再经单电子氧化生成 *o*-次甲基-醌 **57**，为强亲电试剂，该活性代谢产物可与谷胱甘肽形成轭合物 **58**，更可与蛋白质形成共价键结合。碳自由基 **56** 也可单电子氧化，经羟基半醌 **59**，开环形成 *p*-醌 **60**，**60** 也是亲电试剂[27,28]。

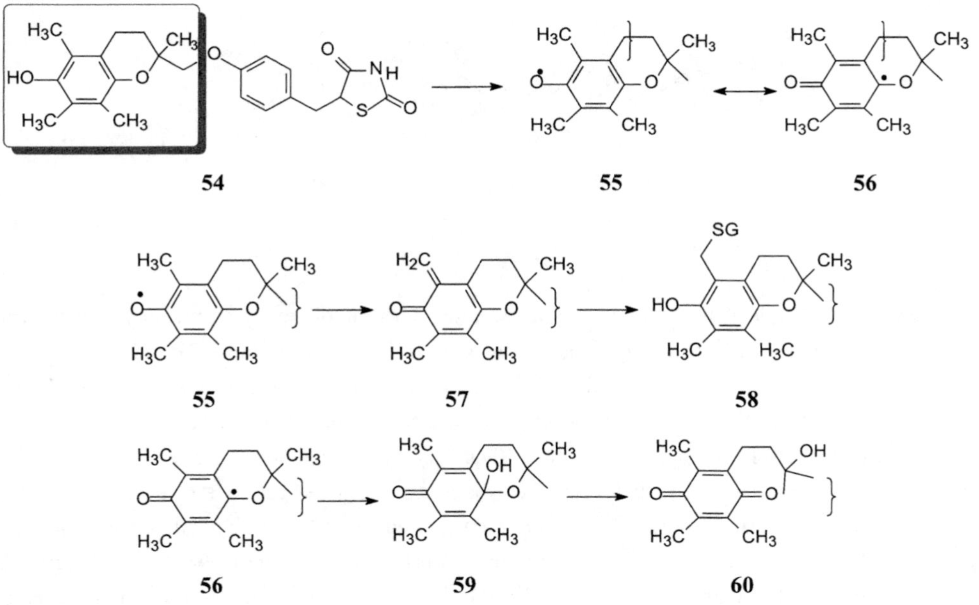

54　　　　　　　　　　**55**　　　　　　　　　　**56**

55　　　　　　　　　　**57**　　　　　　　　　　**58**

56　　　　　　　　　　**59**　　　　　　　　　　**60**

5.5.5　芳烷酸的代谢活化

羧基在体内多成离解形式，提供负电荷或氢键接受体与受体结合，因而是重要药效团。羧基碳原子呈高氧化态，难以被 CYP 氧化代谢，但有利于发生 Ⅱ 相代谢的轭合反应。分子中含有芳乙酸或芳丙酸结构，可被代谢活化引发特质性药物不良反应，代谢活化的反应有两种机制：一是由微粒体介导的 UDP-葡萄糖醛酸转移酶(UGT)催化生成芳烷酰基葡醛酸酯；另一是被微粒体或线粒体酰基辅酶 A 合成酶催化，生成酰基辅酶 A 硫醚，后者的反应活性强于酰基葡醛酸酯。这些酯在生理 pH(或碱性)水溶液中具有亲电性质，可与蛋白质中亲核基团生成稳定的加合物，引起不良反应。

非甾体抗炎药佐美酸(**61**, zomepirac)的代谢产物是芳乙酸酰化了葡萄糖醛酸苷键，该轭合物(**62**)在生理条件下具有亲电性质，可共价结合于肝脏的蛋白分子上，由于佐美酸的肝毒性作用，被终止使用[29]。

61　　　　　　**62**

另一抗炎药苯噁洛芬(**63**, benoxaprofen)的代谢产物是葡萄糖醛酸苷酯化合物 **64**，可与血浆白蛋白的 Lys159 发生共价键结合，产生特异质毒性反应也被停止使用[32]。

63　　　　　　**64**

参 考 文 献

[1]　Evans B E, Rittle K E, Bock M G, et al. Methods for drug discovery: Development of potent, selective, orally effective cholecyctokinin antagonists. J Med Chem, 1988, 31: 2235-2246

[2]　Lloid D G, Buenemann C L, Todorov N P, et al. Scaffold popping in *de novo* design. ligand generation in the absence of receptor information. J Med Chem, 2004, 47:493-496

[3]　Brown N. Scaffold Hopping in Medicinal Chemistry. Weinheim: Wiley, 2013

[4]　Asaki T, Kuwano K, Morrison K, et al. Selexipag: An oral and selective IP prostacyclin receptor agonist for the treatment of pulmonary arterial hypertension. J Med Chem, 2015, 58: 7128-7137

[5]　Hale J J, Lynch C L, Neway W, et al. A rational utilization of high-throughput screening affords selective, orally bioavailable 1-benzyl-3-carboxyazetidine sphingosine-1-phosphate-1 receptor agonists. J Med Chem, 2004, 47: 6662-6665

[6]　Yan L, Hale J J, Lunch C L, et al. Design and synthesis of conformationally constrained 3-(*N*-alkylamino)propylphosphonic acids as potent agonists of sphingosine-1-phosphate (S1P) receptors. Bioorg Med Chem Lett, 2004, 14: 4861-4866

[7]　Nussbaum P, Winiski A P, Cammisuri S, et al. Novel antiproliferative agents derived from lavendustin A. J Med Chem, 1994, 37 : 4079-4084

[8]　Zheng X Z, Hodgetts K J, Brielmann H, et al. From arylureas to biarylamides to aminoquinazolines: Discovery of a novel, potent TRPV1 antagonists. Bioorg Med Chem Lett, 2006, 16: 5217-5221

[9]　Wood M R, Schirripak K, Kim J J, et al. Cyclopropylamino acid amide as a pharmacophoric replacement for 2,3-diaminopyridine. application to the design of novel bradykinin B1 receptor antagonists . J Med Chem, 2006, 49: 1231-1234

[10]　Wermuth C G, Ganellin C R, Lindberg P, et al. Glossary of terms used in medicinal chemistry (IUPAC recommendations 1998). Pure Appl Chem, 1998, 70: 1129-1143

[11]　Muegge I, Heald S L, Brittelli D. Simple selection criteria for drug-like chemical matter. J Med Chem, 2001, 44: 1841-1846

[12]　Hamprecht D, Micheli F,Tedesco G, et al. Isoindolone derivatives, anew class of 5-HT2 Cantagonists: Synthesis and biological evaluation. Bioorg Med Chem Lett, 2007, 17: 428-433

[13]　Schormann N, Senkovich, O, Walker K, et al. Structure-based approach to pharmacophore identification, in silico screening, and three-dimensional quantitative structure-activity relationship studies for inhibitors of Trypanosoma cruzi dihydrofolate reductase function. Proteins, 2008, 73: 889-901

[14]　Fukuda T, Nishida Y. Zhou Q, et al. The impact of the CYP2D6 and CYP2C19 genotypes on venlafaxine pharmacokinetics in a Japanese population. Eur J Clin Pharmacol, 2000, 56: 175-180

[15]　Mutlib A E, Gerson R J, Meunier P C, et al.The species-dependent metabolism of efavirenz produces a nephrotoxic glutathione conjugate in rats. Toxicol Appl Pharmacol, 2000, 169: 102-113

[16]　Sehon C A, Wang G Z, Viet A Q, Potent, selective and orally bioavailable dihydropyrimidine inhibitors of rho kinase (ROCK1) as potential therapeutic agents for cardiovascular diseases. J Med Chem, 2008, 51: 6631-6634

[17]　Peters J U. 11 Years of cyanopyrrolidines as DPP-IV inhibitors. Curr Top Med Chem, 2007, 7: 579-595

[18]　Shigeki Hibi S, Ueno K, Nagato S, et al. Discovery of 2-(2-oxo-1-phenyl-5-pyridin-2-yl-1,2-dihydropyridin-3-yl)benzonitrile (perampanel): A novel, noncompetitive α-amino-3-hydroxy-5-methyl-4-isoxazolepropanoic acid (AMPA) receptor antagonist. J Med Chem, 2012, 55: 10584-10600

[19]　Huang W-S, Zhu X, Wang Y, et al. 9-(Arenethenyl)purines as dual Src/ABL kinase inhibitors targeting the inactive conformation: Design, synthesis, and biological evaluation. J Med Chem, 2009, 52, 4743-4756

[20]　郭宗儒. 毒性风险与药物分子设计. 药学进展, 2012, 36: 1-13

[21]　Kalgutkar A S, Vaz A N D, Lame M E, et al. Bioactivation of the nontricyclic antidepressant nefazodone to a reactive quinine-imine species in human liver microsomes and recombinant cytochrome 3A4. Drug Metab Dspos, 2005, 33(2):243-253

[22]　Lai W G, Gardner I, Uetrecht J P. Bioactivation and covalent binding of hydroxyfluperlapine in human neutrophils: implications for fluperlapine-induced agranulocytosis. Drug Metab Dispos, 2000, 28: 255-263

[23]　Smith K S, Smith P L, Heady T N, et al. *In vitro* metabolism of tolcapone to reactive itermediante: Relevance to tolcapone liver toxicity. Chem Res Toxicol, 2003, 16: 123-128

[24]　Kassahum K, Skordos K, McIntosh I, et al. Zafirlukast metabolism by cytochrome P 450 3A4 produces an electrophilic α,β-unsaturated iminium species that results in the selective

mechanism -based inactivation of the enzyme. Chem Res Toxicol, 2005, 18: 1427-1437

[25] Obach R S, Kalgutkar A S, Ryder T F, et al. *In vitro* metabolism and covalent binding of enol-carboxamide derivatives and anti-inflammatory agents sudoxicam and meloxicam: Insights into the hepatotoxicity of sudoxicam. Chem Res Toxicol, 2008, 21: 1890-1899

[26] Kassahun K, Pearson P G, Tang W, et al. Studies on the metabolism of troglitazone to reactive intermediates *in vitro* and *in vivo*. Evidence for novel biotransformation pathways involving quinone methide formation and thiazolidinedione ring scission[J]. Chem Res Toxicol, 2001, 14(1): 62-70

[27] Dixit V A, Bharatam P V. Toxic metabolite formation from troglitazone (TGZ): New Insights from a DFT study[J]. Chem Res Toxicol, 2011, 24(7): 1113-1122

[28] Smith M T. Mechanisms of troglitazone hepatotoxicity[J]. Chem Res Toxicol, 2003, 16(6): 679-687

[29] Bailey M J & Dickinson R G. Acyl glucuronide reactivity in perspective: biological consequences. Chem Biol Interact, 2003, 145(2): 117-137

[30] Qiu Y, Burlingame A L, Benet L Z. Mechanisms for covalent binding of benoxaprofen glucuronide to human serum albumin—Studies by tandem mass spectrometry. Drug Metab Dispos, 1998, 26(3): 246-256

第6章　定量构效关系

6.1　引　言

6.1.1　定量构效关系的定义

上一章讨论的药物化学结构和生物活性关系(SAR)，集中在定性方面，即从分子的结构、药效团、片段、基团、构型和构象的不同层面考察与活性的相关性。本章讨论定量构效关系(quantitative structure-activity relationships, QSAR)是研究一组化合物的活性或毒性或药代性质与其结构(structural)、物理化学(physicochemical)或拓扑学(topological)特征的关系，用数学方法和模型揭示化合物活性与结构特征或性质的量变规律。QSAR 比 SAR 深化了研究内涵，因为学科的进步与成熟标志是可以定量地表达和描述。

6.1.2　定量构效关系的历史发展和研究范围

早在 1869 年 Crum-Brown 和 Frazer 提出了关于化合物的生物活性与其结构之间存在相关性的认识，用简单的公式(6-1)描述这种关系[1]：

$$\phi = F(c) \tag{6-1}$$

式中，ϕ 代表分子的生物效应；c 为结构性质；F 表示化合物的生物活性与其化学结构的函数关系。由于当时的科学发展限制，缺乏表征化学结构的物理量，因而未能深化和验证。这个思想后被 Richt 的实验证实，他发现化合物的麻醉作用与其水溶解度成反比关系。Meyer 和 Overton 证明某些简单分子对蝌蚪的非特异性麻醉作用与化合物的脂水分配系数呈正变关系。1939 年 Ferguson 用数学式表述了化学结构与生物化的关系[2]：

$$\lg 1/C_i = m \lg A_i + k \tag{6-2}$$

式中，C_i 为系列中第 i 个化合物产生指定生物效应的浓度；A_i 为第 i 个化合物的溶解度、分配系数或蒸气压等物理化学参数；m 和 k 为该类化合物在该生物系统的特征值。

创立 QSAR 术语并赋予科学和应用意义的是 Hansch 和藤田稔夫，他们在 1963年将有机化学的 Hammett 方程和 Ingold 有关取代基的电性和立体效应对反应性能影响的量变关系，外延于处理药物分子对生物系统的活性和化学结构的关系，可以认为是科学意义的 QSAR 起源[3]。

　　与此同时，Free 和 Wilson 用数学加和模型研究了定量构效关系[4]。Kier 等根据拓扑学原理用分子连接性(molecular connectivity)指数作为描述化学结构的参数[5]。这些用物化参数、结构参数和拓扑参数研究与生物活性的相关性，大多用多重回归分析方法，求解出描述构效关系的数学方程。以 Hansch-藤田分析为主流的 QSAR 方法辉煌 30 年，在揭示药物的作用方式，指导分子设计起到重要作用。

　　20 世纪 80 年代末 QSAR 发生巨大变化，由于活性数据的规模和复杂程度的增加，伴随着化学计量学的发展与化学描述符的增长，计算机硬件和统计学方法的发展，QSAR 由原来简单和少量的描述符(主要是物理化学参数)以及线性模型发展成为多参数和非线性模型。

　　如今许多 QSAR 方法更接近为计算科学的一个分支，例如数据挖掘(data mining)、数据库的知识发现、化合物虚拟筛选、药代和毒性的预测等，标志着 QSAR 内涵的巨大扩展。经典的 Hansch-藤田分析主要研究同源物(congener)内的基团变化的活性量变规律，更多是回顾性和释义性分析，从药物设计的视角，多属于先导物的优化范畴。当今的 QSAR 更溯源到苗头和先导物发现，预测化合物物化性质和 ADME/T 等等。QSAR 的虚拟色彩标志着前瞻性的研究内容[6]。

6.2　Hansch-藤田分析法

6.2.1　Hansch-藤田方程

　　Hansch 和藤田从热力学原理出发，认为药物分子呈现药理效应，要从给药部位的吸收和转运到作用部位，以及同分子发生相互作用，本质上都是物理化学作用，但比化学反应和均相平衡过程复杂得多，因而很难对转运过程和受体结合过程的各个阶段微观上做出精确的解析。Hansch 和藤田解析上述复杂的生物学现象虽然基于热力学原理，但当时难以对过程的分子机制做明确分析，所以称作超热力学方法(extrathermodynamic approach)。

　　药物的药理效应是在体内的转运和与受体作用过程的综合结果，从热力学分析，是药物与机体构成系统的自由能变化所驱使，内容包括有药物分子在生物相中分配性质，与受体分子作用部位的电性作用和立体效应等，也就是说，药物分子的分配系数、电性参数和立体参数影响药物的转运和与受体结合的自由能变化。Hansch 因此提出了包含各种与自由能相关的参数的普遍方程[式(6-3)]，即线性自由能相关方法(linear free-energy related method)。

$$\lg(1/C) = a(\lg P)^2 + b\lg P + \rho\,\sigma + \delta E_\circ + C \tag{6-3}$$

式中，lg(1/*C*)代表生物活性；lg *P* 为分配系数，代表化合物的疏水性质对转运和(或)与受体结合的影响；*σ* 为 Hammett 方程中取代基电性常数，代表药物分子的电性对活性的影响；E_s 为 Taft 基团立体常数(Taft's steric constant)，代表药物分子的立体因素对活性的影响；*C* 为常数，与化合物的类型、测定生物活性所用的生物体系和实验条件等有关。方程中 *a*、*b*、*ρ* 和 *δ* 是各个参数的系数，表明各项因素对活性影响的权重或重要性，这些系数的大小(包括正值或负值)取决于化合物类型、生物系统和作用方式。药物的构效方程中，并非式(6-3)中的所有因素都是显著的，如果某因素对活性没有影响或影响不显著，其效应的系数为零，即无该项贡献。这些系数是用最小二乘法，经回归分析求出的，每个系数的显著性水平用统计学方法判断，如 Student 和 *F* 值检验等。

6.2.2　Hansch-藤田分析法的操作步骤

Hansch-藤田分析法进行定量构效关系的操作包括如下步骤：

(1) 从先导化合物(lead compound)出发，根据药物化学原理和一定的规则，选择首批化合物并加以合成；

(2) 用离体或在体的生物系统，定量地评价化合物的活性；

(3) 测定或计算化合物的物理化学参数或取代基常数；

(4) 用回归分析方法"筛选"并确定某个或某几个与生物活性呈显著相关的物理化学参数，得到 Hansch-藤田方程；

(5) 用得出的方程解释作用方式或作用机制，预测新化合物的活性，指导设计下一轮化合物合成。

重复上述(1)~(5)步骤，可以得到更臻完善和显著的构效方程。以上步骤可用图 6-1 表示。

首批参与 QSAR 分析的化合物对于获取构效方程的质量和效率是非常重要的。

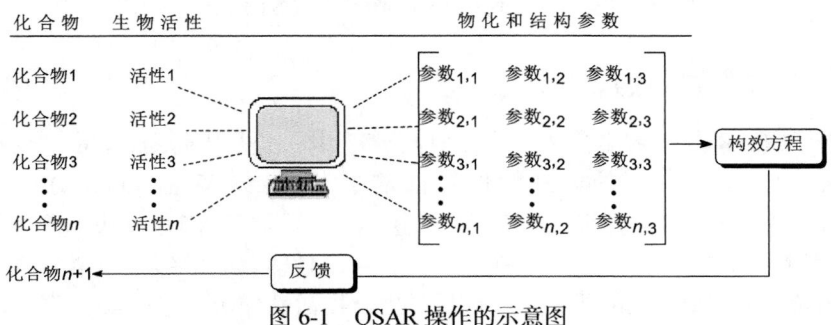

图 6-1　QSAR 操作的示意图

6.2.3　首批化合物的选定

参与 QSAR 分析的首批化合物称作训练集(training set)，训练集样本(即化合物)的数据质量，对于结果影响很大。选择时通常应注意以下几点：①化合物的作用靶标相同，活性强度的变异要足够大，化合物的活性有一个或数个数量级的差别(对数单位差异)对于定量构效分析是必要的。②化合物之间的物理化学性质或取代基团的性质要有较大差异；③化合物或基团的物化参数之间呈正交性(orthogonality)，即物化参数作为自变量，具有独立的品格，它们之间不宜有相关性。为避免选出化合物的参数的共线性(colinearity，即相关性)可用以下方法检验：将选定的化合物的取代基团的常数进行简单回归分析，相关系数应低于 0.3，即两变量间的独立性至少为 72.5°(cos 72.5°= 0.3)。或在 Craig 图中挑选。Craig 图是以电性常数 σ 与疏水常数 π 为坐标系，将常见的取代基定位于 4 个象限中，选择的首批合成的化合物应比较均匀地分布在 4 个象限中(图 6-2)[7]。

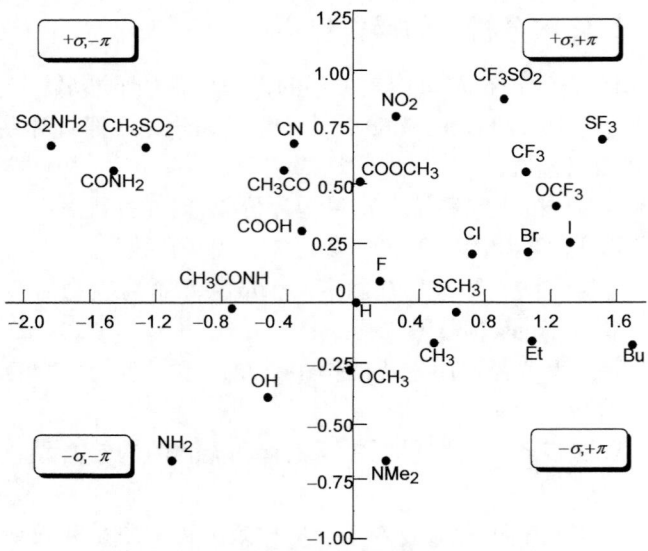

图 6-2　芳香环上取代基电性和疏水性常数的 Craig 作图

6.2.4　生物学参数的表示法

进行 QSAR 分析的化合物活性应根据研究目标和使用的模型确定活性参数的表示法。Hansch 分析的体外活性数据常用 IC_{50} 或 K_i 值($\mu mol/L$)、体内用 ED_{50}($\mu mol/kg$)值表征，用摩尔单位而不是质量单位更能准确地反映和比较化合物之间的活性，这种活性是连续性变量。另一种活性表示是等级性变量，基于采用的参数(描述符)和模型的要求，只需要对化合物活性作等级型分类，例如研究化合物的代谢作用，分成代谢稳定、代谢中等和代谢不稳定等级别。还有一种表示法是分类型变量，即是与否的区别，如活性或毒性的有无等。这样的 QSAR 模型更多是分类型操作。

6.2.5 物理化学参数

现今药物化学研究中应用 Hansch-藤田分析日渐减少,但经历了数十年的研究与应用,已经清晰地了解了构成药物分子的重要基团和原子的电性、疏水性和立体性参数,这对于现今分子设计中理解基团变换引起的物化性质的改变,乃至对活性和 ADME/T 的影响仍有重要的预示和参考价值。

6.2.5.1 电性参数

芳香环上取代基的电性效应用 Hammett σ 常数表征,σ 是取代基对芳环电荷的吸引或排斥能力的量度,是由实验测定取代的苯甲酸与苯甲酸离解常数的对数差确定的数值,如式(6-4)所示。由于对位取代存在共轭和诱导两种效应,间位取代只存在诱导效应,所以同一取代基在对位和间位的 σ 值是不同的,因而有 σ_p 和 σ_m 之分。邻位取代因位阻效应变化较大,没有固定的数值。氢原子的 σ 值为 0,推电子基团的 σ 值为负值,拉电子为正值。

$$\sigma_X = \lg (K_X/K_H) \tag{6-4}$$

脂肪族系列的取代基对反应中心的电性效应用 σ^* 常数表征,是基团的诱导效应所致。σ^* 是由实验测定 α-取代的乙酸酯与无取代的乙酸酯在碱性和酸性介质中酯水解速率常数,按照式(6-5)计算得到的。氢的 σ^* 值为 0,推电子基团的 σ^* 值为负值,拉电子为正值。

$$\sigma^* = 1/2.48 \left[\lg (K_X/K_H)_{\text{碱}} - \lg (K_X/K_H)_{\text{酸}} \right] \tag{6-5}$$

表 6-1 列出了药物化学常用的原子和基团的电性常数。

表 6-1 常用的原子和基团的 σ_m, σ_p 和 σ^* 值

原子或基团	σ_m	σ_p	σ^*	E_s	π
Br	0.39	0.23	2.80	−1.16	0.86
Cl	0.37	0.23	2.94	−0.97	0.71
F	0.34	0.06	3.19	−0.55	0.14
NO$_2$	0.71	0.78	4.66	−2.25	−0.28
H	0	0	0	0	0
OH	0.12	−0.37	1.37	−0.55	−0.67
NH$_2$	−0.16	−0.66	0.62	−0.61	−1.23
SO$_2$NH$_2$	0.46	0.57	2.61	—	−1.82

续表

原子或基团	σ_m	σ_p	σ^*	E_s	π
CF₃	0.43	0.54	2.61	−2.40	0.88
OCF₃	0.38	0.35	—	—	1.04
CN	0.56	0.66	3.64	−0.51	−0.57
CO₂H	0.37	0.45	2.94	—	−0.32
CH₃	−0.07	−0.17	0.49	−1.24	0.56
CONH₂	0.28	0.36	1.66	—	−1.49
OCH₃	0.12	−0.27	1.77	−0.55	−0.20
CH₂OH	0	0	0.56	−1.21	−1.03
SO₂CH₃	0.60	0.72	3.68	—	−1.63
NHCH₃	−0.30	−0.84	−0.81	—	−0.47
C ≡ CH	0.21	0.23	2.15	—	0.40
COCH₃	0.38	0.50	1.65	—	−0.55
C₂H₅	−0.7	−0.15	−0.10	−1.31	1.02
OC₂H₅	0.10	−0.24	1.68	−0.62	0.38
环丙基	−0.07	−0.21	0.04	−2.21	1.14
异丙基	−0.07	−0.15	−0.19	−1.71	1.53
正丙基	−0.07	−0.13	−0.12	−1.43	1.55
正丁基	−0.08	−0.16	−0.30	−1.63	2.13
叔丁基	−0.10	−0.20	−0.30	−2.78	1.98
苯基	0.06	−0.01	0.60	−1.01	1.96
苯氧基	0.25	−0.03	2.24	—	2.08
环己基	−0.15	−0.22	−0.18	−1.81	2.51

6.2.5.2　立体参数

表征基团的立体性的最经典参数是 Taft 立体参数(Taft's steric parameters)，用 E_s 表示。是由实验测定 α 取代的乙酸酯与无取代的乙酸酯在酸性介质中水解速率常数，按照式(6-6)计算得到的。常用原子和基团的 E_s 值列于表 6-1 中。氢原子的 E_s 值为 0，其他的原子和基团 E_s 值均为负值，绝对值越大位阻越大。

$$E_s = \lg (K_X / K_H)_{酸} \tag{6-6}$$

除 Taft E_s 参数外，还有摩尔折射 MR 和 STERIMOL 等立体参数。

6.2.5.3　疏水参数

化合物的脂-水分配系数(P)是在正辛醇和缓冲液中达到平衡的浓度比按同体积下表征的，为方便预测，Hansch 和藤田建立了基团疏水性常数 π_X，测定存在有某取代基 X 和无取代的 H 两个化合物的分配系数 $\lg P_X$ 和 $\lg P_H$，按照式(6-7)计算取代基 X 的疏水常数[8]。氢的 π 值为 0，亲水性基团为 π 值负值，亲脂性为正值。药物分子中常见疏水常数列于表 6-1。

$$\pi_X = \lg P_X - \lg P_H \tag{6-7}$$

6.2.5.4　指示变量

Hansch-藤田分析常遇到不能用连续变量说明的某种结构特征时，采用指示变量(indicator variable)表征[9]，指示变量又称哑变量，是不连续性参数，赋值为 1 和 0，分别表征该结构特征的有无，其含义在所研究的对象临时定义。当结构特征不能用物理化学参数表示时，例如分子内氢键的有无，位置异构体的邻位效应，顺-反异构现象；不同的母体结构以及不同的试验条件等，通过引入指示变量使本来只能按亚组分析的数据，可以放到一个方程中处理。

6.2.5.5　统计学处理

QSAR 方程中的活性(因变量)与结构参数(自变量)之间大多不呈函数关系，而是相关关系，相关性应具有显著性意义，应有统计学参数以确保可信性，而不是凑出来的。首先，方程中每个回归系数应包括有各自的 95% 置信度(95% confidence intervals)。95% 置信度应小于相应的回归系数，置于在方程中回归系数之后，置信度小表示误差小。跟随回归方程后面有一组加以说明的参数：样本数 n，即参与回归分析的化合物的数目；相关系数 r(correlation coefficient)或其平方，标准偏差 s(standard deviation)和 F 检验。相关系数 r 是方程对数据拟合的相对量度，是由残余方差，即方程不能解释的方差 $\sum(y_{观测} - y_{计算})^2$ 和数据的总方差 $\sum(y_{观测} - y_{平均})^2$ 计算得出的。

6.2.5.6　案例解析：QSAR 指导研发诺氟沙星的历程

Koga 等研发新型抗菌药诺氟沙星是使用 QSAR 方法指导进行的。基于喹诺酮酸(**1**)的抗菌活性，推测可在环的 1、6、7 和 8 位进行不同的取代可提高抗菌活性，从而进行了定量地研究结构与活性的关系。

1

第一批合成的化合物固定 R_1 为 C_2H_5，R_7 和 R_8 均为 H，只变换 R_6 为 H，F，Cl，

NO$_2$, Br, CH$_3$, OCH$_3$ 和 I，经回归分析得到式(6-8)：

$$\lg 1/\text{MIC} = -3.318(\pm 0.59)[E_{s(6)}]^2 - 4.371(\pm 0.85)[E_{s(6)}] + 3.924 \tag{6-8}$$

$$n = 8, r = 0.989, s = 0.108, F_{2,5} = 112.29$$

式中，MIC 为最低抑菌浓度，单位是 mol/L，$\lg 1/\text{MIC}$ 表示化合物的活性值，数值越大活性越高；回归系数后面的括弧数值为 95%置信度。$E_{s(6)}$ 为 6 位取代基 R$_6$ 的立体参数，提示 6 位取代基只有立体性 $E_{s(6)}$(尺寸大小)影响活性，方程中含有 $E_{s(6)}$ 的二次项，表明存在有最适宜活性的尺寸，即在最适 $E_{s(6)}$ 值下活性可达到最大值，经求解最适 $E_{s(6)}$ 为-0.66，尺寸大约相当于氟原子($E_{s(F)}=-0.55$)，提示 6 位的取代基以氟原子取代最佳。

　　第二步是优化 8 位取代基，固定 R$_1$ 为 C$_2$H$_5$、R$_6$ 为 H(为了方便合成暂不合成 F 取代)，变换 R$_8$ 合成了 7 个化合物，即 R$_8$= H、F、Cl、CH$_3$、C$_2$H$_5$、OCH$_3$ 和 OC$_2$H$_5$。得到方程(6-9)：

$$\lg 1/\text{MIC} = -1.016(\pm 0.46)[B_{4(8)}]^2 - 3.726(\pm 2.04)[B_{4(8)}] + 1.301 \tag{6-9}$$

$$n = 7, r = 0.978, s = 0.221, F_{2,4} = 44.05$$

式中，$B_{4(8)}$ 为另一种立体参数，指与 C$_8$ 相连的原子或基团在某个方向上的体积因素，式中该参数也含有 2 次项，提示最佳值的取代基可使活性达到最大值，经计算 $B_{4(8)}$ 的最佳值 1.83，与甲基($B_{4(CH_3)}$=2.04)相近。

　　第三轮考察 7 位取代基的变换对活性的影响，固定 R$_1$ 为乙基，R$_6$ 和 R$_8$ 为氢，合成了 8 个化合物，即 R$_7$ = H、NO$_2$、COCH$_3$、Cl、CH$_3$、OCH$_3$、N(CH$_3$)$_2$ 和哌嗪基。虽然在 7 位引入基团使活性提高了 10~30 倍(相对于 R$_7$=H)，但回归分析未能看出对活性的显著影响(8 个样本的回归方程不具备显著性)。电性效应表明，由拉电子的硝基到推电子的二甲氨基，$\log 1/\text{MIC}$ 的变化范围为 1~1.5。但当 7 位取代基用指示变量表征对活性的影响时，综合 6、7、8 位基团的变换与活性的关系，得到式(6-10)：

$$\lg 1/\text{MIC} = -3.236(\pm 0.89)[E_{s(6)}]^2 - 4.210(\pm 1.26)[E_{s(6)}] - 1.024(\pm 0.32)[B_{4(8)}]^2$$
$$- 3.770(\pm 1.43)[B_{4(8)}] + 1.358(\pm 0.40)I_{(7)} + 1.251 \tag{6-10}$$
$$n = 21, r = 0.978, s = 0.205, F_{5,15} = 67.50$$

式中，$I_{(7)}$ 为 7 位取代基的指示变量，推电子基团 I 赋值为 1，拉电子基团为 0，该项的回归系数为+1.358，提示 7 位的推电子取代基比拉电子基团的活性提高 22 倍(antilog 1.358)。为了进一步探索 7 位取代基的影响，只变换 7 位基团成四氢吡咯、哌嗪、N-取代的哌嗪，测定抗菌活性。由于哌嗪的 N4 呈碱性，可被质子化，也可被酰化，所以电性的变化可以很大。为进行 QSAR 研究，用指示变量 $I_{(7N-CO)}$

表征哌嗪的 N4 状态，若哌嗪的 N4 被酰化赋值为 1，未酰化(可呈正电荷)为 0，得到式(6-11)：

$$\lg 1/\text{MIC} = -0.244(\pm0.05)[\pi_{(7)}]^2 - 0.675(\pm0.15)\,\pi_{(7)} - 0.705(\pm0.27)\,I_{(7N\text{-}CO)} + 5.987 \quad (6\text{-}11)$$

$$n = 22, r = 0.943, s = 0.242, F_{3,18} = 47.97$$

式中，$\pi_{(7)}$表示 7 位基团的疏水性常数，$\pi_{(7)}$含有二次项，提示 7 位具有最适疏水性的取代基。指示变量项 $I_{(7N\text{-}CO)}$ 的系数为负值，表明哌嗪环未被酰化有利于提高活性。所以后来研发的沙星药物都在 6 位保持有碱性氮原子。

第四轮考察 N_1 位取代基对活性的影响。固定 C_6 和 C_8 位均为 H(为便于合成 C_6 暂时不作氟代)，7 位为哌嗪基，变换 1 位为甲基、乙基、乙烯基、丙基、烯丙基、羟乙基、苄基和二甲氨基乙基等得到式(6-12)：

$$\lg 1/\text{MIC} = -0.492(\pm0.18)[L_{(1)}]^2 + 4.102(\pm1.59)\,[L_{(1)}] - 1.999 \quad (6\text{-}12)$$

$$n = 8, r = 0.955, s = 0.126, F_{2,5} = 25.78$$

式中，$L_{(1)}$为取代基 R_1 的 STERIMOL 长度参数，是表征立体效应的一种参数，其最适值大约为 4.2，接近于乙基的长度($L_{乙基}$ = 4.11)。

最后进行多位点的同时优化，基于最佳取代基为 R_1=C_2H_5, R_6 = F，R_7=甲基哌嗪基，R_8 = Cl 或 CH_3。将上述合成的化合物以及新合成的喹诺酮共 71 个样本，作综合性回归处理，得到式(6-13)：

$$\lg 1/\text{MIC} = -0.362(\pm0.25)[L_{(1)}]^2 + 3.036(\pm2.21)\,[L_{(1)}] - 2.499(\pm0.55)[E_{s(6)}]^2$$
$$- 3.345(\pm0.73)[E_{s(6)}] + 0.986(\pm0.24)I_{(7)} - 0.734(\pm0.27)I_{(7N\text{-}CO)}$$
$$- 1.023(\pm0.23)[B_{4(8)}]^2 - 3.724(\pm0.92)[B_{4(8)}] - 0.205(\pm0.05)$$
$$[\Sigma\pi_{(6,7,8)}]^2 - 0.485(\pm0.10)\,\Sigma\pi_{(6,7,8)} - 0.681(\pm0.39)\,\Sigma F_{(6,7,8)} - 5.571 \quad (6\text{-}13)$$
$$n = 71, r = 0.964, s = 0.274, F_{11,59} = 70.22$$

式(6-13)比前几个方程复杂得多，因为取代基位置的变化和化合物样本数多的缘故(参与回归分析的样本数越多，可允许有较多的参数描述)。式中除含有前述的 $L_{(1)}$、$E_{s(6)}$、$I_{(7)}$、$I_{(7N\text{-}CO)}$、$B_{4(8)}$外，新参数 $\Sigma\pi_{(6,7,8)}$表示 6、7 和 8 位取代基疏水常数之和，由于其他位置基本是固定不变的，因而 $\Sigma\pi_{(6,7,8)}$与化合物的分配系数 $\log P$ 呈线性相关。式中 $\Sigma\pi_{(6,7,8)}$含有二次项，表明这三个位置的疏水性之和有一个最适值，能够达到最高抑菌作用，这可能也同时反映了化合物穿越细胞膜的转运过程(细菌为活性评价模型)。$\Sigma F_{(6,7,8)}$是 6、7 和 8 位基团的场效应之和，是电性诱导效应的一种量度，$\Sigma F_{(6,7,8)}$项为负系数，表明 6、7 和 8 位基团的推电子的诱导效应有利于提高活性。推测这些位置共同输送电子，丰富了 4 位酮基的电荷，有利于同酶的作用位点结合。

式(6-13)中含有二次项的参数都有最适值，分别是 $L_{(1)}=4.19$；$E_{s(6)}=0.67$；$B_{4(8)}=1.82$；$\Sigma\pi_{(6,7,8)}=-1.18$，与前述方程得出的最适值相近，说明各个位置的取代基变化对抑菌活性的影响是稳定的。具体地说，R_1 为乙基、R_6 为氟原子、R_8 为甲基或氯、$\Sigma\pi_{(6,7,8)}$ 中除去 π_F 和 π_{CH_3}，π_7 应为-1.88，这与哌嗪的 π 值-1.74 相近，所以 7 位的取代基以哌嗪为宜。

基于上述 QSAR 分析，似乎应当合成 2-乙基，6-F，7-N-甲基哌嗪，8-甲基喹诺酮酸。然而当时考虑到 8-甲基化合物合成的难度(后继研发的氧氟沙星含有 8-亚甲基)，日本杏林公司最终选择化合物 **2** 为候选化合物，命名为诺氟沙星(2, norfloxacin)，1986 年经 FDA 批准在美国上市[10,11]。

2

6.3　三维定量构效关系

Hansch-藤田分析法所处理的是分子二维结构，把分子视作平面，以致在研究构效关系时遇到构型(如光学异构和几何异构)和构象问题的困扰。而且在应用方面主要针对同源化合物的优化，难以发现先导化合物结构。

三维定量构效关系(3D-QSAR)是以药物分子的三维结构特征为基础，处理药物分子三维空间中静电分布、立体性、氢键和疏水性等性质与生物活性之间的定量依存关系。3D-QSAR 与 Hansch 分析不同，不需要预先测定或计算化合物的物理化学性质或基团取代基常数，而是考察一组分子电性、立体性和疏水性在三维空间的分布，再与活性的相关联。一组化合物只要与受体的结合方式相同，不要求结构骨架是否相同，这与 Hansch 分析要求有相同的结构骨架不同。3D-QSAR 不仅能够优化先导物，还可以指导发现先导化合物。

6.3.1　三维定量构效关系的一般特征

三维定量构效关系有多种研究方法，它们之间的差异较大，但在操作程序上具有相似的内容，即药效构象的选定和叠合，三维性质的计算，以及定量模型的生成和确定。下面讨论比较分子力场方法。

6.3.2　比较分子场分析法

比较分子场分析法(comparative molecular field analysis，CoMFA)是使用较广

泛的 3D-QSAR 方法[12]，这种方法的理论依据是药物分子与受体的相互作用是基于可逆的、非共价结合的弱作用力，如静电引力、氢键、疏水作用和范德华引力等。系列化合物在与同一受体结合时，与受体的上述作用力场具有相似性。在不知道受体三维结构的情况下，倘能将诸化合物的力场分布与对应的化合物活性定量地关联起来，建立起 CoMFA 模型，可以用来预测新化合物的活性，同时也勾勒出未知受体的形状和与药物结合的结构要求。由于该法产生的模型对预测新化合物的活性比较准确，因而得到广泛的应用。CoMFA 的特点是将分子特征的表述、统计学方法和图形显示结合在一起，具有直观和实用性。CoMFA 的操作程式简述如下：

(1) 应用分子力学方法逐一计算并确定各化合物的最低能量构象。

(2) 根据对药效团或药效图形(pharmacophoric mapping)的推测与判断，确定叠合位点规则，并将训练集的化合物按照规则叠合。

(3) 建立三维空间网格，使叠合的化合物都包容在网格之中。

(4) 应用场契合(field fit)技术，按照化合物的组成、结构特征和拟考察的作用力场的性质，选择适当的探针原子或基团，在空间网格的节点上移动。移动的步长可根据需要而定，通常为 0.4~2.0 Å。所使用的探针取决于拟考察的力场性质，例如计算静电力场可用 H^+ 探针；疏水作用力场和氢键用水分子作探针，与水分子探针作用强的区域为分子亲水部分，作用弱的区域为疏水部分；范德华作用用 CH_3 作探针；同时考察静电场和空间力场(即范德华力场)可用 sp^3 杂化的 C^+ 作探针。探针在网格上每移行一个步长，计算它与各个化合物各个原子的相互作用能量。这样，得出上千个能量值，连同生物活性值，建成数据表(表 6-2)。

表 6-2　CoMFA 生成的数据表

	生物活性	力场能量值 S_{001}	力场能量值 S_{002}	力场能量值 S_{998}	力场能量值 E_{001}	力场能量值 E_{002}	力场能量值 E_{998}
化合物 1	5.1	−2.34	−1.41	0.23	−0.46	0.02	1.83
化合物 2	6.8	−1.47	−0.29	0.97	−0.03	−0.46	0.14
化合物 3	7.9	0.14	0.48	1.84	−1.47	−2.78	0.49
……							

(5) 应用偏最小二乘法(partial least square, PLS)确定 QSAR 方程。由于格点的数目很大，往往采集到 2000 个以上的力场值，远超过了化合物样本数，因而不能用线性回归分析处理。为了准确地反映化合物周围力场的分布与活性变化的关系，采用偏最小二乘法，以克服自变量数目超过因变量(样本)数目所带来的问题。通过抽一法的交叉验证(cross validation)和因子分析(factor analysis)，建立起如式(6-14)的 3D-QSAR 方程：

$$生物活性＝Y ＋ a×S_{001}＋ b×S_{002}＋ \cdots ＋ m×S_{998}＋ n×E_{001}＋ \cdots＋ z×E_{998}$$

$$(6\text{-}14)$$

(6) 产生系数等势图(contour map)。上述 CoMFA 产生的构效方程中自变量很多，难以由各自变量的系数看出与生物活性间的关系，因而常常用直观性强的系数图表征该方程。系数图是由颜色不同的曲面构成，标示出为了增加生物活性，哪些部位的正性或负性静电场有利于活性，哪些部位允许有较大基团的存在，哪些部位不允许有较大基团。CoMFA 等势图中，绿色区域表示大体积基团或片段有利于提高活性，黄色区域表示大基团不利于提高活性；红色区域表示正电性有利于活性，蓝色区域表示负电性有利于活性。这样的系数等势图，勾画出未知的受体作用部位力场的空间分布，是设计和预测新化合物活性的强有力模型。上述的操作过程可用图 6-3 说明。

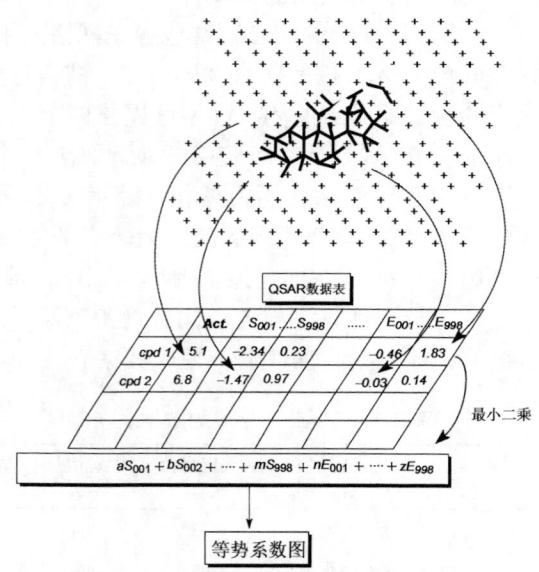

图 6-3　比较分子场分析法流程图

6.3.3　案例解析：微管蛋白抑制剂的研究

Tropsha 等用常规的 CoMFA 研究了微观蛋白秋水仙碱(**3**)结合位点抑制剂的 3D-QSAR，目标是从不同结构类型的化合物中确定抑制活性的结构特征，指导设计新的结构。将秋水仙碱、氮杂喹啉酮和喹啉酮等骨架的已有活性化合物 104 个(图6-4)，分成两组，51 个为训练集，53 个为测试集，两组都包含各种结构类型和活性强弱不同的化合物(随机分成训练集和测试集)。训练集用于建立 CoMFA 模型，测试集验证模型的可信性。由于秋水仙碱活性高，具有刚性结构，并且认定与微管蛋白的结合位点是 A 和 C 芳环，故以 **3** 为模板。

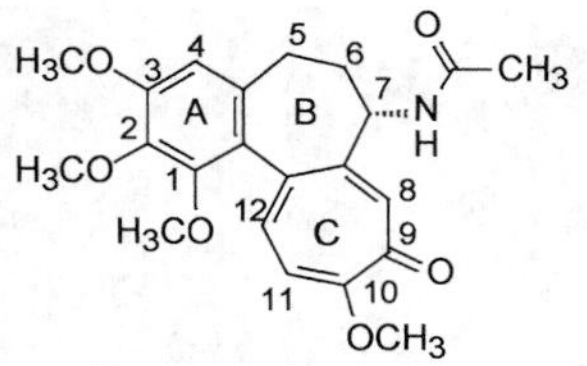

3

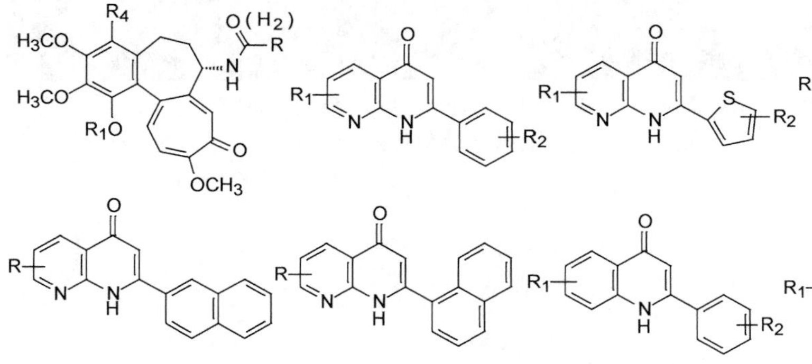

图 6-4　用于 CoMFA 分析的化合物结构类型

首先化合物经分子力学处理，每个分子获得一组低能构象群，之后计算机程序对训练集的分子与秋水仙碱叠合，确定最佳叠合的分子构象，即活性构象[13]。

51 个活性构象叠合后，并全部容纳于三维网格中，用 sp^3 杂化的 C^+(带一个正电荷)作探针计算每个格点的静电场和立体场能量，用偏最小二乘方算法，使每个分子的能量值与活性相关联，经抽一法(leave-one-out)交叉验证计算 CoMFA 得出的 QSAR 方程，由交叉验证的 R^2(q^2=0.637)和预测的标准误值确定最佳方程。QSAR 方程分别用静电等势图和立体等势图表征，分别如图 6-5(a)和(b)表示。图中的结构是用代表性的活性分子做模板，(a)中的蓝色区域表示存在正电性基团有利于同微观蛋白的结合；红色为负电性有利于活性。(b)中的绿色区域表示存在尺寸大的基团有利于活性；黄色为基团的存在不利于活性。

得到的 CoMFA 模型的可信性和预测能力用测试集的 53 个化合物进行验证，结果表明，该模型的预测 q^2=0.546，88%化合物(47 个)的预测误差的绝对值(Δ −lg IC$_{50}$)低于 0.5，提示模型的可信和确定性。

图 6-5(b)的立体等势图提示，在模板分子的单环上引入大基团是有利的，双环附近不显示优势，从而设计合成了一些化合物，其中化合物 **4** 的预测值 −lg IC$_{50}$=5.62，实测值为 6.04，误差为 0.44。

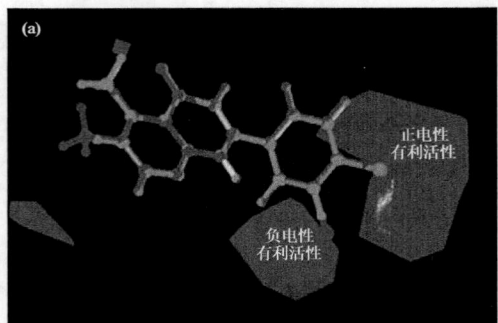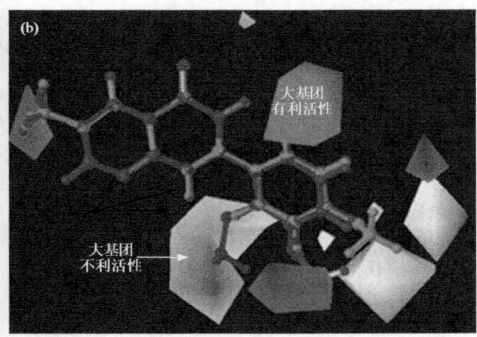

图 6-5   CoMFA 生成的静电等势图(a)和立体等势图(b)
请扫描封底二维码查看本书彩图

4

参 考 文 献

[1]   Crum-Brown A, Frazer T. On the physiological action of the salts of the ammonium bases. Trans Roy Soc Edinburgh, 1868-1869, 25: 1-53

[2]   Ferguson J. The use of chemical potentials as indices of toxicity. Proc Roy Soc B, 1939, 127: 387-404

[3]   Hansch C, Fujita T. p-σ-π   Analysis: A method for the correlation of biological activity and chemical structure. J Am Chem Soc, 1964, 86: 1616-1626

[4]   Free Jr S M, Wilson W M. A mathematical contribution to structure-activity studies. J Med Chem, 1964, 7: 395-399

[5]   Kier L B, Hall L H, Murray W J, et al. Molecular connectivity I: Relationship to nonspecific local anesthesia. J Pharm Sci, 1975, 64:1971-1974

[6]   Zhang S X, Golbraikh A, Tropsha A. Development of quantitative structure-binding affinity relationship models based on novel geometrical chemical descriptors of the protein-ligand interfaces. J Med Chem, 2006, 49: 2713-2724

[7]   Craig N P. Interdependence between physical parameters and selection of substituent groups for correlation studies. J Med Chem, 1971, 14: 680-684

[8]   Fujita T, Iwasa J, Hansch C. A new substituent constant, π, derived from partition coefficients. J Am Chem Soc, 1964, 86: 5175-5180

[9]   Suits D B. Use of dummy variables in regression equations. J Am Stat Assoc, 1957, 52: 548-551

[10]   Koga H. Structure-activity relationships and drug design of the pyridonecarboxilic acid typ3 (nalidixic acid type) synthetic antibacterial agents//药物の构造活性相关[II], 化学の领域, 增刊 136 号 南江堂, 1982: 177-202

[11]   Koga H, Itoh A, Murayama S, et al. Structure-activity relationships of antibacterial 6,6-disubstituted

and 7,8-disubstituted 1-alkyl 1,4-dihydro-4-oxiquinoline-3-carboxylic acids. J Med Chem, 1980, 23: 1358-1363

[12] Cramer RD III, Patterson D E, Bunce J D, et al. Comparative molecular field analysis (CoMFA). 1. Effect of shape on binding of steroids to carrier proteins. J Am Chem Soc, 1988, 110: 5959-5967

[13] Zhang S X, Jun Feng J, Kuo S C, et al. Antitumor agents. 199. Three-dimensional quantitative structure-activity relationship study of the colchicine binding site ligands using comparative molecular field analysis. J Med Chem, 2000, 43: 167-176

第7章 酶抑制剂

酶是药物作用的重要靶标。临床应用的药物除少数是酶的激活剂外，绝大多数是通过特异性地抑制酶活性而呈现药效。药物靶酶可以是人体内固有的，也可以是病原体的酶系。产生治疗效果的基础是通过抑制酶的活性，提高底物水平，或降低酶代谢产物的浓度。

7.1 基 本 知 识

7.1.1 酶反应的特点

酶的化学本质是蛋白质，作为生物催化剂，结构与功能比无机催化剂复杂，但就催化本质的两个重要特征是相同的，即加速反应速率和反应的特异性。

7.1.1.1 提高反应速率

酶的作用原理是在底物向产物转变的过程中，使过渡态稳定化，降低活化能 $\Delta G^{\neq}$，加快反应速率，可提高速率 $10^{10} \sim 10^{14}$ 倍。酶的催化作用可在多环节上实现，例如，使酶-底物复合物去稳定化(destabilization)、过渡态的稳定化、中间体的非稳定化以及促进产物的释放等。这些步骤由于降低了能垒，提高了反应速率，如图 7-1 所示。

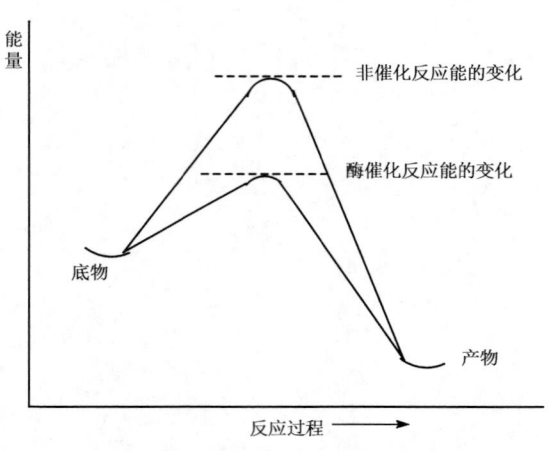

图 7-1　酶催化反应与能量的关系

酶催化反应只改变反应速率，但不改变反应的平衡状态。也就是说，酶加速了正反应速率，也加速逆反应进行，酶的作用只是加速了平衡点到达，不改变呈平衡状态时底物与产物浓度的比例。酶的活性用转化数(turnover number)表征，即单位时间内每个酶分子将底物转变为产物的分子数。酶分子与底物的结合和对产物的释放，是酶催化反应的两个重要环节，高转化数的酶对这两个环节非常迅速。

7.1.1.2　酶催化的特异性

酶催化反应的特异性包括两个方面：与底物结合的特异性和反应的特异性。酶反应过程可用下式表示：

$$E + S \underset{}{\overset{K_s}{\rightleftharpoons}} ES \underset{}{\overset{k_{cat}}{\rightleftharpoons}} EP \rightleftharpoons E + P \tag{7-1}$$

首先，酶 E 与底物 S 结合，形成复合物 ES，或称米氏复合物，该过程中酶的活性中心参与特异性结合，包括静电引力、氢键、疏水作用、电荷转移和范德华力等。只有形成了复合物 ES，才有可能转化成酶与产物结合的复合物 EP，然后酶和产物分开。

在由 ES 转变成 EP 的过渡态时，底物与酶的活性部位发生最大的相互作用，酶不会过牢地与中间体结合，否则会增加中间体与过渡态之间自由能的差异。

酶的结合特异性是指酶分子只与一种底物形成复合物 ES，底物结构的微小变化有时也发生结合，但形成的复合物不能转化成产物。典型的现象是酶与手性底物结合而不与其对映体结合，反映了结合的特异性。酶的活性部位往往有多个手性中心，在与消旋的底物结合时，可能会形成两种或多种非对映异构复合物，由于构成两个底物的原子和基团在空间的排布方式不同，其中一个对映体形成复合物的结合能比另一个能量高，若结合能差异大，则只会形成一种复合物；若差别不大，可生成两种复合物，但只有一种能够转变成产物。

酶的反应特异性产生于酶活性部位的另一区域，即构成酶蛋白的氨基酸的特定酸性、碱性和亲核性，以及辅酶的参与等，这体现在式(7-1)的 k_{cat} 阶段。反应的特异性还表现在化学上两个相同的氢原子在被酶分子脱去一个氢时，由于酶的手性作用，只立体选择性地作用于其中一种质子，而普通的催化剂没有这种选择性。

7.1.2　酶抑制剂的作用环节

前已提及，酶抑制剂的作用靶酶可以是人体固有的酶，也可以是病原体的酶，这两类酶的抑制剂有不同的特点和不同的设计策略，但作为治疗基础的共同点，是阻止酶的催化反应，使底物聚集和提高底物量，或使产物减少和降低浓度。根据抑制剂干预酶反应的不同环节，可分为如下数类。

7.1.2.1 抑制单一酶

酶 E 催化底物 A 生成产物 M，这类抑制剂的特点是通过抑制酶的活性，使底物 A 增高在体内的累积量或降低 M 的生成，从而增强底物或减少产物的生理效应，达到治疗目的。

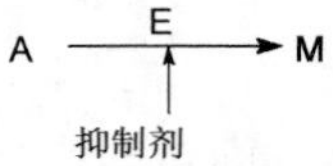

$$A \xrightarrow[\text{抑制剂}]{E} M$$

由于底物 A 的缺乏或不足而呈现病理状态,酶抑制剂的作用是提高底物浓度。例如胆碱酯酶水解副交感神经递质乙酰胆碱，胆碱酯酶抑制剂加兰他敏(**1**, galantamine) 使乙酰胆碱水平增高，用于提高学习记忆，治疗阿尔茨海默病。如果产物 M 过多引起不良后果和疾病，酶抑制剂的作用是降低 M 的浓度，以消除或减轻病理状态。例如别嘌呤醇(**2**, allopurinol)抑制黄嘌呤氧化酶，阻止了引起痛风病的代谢产物尿酸的生成。

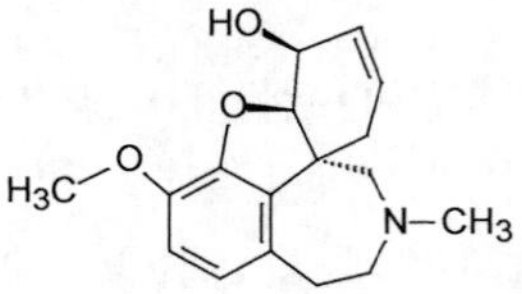

7.1.2.2 抑制级联酶反应中的一个酶

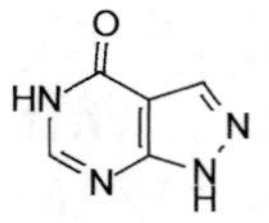

产物 M 是由 A 经过一系列酶反应过程或称作级联(cascade)反应产生的。如果过量的 M 可引起机体的有害效应,或者 M 是病原体(如微生物或癌细胞)生长所必需的物质,可抑制其中的某步催化反应,以降低 M 浓度。抑制作用宜选择关键的环节，例如抑制级联反应的限速步骤 E_2，以高效率地阻止 M 的生成。

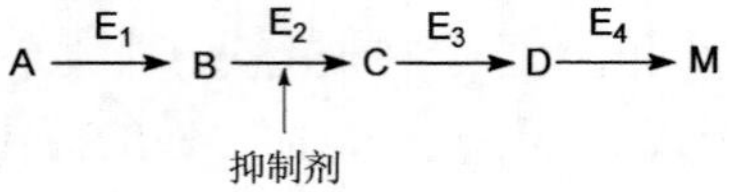

$$A \xrightarrow{E_1} B \xrightarrow[\text{抑制剂}]{E_2} C \xrightarrow{E_3} D \xrightarrow{E_4} M$$

体内过高水平的低密度蛋白结合的胆固醇会在血管中沉积引起动脉粥样硬化和冠心病。人体内的胆固醇三分之二是由本身生物合成的，由乙酰辅酶 A 经 30 步酶反应生成。为了降低体内胆固醇水平，宜选择级联反应的限速步骤，例如羟基甲基戊二酰辅酶 A 还原酶(HMG-CoA 还原酶)是转化羟基甲基戊二酸，生成二羟基甲基戊酸的催化剂，阿托伐他汀(**3**, atorvastatin)作为该靶标的抑制剂，是降低胆固醇体内水平的有效药物。

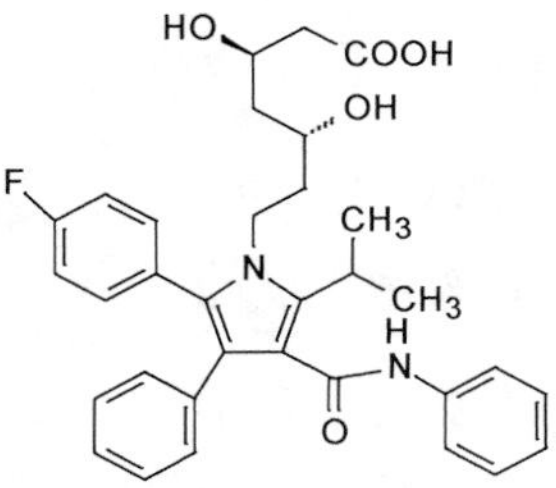

3

7.1.2.3　抑制级联反应的两个酶

产物 M 是由 A 经酶级联反应生成的。为了抑制 M 的生成，可以用两种或两种以上的抑制剂分别抑制两种或多种酶系。

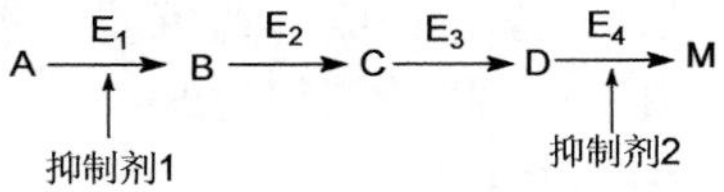

这两种抑制剂产生的是协同作用，比单独使用一种酶抑制剂所用的浓度或剂量低，得到较好的治疗效果，从而降低了不良反应。这种策略是肿瘤联合化疗和艾滋病鸡尾酒疗法的生化依据，例如联合使用人免疫缺陷病毒 1(HIV-1)逆转录酶抑制剂和蛋白酶抑制剂，以多环节阻断病毒的复制，可获得更好的治疗效果。

7.1.2.4　抑制辅因子的功能和再生

这是减少生物合成链中有害代谢物质 M 的另一途径。当中间体 B 生成 C 的反应，需要辅因子 X 的参与(例如提供能量或结构模块)，在反应中 X 转变成 Y，后者在另一酶 E 的催化下再生成 X。对 E 的抑制作用使辅因子 X 不得再生，从而可阻断代谢物 M 的合成链。

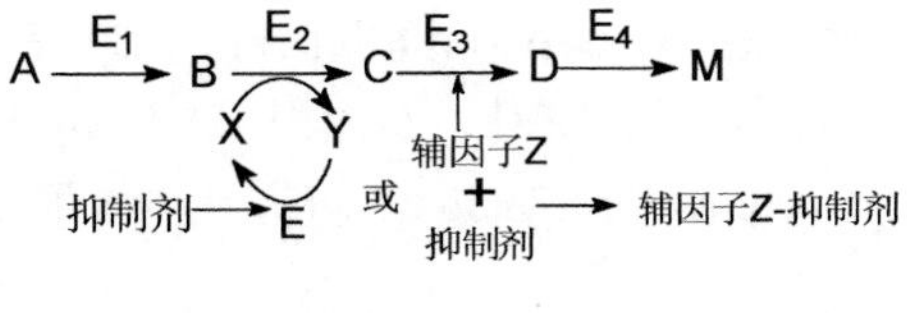

如果抑制剂与酶反应的辅因子 Z 结合，阻断了辅因子 Z 的参与，也可以达到降低 M 的目的。例如氟尿嘧啶(5FU)抑制胸苷酸合成酶(TS)可通过与 TS(相当于 E_3)、辅酶四氢叶酸 FA(相当于 Z)形成稳定的三元复合物 TS-FA-5FU，使酶失活，导致癌细胞死亡。

7.1.2.5　抑制偶联反应酶

为了抑制有害产物 M-CH$_3$ 的生成，可不必直接抑制催化该反应的酶 E，而是抑制与该反应相偶联的反应，达到治疗目的。

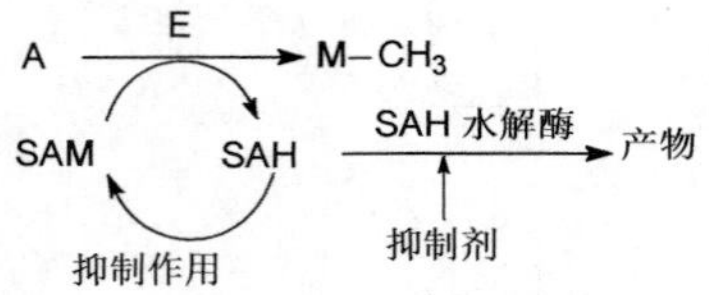

底物 A(例如含有邻苯二酚的药物)被儿茶酚 O-甲基转移酶(COMT)催化发生甲基化，生成代谢的产物 M-CH$_3$ 失去了活性，为了阻止 M-CH$_3$ 的生成，可干预与此过程相偶联的反应，即 S-腺苷甲硫氨酸(SAM)转变成 S-腺苷同型半胱氨酸(SAH)，SAH 水解酶促进 SAH 水解成产物，这就使底物 A 转变成 M-CH$_3$ 浓度增加，导致疗效下降。应用 SAH 水解酶抑制剂使 SAH 聚集，从而抑制了 A 转变成 M-CH$_3$(邻二酚的甲基化)的酶催化活性。

7.1.2.6　抑制药物的代谢酶

药物代谢酶是一组代谢转化外源性物质(xenobiotics)和药物的酶系，I 相代谢中的细胞色素 P450 氧化酶是促进药物提高氧化态而易于排泄的酶系。为了保持药物的作用，防止药物代谢失活，可使用药物代谢酶抑制剂作为辅助药物，以延长在体内存留时间，减少给药次数，提高用药效率。

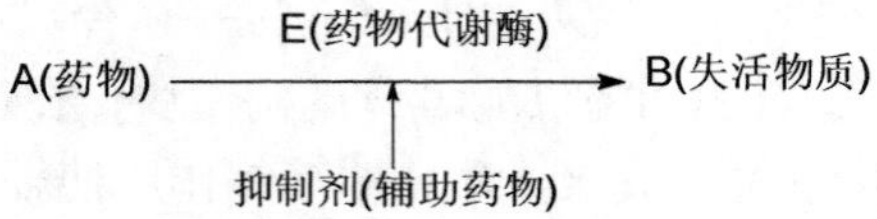

例如利阿唑(4, liarozole)是细胞色素 CYP17(17-α-羟化酶/C17-20 裂解酶)抑制剂，后者在肝脏迅速氧化代谢维 A 酸而降低治疗白血病的效果。在用维 A 酸治疗的同时服用利阿唑可提高治疗效果[1]。β-内酰胺酶是水解青霉素或头孢类抗生素的代谢酶，克拉维酸(5, clavulanic acid)可抑制 β-内酰胺酶，与青霉素合用可提高抗菌效果。

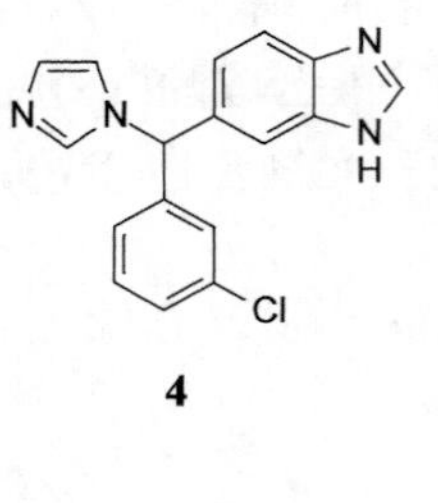

4 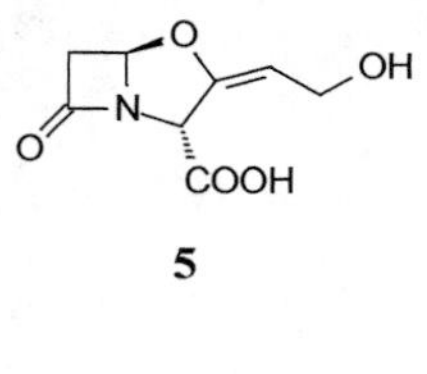　　　　　　　　　　　　**5**

7.1.3　酶催化作用的机理

底物与酶经分子识别和结合后，可通过不同的机制催化生成反应产物，常用于解释酶催化机制的学说有以下几种：靠近和定向作用、广义酸-碱催化作用、静电催化和去溶剂化作用、共价催化作用、张力或变形作用等。

7.1.3.1　靠近和定向作用

底物与酶的靠近，酶成为底物的结合模板，底物结合于酶分子上，催化基团与底物构成一个整体，此时的反应为一级反应而不是二级反应。而且，酶将底物保持在反应中心，相当于增加了反应基团的浓度。图 7-2 所示的乙酸根负离子与乙酰硝基苯酯的取代反应速率常数 $k_1=4×10^{-6}s^{-1}mol^{-1}$，而琥珀酰单硝基苯酯发生的分子内取代反应的速率常数 $k_2=0.8s^{-1}$，后者有效的负离子浓度可估算为 $k_1/k_1=2×10^5mol$。酶与底物结合成复合物类似于分子内反应。

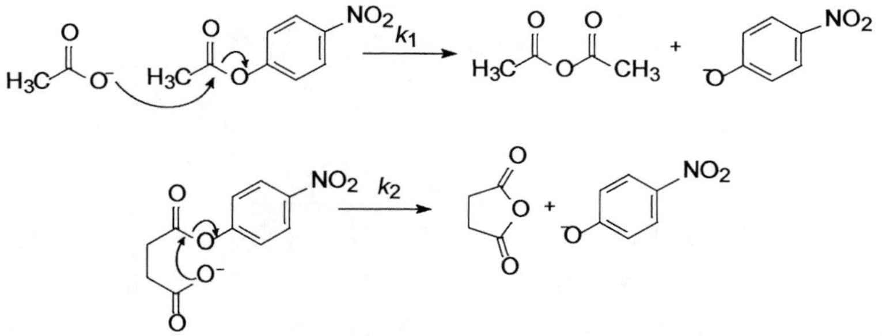

图 7-2　双分子与分子内取代反应速率的比较

然而酶催化反应却复杂得多，因为计算化学研究表明，接近效应并不与酶的熵效应成正比，而且也过高估算了熵定向作用对催化作用的贡献[2]。

7.1.3.2　广义酸-碱催化作用

为了稳定过渡态生成的电荷，酸或碱可起到质子的供体和接受体的作用，以提高亲核性和亲电性基团的性能，或者使离去基团稳定化。酶的催化中心存在组氨酸残基，常常参与这种酸-碱反应。咪唑环的 pK_a 接近于中性 pH，因而可作为质子的供体，也可以接受质子。酸-碱催化的许多生化反应主要是改变了 pK_a，是通过改变氨基酸残基的局部环境实现的。

体内生化反应是在 pH 7.4 的介质中进行的，酶催化水解过程是利用活性中心的氨基酸残基上的酸性和碱性基团的催化作用，提高了在温和环境的反应速率，不同于有机化学中的酸或碱催化水解是靠羰基的质子化 $C=OH^+$ 提高的亲电性或 OH⁻ 提高的亲核性。图 7-3 中 B 和 B⁺-H 分别代酸性和碱性残基。酰胺或酯水解的广义酸-碱催化作用就是在质子传递中进行的。图 7-3 示意了酶催化酯水解的广义酸-碱催化作用。

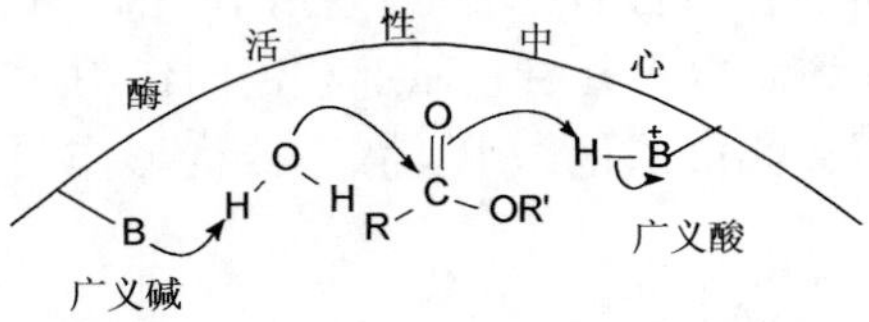

图 7-3 酶的广义酸-碱催化示意图

表 7-1 列出了酶分子中广义酸和广义碱功能基。

表 7-1 蛋白质中的广义酸和广义碱的功能基

广义酸基团(质子给予体)	广义碱基团(质子接受体)
—COOH	$—COO^-$
$—\overset{+}{N}H_3$	$—NH_2$
—SH	$—S^-$
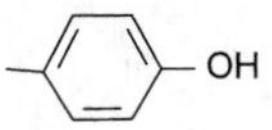	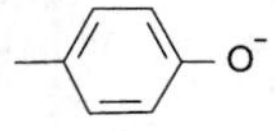
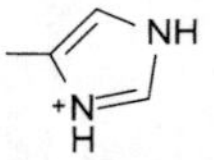	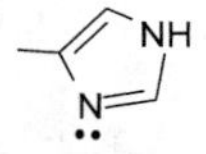

例如丝氨酸蛋白酶水解肽键，是借助丝氨酸-组氨酸-天冬氨酸(Ser-His-Asp)三元体的质子传递造成局部的碱性环境，实现催化过程：组氨酸(pK_a=6)从丝氨酸(pK_a=14)获得质子，提高了组氨酸的 pK_a，降低了氧负离子的 pK_a，造成局部的碱性环境，成为进攻底物肽键的羰基的亲核基团。图 7-4 为丝氨酸蛋白酶的催化肽键水解的示意图。

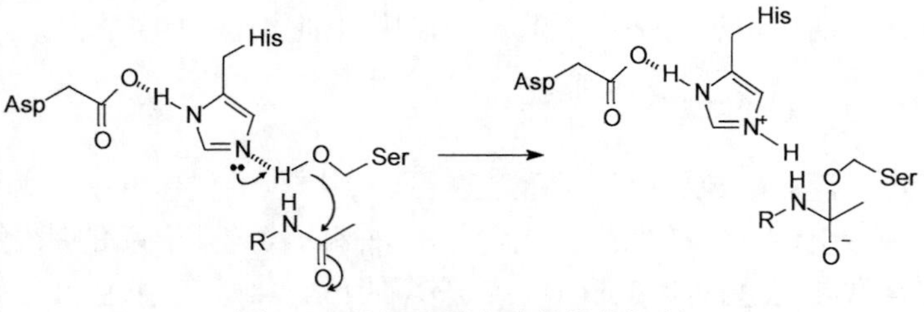

图 7-4 丝氨酸蛋白酶的催化机制

7.1.3.3 静电催化和去溶剂化作用

过渡态(或中间体)若带有电荷，与酶活性中心形成离子键而稳定化，酸性或碱性氨基酸残基的侧链如 Glu、Asp、Lys 和 Arg 可提供负性或正电荷而稳定化。辅因子如 Zn^{2+} 与负电荷或孤电子对形成配位键，还可降低水分子的 pK_a，提高水分子的亲核性能。

　　分子模拟表明，静电作用对催化过程贡献更为有效。酶催化提供的微环境比水的极性更强，离子性的过渡态更容易被稳定化，因为酶的极性基团是预构化的，无须水分子为稳定过渡态所付出额外的重构(reorganization)能量[3]。酶在结合底物时将水分子挤出活性部位，去溶剂化有利于暴露出被掩蔽的电荷，降低了微环境的介电常数，犹如有机溶剂的环境，增高了静电和离子间的相互作用力，而且电荷的分布也有利于过渡态的稳定化。例如羧肽酶水解肽键时，在酶的谷氨酸的负离子、锌离子和水解参与的水分子之间形成静电网络，电荷转移导致羰基碳由 sp^2 转变成过渡态碳四面体型 sp^3 杂化态，这种稳定化的部位称作氧负离子穴(oxyanion hole)[4]。然而酶的活性部位未必带完全的正电荷，例如锌离子的配位结合稳定了过渡态的氧负离子穴。电荷的分散也有利于过渡态的稳定化，促进了酰胺键的水解。图 7-5 为羧肽酶催化水解肽键的机理。

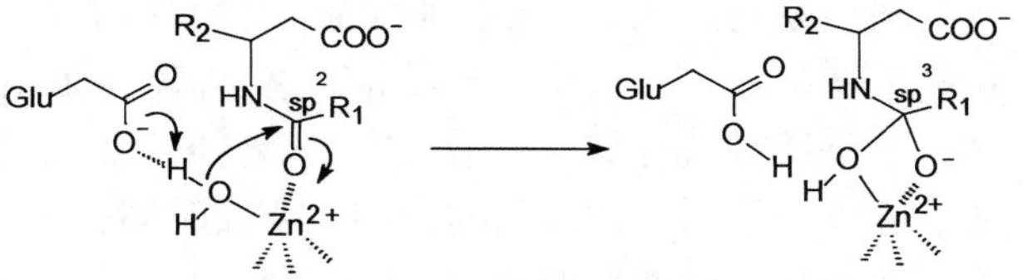

图 7-5　羧肽酶催化水解肽键的过程

7.1.3.4　共价催化作用

　　共价催化学说是底物与酶的残基或辅酶分子间形成共价结合的过渡态，这种暂时形成的共价中间体有助于降低后来形成的过渡态能量。该共价结合在催化反应后期必须断开，复原酶或辅酶。为了实行共价催化，酶活性部位的亲核基团如半胱氨酸的巯基、丝氨酸的羟基、组氨酸的咪唑基、赖氨酸的末端氨基、天冬氨酸和谷氨酸的末端羧基等，可通过广义酸-碱作用，提高亲核性，与反应性能相对低的酰胺键转变成反应性能较高的共价中间体，或者与底物形成席夫碱，也可借助与辅酶形成共价结合参与催化反应。由于形成共价催化主要出自于酶的亲核性，这个过程又称作亲核催化作用。该过程可用图 7-6 表示，图中，Y 是氨基酸或多肽，基团 X⁻ 向肽键作亲核进攻，生成的过渡态为共价结合的四面体，由于 Y 作为离去基团比 X⁻ 更容易，得到的中间体被 Z⁻(水解过程的氢氧根离子 OH⁻)进攻，将肽键水解，氨基酸残基 X⁻ 恢复到初始状态。

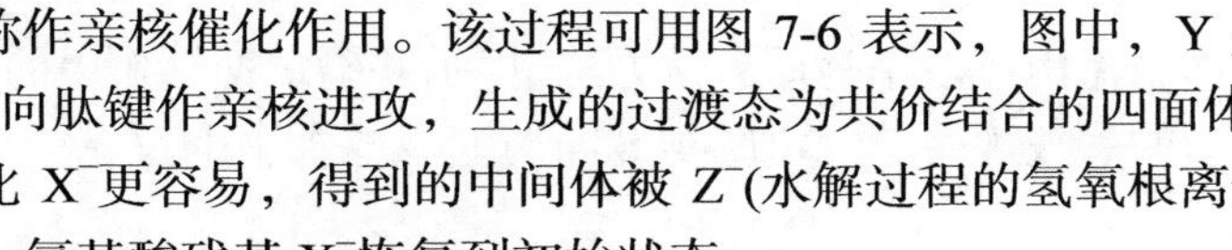

图 7-6　亲核催化作用的过程

7.1.3.5　张力或变形作用

酶和底物的诱导契合使得酶与过渡态的亲和力大于同底物的结合，诱导发生的底物结构变形更接近于过渡态的分子构象，从而降低了底物与过渡态之间的能差，有利于催化反应。张力效应使基态去稳定化，而不是过渡态的稳定化。由于酶分子的柔性，不会有很大的张力效应。

7.2　酶抑制剂分类及其原理

根据酶抑制剂的反应过程，可分成可逆性抑制剂和不可逆抑制剂。可逆性抑制剂是在抑制剂与酶分子之间发生可逆性结合，是通过非共价键的弱键合作用，这种结合可用稀释方法或凝胶过滤方法除去抑制剂，解除酶的抑制。可逆性抑制剂与酶的反应可达到平衡状态，抑制作用的强弱取决于抑制剂的浓度。

不可逆抑制剂一般是通过共价键与酶活性中心结合的，由于键合牢固，不能用稀释或凝胶过滤法除去。不可逆抑制剂的作用强度与时间相关。这两类抑制剂的界限并非很严格，有些强效可逆性抑制剂虽然与酶非共价结合，但因复合物离解速率很慢，很难确定是可逆或不可逆性结合，例如甲氨蝶呤与二氢叶酸还原酶的结合虽然是非共价键，但因 K_i 值非常低，类似于不可逆抑制。

7.2.1　可逆性抑制剂

按照可逆性抑制剂与酶结合部位的不同，可分为竞争性可逆抑制剂和非竞争性抑制剂。竞争性抑制剂是与底物竞争同一结合位点；非竞争性抑制剂与底物的结合位点不同，不与底物竞争酶的结合部位。严格的非竞争性抑制剂比较少见，常常是抑制剂和底物都可与酶结合，但发生一种结合后会影响另一种结合。

7.2.1.1　酶动力学

研究酶的抑制作用可以用酶动力学方法，揭示并确定抑制作用的类型。为此，首先考察酶反应的一般规律。假定底物 S 与酶 E 发生如下的反应：

$$E + S \underset{}{\overset{K_s}{\rightleftharpoons}} ES \underset{}{\overset{k_{cat}}{\rightleftharpoons}} EP \rightleftharpoons E + P$$

式中，K_s 表征底物与酶生成复合物 ES 的平衡常数；k_{cat} 表征将复合物 ES 转变成酶与产物复合物 EP 的一级反应速率常数。若酶浓度与底物浓度相比小到可忽略不计，多数情况下产物的增多或底物的减少的初始速率 V 与酶的浓度 $[E_0]$ 成正比。若底物浓度 $[S]$ 足够低，则速率随着 $[S]$ 的增加而呈比例地提高，但 $[S]$ 再增大时，速率的变化逐渐减小，直到极限值 V_{max}。这个过程可用米氏方程表示：

$$V = \frac{[E_0][S]k_{cat}}{K_M + [S]}$$

式中，K_M 为米氏常数，为速率 V 是最大速率 V_{max} 一半时的底物浓度。图 7-7 表明开始的底物浓度对反应速率作图呈一级反应。当[S]为高浓度时，由于全部酶分子被底物饱和，从而达到最大速率 V_{max}，此时对底物呈零级反应。

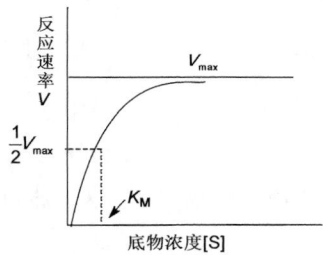

图 7-7　反应速率随底物浓度[S]的递变图

用上述的米氏方程不能计算出 V_{max} 和 K_M，为此取其倒数，变换为线性方程：

$$1/V = 1/V_{max} + (K_M/V_{max}[S])$$

将 $1/V$ 与 $1/[S]$ 作图(即 Lineweaver-Burk 图)，得到的直线与 y 轴(速率的倒数)的截距为 $1/V_{max}$，与 x 轴(底物浓度的倒数)的交点距离为米氏常数的负倒数$-1/K_M$。该直线的斜率为 K_M/V_{max}。图 7-8 表示了它们之间的关系。

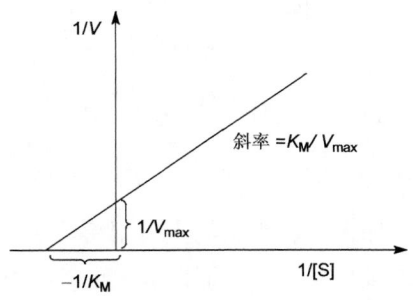

图 7-8　酶动力学的双倒数图

7.2.1.2　竞争性可逆抑制剂

如果抑制剂 I 与酶的活性中心结合，阻止了底物 S 与酶的结合，或者底物与酶活性中心的结合阻止了抑制剂的结合，表明 I 与 S 竞争同一个结合位点，则 I 称作竞争性抑制剂。

在这种情况下米氏方程需考虑另外一种平衡：

$$E + S \underset{k_2}{\overset{k_1}{\rightleftharpoons}} ES \overset{k_3}{\rightleftharpoons} EP \rightleftharpoons E + P$$

$$+$$

$$I$$

$$k_{1,2} \updownarrow k_{2,1}$$

$$EI$$

由于酶不能同时与底物和抑制剂结合，不会发生如下过程：

$$ES + I \xrightarrow{\quad X \quad} ESI$$

$$EI + S \xrightarrow{\quad X \quad} EIS$$

所以，在反应液中有游离酶 E_f, ES, EI, 而没有 ESI, 故总酶浓度[E] ＝ [E_f] + [ES]+ [EI]。

由于 $V_{max} = k_3[E]$, $V = k_3[ES]$

故 $V_{max}/V =$ [E]/[ES], 或 $V_{max}/V =$ ([E_f] + [ES] + [EI])/[ES]

为了消除[ES]项，需要利用米氏方程求[E_f]和[EI]。

由于 $K_M =$[E_f] [S]/ [ES], 故[E_f] = K_m [ES] /[S],

由于 $K_i =$[E_f] [I]/ [EI], 故[E_f] = K_i [EI] /[I],

则[EI]= K_M [ES] [I] / [S] K_i, 将[E_f]和[EI]代入 V_{max}/V 式中，得

$$V_{max}/V = \dfrac{\dfrac{K_M}{[S]}[ES] + [ES] + \dfrac{K_M}{K_i}\dfrac{[I]}{[S]}[ES]}{[ES]}$$

所以 $1/V = 1/V_{max} \{(K_M/[S])+1 +K_M[I]/K_i(1/[S])\}$，即：

$$1/V = K_M/V_{max}(1+[I]/K_i)\ 1/[S]+(1/V_{max})$$

以 $1/V$ 和 $1/[S]$作图，加入抑制剂后的直线斜率为 $K_M/V_{max}(1+[I]/K_i)$，与横轴的截距为 $1/K_M(1+[I]/K_i)$，或$(-1/K_M)/(1+[I]/K_i)$，显然，加入抑制剂后 V_{max} 不变，而 K_M 变大。在竞争性抑制剂存在下，底物浓度与速率作 Lineweaver-Burk 图，如图7-9 所示，竞争性抑制曲线与 y 轴的截距未变，即与没有抑制剂的截距相同，这是因为足够大的底物浓度可克服可逆性抑制作用，可以达到最大反应速率；但直线与 x 轴上交点距离却向右移，表明竞争性抑制使 K_M 增大。

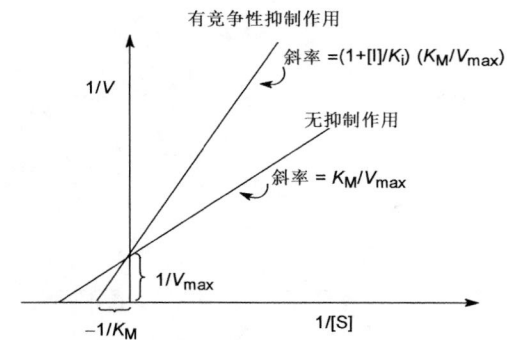

图 7-9 在有竞争性抑制作用和无抑制作用下酶动力学的双倒数图

因此，竞争性抑制剂为达到抑酶效果，要有足够的浓度，使 E+I 生成 EI。药物在体内由于被代谢清除，浓度降低，降低或失去抑制作用。所以为维持酶的抑制作用，需要持续给药。

7.2.1.3 非竞争性可逆性抑制剂

非竞争性抑制剂(I)的作用特点是抑制剂可以与酶-底物复合物(ES)相结合，生成 ESI，从而阻断了复合物被转化成产物的反应。非竞争性抑制剂同酶的结合位点与底物不同，不结合在底物结合的部位，所以能够同时和底物与酶结合。如果抑制剂或底物在与酶的结合时完全独立进行，则称为典型的非竞争性抑制剂。图7-10是典型的非竞争性抑制作用的酶动力学作图，可以看出，非竞争性抑制剂使酶催化反应的最大速率 V_{max} 降低了，即使增加底物的浓度，也不能解除对酶的抑制作用。但由于抑制剂与底物的结合位点不同，所以酶反应的米氏常数 K_M 值不变。

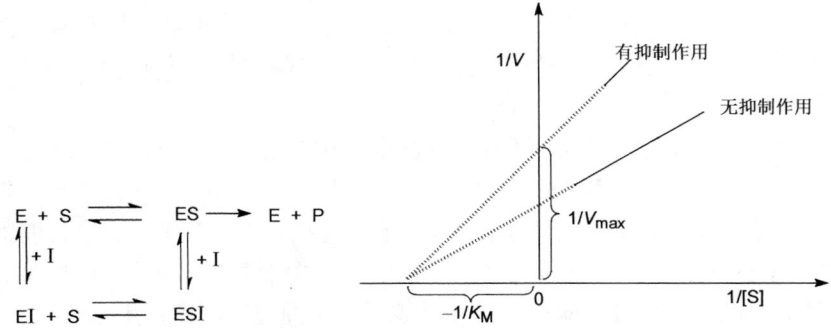

图 7-10 典型的非竞争性抑制作用的酶动力学图

如果非竞争性抑制剂与酶不是完全独立地结合，则为混合型抑制剂。图 7-11是混合型非竞争性抑制剂的酶动力学作图，可以看出，在抑制剂的存在下，最大反应速率和米氏常数都发生了改变,直线的斜率和截距都发生变化。用 1/V 同 1/[S]作图，曲线的走向介于竞争性和非竞争性抑制作用的曲线之间。

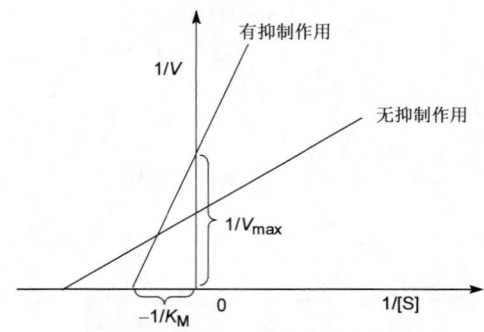

图 7-11　混合型非竞争性抑制作用的酶动力学图

7.2.1.4　过渡态类似物

过渡态类似物(transition state analogs)是稳定的化合物，其结构模拟酶催化底物分子的过渡态，底物在酶作用下发生张力或变形，形成过渡态。统计力学分析表明，过渡态向前进行发生键断裂，向后退恢复原键，概率是相等的。酶结合于高能量的过渡态中间体，但降低了总反应的活化能，过渡态类似物模拟高能中间体，但不发生催化反应，因而与酶的结合力强于同底物或产物的结合。理论计算表明，过渡态类似物与酶有非常高的亲和力，与底物的结合常数之比可高达 $10^8 \sim 10^{14}$。

设计过渡态类似物，需要了解酶反应的分子机理，也应知晓酶反应的能量状况，以便从理论上提出过渡态类似物的结构。在分子设计中常常遇到的困难是如何模拟亚稳定结构，模拟活化复合物所具有的部分价键和部分电荷，转化为过渡态类似物有完整的价键和电荷，并呈稳定状态。为了使反应中高能中间体的能量与基态分子之差异更接近于过渡态能量，大多数过渡态类似物实际模拟的是高能反应中间体。诚然，过渡态类似物与高能中间体之间在概念上有明显不同，但都是利用了酶反应中活化状态的结合性能。

如果酶反应机理是广义酸碱催化过程,设计过渡态类似物的酸基和碱基的 pK_a 值应与酶催化中心的广义酸碱催化基的 pK_a 值相匹配，这时抑制剂会与酶发生强效结合。同时还得类似于最后的过渡态，以便"貌似"终产物。如果再有额外的氢键，尤其是在两个带部分电荷的杂原子之间形成短而强氢键作用时，更为有利。此外，由于溶剂化效应和价键杂化作用也会增强过渡态的亲和力[5]。

一般而言，具有相似功能的酶，其催化的反应有类似的过渡态结构，例如多种蛋白水解酶有这种情况。这样，某一个酶的过渡态类似物的基本结构经改造后可以满足同样机理的另一种酶的结构要求，从而得到另一酶的过渡态类似物。Pauling 曾提出一种学说,认为酶对过渡态的亲和力比对底物或产物的亲和力更强，例如水解酶的底物肽键用非水解性的电子等排代替，得到的过渡态类似物证明是强效的抑制剂，这已经用于肾素抑制剂的设计。

例如天冬氨酸蛋白酶催化肽键水解，通过活化水分子向酰胺键作亲核取代，羰基形成的过渡态为四面体的偕二醇结构，双羟基结构在理论上与酶的活性部位结合得非常牢固。设计蛋白酶的过渡态类似物，常是含 sp^3 杂化碳原子上带一羟基、相邻的 NH 用电子等排体 CH_2 替代，形成 β-羟基乙胺片段作为过渡态的模拟结构。β-羟基乙胺片段的位置应是肽链被水解的位点。图 7-12 是以过渡态类似物为目标设计蛋白酶抑制剂的示意图。

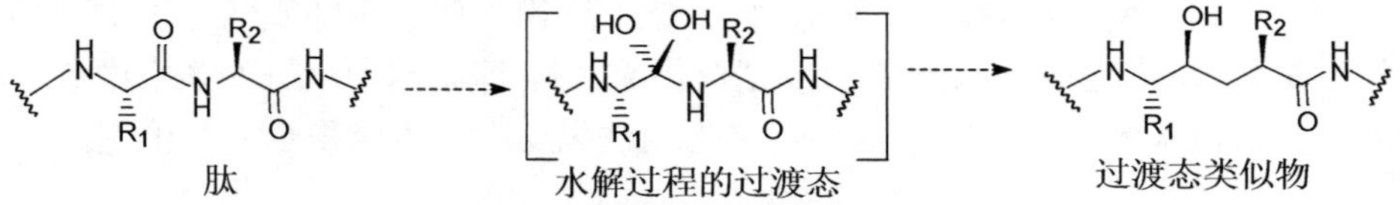
肽
水解过程的过渡态
过渡态类似物

图 7-12　设计过渡态类似物的示意图

常用于设计蛋白水解酶抑制剂的过渡态类似物有以下拟肽结构类型(图 7-13)：

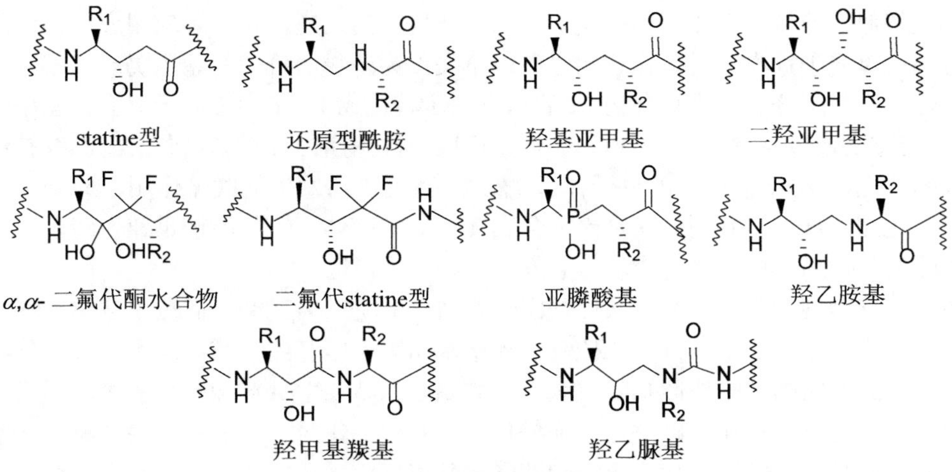
statine型
还原型酰胺
羟基亚甲基
二羟亚甲基
α,α- 二氟代酮水合物
二氟代statine型
亚膦酸基
羟乙胺基
羟甲基羰基
羟乙脲基

图 7-13　蛋白酶过渡态类似物的结构类型

7.2.2　不可逆抑制剂

不可逆抑制剂与酶发生的化学结合是不可逆的，结合作用不能用稀释或透析的方法解除，其抑制作用可用下式表示：

$$\begin{array}{l} E + S \xrightleftharpoons{k_{cat}} ES \longrightarrow E + P \\ \downarrow +I \\ EI \end{array}$$

这类抑制剂与酶的不可逆结合是将[E]转变成到[EI]，所以降低了酶的活性。除非酶的浓度大于抑制剂的浓度，否则不能发生正常的酶反应。

不可逆的抑制往往是由于在酶的活性部位同抑制剂发生共价键结合，使酶分子失活。所以不一定需要维持抑制剂的恒定浓度，就可以达到抑制效果，除非有新合成的酶产生。

不可逆抑制剂分为两类：指向活性部位抑制剂(active-site-directed inhibitors)或称亲和标记试剂(affinity labelling agents)和基于机理的抑制剂(mechanism-based enzyme inactivators)或称催化常数抑制剂(k_{cat} inhibitors)。

7.2.2.1　指向活性部位抑制剂

这类抑制剂是有反应活性的化合物，化学结构类似于酶的底物，可被酶的活性部位识别。当抑制剂 I 与酶 E 形成复合物 EI 后，抑制剂中固有的亲电中心与活性部位的亲核基团反应，通常是 SN_2 烷化或酰化反应，生成稳定的共价键。

$$E + I \underset{\qquad}{\overset{k_i}{\rightleftharpoons}} EI \xrightarrow{k_{inact}} E\!-\!I$$

指向活性部位抑制剂由于含有活泼的反应基团，它不仅可以同靶酶的活性部位反应，而且也可同其他酶或蛋白质的亲核基团作用，所以尽管抑制剂与底物的结构相似，但特异性作用仍然受限，以致产生不良反应。在实际应用方面，许多抗癌药物属于这类。这类化合物之所以不失作为药物的价值，系因仍有一定的选择性。当与酶分子形成复合物 EI 后，下一步转化成 E—I 为单分子反应，速率很高，比双分子反应快得多；另外，携带反应活性基团的分子结构若与酶的互补性强(例如基于酶结构设计的分子)，可减少对其他蛋白发生的脱靶作用；此外，用于癌化疗的这类抑制剂往往是模拟合成 DNA 的前体，一般能被迅速地转运，从而浓集于作用部位，在药代动力学方面增补了选择性。

在抑制剂中连接的反应活性基团包括卤代酰基、卤代酮、偶氮甲基酮、环氧基、亚磺酰氟、不饱和键、二硫键、光敏基团等亲电基团，与其发生反应的酶活性部位的基团则是亲核性基团，表 7-2 列出了这些亲电试剂和亲核基团。形成的共价键通常是经酰化、磷酰化、磺酰化或烷基化等作用，生成稳定的产物。亲电中心一般是首先经质子化，再与酶的亲核基团反应，所以酶分子的适当部位有酸性基团，可提高抑制剂的亲电性。

表 7-2　酶不可逆抑制剂常见的反应类型

酶的亲核基团	抑制剂的亲电基团		产物	
	酸酐	RCO-O-COR	酰胺	RCO-HN-Enz
氨基 Enz—NH₂	亚氨酸酯	RO-C(NH)(R')	脒	Enz-NH-C(NH)(R')
	烷氧基脒	RO-C(NH)(NHR)	胍	Enz-NH-C(NH)(NHR)
	酮	>C=O	亚胺	>C=NH-Enz

续表

酶的亲核基团	抑制剂的亲电基团		产物	
氨基 Enz—NH₂	亚胺	$>\!C=N-R$	亚胺	$>\!C=NH-Enz$
	芳基磺酰酯	$ArSO_2OR$	芳基磺酰胺	$ArSO_2-NH-Enz$
	异氰酸酯	$R-N=C=O$	脲	(脲结构) $R-NH-CO-NH-Enz$
	环氧化物	(环氧化物)	氨基醇	$R-CH(OH)-CH_2-NH-Enz$
羧基 Enz—COOH	碳二亚胺+胺	$R-N=C=N-R$ $+ R-NH_2$	酰胺	$Enz-CO-NHR$
	环氧化物	(环氧化物)	羟基酯	$R-CH(OH)-CH_2-O-CO-Enz$
	α-偶氮酰胺	$N_2CHCONHR$	酰胺酯	$Enz-CO-O-CH_2-CO-NHR$
	α-卤代乙酸盐	$X-CH_2COO^-$	半酯	$Enz-CO-O-CH_2-COO^-$
羟基 Enz—OH	氨甲酸酯	$RO-C(=O)-NHR$	氨甲酸酯	$Enz-O-CO-NHR$
	卤代磷酸酯	$(RO)_2P(=O)-X^-$	磷酸酯	$(RO)_2P(=O)-O-Enz$
咪唑基 Enz (咪唑)	α-卤代酮	$X-CH_2-CO-R$	烷基咪唑	(N-取代咪唑) Enz-咪唑$-CH_2-CO-O-R$
	焦碳酸酯	$R-O-CO-O-CO-O-R$	N-咪唑甲酸酯	Enz-咪唑$-CO-O-R$
巯基 Enz—SH	环氧化物	(环氧化物)	硫醚醇	$R-CH(OH)-CH_2-S-Enz$
	α,β-不饱和羰基	$R-CH=CH-CO-CH_3$	硫代酮、酯	$R-CH(S-Enz)-CH_2-CO-CH_3$
	顺丁烯二酰亚胺	(顺丁烯二酰亚胺)	硫醚基酰亚胺	(硫醚基琥珀酰亚胺)
	α-卤代羧酸盐	$X-CH_2COO^-$	硫醚羧酸	$Enz-S-CH_2-COO^-$
	α-卤代羧酸酯	$X-CH_2COOR$	硫醚酯	$Enz-S-CH_2-CO-O-R$

7.2.2.2 基于机制的抑制剂

另一类不可逆抑制剂是基于机制的抑制剂(mechanism-based inhibitors)又称自杀性底物(suicide substrates)。酶与这类化合物结合后，通过酶的催化机制，将类似物结构中的功能基激活成化学活性基团，并"就地"与酶的亲核基团发生共价键结合。图 7-14 是自杀性底物的示意图。

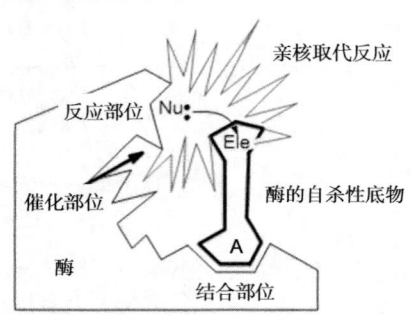

图 7-14 酶的自杀性底物的抑制作用示意图

自杀性底物具有以下的结构特征：
(1) 与底物的结构相似；
(2) 可以同酶形成复合物，并有较强的亲和力，但不影响酶的催化活性；
(3) 本身含有化学惰性或低反应性能的基团或结构片段；
(4) 在酶的催化阶段，原有的惰性基团转变为反应性能强的中间体；
(5) 与酶的活性部位发生化学反应，形成共价键合，使酶发生不可逆失活。

由于以上特征和过程，自杀性底物只对酶发生化学反应，因而有较高的特异性(图 7-3)。其反应动力学过程可分为两步：抑制剂(I)与酶(E)结合成复合物(EI)，可用平衡常数(即离解常数)K_D 表征；后续发生不可逆反应，以一级反应速率常数 k_{cat} 表征，用下式说明：

$$E + I \underset{\longleftarrow}{\overset{K_D}{\longrightarrow}} EI \xrightarrow{k_{cat}} E-X$$

图 7-15 示出不同浓度的抑制剂存在下，k_{cat} 值可由剩余的酶活性的对数与反应时间作图，从直线斜率计算得到；k_{cat} 的倒数与抑制剂浓度的倒数作图，得到的直线在横轴上的截距，可求出复合物的离解常数 K_D。

酶自杀性底物的特异性是基于它与正常底物的结构相似性，似是而非的底物，是与酶结合成复合物并被催化暴露出化学活泼基团的前提。活泼基团大多是亲电性基团，例如 α,β-不饱和羰基(醛、酮、亚胺或酯)，与酶分子的亲核性基团发生迈克尔加成反应，如图 7-16 所示。

表 7-3　酶自杀性底物的功能基及其活化

活化前官能团	活化后基团
乙炔基	丙二烯
氰基	烯酮亚胺
乙烯基	共轭双烯
卤素等离去基团	烯键，S_N2 型中间体
环丙基	环丙烷酮，环丙基亚胺
醌类	亚氨基醌，醌的亚甲基化合物
正碳离子的前体	正碳离子
β-内酰胺	乙酰基中间体

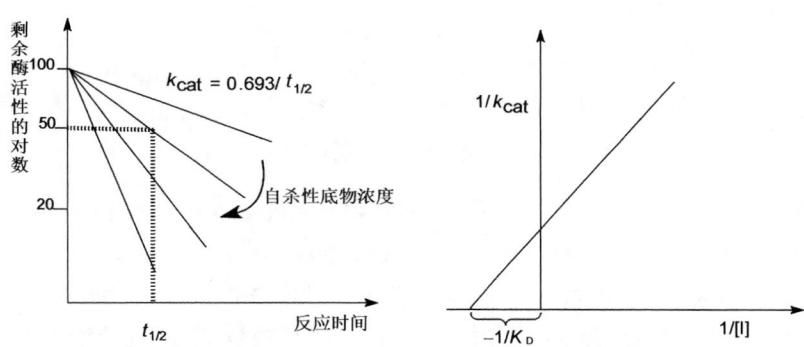

图 7-15　自杀性底物存在下酶动力学作图

图 7-16　酶与抑制剂的迈克尔加成反应

α,β -不饱和羰基的产生，是由酶催化的反迈克尔加成反应而来，酶夺去碳上的氢，生成负碳型中间体，被电负性强的羰基共振稳定化，使邻位碳发生消去反应或质子化，生成邻位不饱和键(图 7-17)。

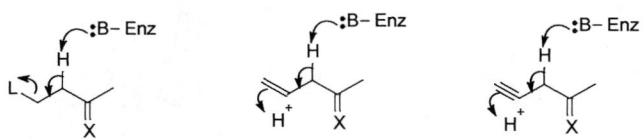

图 7-17　酶与抑制剂生成 α,β-不饱和羰基的过程

7.3　酶抑制剂举例

7.3.1　可逆性抑制剂

7.3.1.1　羟基甲基戊二酸辅酶 A 还原酶抑制剂

羟基甲基戊二酰辅酶 A 还原酶(3-hydroxyl-3-methylglutaryl coenzyme A reductase，HMG CoA 还原酶)是胆固醇生物合成的开始阶段将 3-羟基-3-甲基戊二酰辅酶 A 还原成 3.5-二羟基-3-甲基戊酸的酶系，这是胆固醇合成的限速步骤。抑制 HMG CoA 还原酶可以降低体内胆固醇水平，因此是治疗心血管疾病的重要靶标。

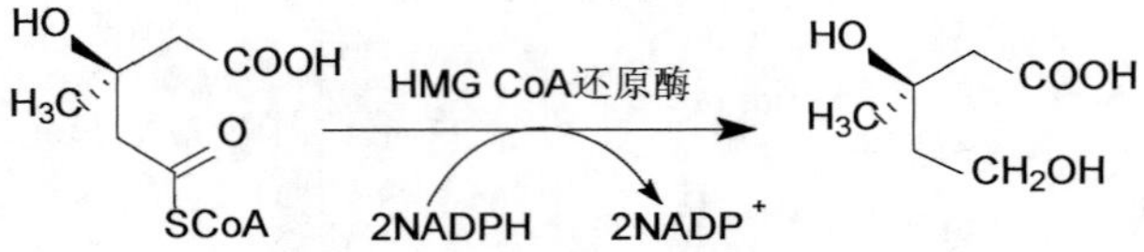

远藤章等从 8000 种微生物发酵液中发现霉菌 *Penicillium citrinum* 的代谢产物美伐他定(**6**, mevastatin)又称可帕可定(compactin)，可抑制 HMG-CoA 还原酶。Merck 公司从 *Aspergillus terreus* 的发酵液中发现洛伐他汀(**7**, lovastatin)又称麦维诺林(mevinolin)，也有强效抑制作用[6]。美伐他汀和洛伐他汀对 HMG CoA 还原酶的抑制作用非常强，亲和力大于底物分别为 7140 倍和 16700 倍。研究证明，活性成分不是内酯，而是开环的羟基酸，被认为是模拟底物 3-羟基-3-甲基戊二酰的结构。六氢萘片段与活性部位的疏水区域相结合是重要因素(疏水片段是酶抑制剂或受体拮抗剂的常见结构)。洛伐他汀是首创的降胆固醇药物。其他上市的他汀药物作用靶标也是 HMG CoA 还原酶，都含有羟基酸片断和疏水结构，其中阿托伐他汀(**8**, atorvastatin)和瑞舒伐他汀(**9**, rosuvastatin)在疏水片段处分别有酰胺和磺酰键，与酶发生氢键结合，提高了结合强度。

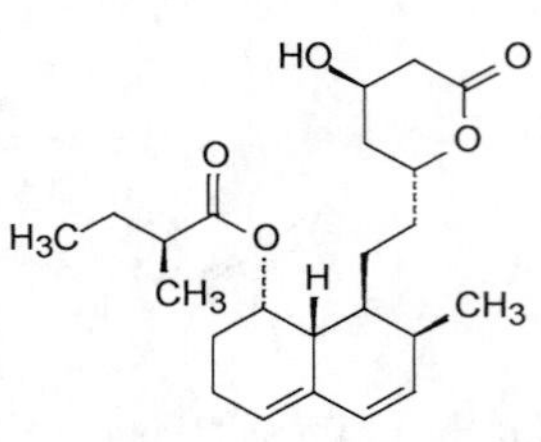

6 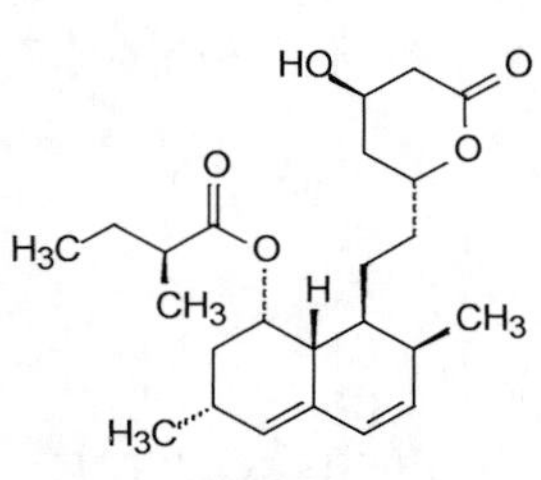　　　　　　　　　　　　　　　**7**

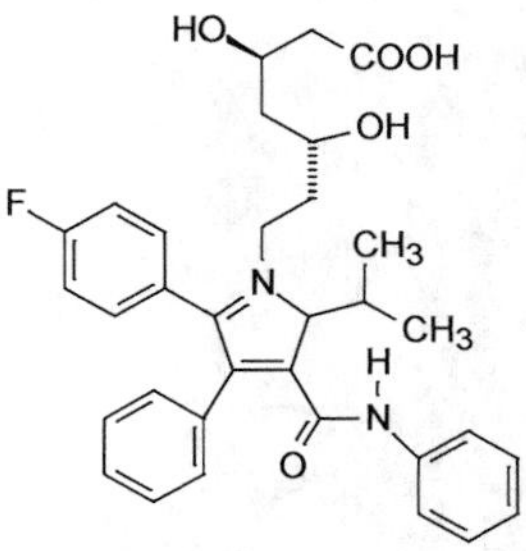

8 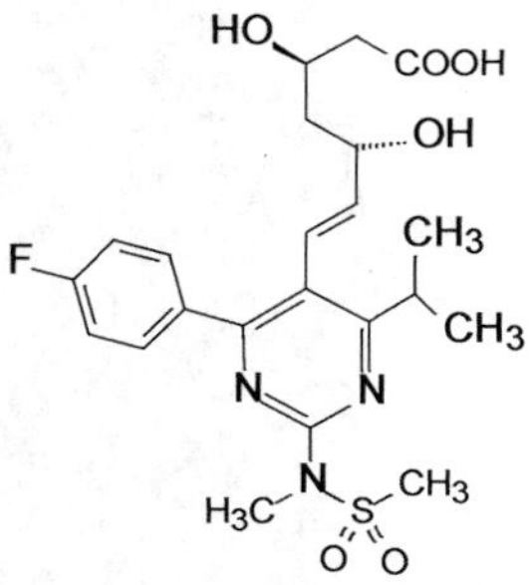　　　　　　　　　　　　**9**

7.3.1.2　磷酸二酯酶-4 抑制剂

磷酸二酯酶-4(phosphodiesterase-4，PDE-4)是磷酸二酯酶家族中的一个亚型，主要存在于炎症和免疫性细胞中，功能是催化水解环一磷酸腺苷(cAMP)。PDE-4 抑制剂特别是选择性 PDE-4B 亚型抑制剂可升高细胞内 cAMP 水平，cAMP 具有抑制炎症细胞的作用，可舒张气管平滑肌的收缩，因此对于哮喘和慢性阻塞性肺病(COPD)的炎症有治疗作用。

磷酸二酯酶-4 抑制剂西洛司特[7](**10**, cilomilast)、罗氟司特[8](**11**, roflumilast)和泰托司特[9](**12**, tetomilast)等的结构特征，是在苯环上含有邻位的烷氧基，一个烷氧基的体积大于另一个，较小体积的烷氧基对位有较大的疏水基团。这些特征反映在抑制剂与酶的活性中心的结合方式。例如图 7-18 是西洛司特与 PDE-4 的结合模式，两个氧原子与酶的 Gln443(Q)的 $CONH_2$ 形成氢键，甲基进入小疏水腔 Q_1，环戊基进入大疏水腔 Q_2 中，环己基与甲硫氨酸(M)发生疏水-疏水相互作用。

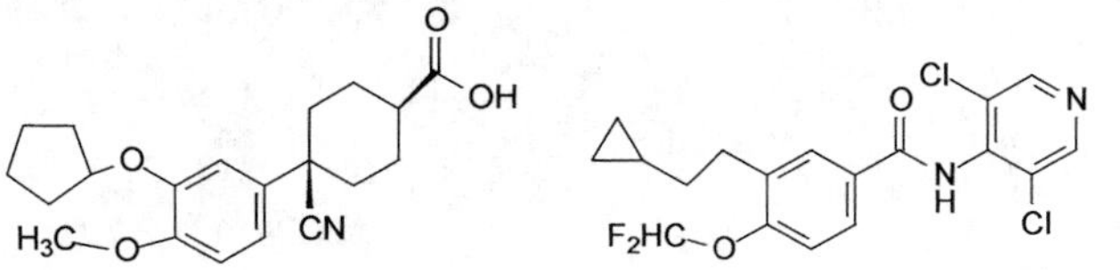

10　　　　　　　　　　　　　**11**

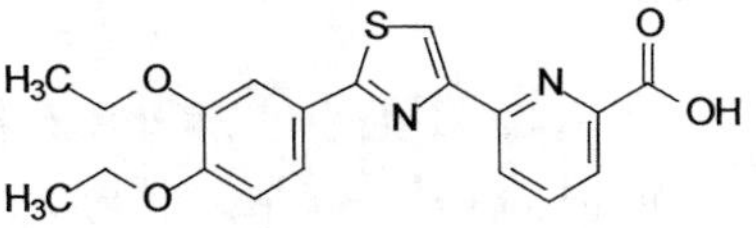

12

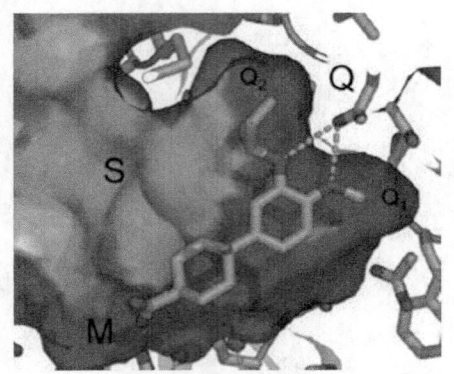

图 7-18　PDE-4 与抑制剂西洛司特的结合模式

7.3.1.3　EGFR 抑制剂

　　表皮生长因子受体(EGFR)是一类受体蛋白，包括三个结构域：胞外配体结合区、跨膜结构域和胞内酪氨酸激酶活性区，当 EGFR 与配体结合后，受体发生二聚合磷酸化，引起细胞内一些蛋白与之结合而激活，导致下游信号通路的活化，引起细胞的增殖、浸润、转移和逃逸凋亡等，图 7-19 是 EGFR 激活过程的示意图。已知多种实体肿瘤，例如非小细胞肺癌、头颈癌、直肠癌、乳腺癌等的发生都与肿瘤组织中 EGFR 异常活化有关。ATP 作为辅酶在激酶的活性部位占据位点，提供磷酸基团，一些 EGFR 酪氨酸激酶抑制剂是结合于 ATP 位点的竞争性抑制剂。

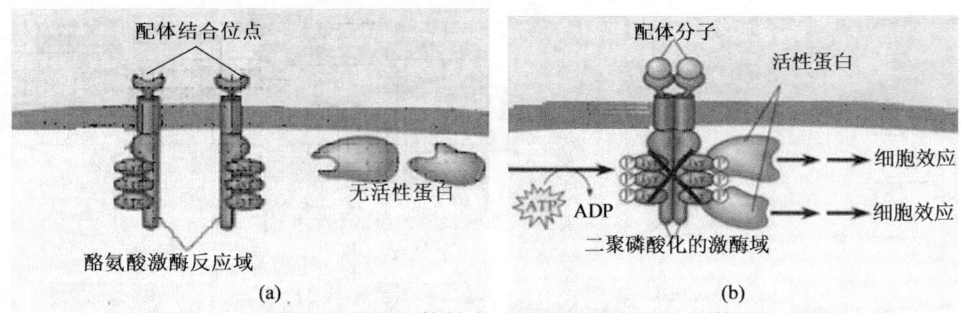

图 7-19　(a) EGFR 未与配体结合的非活化状态；(b)配体激活过程

　　吉非替尼(**13**, gefintinib)是 2003 年上市的 EGFR 酪氨酸激酶选择性抑制剂，治疗非小细胞肺癌。作为可逆性抑制剂，吉非替尼与 ATP 发生竞争性结合。喹唑啉的 N1 与酶的 Met769 形成氢键，N3 经水分子介导与 Thr766 氢键结合，4 位引出的胺苯基与疏水腔发生疏水结合(ATP 的核糖结合部位，核糖环的β侧呈疏水性，虽然核糖分子具有亲水性质)。6 位处于酶的开口处，连接的亲水侧链未与酶接触，伸入水相，是调节分子物化性质的助溶基团。另一 EGFR 抑制剂厄洛替尼(**14**, erlotinib)结合方式与吉非替尼相同，喹唑啉的 6 位和 7 位的两个甲氧乙氧基侧链也是助溶基团。

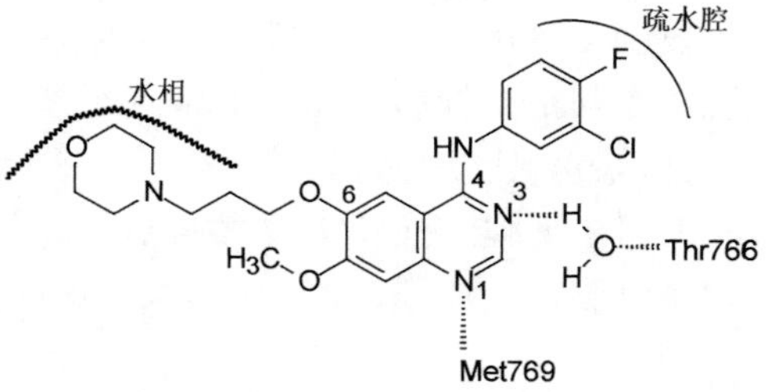

13 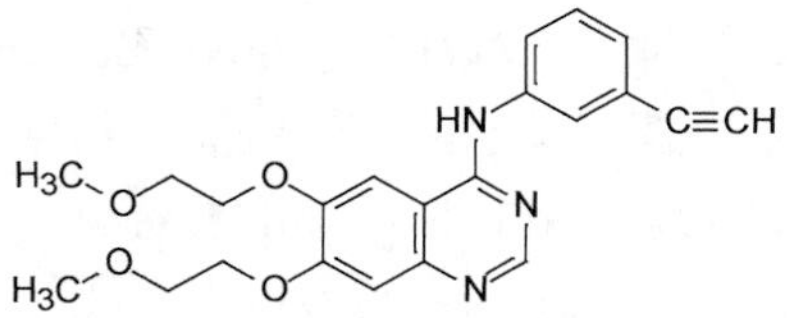　　　　　　　　　　　　　　　**14**

拉帕替尼(**15**, lapatinib)是 2007 年批准的 EGFR 激酶可逆性抑制剂,临床治疗 HER-2 呈阳性的乳腺癌。由于胺苯基环上又连接一个氧苄基片段,与 ATP 结合位点发生诱导契合,酶的 C 螺旋改变了位置,致使氟苄基深入到被打开的疏水腔(这个疏水腔在 apo-EGFR 和厄洛替尼-激酶复合物中不存在),因此使复合物的离解速率与 **8** 和 **9** 相比显著降低。表7-4列出 **13**, **14** 和 **15** 结合常数(K_i)、IC_{50} 和离解速率常数[10](k_{off})。

表 7-4　吉非替尼、厄洛替尼和拉帕替尼的结合常数、IC_{50} 和离解速率常数

药物	K_i (EGFR)/(nmol/L)	IC_{50}/(nmol/L)	$k_{off}(t_{1/2})$/min
吉非替尼	0.7	1000	10
厄洛替尼	0.4	870	10
拉帕替尼	3.0	13	300

2013 年上市的阿法替尼(**16**, afatinib)为 EGFR 不可逆抑制剂,母核的结合方式与吉非替尼相同,只是在喹唑啉的 6 位连接的 γ-二甲氨基丁烯酰胺基侧链,为弱迈克尔加成基团,后者处于激酶开口处的残基 Cys797 邻近,从而半胱氨酸的巯基与双键发生亲核加成,成为不可逆性结合。阿法替尼治疗非小细胞肺癌和乳腺癌 [11]。

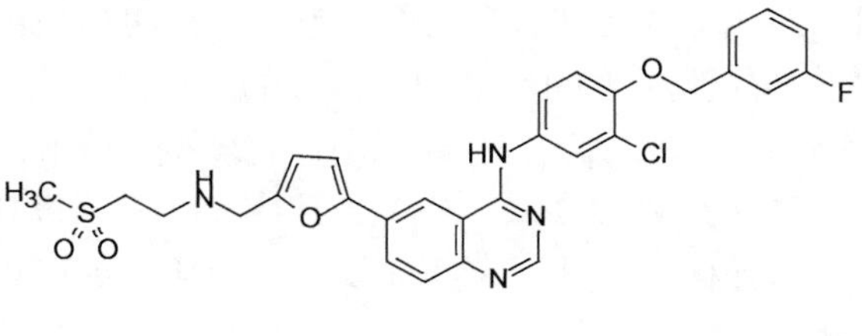

15 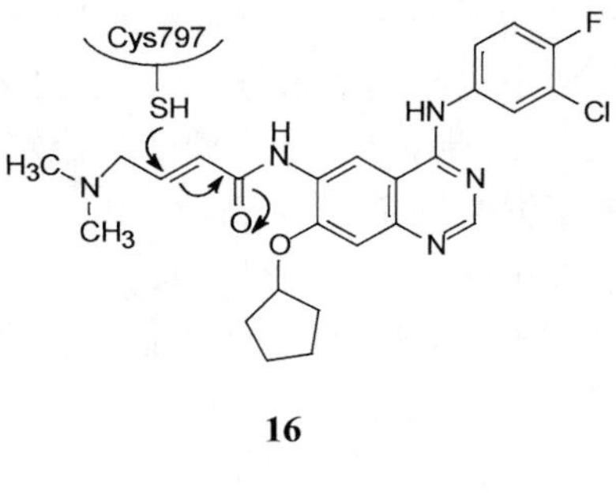　　　　　　　　　　　　　　　**16**

7.3.1.4　神经氨酸酶抑制剂扎那米韦

流感病毒进入宿主细胞，其基因进行复制和表达，并组装成新的病毒颗粒，以出芽的形式突出宿主细胞。成熟的流感病毒与宿主细胞之间，依靠血凝素分子末端的神经氨酸(**17**, neuraminic acid，又称唾液酸)残基与血凝素受体分子表面的糖基以糖苷键连接，使得流感病毒无法脱离宿主细胞。神经氨酸酶(NA)负责催化水解该糖苷键，使成熟的病毒颗粒脱离宿主细胞，完成播散周期。抑制神经氨酸酶是抑制流感病毒传染的重要靶标。

神经氨酸与 NA 的结合方式是 2 位羧基与三个精氨酸簇形成静电结合；5 位的乙酰氨基形成两个氢键：NH 与水分子结合，C=O 与 Arg152 结合，甲基结合于 Trp178 与 Ile222 构成的疏水腔内；6 位链上的羟基与 Glu276 的羧基形成二齿氢键，如图 7-20 所示。

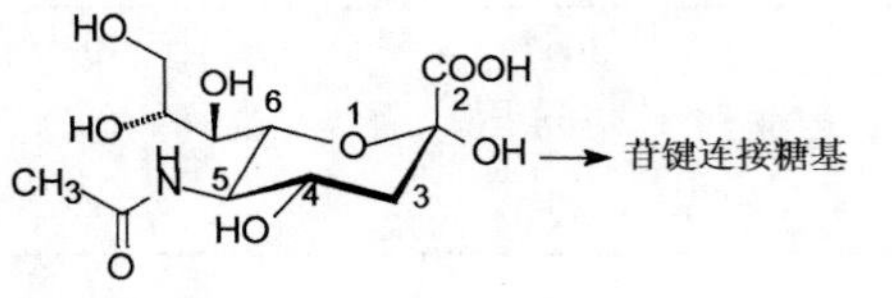

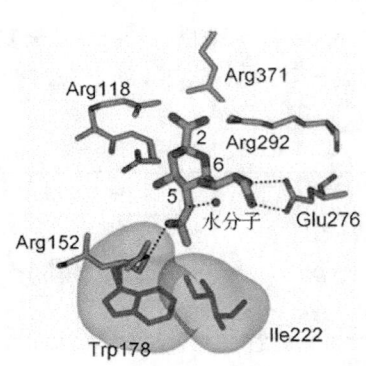

17　　　　　　　　　　　　　图 7-20　神经氨酸与 NA 酶的晶体结构图

晶体结构和分子模拟表明，神经氨酸的吡喃糖环呈椅式构象，2 位羧基处于直立键，苷键取平展位置[图 7-21(a)]。在酶活性中心的氨基酸残基作用下，带正电荷的 Arg371、Arg 118 和 Arg292 与 2 位羧基形成静电结合网络，Arg151 和 Arg152 通过与水分子氢键结合，与苷键形成结合网络，促使糖环由椅式变形成船式，羧基呈假平展键取向，苷键成为直立键，并在环中 O1 原子未偶电子的助力下，发生成键电荷的重新分布[图 7-21(b)]，形成了苷元即将离去的过渡态，此时生成的 C2 正电荷被 O1 的未偶电子稳定化(p-π 共轭)，吡喃环成为半椅式的氧鎓离子，鎓离子同时被酶的 Glu277 的负电荷稳定[图 7-21(c, d)]，过渡态向产物转变，从酶的活性中心释放唾液酸，羧基处于直立键位置[图 7-21(e)]，是由于 OH⁻ 以 SN₁ 机制进攻 C2 所致，NMR 也证明初产物是 α 异构体，并逐渐经变旋作用使羧基处于更稳定的平展构型的 β 体[12][图 7-21(f)]。

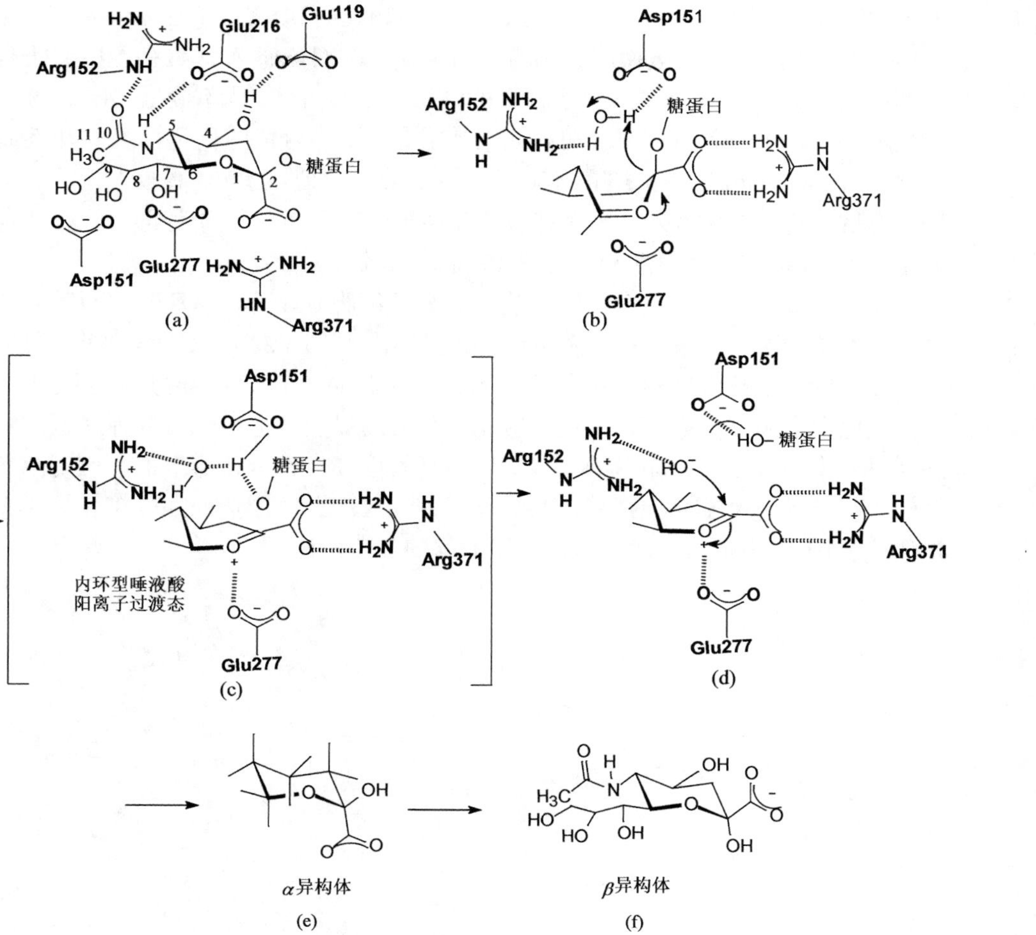

图 7-21 神经氨酸酶水解唾液酸苷的历程

该反应机理得到了 Burmeister 等的实验证明，通过晶体学研究发现流感 B 病毒的神经氨酸酶催化水解唾液酸苷，得到了 Δ² 唾液酸(**18**, Neu5Ac2en)，**18** 的结构与图 7-20(d)的过渡态相似，而且还证明 **18** 是神经氨酸酶的抑制剂，为设计过渡态类似物提供了有力根据[13]。

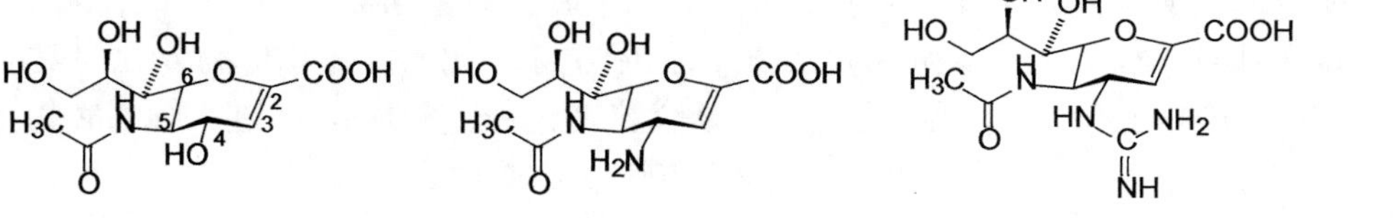

首先设计合成了化合物 **18**，它是 **17** 的 Δ²,³ 类似物，环上的其他取代基未变。

由于 C2 和 C3 为 sp^2 杂化态，与氧原子的未偶电子对形成 p-π 共轭，导致吡喃环变形，类似于过渡态的氧鎓离子态的平面构象。**18** 对流感 A 病毒神经氨酸酶有较弱抑制活性，$K_i = 4\ \mu mol/L$，分子模拟的结构与实验得到的晶体数据相近。分子模拟提示将 C4—OH 换成氨基，可提高与酶的亲和力，合成的化合物 **19**，活性显著提高，$K_i = 40\ nmol/L$，是 **18** 的 100 倍。进而分子模拟预示 C4 有较大范围的正电荷结合域，将化合物 **19** 的 4-氨基换成碱性更强、分布范围更大的 4-胍基，合成的化合物 **20** 抑制神经氨酸酶活性比 **19** 提高 40 倍，$K_i = 1\ nmol/L$。

化合物 **20** 体外对流感 A 和 B 病毒感染的细胞有显著抑制活性，而对哺乳动物的神经氨酸酶不呈现活性，说明具有选择性作用，因 **20** 口服吸收性差，研发成鼻腔吸入的首个抗流感药物扎那米韦(**20**, zanamivir)。于 1999 年批准上市。

然而上市后并没有获得广泛的应用，数月后另一个上市的口服神经氨酸酶抑制剂奥塞米韦(**21**, oseltamivir)，在安全与有效性都优胜于扎那米韦。奥赛米韦的母核为环己烯，已不是模拟糖的吡喃环，但连接的药效团特征和分布与扎那米韦相似[14]。图 7-22 是奥赛米韦与神经氨酸酶的晶体结构。

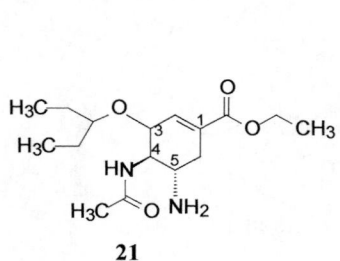

21

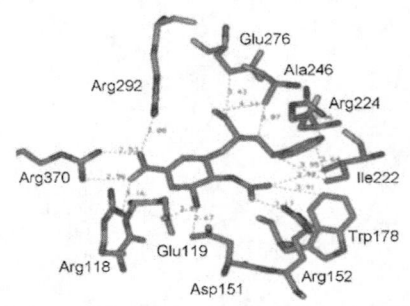

图 7-22　奥赛米韦与神经氨酸酶的晶体结构

7.3.1.5　HIV 蛋白酶抑制剂沙奎那韦

艾滋病病原体是人免疫缺陷病毒(HIV)，其生命周期中的 HIV 蛋白酶，属于天冬氨酸蛋白酶家族成员，功能是负责裂解 gag 和 gag-pol 的前体蛋白分子，生成构成性蛋白和功能性蛋白(例如蛋白酶 p11，逆转录酶 p66/p51，整合酶 p32 等)，从而确保新生的病毒颗粒成熟和传染性。HIV 蛋白酶是由两个相同的含 99 个氨基酸亚基构成的同二聚体，对称组合具有二重旋转对称轴(C2)，每个单体的活性部位底部有 Asp25、Thr26 和 Gly27，顶部有 Ile50 封盖(另一亚基相应为 Asp25′、Thr26′、Gly27′和 Ile50′)。每个亚基含有 4 个结合腔穴 S1~S4(S1′~S4′)，被水解的底物肽的结构部位 P1~P4 和 P1′~P4′分别结合到相对应的腔内。

前体蛋白发生水解的位点是 N-端序列 Leu–Asn–Phe(Tyr)–Pro–Ile 中的 Phe–Pro(或 Tyr–Pro)肽键，该位点是 HIV 所特有，人体的天冬氨酸蛋白酶剪切位点是

Leu–Val 或 Leu–Ala，所以针对 Phe–Pro 的结构设计抑制剂可保持选择性作用。
图 7-23 是底物蛋白与 HIV 蛋白酶结合模式和水解位点的示意图。

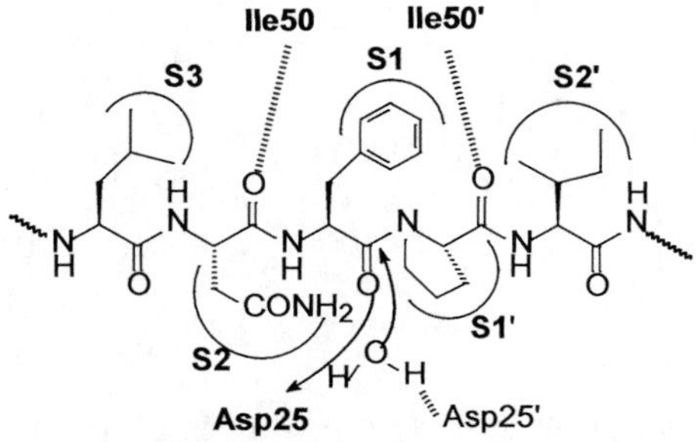

图 7-23　HIV 蛋白酶与底物蛋白结合模式和水解位点的示意图

以没有活性的二肽 Phe–Pro(**22**)为起始物，将氨基和羧基分别用苄氧羰和叔丁基保护，同时用羟乙基替换酰胺基，合成了含有过渡态结构的拟二肽(**23**)，**23** 对 HIV 蛋白酶呈现弱抑制活性。为了模拟底物序列，在化合物 **23** 的氨基端连接天冬酰胺得到化合物 **24**，活性提高 40 倍。

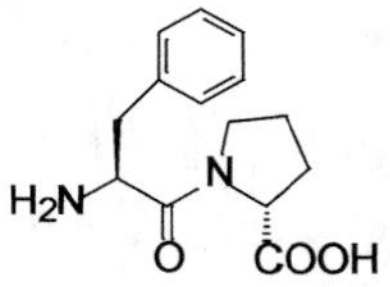

22(无活性) 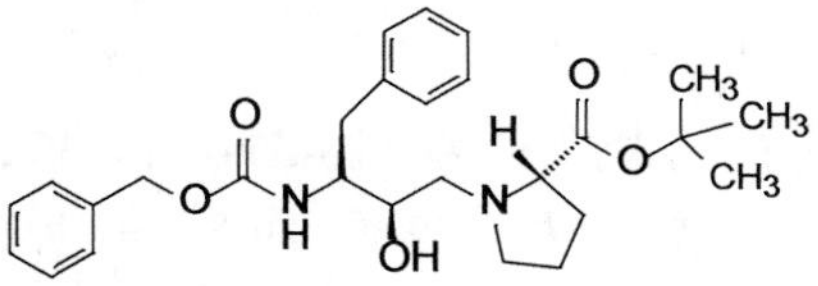　　　　　　**23**　IC$_{50}$ 6500 nmol/L

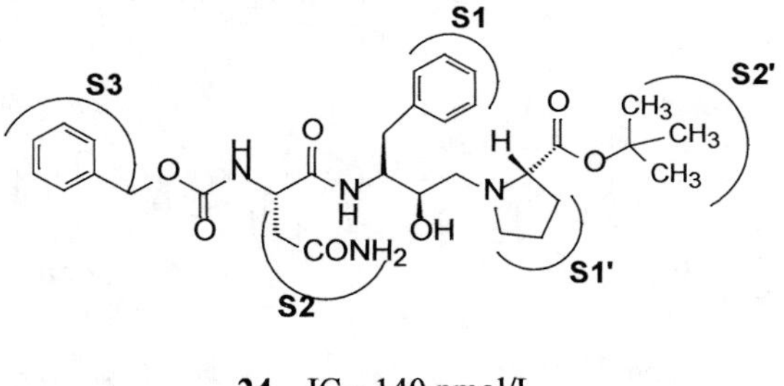

24　IC$_{50}$ 140 nmol/L

将 N 端苄基换成 2-萘基，以增加疏水性，化合物 **25** 活性显著提高；换成 2-喹啉的化合物 **26** 活性再提高一倍，提示增加疏水性和基团体积有利于活性，环上的氮原子参与了结合。

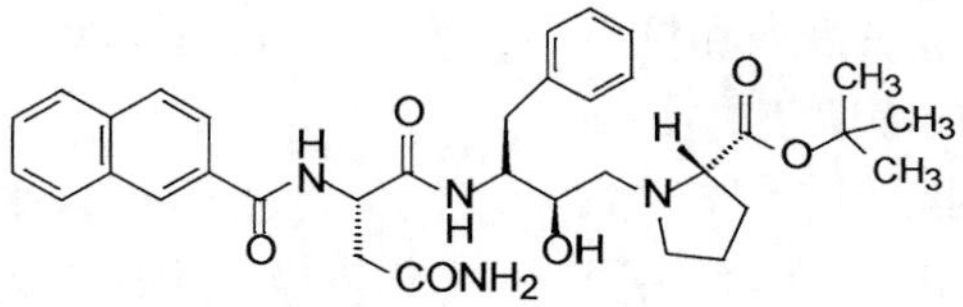

25　IC$_{50}$ 53 nmol/L 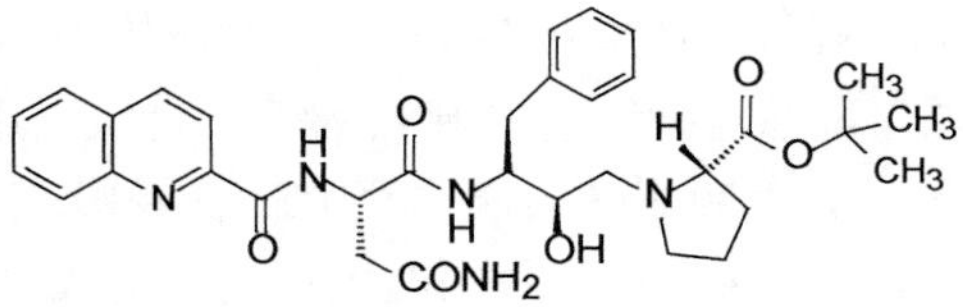　　　　　　**26**　IC$_{50}$ 23 nmol/L

　　化合物 **24** 的四氢吡咯扩环成哌啶环**(27)**，活性提高到 IC$_{50}$=18 nmol/L，进而将哌啶换成十氢异喹啉化合物 **28** 活性更加提高，IC$_{50}$≤2.7 nmol/L，提示增大体积和疏水性有利于同 S1′腔的结合。

27　IC$_{50}$ 18 nmol/L　　　　　　　　　　　**28**　IC$_{50}$ 2.7 nmol/L

　　化合物 **27** 的天冬氨酸片段变换为 *β*-氰基丙氨酸**(29)**或 *S*-甲基半胱氨酸**(30)**仍有较高的活性，但变化不大，IC$_{50}$分别为 23 nmol/L 和 12 nmol/L。

29　IC$_{50}$ 23 nmol/L　　　　　　　　　　　**30**　IC$_{50}$ 12 nmol/L

　　综合上述有代表性的化合物的构效关系，合成的化合物 **31**，IC$_{50}$=2 nmol/L，结构中羟乙胺的手性碳为 *R* 构型，而 *S*-差向异构体 IC$_{50}$=470 nmol/L，提示与催化中心结合的基团空间取向的重要性。将哌啶改换成十氢异喹啉环，**32** 成为活性最强的化合物，IC$_{50}$=0.4 nmol/L，即沙奎那韦(**32**, saquinavir)，于 1997 年批准为第一个上市的抗艾滋病药物。

31　IC$_{50}$　2 nmol/L　　　　　　　　　　　**32**　IC$_{50}$　0.4 nmol/L

7.3.2　不可逆抑制剂

7.3.2.1　阿司匹林

　　阿司匹林虽然在 1897 年就开始用作解热镇痛和抗炎药，但直到 1971 年才发现它是通过抑制前列腺素的生物合成而起作用的[15]。

　　花生四烯酸(AA)是组成细胞膜磷脂的降解产物，在体内经过环氧合酶(cyclooxygenase, COX)催化氧化，生成 PGH$_2$，再经一系列的生化反应，生成前列腺素(PGs)、前列环素(PGI$_2$)和血栓烷 A$_2$(TXA$_2$)等(图 7-24)。炎症细胞中含有大量的前列腺素, 阿司匹林的抗炎作用在于抑制前列腺素的生成。同时还阻断由 PGH_2 合成血栓烷 $A_2(TXA_2)$ 的通路, 从而避免了 TXA_2 促进血小板聚集和血管收缩。小剂量阿司匹林是预防血栓和卒中的有效药物。

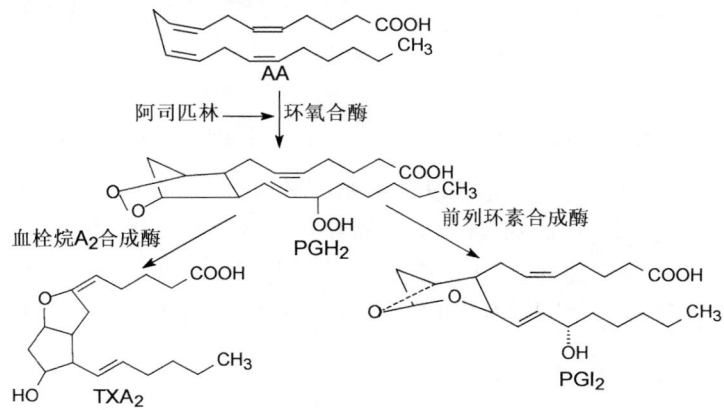

图 7-24　阿司匹林在花生四烯酸代谢途径中的作用

研究表明, 阿司匹林与环氧合酶温育, 可使 COX 酶乙酰化而发生不可逆性失活[16], 对 COX-1 的 Ser530 和 COX-2 的 Ser516 残基发生乙酰化, 抑制 COX-1 的作用强于 COX-2 大约 10~100 倍[17]。阿司匹林的解热止痛不是由于在体内水解成水杨酸而起效的, 而是与环氧合酶发生共价键结合, 导致不可逆的酰化作用。

结构生物学揭示了阿司匹林与环氧合酶的结合特征是, 苯环与 Tyr348 发生 π-π 叠合作用; 1 位的羧基与 Arg120 形成盐键(其他非甾体抗炎药的羧基也形成盐键); 2 位的乙酰基与丝氨酸残基 Ser530(或 Ser516)先发生氢键结合, 然后乙酰基转移到丝氨酸的羟基上, 产生不可逆性结合(图 7-25), 乙酰化后的环氧合酶失去了催化功能, 阻止了后续的级联反应[18]。从有机化学反应分析, Ser530 的羟基被阿司匹林的乙酰(氧)基酯化, 即在脂肪醇羟基与酚羟基酯之间发生了不可逆性的酯交换

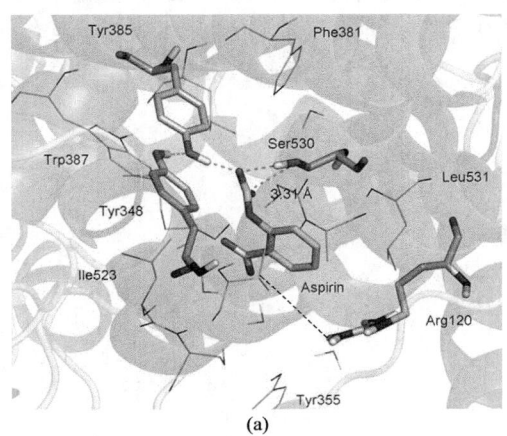

(a)

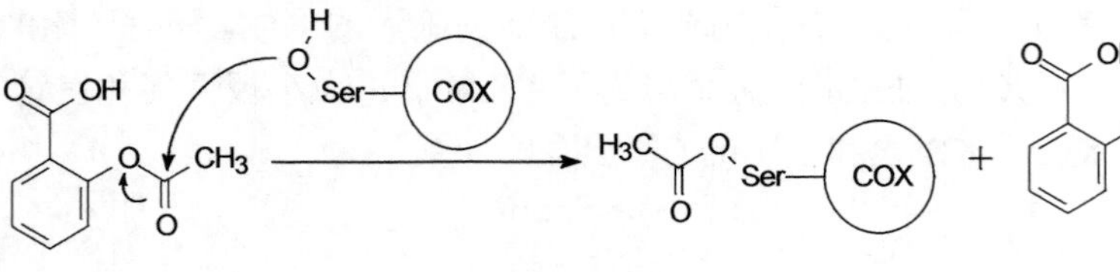

图 7-25　(a)阿司匹林与环氧合酶结合特征；(b)阿司匹林对 COX 的酰化过程

作用，这是很难进行的反应(充其量呈可逆的平衡态)，但何以在环氧合酶的活性中心能够发生？这是因为该不可逆反应的推动力是诸多氢键、盐键、π-π 相互作用，以及某些氨基酸残基的协同作用的结果，不仅提高了乙酰基的亲电性，也提升了 Ser530 羟基的亲核性。烧瓶中的有机反应没有这样的微环境。

7.3.2.2　β-内酰胺类药物

青霉素、头孢类等抗生素均含有 β-内酰胺结构，故称 β-内酰胺药物，由于抑制细菌的糖肽转肽酶(peptidoglycan transpeptidase)，阻断该酶催化的糖肽交叉连接反应，不能形成细胞壁，导致细菌死亡。哺乳动物没有细胞壁，没有该生化过程，因而 β-内酰胺类只对细菌选择性作用。

糖肽是 β-D-N-乙酰葡萄糖胺(NAG)与 β-D-N-乙酰胞壁酸(NAM)交叉连接的聚合物。在 NAM 末端的 D-丙氨酰-D-丙氨酸结合于转肽酶上，被裂解后与另一分子的糖肽的甘氨酸残基交联成网状结构。

β-内酰胺药物的三维结构类似于 D-丙氨酰-D-丙氨酸，分子模拟显示主要原子和基团在空间的位置和配置具有相似性[19]，被转肽酶识别和结合而起作用。

图 7-26 显示青霉素(a)与 D-丙氨酰-D-丙氨酸(b)的结构相似性：氮原子之间、氮与羧基之间的空间位置和距离是很相近的。此外，β-内酰胺环由于与噻唑啉环的并合而发生扭曲，提升了羰基的反应性，功能上相当于 D-丙氨酰-D-丙氨酸对转肽酶活性中心的酰化基团，但由于 β-内酰胺环的亲电性将转肽酶酰化，形成牢固的共价键而失活[20]。头孢类并合噻嗪环，环内双键也促进了 β-内酰胺环活化[21]。

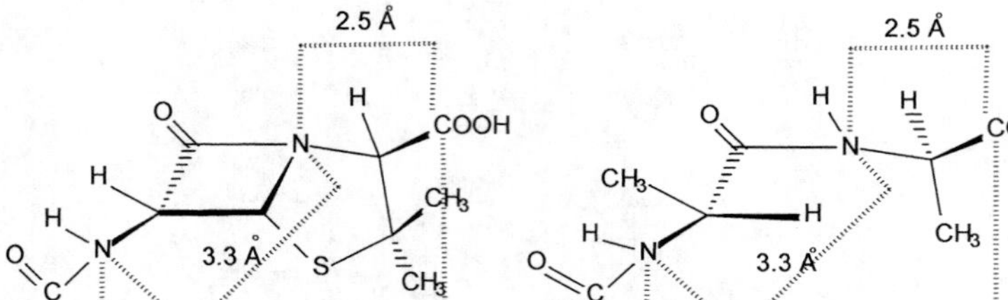

图 7-26　青霉素类(a)与 D-丙氨酰-D-丙氨酸(b)的结构相似性比较

　　β-内酰胺类药物的优点是化学性质稳定，很少发生非特异性酰化，当被转肽酶识别结合后，呈现酰化能力，所以是特异性抗感染药物。

7.3.2.3　氟尿嘧啶和氟-2′-脱氧尿苷

　　氟尿嘧啶(33, 5-FU)和氟-2′-脱氧尿苷(34, FUdR)作为抗肿瘤药物，是使胸苷酸合成酶发生不可逆失活，阻断一磷酸脱氧尿苷(dUMP)的生物合成，导致癌细胞"无胸腺嘧啶致死"(thymineless death)。为了了解该抑制作用的机理，首先讨论尿苷酸在体内合成胸苷酸的过程。胸苷酸合成酶活性部位的半胱氨酸残基与 2′-脱氧尿苷酸的 6-位发生迈克尔加成反应，生成烯醇型中间体，后者进攻辅酶 N_5,N_{10}-亚甲基四氢叶酸，生成三元复合物(由酶、底物和辅酶构成)。酶催化除去 C_5 质子，发生四氢叶酸的 β-消去反应，N_5 经单电子机理将氢负离子转位到亚甲基上，生成二氢叶酸和酶结合的烯醇式胸苷酸。再经反迈克尔加成，生成胸苷酸。该反应的净结果是四氢叶酸的转甲基和脱氢反应。图 7-27 示意了胸苷酸在体内的合成过程。

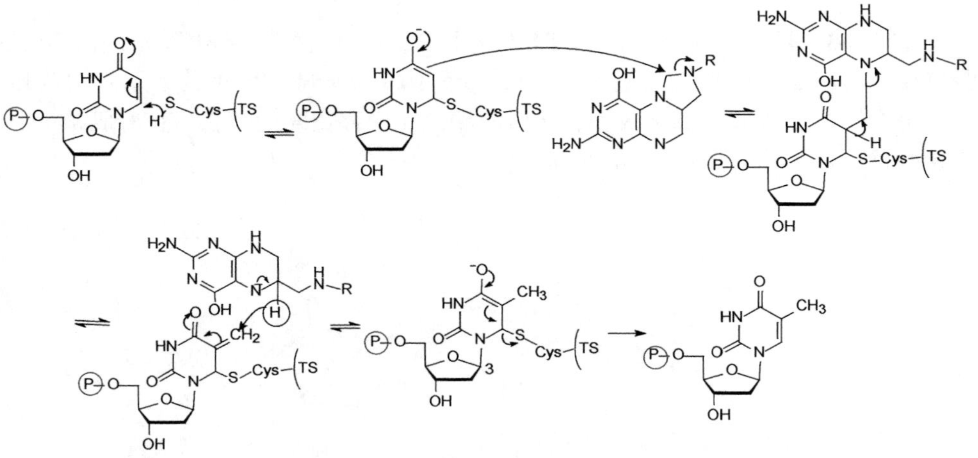

图 7-27　胸苷酸的生物合成过程

　　5-氟-2′-脱氧尿苷酸与胸苷酸合成酶和 N_5,N_{10}-亚甲基四氢叶酸也形成三元复合物，由于 C_5 没有质子供应(这是辅酶与酶断开的关键一步)，三元复合物不能分开，使酶失活。所以，使酶失活的原动力是与酶活性部位发生迈克尔加成反应[22]。图 7-28 是 5-氟-2′-脱氧尿苷酸与叶酸的反应过程。

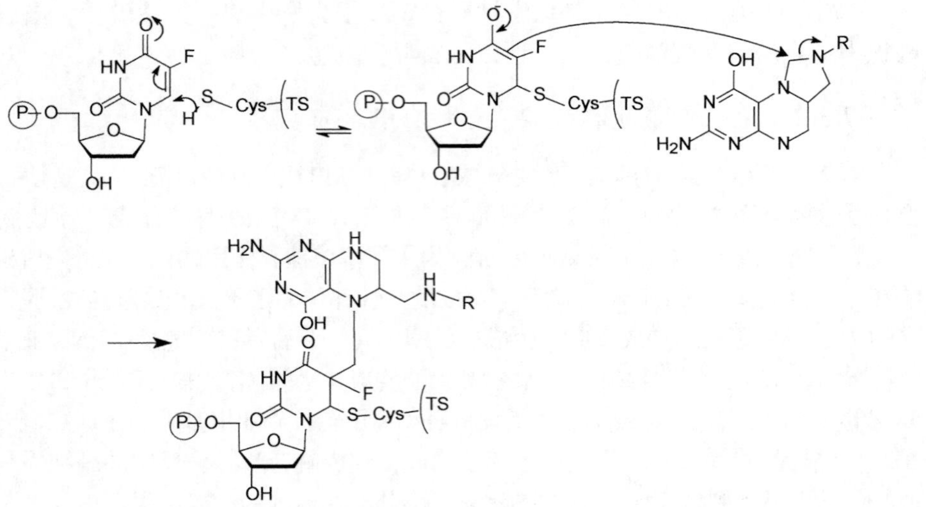

图 7-28　5-氟-2′-脱氧尿苷酸、叶酸和 TS 的反应过程

　　5-FU(**33**)和 FudR(**34**)本身不能抑制胸苷酸合成酶,需要在体内转化成 5-氟-2′-脱氧尿苷酸(FdUMP)。呋氟尿嘧啶(**35**, ftorafur)是氟尿嘧啶的前药,脂溶性较强,口服可在胃肠道吸收,毒性较小,在血液和组织中存留时间较长,在肝脏被 P450 氧化酶代谢成 5-FU,然后发生上述反应。

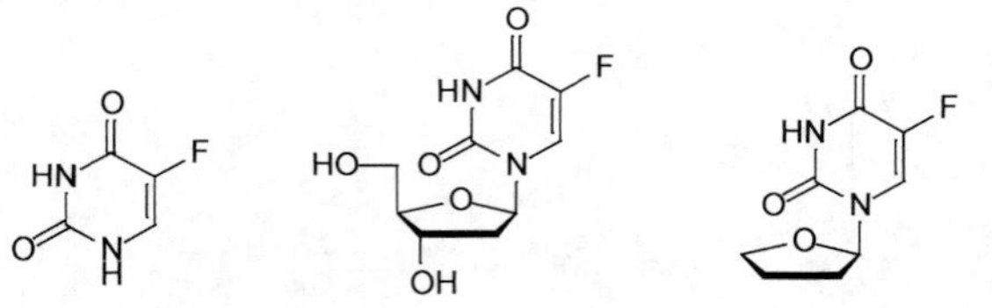

33　　　　　　**34**　　　　　　**35**

7.3.2.4　丙肝 NS3 蛋白酶抑制剂

　　丙肝病毒(HCV)NS3 蛋白酶催化裂解蛋白 NS3-NS4A 肽键,继之发生一系列裂解,生成成熟的具有功能性和结构性的蛋白,因而 NS3 蛋白酶对 HCV 的生长和增殖具有重要作用,是研制丙肝药物的重要靶标。波西匹韦(**36**, baceprevir)通过共价键结合抑制 NS3 蛋白酶功能。

　　NS3 蛋白酶单晶 X 射线分析提示,其活性中心是处于浅表、没有明显特征的疏水性结构域,实施催化的核心是由三元体构成: N 端的 His57 和 Asp81,以及 C 端的 Ser139。图 7-29(a)是 Asp-His-Ser 三元体催化水解肽键过程的示意图。三元体与底物蛋白的氢键结合,提高了肽键羰基的亲电性,Ser139 的羟基作亲核进攻,促进了肽键的水解。波西匹韦与酶的三元体结合,是抑制 NS3 重要反应位点,尤其是与 Ser139 发生可逆性共价结合。

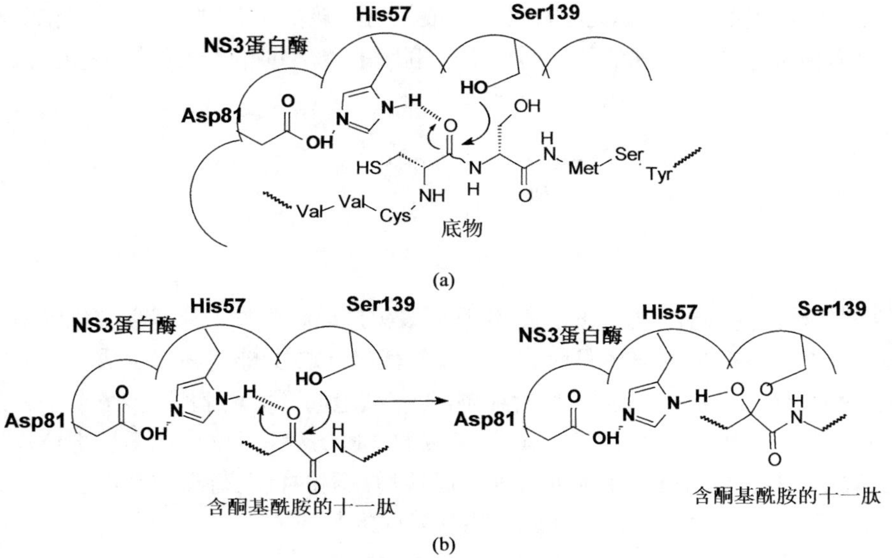

图 7-29 (a)NS3 蛋白酶水解肽键的示意图；(b)酮基酰胺与 Ser139 共价结合的示意图

为设计先导化合物，将亲电性基团连接到底物 P6 到 P5′的结构域长肽链中，比如醛、酮、三氟甲基酮或α酮基酰胺等亲电性基团，发现含有α酮基酰胺片段的十一肽化合物活性很强，亲电性基团酮基酰胺在十一肽的 P1 和 P1′之间[23]。图 7-29(b)示意了酮基与丝氨酸的羟基发生共价结合过程。由于α酮基酰胺是温和的亲电基团，减少了脱靶作用。经过去除冗余的氨基酸残基和非肽化，研发出作用于 NS3 蛋白酶是抗丙肝病毒药物波西匹韦(36, baceprevir)[24]。

几乎同时研制和上市的另一个丙肝 NS3 蛋白酶抑制剂特拉匹韦(37, telaprevir)也是含有α酮基酰胺的肽模拟物，与 NS3 蛋白酶发生可逆性共价结合。两个药物都是从底物的片段寡肽出发，虽然都含有α酮基酰胺亲电性药效团，但结构相差很大[25]。

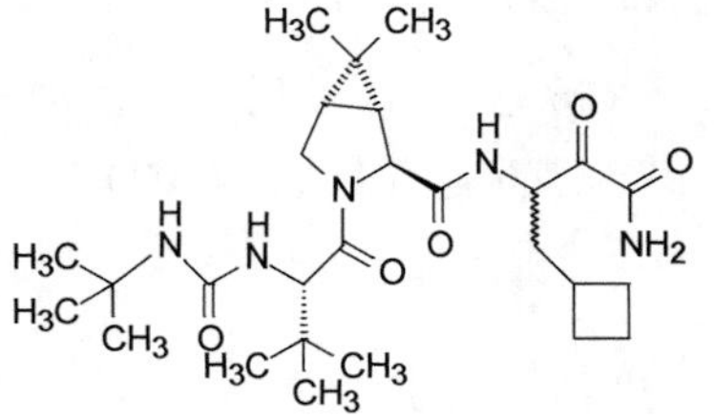

36 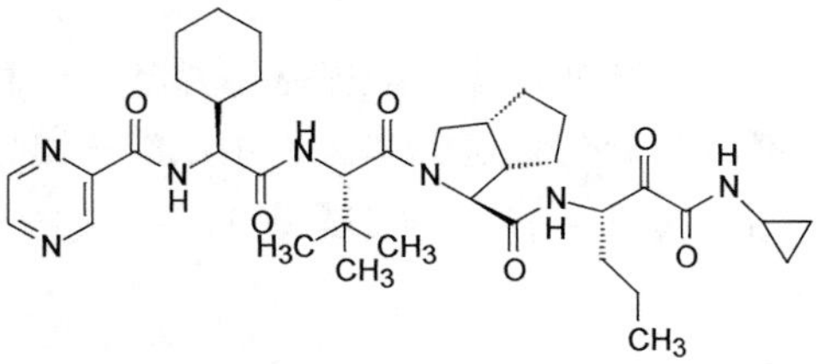   **37**

7.3.2.5 自杀性底物依氟鸟氨酸

治疗布氏锥虫引起的非洲睡眠症依氟鸟氨酸(38, eflornithine)是鸟氨酸脱羧酶(ODC)不可逆抑制剂。38 是在鸟氨酸的α位连接二氟甲基，成为 ODC 的自杀性底物。在磷酸吡哆醛辅助下，ODC"误将"依氟鸟氨酸视作底物，结合后催化脱酸，使本没有活性的二氟甲基活化，转化成亲电性基团，并"就地"与 ODC 亲核基团形成共价结合，导致 ODC 失活。

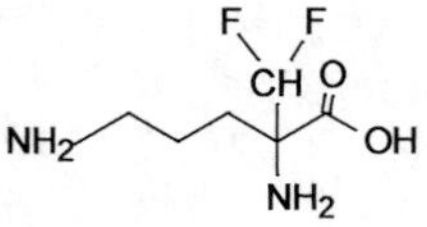

38

ODC 是体内多胺生物合成的催化剂，多胺是细胞生长、分裂和分化的重要调节剂。多胺生物合成的前体是腐胺，由鸟氨酸经 ODC 催化脱羧生成。由腐胺生成精胺和精脒等多胺。迅速生长的细胞(如癌细胞和胚胎细胞等)多胺水平较高，鸟氨酸脱羧酶水平也较高。图 7-30 是腐胺的生成历程。在 ODC 活性部位作为辅酶的磷酸吡哆醛与鸟氨酸生成西佛碱，脱羧后 α 碳的负电荷离域到西佛碱的共轭体系中，经质子转移，游离出腐胺，磷酸吡哆醛复原。

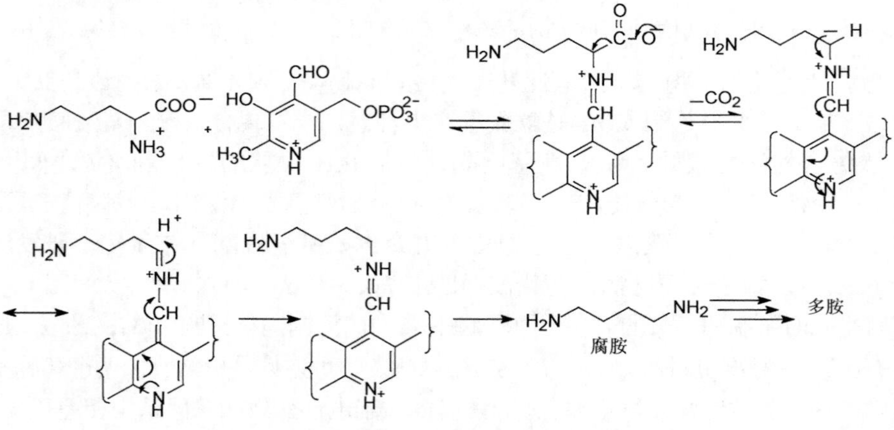

图 7-30　鸟氨酸的代谢和腐胺的生成

依氟鸟氨酸是 α-二氟甲基鸟氨酸，被辅酶结合并被 ODC 脱酸后，α 碳负电荷不能离域，而被氟携带离去，生成的一氟代西佛碱为强亲电基团，与 ODC 发生共价结合而自杀性失活(图 7-31)。

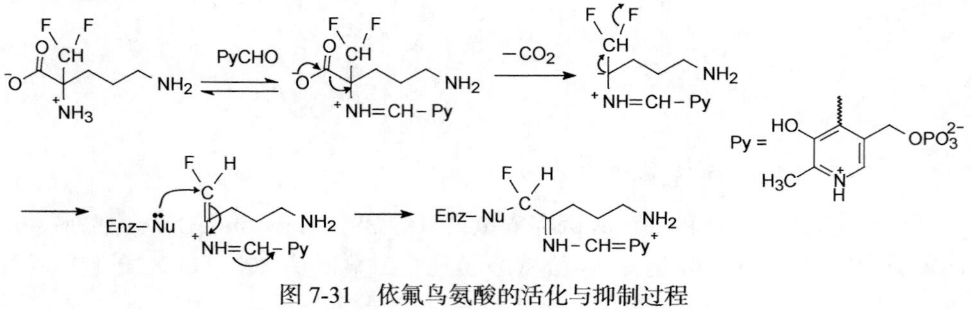

图 7-31　依氟鸟氨酸的活化与抑制过程

7.3.2.6 抗癫痫药氨己烯酸

γ-氨基丁酸(**39**, GABA)是中枢神经系统抑制型神经递质，在脑中 GABA 水平降低会引起惊厥和癫痫病。γ-氨基丁酸转氨酶(GABA-T)催化 GABA 氧化脱氨，生成琥珀醛酸，降低了 GABA 水平。为了治疗癫痫维持和提高患者的 GABA 水平，应抑制 GABA-T，阻止 GABA 氧化脱氨。转氨作用是在辅酶磷酸吡哆醛参与下进行的。抗癫痫药氨己烯酸(**40**, vigabatrin)又称乙烯-GABA，是 GABA 转氨酶(GABA-T)的自杀性抑制剂，化学结构类似于 GABA，但不能结合 GABA 受体，却抑制 GABA-T 的功能。

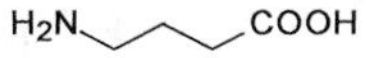

39 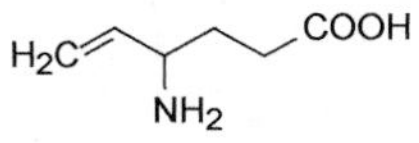 **40**

过程是氨己烯酸与辅酶磷酸吡哆醛缩合生成西佛碱，在 GABA-T 催化下，异构化成共轭烯亚胺，增加了乙烯基的亲电性，同酶活性中心的亲核基团发生迈克尔加成，共价结合将 GABA-T 酶失活。图 7-32 为氨己烯酸使 GABA-T 失活的反应历程。

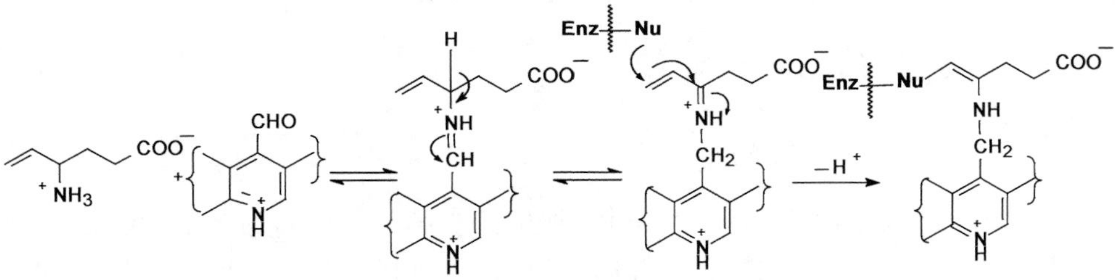

图 7-32 氨己烯酸与 GABA-T 的反应历程

7.4 案例解析——抗癌药物硼替佐米的研制

7.4.1 靶标：蛋白酶体的确定

蛋白酶体(proteosome)是具有多重催化作用的蛋白酶，通过对蛋白分子的水解，将受损伤的、被氧化的或错误折叠的蛋白质降解，还具有调节细胞周期和凋亡的功能。蛋白酶体与细胞内 NF-κB 讯号传导途径密切相关，由于 NF-κB 在炎症和肿瘤的发生和发展扮演重要角色，干扰 NF-κB 活化过程，可间接或直接地阻断炎症和促成肿瘤细胞的死亡。所以蛋白酶体是研发抗炎和抗肿瘤药物的靶标。

7.4.2 先导物三肽醛的确定

最早研究蛋白酶体抑制剂,发现三肽化合物苄氧羰-亮氨酰-亮氨酰-亮氨醛(41, MG-1)具有抑制活性。Tsubuki 等用化合物 41 对小鼠 PC12 细胞研究对神经生长的影响, 在最适浓度 30 nmol/L 下, 可引起 PC12 细胞的神经生长, 41 抑制蛋白酶体的活性 K_i=4 nmol/L[26]。进而 Adams 等合成了 41 的类似物苄氧羰-亮氨酰-亮氨酰-亮氨酰-4-甲基香豆素-7-酰胺(42), 化合物 42 去除了醛基, 作为为蛋白酶体的抑制剂, 既确定了蛋白酶体的功能, 也成为研发蛋白酶体抑制剂的先导化合物。

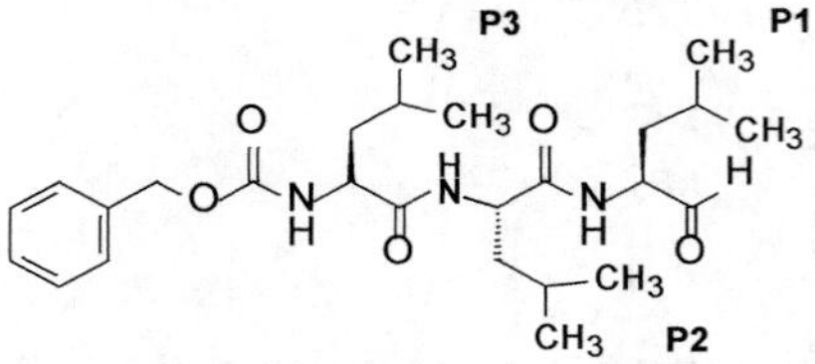

41 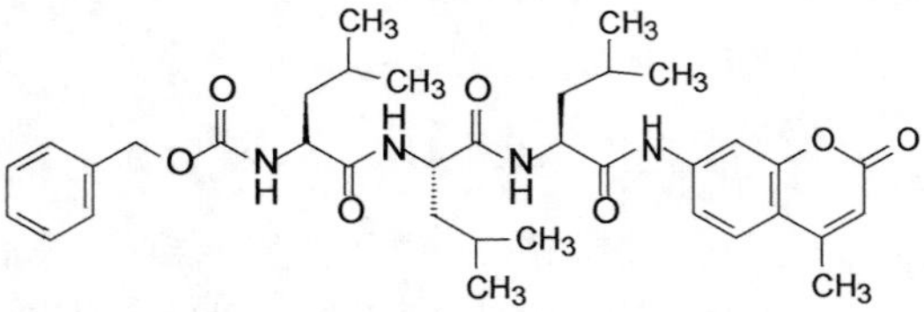   **42**

化合物 41 与蛋白酶体的复合物单晶结构分析表明,它连接在活性中心 β 亚基的 N 端[27],醛基与苏氨酸残基的羟基发生亲核加成, 生成具有共价键结合的半缩醛, 虽然是可逆性结合, 但酶的活性受到强效抑制。

7.4.3 先导物的优化

7.4.3.1 三肽侧链的变换

化合物 42 的结构域 P1、P2 和 P3 都是异丁基, 变换这些疏水片段以优化抑制活性, 发现 P1 位置仍以异丁基最佳, P2 和 P3 变换为萘基, 增强了活性, 例如化合物 43 的 K_i=0.24 nmol/L, 44 的 K_i=0.015 nmol/L, 提示增加 P2 和 P3 结构域的亲脂性有利于提高活性。

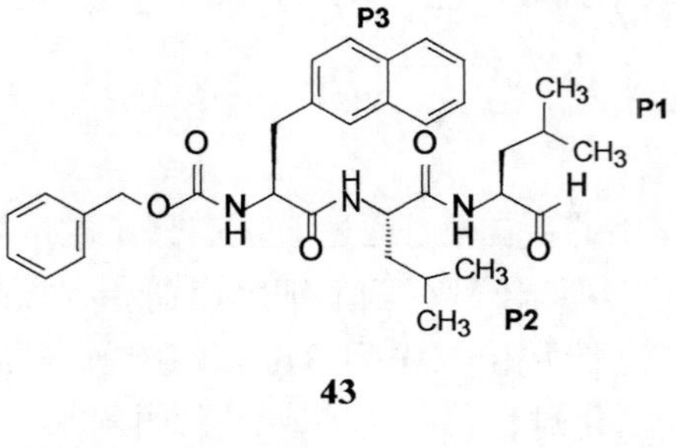

43 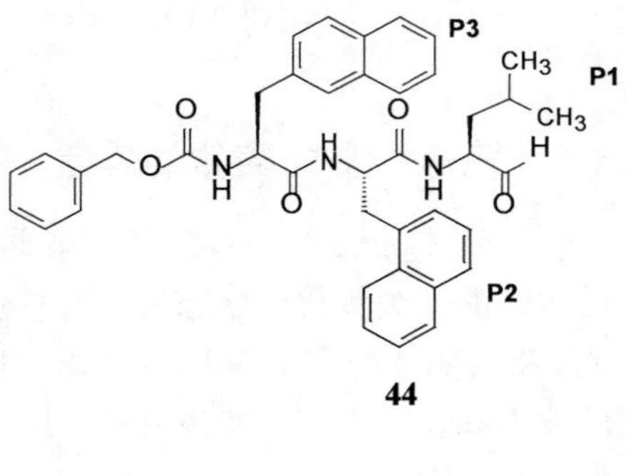   **44**

7.4.3.2　亲电基团的优化：醛基的变换

醛基的化学性质活泼，可与亲核基团发生加成反应，发生脱靶作用。例如与氨基形成西佛碱，也容易被氧化。化合物 **41** 虽是蛋白酶体的强效抑制剂，但选择性不高，例如对组织蛋白 B(cathepsin B)和钙蛋白酶(calpain)也有抑制作用。而且由于醛基的拉电子效应，使 α 位 H 呈弱酸性，可发生互变异构，导致 P1 侧链的构型不能固定。此外，化合物 **41** 代谢不稳定性和较低的生物利用度，也使体内活性不佳。

为了克服醛基的缺陷，将其他亲电性基团替换醛基，例如常用于丝氨酸蛋白酶抑制剂的氯甲基酮和三氟甲基酮替换醛基，然而化合物 **45** 和 **46** 却未显示出活性。苯并噁唑酮(**47**)和二酮酯(**48**)，显示的活性低于化合物 **41**。

用硼酸置换醛基得到的化合物 **49**，活性显著提高，强于先导物 **41** 大约 100倍。硼元素处于周期表第 3 族，外层电子有 p 空轨道，可与 O 和 N 的未偶电子对形成配位键，表现出亲电性。化合物 **49** 与蛋白酶体的活性中心 N 端的苏氨酸侧链的羟基发生的特异性配位结合，而对组织蛋白酶 B 的抑制活性很弱，K_i=6100 nmol/L，弱于蛋白酶体 20 万倍。这是因为硼酸难于与半胱氨酸蛋白酶的巯基结合，因为 B←S 配位键是不稳定的，这成为三肽硼酸具有选择性抑制蛋白酶体的重要依据。表 7-5 列出了上述不同亲电基团的化合物结构及其活性。

表 7-5　化合物 **41** 和 **45~49** 的化学结构和与蛋白酶体结合的离解常数

化合物	R	K_i/(nmol/L)	化合物	R	K_i/(nmol/L)
41	H	4	**47**		214
45	Cl	22 000	**48**		45
46	CF₃	1400	**49**		0.03

7.4.4　降低分子尺寸：二肽硼酸的设计与硼替佐米

三肽硼酸 **49** 抑制蛋白酶体的活性 IC₅₀ 达到 10^{-11} mol/L 浓度，这样高的活性意味着为改善成药性而变换结构可有较大的空间和余地，例如减小三肽的分子尺寸。其实，减少一个氨基酸残基成二肽醛(**50**)仍有抑制蛋白酶体活性，$K_i=1600\text{ nmol/L}$，而且对丝氨酸蛋白酶不显示活性，提示二肽醛仍具有选择性作用，尤其是当 P2 结构域为萘环时，化合物 **51** 的活性提高到 $K_i=97\text{ nmol/L}$。而当化合物 **50** 和 **51** 的醛基被硼酸基替换，**52** 和 **53** 的活性和选择性显著提高，K_i 值分别为 0.62 nmol/L 和 0.18 nmol/L。由三肽 **49**(MW=491)简化为二肽 **53**(MW=384)，分子量降低 107，活性虽然有所减小，仍呈现高活性，原子效率不低，而且对人体其他蛋白酶如白细胞弹性酶、凝血酶和组织蛋白酶等活性很弱，表明对蛋白酶体具有高选择性抑制作用。由于化合物 **53** 具有优良的活性和成药性，确定为候选化合物，命名为硼替佐米(bortezomib)，经临床前和临床研究，硼替佐米于 2003年 FDA 批准上市治疗多发性骨髓瘤[28]。

50　　　　　　　**51**

52　　　　　　　**53**

参 考 文 献

[1] Wouters W, van Dun J, Dillen A, et al. Effects of liarozole, a new antitumoral compound, on retinoic acid-induced inhibition of cell growth and on retinoic acid metabolism in MCF-7 human breast cancer cells. Cancer Res, 1992, 52: 2841-2846

[2] Warshel A, Parson W W. Dynamics of biochemical and biophysical reactions: Insight from computer simulations. Quart Rev Biophys, 2001, 34: 563-679

[3] Warshel A, Sharma P K, Kato M, et al. Electrostatic basis of enzyme catalysis. Chem Rev, 2006, 106: 3210-3235

[4] Gerlt J A, Kozarich J W, Kenyon G L, et al. Electrophilic catalysis can explain the unexpected acidity of carbon acids in enzyme-catalyzed reactions. J Am Chem Soc, 1991, 113:9667-9669

[5] Gerlt J A, Gassmann P G. An explanation for rapid enzyme-catalyzed proton abstraction from carbon acids: Importance of late transition states in concerted mechanisms. J Am Chem Soc, 1993, 115: 11552-11568

[6] Endo A, Kuroda M, Tsujita Y. ML-236A, ML-236B, and ML-236C, new inhibitors of Cholesterogenesis produced by Penicillium citrinum. J Antibiotics, 1976, 29: 1346-1348

[7] Christensen S B, Guider A, Forster C J, et al. 1,4-Cyclohexanecarboxylates: Potent and selective inhibitors of phosphodiesterase 4 for the treatment of asthma. J Med Chem 1998, 41: 821-835

[8] Spina D. Phosphodiesterase-4 inhibitors in the treatment of inflammatory lung disease. Drugs, 2003, 63(23): 2575-2594

[9] Chihiro M, Nagamoto H, Takemura, I, et al. Novel thiazole derivatives as inhibitors of superoxide production by human neutrophils: Synthesis and structure-activity relationships. J Med Chem 1995, 38: 353-358

[10] Wood E R, Truesdale A T, McDonald O B, et al. A unique structure for epidermal growth factor receptor bound to GW572016 (lapatinib). Relationships among protein conformation, inhibitor off-rate, and receptor activity in tumor cells. Cancer Res, 2004, 64:6652-6659

[11] Minkovsky N, Berezov A. BIBW-2992, a dual receptor tyrosine kinase inhibitor for the treatment of solid tumors.Curr Opin Investig Drugs, 2008, 9: 1336-1346

[12] Taylor N R, von Itzstein M. Molecular modeling studies on ligand binding to sialidase from influenza virus and the mechanism of catalysis. J Med Chem, 1994, 37: 616-624

[13] Burmeister W P, Henrissat B, Bosso C, et al. Influenza B virus neuraminidase can synthesise its own inhibitor. Structure, 1993,1: 19-26

[14] Kim C U, Lew W, Williams W A, et al. Influenza neuraminidase inhibitors possessing a novel hydrophobic interaction in the enzyme active site: Design, synthesis, and structural analysis of carbocyclic sialic acid analogues with potent Aanti-influenza activity. J Am Chem Soc, 1997, 119: 681-690

[15] Vane J R. Inhibition of prostaglandin synthesis as a mechanism of action for aspirin-like drugs. Nature(London), New Biol, 1971, 231: 232-235

[16] van der Ouderaa F J, Buytenhek M, Nugteren D H, et al. Acetylation of prostaglandin endoperoxide synthetase with acetylsalicylic acid. Eur J Biochem, 1980, 109: 1-8

[17] Itohara S, Mombaerts P, Lafaille J, et al. T cell receptor δ gene mutant mice: Independent generation of αβ T cells and programmed rearrangements of γδ TCR genes. Cell, 1993, 72: 337-348

[18] Tosco P, Lazzarato L. Mechanistic insights into cyclooxygenase irreversible inactivation by aspirin. ChemMedChem, 2009, 4: 939-945

[19] Tipper D J, Strominger J L. Mechanism of action of penicillins: A proposal based on their structural similarity to acyl-*D*-alanyl-*D*-alanine. Proc Nat Sci USA, 1965, 54: 1133-1141

[20] Izaki K, Matsuhashi M, Strominger J L. Biosynthesis of the peptidoglycan of bacterial cell walls: XIII. Peptidoglycan transpeptidase and *D*-alanine carboxypeptidase: penicillin-sensitive enzymatic reaction in strains of Escherichla coli. J Biol Chem, 1968, 243:3180-3192

[21] Sweet R M, Dahl L F. Molecular architecture of the cephalosporins. Insights into biological activity based on structural investigations. J Am Chem Soc, 1970, 92: 5489-5507

[22] Santi D V, McHenry C S, Raines R T, et al. Kinetics and thermodynamics of the interaction of

5-fluoro-2'-deoxyuridylate with thymidylate synthase. Biochemistry, 1987, 26: 8606-8613

[23] Llinas-Brunet M, Bailey M, Fazal G, et al. Peptide-based inhibitors of the hepatitis C virus serine protease. Bioorg Med Chem Lett, 1998, 8: 1713-1716

[24] Njoroge F G, Chen K X, Shih N Y, et al. Challenges in modern drug discovery: A case study boceprevir, an HCV protease inhibitor for the treatment of hepatitis C virus infection . Acc Chem Res, 2008, 41:50-59

[25] Yip Y, Victor F, Lamar J, et al. Discovery of a novel bicycloproline P2 bearing peptidyl-ketoamide LY514962 as HCV protease inhibitor. Bioorganic & Medicinal Chemistry Letters, 2004, 14: 251-256

[26] Tsubuki S, Kawasaki H, Saito Y, et al. Purification and characterization of a Z-Leu-Leu-Leu-MCA degrading protease expected to regulate neurite formation: a novel catalytic activity in proteasome. Biochem Biophys Res Commun. 1993, 196: 1195-1201

[27] Lowe J, Stock D, Jap B, et al. Crystal structure of the 20S proteasome from the archaeon T. acidophilum at 3.4 A resolution. Science, 1995, 268: 533-539

[28] Adams J, Behnke M, Chen S, et al. Potent and selective inhibitors of the proteasome: dipeptidyl boronic acids.Bioorg Med Chem Lett, 1998, 8: 333-338

第8章 肽模拟物

8.1 引　言

8.1.1 活性肽类化合物

机体内存在蛋白质和肽类化合物，如激素、神经递质、免疫调节剂、生长因子等，具有许多生理活性。这些肽类物质与其相应的靶标结合，产生特定的生理效应。所以，通过对活性肽的结构、性质和功能的研究，可以揭示它们作为特定受体的激动作用或拮抗作用，了解调节细胞生长、增殖、分泌、神经传导等机制，或者作为酶的底物或抑制剂，通过特定的反应机理，调节控制酶系的活性。活性肽在药物研究中占有重要地位。

体内活性肽多是开链柔性分子，每个肽分子存在多种低能构象，可被不同的受体识别和结合，引发不同的生物活性，所以肽的生理作用往往是多方面的。在病理状态下，可能由于某种肽的过高或过低表达，或受体过于活跃或沉寂，须对引起病理状态的靶标-活性肽的相互作用进行调节，以纠正病理状态，此时并非全面地抑制活性肽的产生的生物活性，就需要只对某种构象的肽分子引起的作用加以干预。

8.1.2 肽类化合物的结构特征

肽和蛋白质是由氨基酸经线性组合而成，构成的线形或环状聚合物。这类物质是由 α 氨基酸的氨基与另一个氨基酸的羧基缩合脱水，形成酰胺键或称肽键而连接起来的。构成人体的天然氨基酸共有 20 个，均为 L 构型，其名称、缩写词和结构列于表 8-1。

表 8-1　天然 L-氨基酸名称，结构和缩写词

中文名	英文名	缩写词	代码	结构
甘氨酸	glycine	Gly	G	⬤—H
丙氨酸	alanine	Ala	A	⬤—CH₃
缬氨酸	valine	Val	V	⬤—CHCH₃ 　　CH₃
异亮氨酸	isoleucine	Ile	I	⬤—CHCH₂CH₃ 　　CH₃

续表

中文名	英文名	缩写词	代码	结构
亮氨酸	leucine	Leu	L	◯—CH₂CHCH₃ 　　　　CH₃
苯丙氨酸	phenylalanine	Phe	F	◯—CH₂—⬡
脯氨酸	proline	Pro	P	HOOC—⬠(N—H)
蛋氨酸	methionine	Met	M	◯—CH₂CH₂SCH₃
色氨酸	tryptophan	Trp	W	◯—CH₂—(吲哚 NH)
半胱氨酸	cysteine	Cys	C	◯—CH₂SH
丝氨酸	serine	Ser	S	◯—CH₂OH
苏氨酸	Threonine	Thr	T	◯—CH·CH₃ 　　　OH
天冬氨酸	aspartic acid	Asp	D	◯—CH₂OH
谷氨酸	glutamic acid	Glu	E	◯—CH₂CH₂COOH
酪氨酸	tyrosine	Tyr	Y	◯—CH₂—⬡—OH
组氨酸	histidine	His	H	◯—CH₂—(咪唑 N, N—H)
赖氨酸	lysine	Lys	K	◯—CH₂CH₂CH₂CH₂NH₂
鸟氨酸	ornithine	Ort	O	◯—CH₂CH₂CH₂NH₂
天冬酰胺	aspargine	Asn	N	◯—CH₂CONH₂
谷氨酰胺	glutamine	Gln	Q	◯—CH₂CH₂CONH₂
精氨酸	arginine	Arg	R	◯—CH₂CH₂CH₂NH—C—NH₂ 　　　　　　　　　　　‖ 　　　　　　　　　　　NH

注：◯—代表　H₂N—C—（H在上，COOH在下）
　　　　　　　　|
　　　　　　　COOH

除甘氨酸外，人体天然氨基酸都含有手性碳原子，为 L 构型，S 绝对构型。

肽的平面结构的表示法是左端自游离 α-氨基开始，称作 N 端，游离羧基结束于右末端，称作 C 端。氨基酸之间的连接是由羧基与下一个氨基酸的氨基以酰胺相连构成肽键。肽键具有部分双键性质，因而由 C_i^{α}—C_i—N_{i+1}—C_{i+1} 构成的肽键基本为一平面，大约 180° ± 10°，呈反式构象，角度用 ω 表示。由 C_{i-1}—N_i—C_i^{α}—C_i 定义的两面角用 φ 表征，由 N_i—C_i^{α}—C_i—N_{i+1} 定义的两面角为 ψ。在肽链中 φ 和 ψ 两个扭角可有较大的变化，决定了肽分子的柔性程度及其构象。显然，肽的空间构象是由连续的氨基酸残基的 φ 角和 ψ 角所决定。另一个可变化的角度是各个氨基酸残基的 α-碳侧链在空间的取向，由于单键的转动,造成原子在空间的不同配置,这些角度用 χ_1, χ_2,…表示。图 8-1 表示了这些二面角的定义。

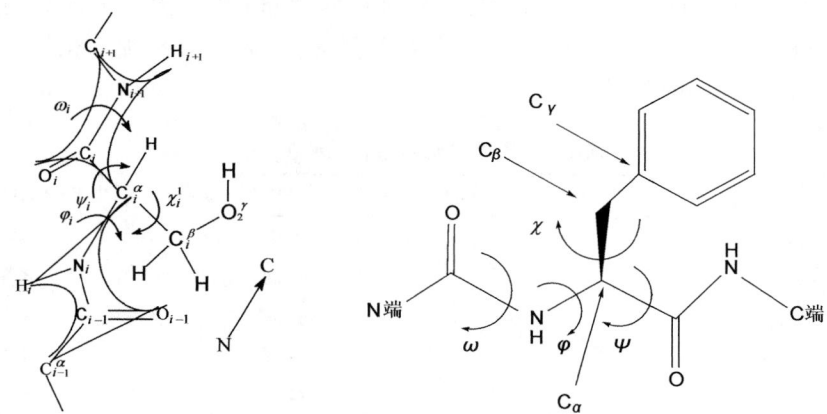

图 8-1　肽链的二面角 ω、φ、ψ 和 χ 的定义

蛋白质或肽分子中未相连接的原子或基团在空间的相互作用导致肽侧链之间发生结合或排斥。若发生结合作用，则折拢成紧固形式，并且大都将水分子挤出链外。这种结合的本质是非共价键作用，例如形成盐键、氢键和疏水作用等，这取决于肽键和侧链上特定基团的性质，这些非共价结合对维持多肽或蛋白质的三维结构和功能起重要作用。

8.1.3　影响构象的因素

8.1.3.1　盐键

碱性氨基酸残基如赖氨酸、精氨酸和鸟氨酸等，其侧链上的氨基或胍基在生理 pH 环境下呈正离子—NH_3^+形式；酸性氨基酸残基如天冬氨酸和谷氨酸侧链的羧基离解成负离子—COO^-，正负离子之间的静电引力，形成盐键。例如血红蛋白的 α-亚基的 Lys10 与 β-亚基的 C 端羧基形成盐键，但氧合血红蛋白中无此盐键，当分子氧被释放后，则形成盐键以稳定血红蛋白的结构。组蛋白富含赖氨酸和鸟氨酸，其正电荷大多与 DNA 的磷酸基负电荷形成盐键。蛋白质或肽侧链的电荷还可与水分子发生电荷-偶极作用。

8.1.3.2　疏水作用

非极性的氨基酸残基如苯丙氨酸、亮氨酸或缬氨酸等，其侧链在水性介质中会趋于相互融合，产生有利的熵效应，这就是疏水折拢现象(hydrophobic collapse)，酶或受体蛋白分子中的疏水腔(hydrophobic pocket)或疏水裂隙(hydrophobic cleft)就是这样形成的。

在水性介质中的蛋白质分子通常将疏水性侧链处于分子结构的内部，这是能量上的有利驱动，对于稳定肽和蛋白质结构起重要作用。通过对各种氨基酸在有机溶剂-水系统中分配性质的研究，可定量地估算肽分子中各种氨基酸残基的疏水性质，表 8-2 列出了部分氨基酸疏水键合的能量变化，表明随着侧链的极性增加，疏水键合的自由能降低[1]。

表 8-2　氨基酸疏水键合的能量变化

氨基酸	自由能变化/(kcal/mol)	氨基酸	自由能变化/(kcal/mol)
色氨酸	3.4	甲硫氨酸	1.3
苯丙氨酸	2.5	组氨酸	0.5
酪氨酸	2.3	丙氨酸	0.5
亮氨酸	1.8	苏氨酸	0.4
缬氨酸	1.5	丝氨酸	−0.3

8.1.3.3　氢键

肽链中的 C═O 氧作为氢键接受体和空间上适宜位置的氢键给体—NH—相结合产生氢键，对于维持肽和蛋白质的二级和三级结构有非常重要的意义。氢键能量大约为–5 kcal/mol，分子中存在众多的氢键起到构象稳定作用。氢键具有方向性，在空间形成不同取向的氢键，使肽链以不同的形式存在，例如α螺旋、β折叠和不规则结构的形成都是由于不同方向的氢键所致，从而构成了肽链的二级结构。

8.1.3.4　肽的二级结构

肽的二级结构指肽链的骨架发生盘旋和曲折，最常见的是呈螺旋样结构，称作α螺旋(α-helix)。人体蛋白质的α螺旋通常为右手螺旋，每一圈螺旋由 3.6 个氨基酸残基构成，次序是在一条肽链上第 i 个氨基酸残基的 C═O 与第 $i+4$ 个残基的 NH 形成氢键，自碳原子到氮原子的直线距离为 3.5 Å。该氢键的方向基本与螺旋轴平行。α螺旋的 $\varphi = -57°$，$\psi = -47°$。图 8-2 为α螺旋和氢键的示意图。

另一种二级结构是 β 转折，是由第 i 个残基的 CO 与第 $i+3$ 个残基的 NH 形成氢键所致[2]，由于形成了发卡式转折，使多肽链在空间的走向发生显著改变，图 8-3 所示的是 3 种 β 转折形成的二级结构的形状和二面角 φ 与 ψ 的角度。

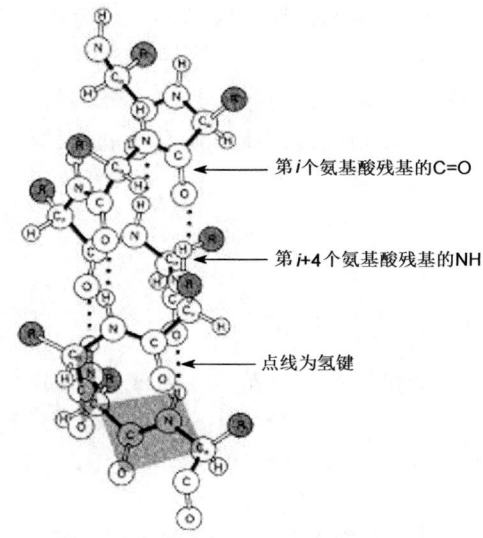

第 *i* 个氨基酸残基的C=O

第 *i*+4 个氨基酸残基的NH

点线为氢键

图 8-2　肽类α螺旋示意图

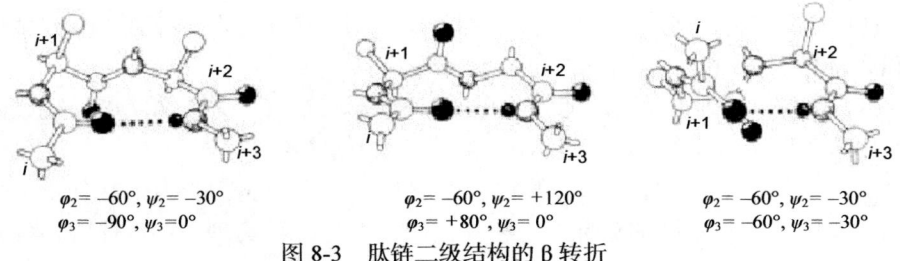

$\varphi_2 = -60°, \psi_2 = -30°$
$\varphi_3 = -90°, \psi_3 = 0°$

$\varphi_2 = -60°, \psi_2 = +120°$
$\varphi_3 = +80°, \psi_3 = 0°$

$\varphi_2 = -60°, \psi_2 = -30°$
$\varphi_3 = -60°, \psi_3 = -30°$

图 8-3　肽链二级结构的 β 转折

β 折叠(β-sheet)是在两个或两个以上正向平行或相反平行的肽链之间经氢键结合所形成的二级结构,此时氢键的方向与肽链的主轴呈垂直取向。β 折叠的 φ 为−139°,ψ 角为+135°。含有 β 折叠结构的蛋白质例如有胃蛋白酶、羧肽酶(正向平行)以及糜蛋白酶和溶酶体(反向平行),阿尔茨海默病患者的 β 淀粉样蛋白也含有 β 折叠。图 8-4 为 β 折叠结构示意图。

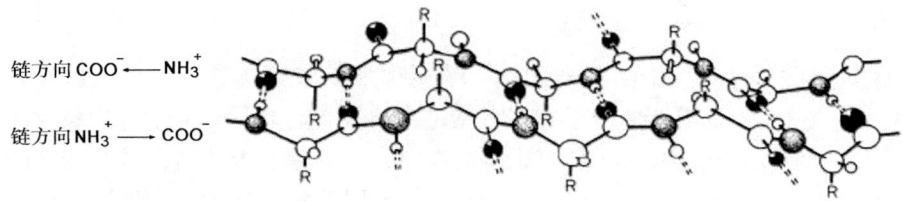

链方向 COO⁻ ⟵ NH₃⁺

链方向 NH₃⁺ ⟶ COO⁻

图 8-4　β 折叠结构示意图

蛋白质肽链的二级结构通过不同的组装,可形成各异的折叠方式,例如一系列α螺旋和β折叠交替连接形成 Rossmann 折叠,或者多个 β 转折形成曲折(meander)

或桶形结构(barrel)等，这些结构称作超二级结构，是介于二级和三级结构的中间状态。

蛋白质肽链的折叠是受能量变化所决定，自由能的最低化，是构象稳定的驱动力。但由于折叠是动力学控制过程，所以能量最低化的折叠未必是所有低能量构象中最低的一种。

8.1.4　肽模拟物

8.1.4.1　肽类药物的不利因素

一些细胞因子、单克隆抗体以及疫苗等多肽或蛋白质直接用作药物，是因为它们的结构复杂，难以简化成低分子量的化合物，因而大都经注射途径给药。例如由 51 个氨基酸组成的胰岛素是治疗糖尿病的主要手段，不能口服给药。肽类化合物作为药物有许多不利因素，主要表现在：

(1) 口服生物利用度低。尤其是分子量较大、没有特异的转运蛋白的肽类难以经胃肠道吸收。

(2) 代谢不稳定性。肽类分子含有肽键，胃肠道、血浆和肝脏中有许多特异的和非特异的蛋白酶，可将肽或蛋白质水解失活。

(3) 不易穿越血脑屏障。肽类化合物多为极性分子，除个别肽可经特异的转运蛋白输入脑内，多数难以穿越血脑屏障进入中枢神经系统。

(4) 人体内源性多肽，一种肽往往表现多种生理功能，作为柔性分子可采取不同构象体，可与不同的靶标发生相互作用，产生多种药理作用。作为治疗药是不利的。

(5) 正常状态下的活性肽履行完功能后被肝脏或肾脏迅速排出，因而是短效的，不适于持续性治疗。

(6) 免疫原性。非内源性肽类药物因是外来物质，可产生过敏性反应。

这些缺点虽然可通过靶向用药或特异的剂型给药解决部分问题，但仍受到很大的限制。因而从分子结构做模拟改造成为药物化学的重要内容。

8.1.4.2　肽模拟物的特点

为了克服肽类药物的不利因素，经化学修饰或改造，形成肽模拟物(peptidomimetics)。要求新的分子有如下特征：①保持能够与靶标结合的药效团和构象，消除脱靶作用，以提高亲和性和选择性，改善药效学性质；②改变肽的物理化学性质，例如溶解度和离解性；③调整结构以改善药代动力学性质，提高吸收性和代谢稳定性；④安全性上消除免疫原性。

肽模拟物可定义为模拟肽分子与受体或酶的相互作用，可激活或阻止生物活性的类肽、拟肽或非肽类化合物。活性肽一般为线型分子，在与相应的受体结合时，采取特定的构象，所以设计肽模拟物的重要之点，是确定、利用并模拟肽与靶标结合的分子构象或药效团在空间的分布。

肽模拟物发现或产生有两个途径：一是变换天然活性肽分子的结构，演化出新的有活性的非肽结构。由于大多数生物活性肽是柔性分子，因而设计的第一步是用构象限制的方法确定药效团特征及其在空间的特征，即活性构象体；另一是随机筛选或偶然发现的非肽化合物，这类化合物与活性肽对靶标有相同结合位点，其药效团与活性肽的活性构象有相似的配置，从而可在此基础上进行分子设计。

8.2 构 象 限 制

8.2.1 原理

前已述及，当活性肽处于不同的环境或介质时，由于分子中存在柔性键，可采取多种低能量的构象，例如脑啡肽在溶液中形成构象群，各构象之间处于动态平衡[3]。在这样的条件下研究构象和活性的关系是没有意义的，也是不可能的，因为所测定的结果是多种构象的贡献。如果在柔性肽分子中引入构象限制因素，使分子固定成某个构象，可解析构象与活性的关系，有可能提高药效强度和代谢稳定性。

用构象限制的方法提高分子对受体的亲和力，是对处于平衡状态的多种构象体中的一种加以固定，使某一种构象占优，消除或减少其他构象的存在。此时分子若呈现有利于同受体结合的构象存在，而不是只有一部分分子采取这种构象，则增加了亲和力。图 8-5 是柔性肽对受体特异性结合的示意图[4]。

图8-5示意了柔性肽在溶液中存在多种构象(例如A、B和活性构象C)，它们相互之间呈动态平衡。在活性构象体C中引入限制因素(虚线所示)则因A不复存在，不会发生脱靶作用，因而较少不良反应；也不会发生B与蛋白酶的反应，肽被分解而失活；只得到所希望的生物效应，因而提高了药效活性。

在能量上也由于构象限制使类似物采取了"正确的"活性构象，在与靶标结合时，无须改变构象而损失熵值。柔性肽分子为了与受体结合而采取活性构象，分子的某些单键经旋转而调整空间结构，损耗了能量。所以，与柔性肽分子相比，构象限制体与受体结合时，整个系统的自由能变化比相应的柔性肽有利。

为了设计构象限制类似物(conformationally restricted analog)，应确定识别受体所必需的氨基酸残基，以使结构类似于活性肽与受体结合时的构象。为此，通常是合成一些短肽，找出产生生物活性所必需的最小的肽链，同时在变换各个氨基酸时，考察各种结构参数如电性、疏水性和立体性对活性的影响。被肽分子识别受体活性部位的氨基酸残基数目一般为 4~8 个[5]。活性部位的其余氨基酸残基虽然不是必需的药效团，但在空间上起固定药效团或其他辅助作用。肽分子中易被蛋白酶水解的肽键，经改换氨基酸或其模拟物，可提高对酶的稳定性，从而延长生物半衰期。

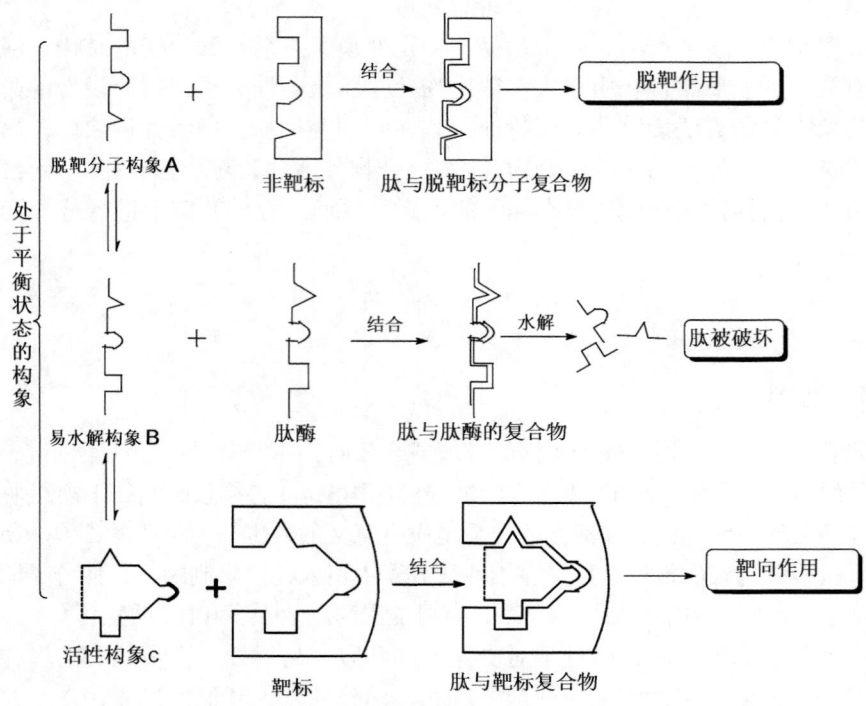

图 8-5 肽分子与不同靶标相互作用的示意图

8.2.2 构象限制的设计方法

肽分子的构象限制有两种策略，即分子的局部限制和整体分子的构象限制。局部构象限制的方法可对某一氨基酸加以改换，或对侧链加以限制，或侧链与骨架连接；整体分子的构象限制通常是制成环状肽或钉固肽(stapled peptide)。

8.2.2.1 单个氨基酸的模拟

用限制性氨基酸代替肽链中天然氨基酸，可影响 CO—NH、N_α—C_α 或 C_α—CO 单键的旋转，也可使侧链的旋转受阻。限制性氨基酸可有多种方式，例如 α-碳的氢原子被烷基化，α-氨基氮的烷基化，引入 α, β-不饱和双键，引入或并合脂环和芳环，L-氨基酸变成 D 构型，以及位置异构体如 β-氨基酸等。这些变换可使肽的两面角 φ、ψ、χ、ω 发生变化，改变分子形状和构象。

1. 氨基酸 α-碳甲基化

氨基酸的 α-氢被甲基替换，变成 α-甲基氨基酸。甲基的引入所产生的位阻效应可限制 N_α—$C_\alpha(\varphi)$ 和 C_α—$CO(\psi)$ 键角的改变，使肽链的构象发生较大的变化。例如甘氨酸的 α-碳被甲基化成丙氨酸，使甘氨酸原来的 70%构象空间受到限制。α-

甲基丙氨酸(1)和 α-甲基缬氨酸(2)与甘氨酸相比，构象限制到 90%[6]。α-甲基缬氨酸嵌入到血管紧张素[7]、P 物质[8]、和缓激肽(bradykinin)[9]等结构中代替其中一个氨基酸，可改变这些肽的生物活性。含有 α-甲基氨基酸的多肽通常较少采取完全伸展型的构象，一般形成 β 转折的构象。

1　　　　　　　　　　　**2**

2. α,α-二烷基化和亚烷基化

α,α-二烷基甘氨酸与 α,α-亚烷基甘氨酸虽然都是双取代的甘氨酸，但对分子构象的影响是不同的。例如 α,α-二乙基甘氨酸(3)、α,α-二丙基甘氨酸(4)和 α,α-二苯基甘氨酸(5)的肽链呈伸展形，φ 和 ψ 角为180°。两个烷基或芳基相同，消除了化合物的手性。

3　　　　　　　**4**　　　　　　　**5**　　　　　　　**6**

甘氨酸的—CH_2—亚烷基化形成的 α-氨基环烷酸(6)，$n=0\sim4$ 分别为环丙基到环庚基氨基酸，环状结构引起肽的 β 转折[10]，这与上述的 α,α-二烷基甘氨酸不同。例如脑啡肽的各个氨基酸残基分别被 α-氨基环戊酸置换，镇痛活性强于脑啡肽。

3. N_α—C_α 环合氨基酸

N_α—C_α 环合是将 α-氨基与 α-碳经亚烷基相连，形成的环状氨基酸(7, $n=0\sim4$)，例如氮丙啶-、氮丁啶-、哌啶-2-羧酸等化合物，是脯氨酸的缩环或扩环类似物。这些环状氨基酸形成的肽链有两个特点：一是酰胺键与 C_α 的羧基可呈顺式或反式两种异构体；另一是 φ 角受到很大的限制，以致 C_α—CO 的 ψ 角的转动也受到限制。胶原纤维蛋白中含有较多的脯氨酸残基，若脯氨酸的四氢吡咯环被氮丙啶代替，则降低了环与邻近非共价键合的基团在空间的相互作用，增加了肽链的柔性，从而降低了胶原蛋白的稳定性[11]。生长抑素(somatostatin)简化物六肽(8)中的脯氨酸残基被氮丙啶或哌啶-2-羧酸替换，则提高活性。

7　　　　　　　　　　　　**8**

4. 苯丙氨酸侧链的限制

苯丙氨酸残基的构象限制物研究得最多，可以有多种方式，例如在 β-碳原子引入苯环成二苯基(9)、稠合苯并成萘基(10)、氨基与苯环的 2′位连键生成二氢吲哚基(11)、α-碳与苯环的 2′位经亚甲基环合成二氢茚基(12)、氨基与苯环的 2′位经亚甲基连接成四氢异喹啉基(13)，以及经亚乙基连接成氮杂环庚基(14)等。

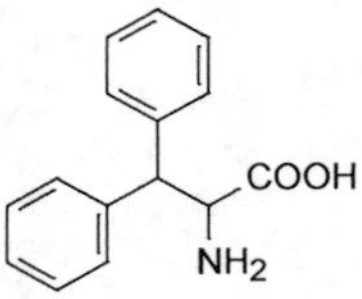

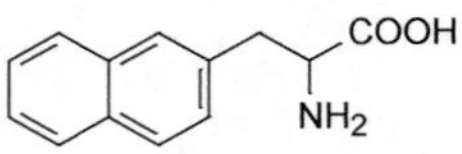

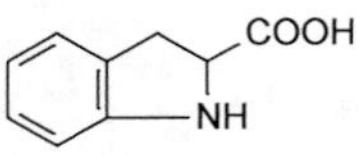

苯丙氨酸引入芳环或环合可引起活性变化，例如将血管紧张素Ⅱ八肽中 Phe8 变成 β,β-二苯基丙氨酸，对血管紧张素受体的激动活性增强近 2 倍，而茚基和联苯基却为拮抗剂，提示限制性基团的大小和在空间的位置对受体结合和产生的效应是不同的[12]。表 8-3 列出了这些化合物的结构和活性的关系。

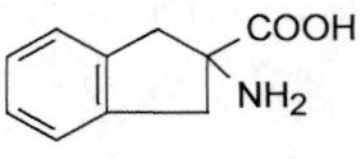

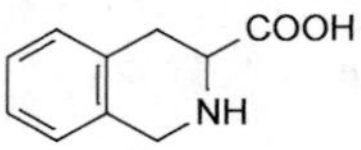

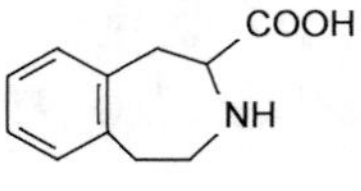

表 8-3　含有不同限制性基团的血管紧张素Ⅱ及活性

Asp-Arg-Val-Tyr-Ile-His-Pro-R

R 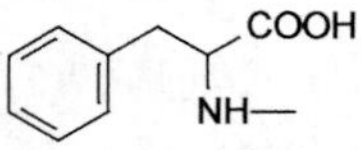 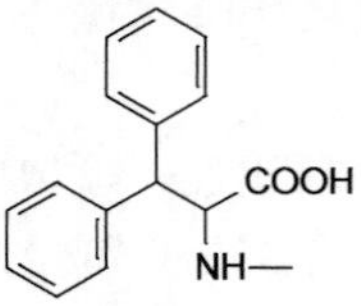 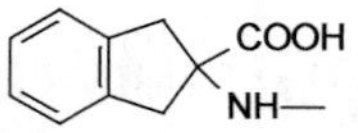 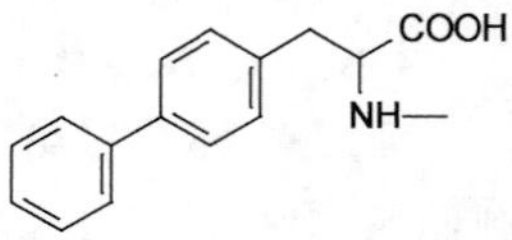			
活性(%)	100	280 (激动)	8.82 (拮抗)	8.87(拮抗)

为提高环状四肽阿片激动剂对不同的受体亚型的选择性作用，将苯丙氨酸残基(Phe3, 15)换成 2-氨基茚基-2-羧酸(Aic, 16)，2-氨基四氢萘-2-羧酸(Atc, 17)和四氢异喹啉-3-羧酸(Tic, 18)，化合物 16 提高了对 μ 受体的选择性作用；17 也提高了结合 μ 受体的能力，并且不同的构型对结合能的影响较小，18 作为构象限制体，未呈现活性[13]。

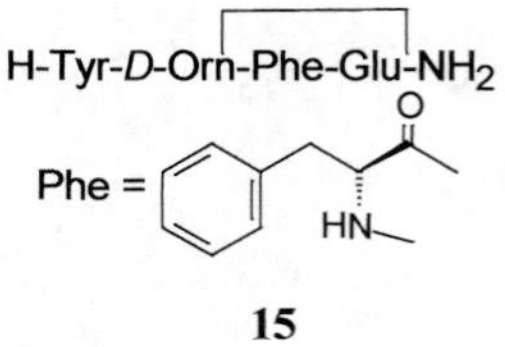

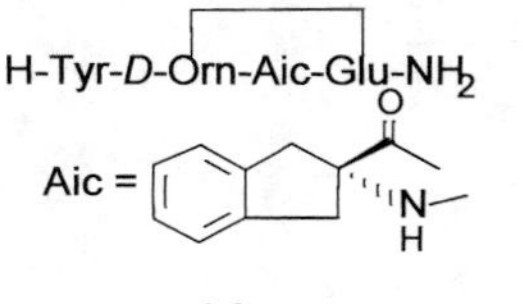

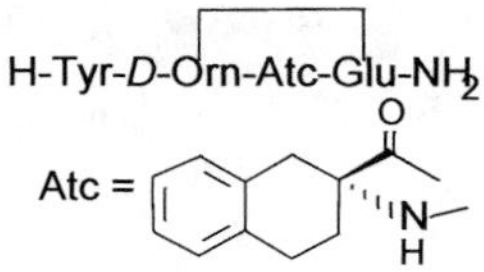

H-Tyr-*D*-Orn-Atc-Glu-NH$_2$　　　　H-Tyr-*D*-Orn-Tic-Glu-NH$_2$

Atc =　　　　　　　　　　　　　　Tic =

17 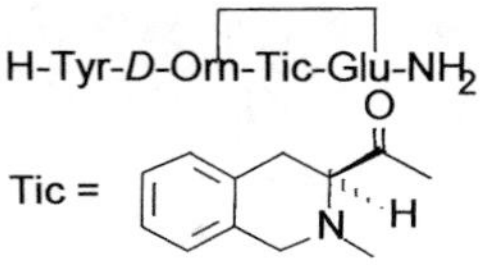　　　　　　　　　　　　　　　**18**

5. 脯氨酸残基的限制

　　3-苯基脯氨酸(19)兼有脯氨酸和苯丙氨酸的结构,可视作是这两个氨基酸的构象限制体:即在脯氨酸的3位加入位阻较大的苯基;或是在苯丙氨酸的侧链β位的烷基与氮原子环合成四氢吡咯基[14]。化合物20是在脯氨酸的 3 位连接正丙基,是去甲亮氨酸与脯氨酸融合的构象限制体。

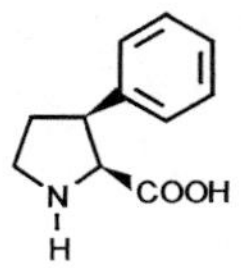

19 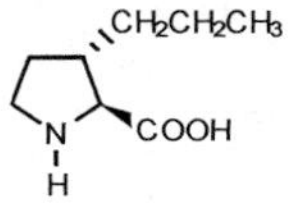　　　　　　　　　　　　　　　**20**

　　血管紧张素转化酶(ACE)和中性内切酶(NEP) 都是与细胞膜结合的含锌蛋白酶,参与具有扩张血管作用的缓激肽的代谢反应,调节血压和体液的体积。ACE是二肽羧端基酶,NEP 是使前房排钠因子(ANF)失活的水解酶,抑制 NEP 可利尿排钠而不影响钾离子水平,所以同时抑制这两个酶可降低血压,治疗心肌梗死。化合物 **21** 的 N 端含有巯基苯丙酰基(相当于酪氨酸的氨基被巯基置换),C 端含有5-苯基脯氨酸的甘氨酸衍生物,对 ACE 和 NEP 抑制活性 IC$_{50}$分别为 0.7 nmol/L 和1.6 nmol/L, 由于为非肽分子,体内有良好的药代动力学性质,小鼠灌胃 2.6 × 10^{-5} mol/kg 可完全抑制这两种酶活性达 4 h 以上,并且在 12 h 后仍有活性[15]。4- 甲基脯氨酸(**22**)为脯氨酸的同系物,也可认为是亮氨酸的构象限制体[16]。

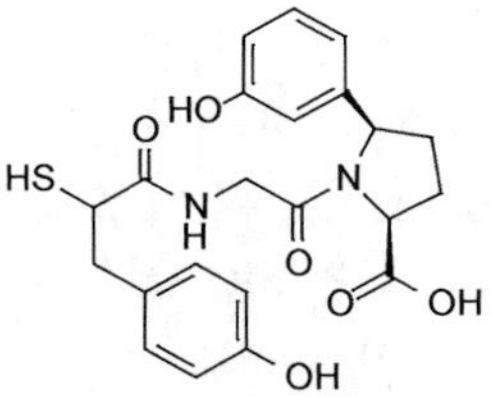

21 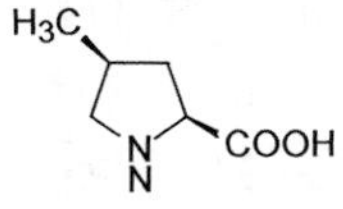　　　　　　　　　　　　　　　**22**

6. α-碳原子参入环烷基

　　在氨基酸残基的α-碳上接入环烷,可以是α,α-螺环烷基,也可以α-环烷亚甲基,在氨基和羧基形成较大的位阻。增免疫苏精肽(**23**, tuftsin)的各个氨基酸残基的α-碳连接取代的环丁烷基,成为取代的 1-氨基环丁酸,例如苏氨酸(**24**)、鸟氨酸(25)、赖氨酸(26)、缬氨酸(27)和精氨酸(28)的螺环丁基类似物，可在保留刺激产生白细胞介素 6(IL-6)的活性前提下，增加对人血清酶降解的耐受性，提高稳定性。

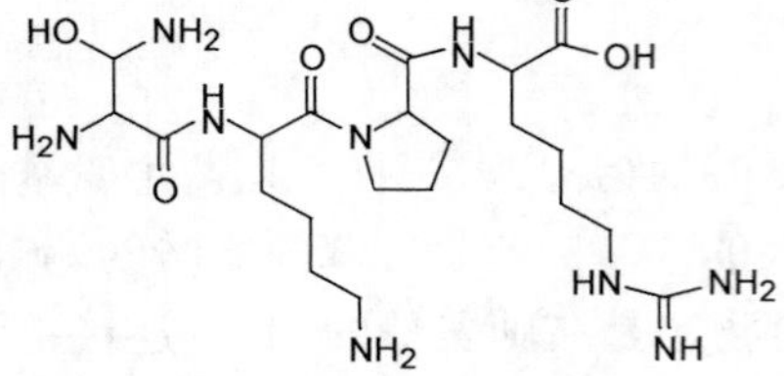

23

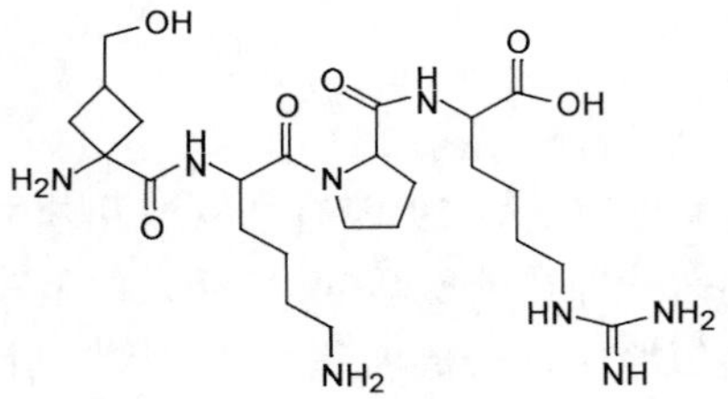

24

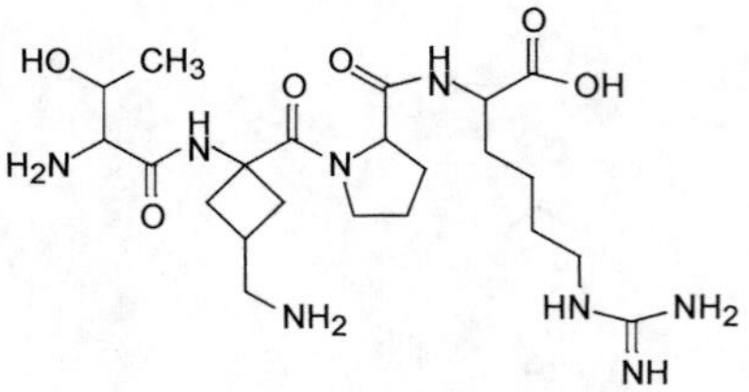

25

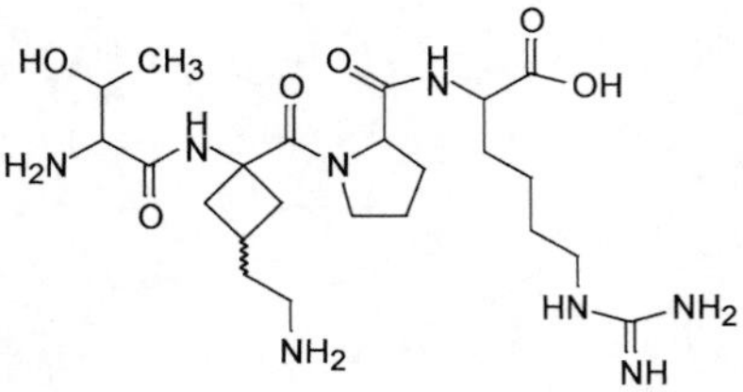

26

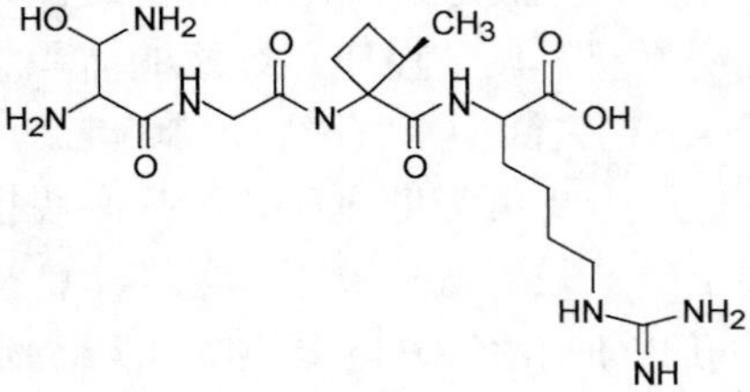

27

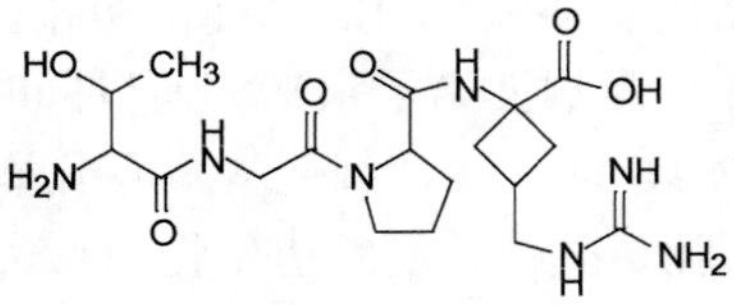

28

这些化合物用家兔的抗增免疫苏精肽抗体进行竞争性酶联免疫吸附试验(ELISA)，结果表明，与未修饰的 23 之间没有交叉竞争性作用，提示这些限制性模拟物的结合位点与增免疫苏精肽不同[17]。

化合物 29 是 ACE 和 NEP 双重抑制剂，对 ACE IC_{50} 为 62 nmol/L，对 NEP IC_{50} 为 28 nmol/L。将 29 的联苯基用 α,α-环戊基替代，得到 30，对 ACE 和 NEP 的抑制活性 IC_{50} 分别为 7.0 nmol/L 和 1.5 nmol/L。化合物 30 的巯基被乙酰化，羧基成酯，酚基甲醚化，得到 31，增强了稳定性，活性更强[18]。

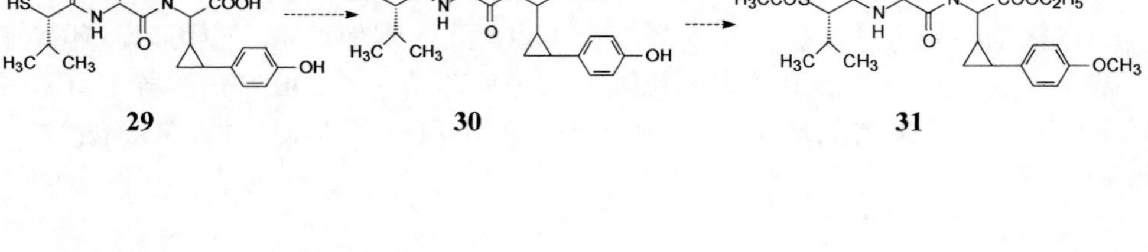

29

30

31

7. D-氨基酸的置换

肽链中 L-氨基酸用相应的 D-氨基酸置换，是常用的化学修饰方法。引入 D-氨基酸会使肽链的二级结构发生变化。某些内源性肽的 L-氨基酸被 D 构型置换有时产生较高的活性。例如脑啡肽的 2 位甘氨酸被 D-丙氨酸置换，增高了镇痛活性和代谢稳定性，而用 L-丙氨酸替代，却失去活性。

8. α,β-不饱和氨基酸

在 α 和 β-碳之间有双键的氨基酸，又称脱氢氨基酸，在微生物代谢产物的抗生素中有时发现，脱氢苯丙氨酸和脱氢亮氨酸残基由于双键的存在，有顺反异构体，并引起肽链发生 β 转折。

8.2.2.2　二肽片断的模拟

肽链中两个相邻的氨基酸可用不同方式连接以限制构象，是经常使用的方法。选择被限制的氨基酸应当是与受体结合的重要药效团。在桥连的环上还可引入取代基或稠合其他环。二肽桥连的位置和方式如下：

1. 两个 α-碳的环化

肽链的酰胺键有部分双键性质，与酰胺相连的基团之间可呈反式(E)或顺式(Z)异构。肽类通常以 E 构型存在，因为 E 比 Z 构型的能量低 2 kcal/mol。为了使两个 α-碳原子形成环状结构，要以顺式构象相连，虽然在能量上是不利的，但这种环状的内酰胺模仿了肽链的 β 转折，往往产生有利的结合(图 8-6)[19]。

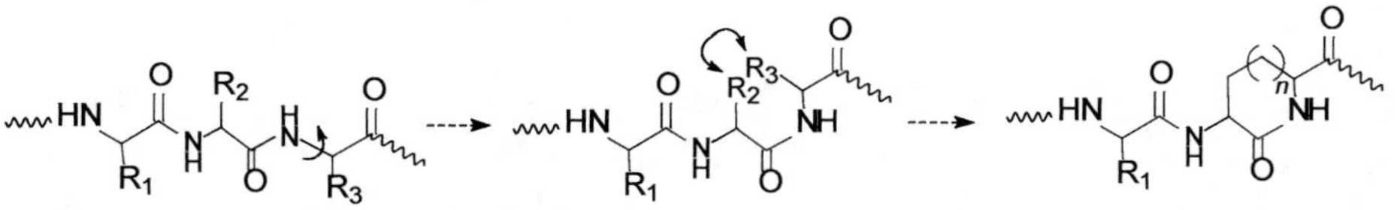

图 8-6　两个相邻氨基酸的 α-碳之间形成环状限制物

化合物 **32** 是七肽中 Cys4 与 Cys5 的巯基以二硫键形成有八元环结构的肽模拟物[20]。肽链中若甘氨酸与苯丙氨酸相邻，可以形成苯并内酰胺，也成为限制性构象。例如化合物 **33** 是 Gly 的 α-碳与 Phe 的苯环 2′位相连接的分子[21]。

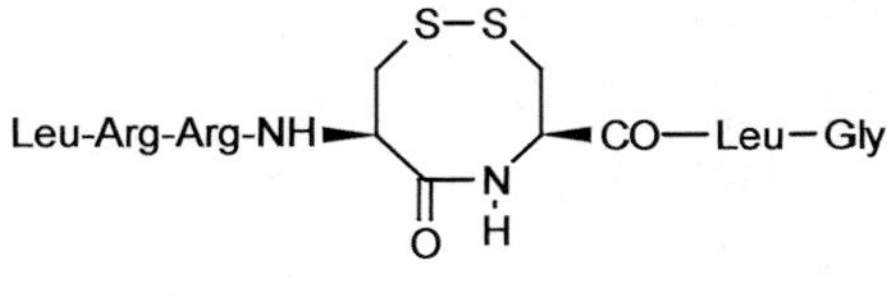

　　　　　32 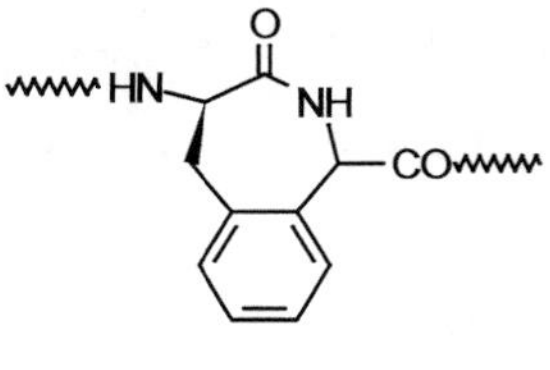　　　　　　　　　　　　　　**33**

2. α-碳与氮原子的环化

两个相邻的氨基酸的第 i 个氨基酸的 α-碳与 $i+1$ 残基的氮原子形成环,生成五元或六元内酰胺环,环的大小取决于加入原子的数目。该环合物不改变肽酰胺键的构型(图 8-7)。

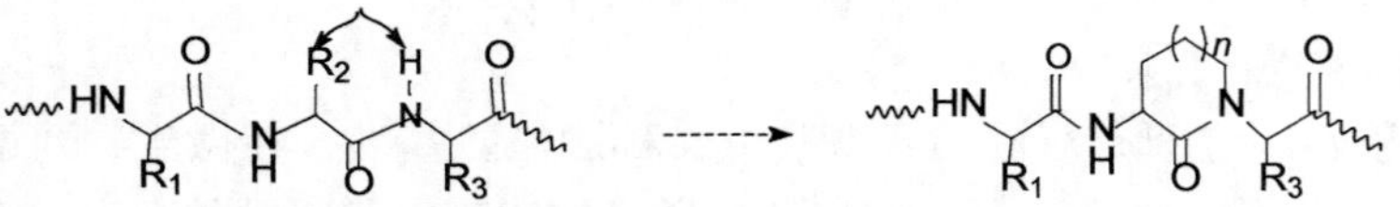

图 8-7 氨基酸的 α-碳与相邻的另一氨基酸氮形成环状限制物

内酰胺环还可以并合其他环或含有杂原子,例如化合物 **34** 含苯并内酰胺片段的化合物,是血管紧张素转化酶(ACE)的强效抑制剂[22]。

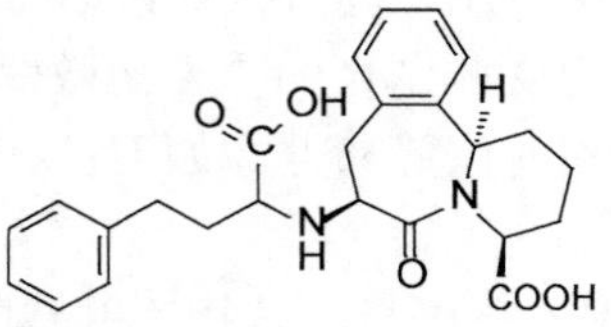

34

若第 i 个残基的氮与第 $i+1$ 个残基的 α-碳原子形成的环,则环内包含有两个氮原子,成为哌嗪酮环,这时与内酰胺环相连的基团呈顺式构型[23],如图 8-8 所示。

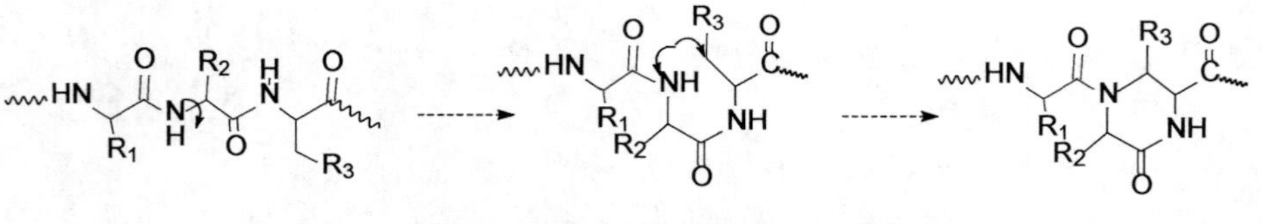

图 8-8 氮与 α-碳形成的哌嗪酮的环状限制物

3. 两个氮原子间的环化

两个相邻的氨基酸的氮原子,即第 i 个残基的氮原子与第 $i+1$ 个残基氮用两个或两个以上的饱和碳相连接,形成的环合物也是哌嗪酮或同型物,但其连接的方式与上述不同,在合环时酰胺键仍呈反式构型(图 8-9)。例如神经激肽 2(neurokinin 2)的选择性拮抗剂可用这种环合进行修饰[24]。

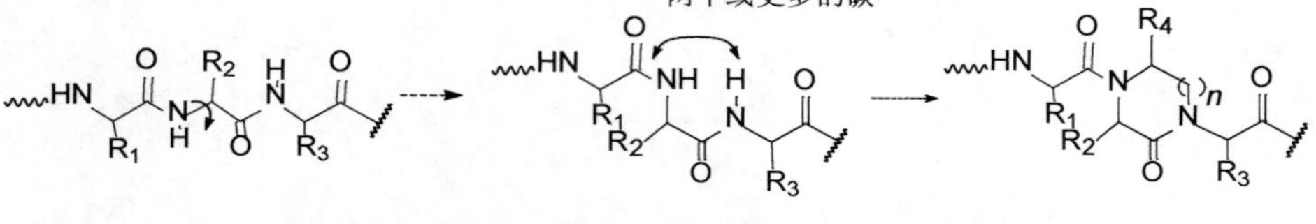

图 8-9 相邻氨基酸的两个氮原子间形成的哌嗪酮样环状限制物

8.2.2.3　肽骨架的局部变换

本节讨论肽骨架的局部变换，是改变活性肽的部分肽键，即对酰胺键 —CONH— 的变换。常用的方法是对酰胺键的原子或基团作电子等排置换，或者改变酰胺的连接方向，由—CONH—变换成—NHCO—，这种变换使氨基酸残基的结构发生了改变。

酰胺的这种变化可引起肽链构型、构象或拓扑学的改变，并且在电性分布、疏水-亲水的分配性、分子的偶极矩、氢键的形成能力等都会发生改变。变换的主要目的是提高肽对蛋白酶的耐受性。由于活性肽容易被血浆或细胞内肽酶水解，改变肽键本质的模拟肽，其生物半衰期和药代动力学性质会发生改变。但也可能影响活性强度的变化甚至使作用翻转。

1. 肽键的电子等排变换

1) 酰胺键还原成亚甲基

酰胺键的羰基还原生成亚甲基，结构和性质发生多种变化：酰胺键失去了部分双键性，原来近于 180° 的 ω 角变成可自由旋转的 C—N 单键；氨基的孤电子对不能离域化，使得碱性增强，在生理 pH 条件下可被质子化；亚甲基无羰基氧，此时不是氢键的接受体。

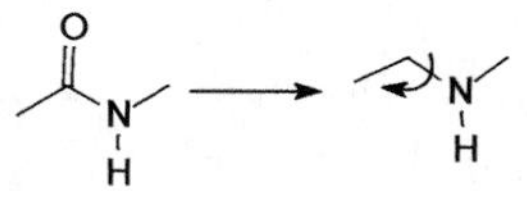

这种变换得到的拟肽对活性会有很大的影响，可能由激动剂变成拮抗剂，或增加了激动剂的活性。例如脑啡肽部分酰胺键变成还原型伪肽分子[25]，增加了碱性和柔性。为了降低柔性，可引入基团加以限制。例如可分别对碳或氮原子进行烷基化或甲酰化。神经激肽的亚甲氨基模拟物的活性高于亚甲氨基类似物和神经激肽本身[26]。

2) 酰胺键变成氧代亚乙基

肽链中的酰胺基被氧代亚乙基替换，即 NH 变换成 CH_2，构象发生较大的改变，因为在羰基碳和亚甲基碳之间没有双键性质，而且失去了氢键给体的能力，对生物活性会有较大的影响。

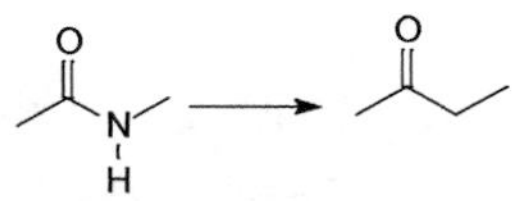

例如血管紧张素转化酶抑制剂，当苯丙氨酸与甘氨酸残基间酰胺键替换成氧代亚乙基后，抑制活性增加了 100 倍[27]。

Bz-Phe-Gly-Pro-OH ⟶ Bz-Phe-ψ[COCH₂]Gly-Pro-OH

35　　　　　36

化合物 **36** 中 ψ [COCH$_2$]代表连接 Bz-Phe 与 Gly 的连接片段是—COCH$_2$—。当亚甲基的一个或两个氢原子被氟原子替代，往往增加生物活性。尤其是在设计丝氨酸蛋白酶抑制剂时，氟代或二氟代模拟物可提高抑制作用，其原因是氟的拉电子效应使羰基易形成水合物，成为过渡态类似物。

　　3) 二亚甲基的替换

　　酰胺键被亚乙基—CH$_2$CH$_2$—替换对肽链的性质影响显著，主要是极性连接键变成非极性键，氢键的给体和接受体不复存在，而且还增加了分子的柔性。

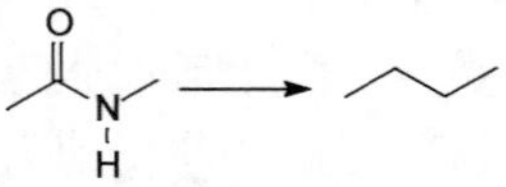

　　这种替换有时产生有利的结果。例如，Met-脑啡肽的 Gly-Gly 酰氨键换成—CH$_2$CH$_2$—时，活性高于 Met-脑啡肽。但若变换于其他位置则活性下降[28]。活性次序如下：

Tyr-Glyψ[CH$_2$CH$_2$]Gly-Phe-Met-OH ＞　Tyr-Gly-Gly-Phe-Met-OH ＞

Tyrψ[CH$_2$CH$_2$]-Gly-Gly-Phe-Met-OH

　　4) 反式乙烯键的替换

　　多肽分子中的肽键通常采取能量低的反式构型,以避免顺式构型的位阻效应。反式乙烯基模拟酰胺键的构型、键长和键角；不同之处是乙烯基的构型完全固定，而酰胺键仍有部分的柔性；乙烯键不能形成分子内或分子间氢键，而且疏水性强于酰胺键，分配性变化较大。肾素抑制剂用乙烯键替换酰胺键可得到较好的结果[29]。

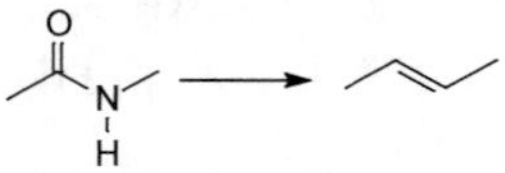

　　用氟代乙烯基作为酰胺键的电子等排体比乙烯基更有优点，氟原子的负电性模拟酰胺键的氧原子，因而物理化学性质和生物活性相似于酰胺键。

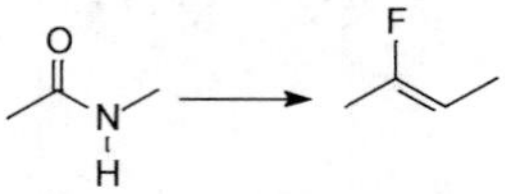

　　例如 P 物质(十二肽)的 Phe9-Gly10 酰胺键用氟乙烯基替换，活性基本不变。核磁共振研究表明，两者的化学位移和偶合常数都非常相似。Glu-Phe-Phe-Gly-Leu-Met-NH$_2$ 的 Phe3-Gly4 酰胺键被氟乙烯基替换，活性强于被乙烯基替换类似物 10 倍。

　　5) 1,5-二取代四唑环的替换

　　用含氮杂环模拟酰胺键是肽模拟物和骨架变化的一种方法，四唑基固定肽链中酰胺的碳和氮原子，使构型成为顺式结构。

化合物 **35** 的 Phe-Ala 的酰氨键用四唑基替换，改变了原来的分子形状[30]。

35

6) 其他

其他用于替换酰胺片段的桥连键有酯键、醚键、硫代酰胺键和硫醚键等。表 8-4 以 *N*-甲基乙酰胺为模型化合物进行等排变换的化合物特征。表中所列的距离是指两个甲基间的长度(Å)，α 是指 *N*-甲基乙酰胺的 CH₃—CO—NH 键角或其他化合物相应的键角；β 为 CO—NH—CH 或相应基团的键角；*V* 表示分子的体积。

表 8-4　酰胺及其电子等排体的结构参数

化合物	距离/Å	α /(°)	β /(°)	$V/\text{Å}^3$
H₃C—CO—NH—CH₃	3.8	119	120	69.3
H₃C—NH—CO—CH₃	3.8	119	120	69.3
H₃C—CH₂—O—CH₃	3.7	107	113	67.0
H₃C—CO—O—CH₃	3.7	116	113	65.8
H₃C—CH₂—NH—CH₃	3.8	111	115	71.6
H₃C—CO—CH₂—CH₃	3.9	118	110	75.6
反式 H₃C—CH＝CHCH₃	3.9	122	122	68.2
顺式 H₃C—CH＝CHCH₃	3.0	125	236	68.5
H₃C—CH₂—CH₂—CH₃	3.9	111	112	76.0
H₃C—CHOH—CH₂—CH₃	4.0	111	113	83.3
H₃C—CH₂—S—CH₃	4.2	110	98	76.2
CH₃—CS—NH—CH₃	3.8	115	116	82.0
H₃C—CO—N(CH₃)—CH₃	3.9	119	119	85.5

2. 肽键的反向变换

肽键的反向变换是将肽链由 N 端到 C 端连接的一个或多个酰胺键—CONH—变换成相反方向，成为胺甲酰基—HNCO—。这种反向酰胺键也是一种电子等排体的变换。反向连接方式成非天然的肽键，与蛋白酶活性部位的结构缺乏适配性，因而不易被蛋白酶识别和结合，提高了对酶水解的耐受性。反向酰胺仍具有平面性，呈反式构型，所以反向变换保持了原酰胺键的几何构型[31]。

由于肽键的反向结合，导致肽链中出现异常的组建单元。分子中若含一个反向肽键，则只涉及两个氨基酸残基的结构变换：在 N 侧为偕二胺(gAA)的结构，在 C 侧则为丙二酸(mAA)结构。如果连续两个反向肽键，则 N 侧为 gAA，C 侧为 mAA，中间的氨基酸为反向的氨基酸(rAA)，即与肽链中其他氨基酸的配置方向相反(图 8-10)。

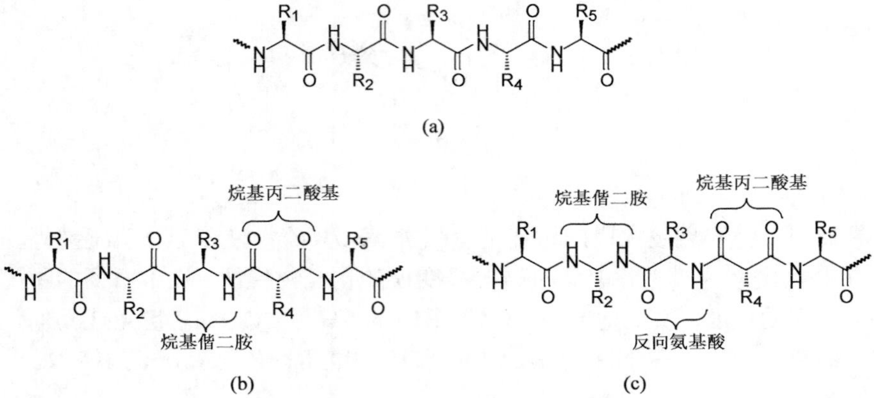

(a)

(b)　　　　　　　　　　　　　　　　　(c)

图 8-10　(a)正常的肽链连接；(b)含有一个反向肽键；(c)含有两个反向肽键

胃泌素(gastrin, **36**)为四肽，当含有两个反向肽键的类似物(**37**)是强效拮抗剂，此时 N 侧的异亮氨酸残基变换成异戊二胺，中间的天冬氨酸残基由正向变成反向，C 侧的苯丙酰胺变换成苄基丙二酰胺。

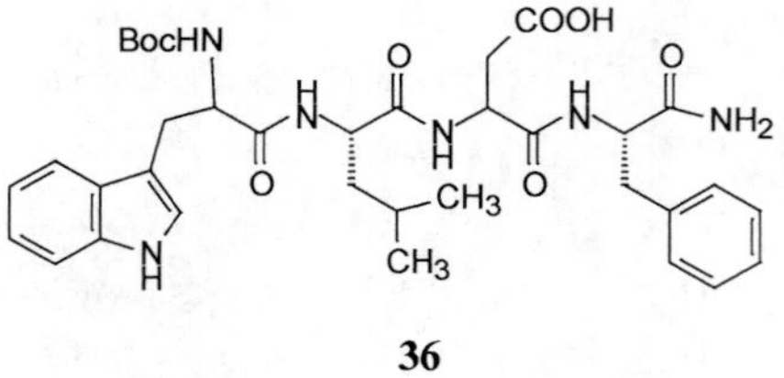

36 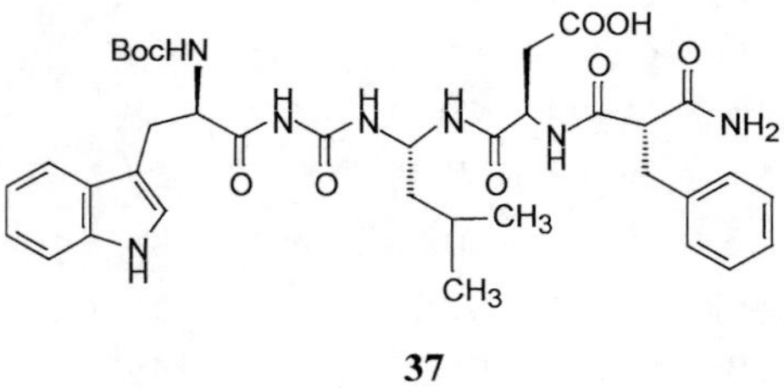　　　　　　　　　　　　　　　　　**37**

肽模拟物反向操作还常常变换氨基酸的构型，由 *L* 构型变成 *D* 构型，生成的肽模拟物称为反向-翻转异构体(retro-inverso isomer)。所有氨基酸若都变换构型和肽键方向，除含有脯氨酸残基外，仍然保持原来侧链的拓扑结构，肽的构象也未变化，但不再是蛋白酶的底物。反向-翻转型模拟物若不是环状肽时，会出现电荷互补性问题。因为它与天然肽相比，末端相对应的电荷是相反的，因而不易与受体结合。解决的方法是在末端引入“假端基”，或只对肽链的中间局部做反向-翻转修饰，保持肽链两端的结构不变。

8.2.2.4　肽二级结构的分子模拟

大多数活性肽都有确定的二级结构，这对生物活性是非常重要的。然而二级结构又具有柔性和可变动性，所以用肽模拟物研究并固定二级结构，不仅可阐明活性肽的结构与功能的关系，也是药物分子设计的重要手段[32]。

模拟肽链的二级结构常常使用所谓的组建单元，组建单元分子中有两个或两个以上的连接位点嵌入到肽链中，以赋予分子以特定的二级结构的构象。这种构象模拟物应尽可能与原肽的构象相似，在合成上应容易引入所需的基团，以及加入或去掉保护基等。

模拟肽的二级结构最重要的是 β 转折的模拟物。前已述及，β 转折的形成涉及了四个氨基酸残基($i \rightarrow i+3$)，它的存在可改变肽链行进方向。β 转折在肽链中多呈暴露状态，是分子识别与结合的重要部位。下面列举的化合物可作为 β 转折的模板，将氨基酸残基连接在适宜的功能基(特别是氨基和羧基)上。图 8-11 为常见的 β 转折模拟物的结构。

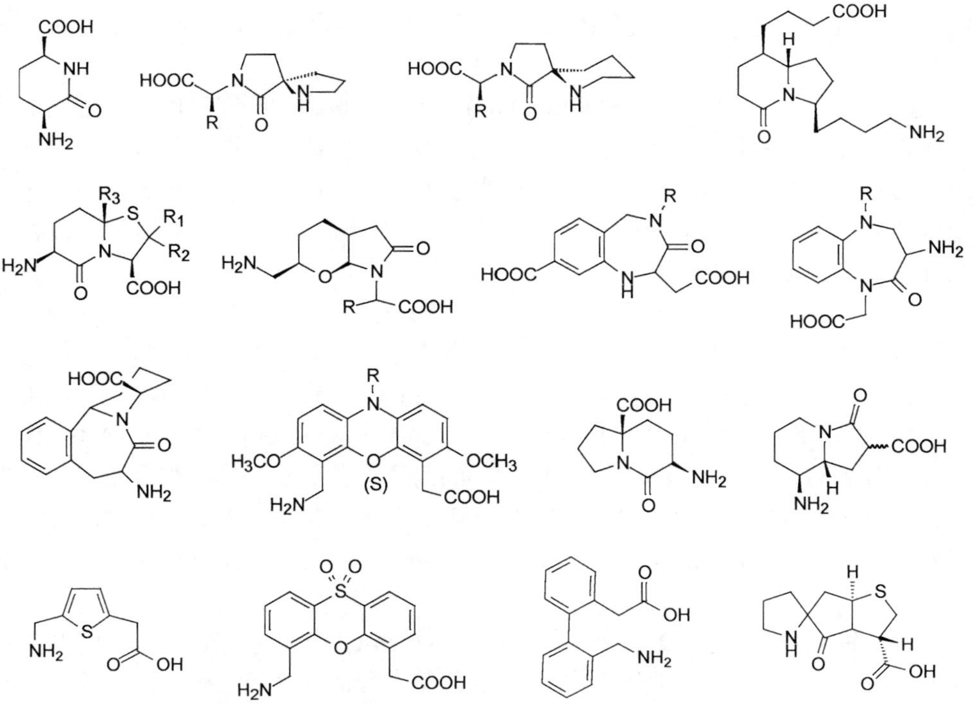

图 8-11　常见的 β 转折模拟物的结构

肽链的 γ 转折是由于第 i 个残基的羰基与第 $i+2$ 残基的氨基之间的分子内氢键形成的[图 8-8(a)]，理想的 γ 转折的两面角为 $\psi_i=120°$，$\varphi_{i+1}=80°$，$\psi_{i+1}=-65°$，$\varphi_{i+2}=-120°$。图 8-12(b)和(c)为 γ 转折的模拟物[33]。

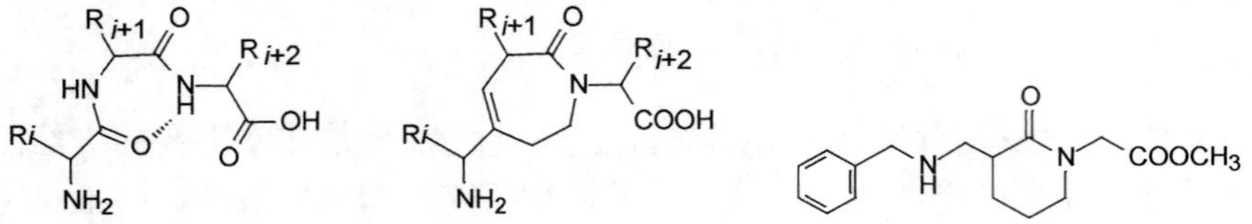

图 8-12　γ 转折的结构(a)及其模拟结构(b)和(c)

8.2.3　整体分子构象的限制

对活性肽分子构象作整体性限制(global restriction)是通过环合操作改变线型肽的柔性结构。环合可降低环内的各个氨基酸残基的自由度，从而稳定了特定的二级结构。设计环化模拟肽一般以 11~18 元环为宜。环合的位点应不是参与同受体识别的氨基酸侧链或骨架，如 β 转折或特定的氨基酸，当环合后的构象类似于肽的活性构象时，则该模拟物会提高选择性或活性强度，这种定向设计应以了解配体-受体或底物-酶的结合部位与特征为前提。当然，在不知受体结构或不清楚结合部位的情况下，构效关系的研究是"探索"结合部位和设计模拟物的常用方法。

脑啡肽(Tyr-Gly-Gly-Phe-Met/Leu-OH)的环状模拟物的研究对阐明脑啡肽的活性构象和寻找强镇痛药物有重要意义。X 射线晶体学研究表明，脑啡肽有两种不同的构象：一种是在 Tyr1 与 Phe4 之间形成两个反平行的氢键，是稳定的 β 转折结构。另一种是完全伸展的构象。波谱学方法和计算化学表明，脑啡肽同时存在数种呈平衡状态的构象。

脑啡肽的环合操作可有四种方式：N 端氨基与 C 羧基形成内酰胺；N 端氨基与侧链环合；C 端羧基与侧链环合；一个侧链与另一侧链环合。由于 N 端氨基是镇痛作用必需的基团，在环合时应保持该游离氨基，故一般用后两种环合方式。

化合物 **38** 为环状五肽，Tyr-cyclo[*D*-A₂bu-Gly-Phe-Leu]，式中 *D*-A₂bu 代表 *D*-二氨基丁酸，它与亮氨酸形成十四元环的内酰胺，对 μ 受体的结合力强于脑啡肽，但对 δ 受体的亲和力却低于脑啡肽。其他非环状 2 位残基为 *D* 构型的五肽类似物，对 μ 和 δ 受体的结合能力没有区别，说明环合的脑啡肽可提高对 μ 受体的选择性[34]。

另一种环状脑啡肽 **39** 是 Tyr-cyclo[*D*-Cys/Pen-Gly-Phe-Cys/Pen]，式中 Pen 代表 *β,β*-二甲基半胱氨酸，是 N 端 2 位与 5 位氨基酸的巯基经二硫键形成的十四元环。**39** 与 **38** 连接的环状肽不同，失去了识别 μ 受体的能力[35]。

化合物 **40** 结构为 Tyr-cyclo[*D*-Lys-Gly-Phe-Glu]-NH₂，是 N 端第 2 个残基侧链氨基与第 5 个的侧链羧基形成十八元内酰胺环，对 μ 和 δ 受体都有亲和力[36]。

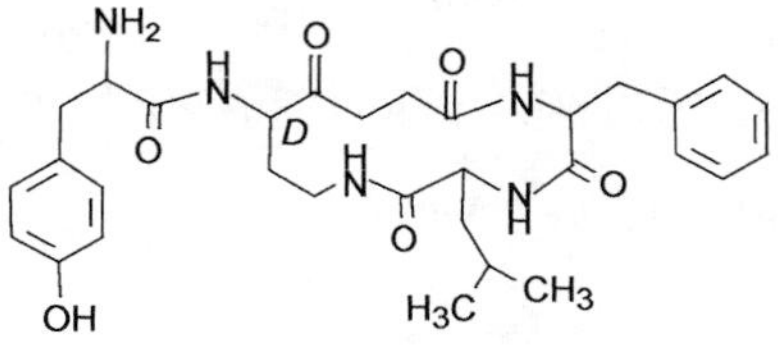

38 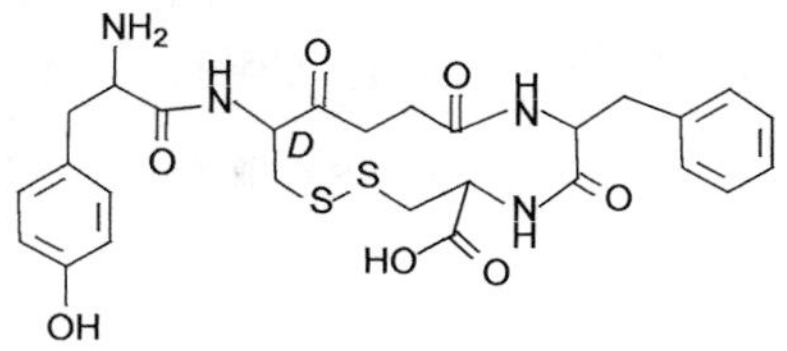　　　　　　　　　　　　　　**39**

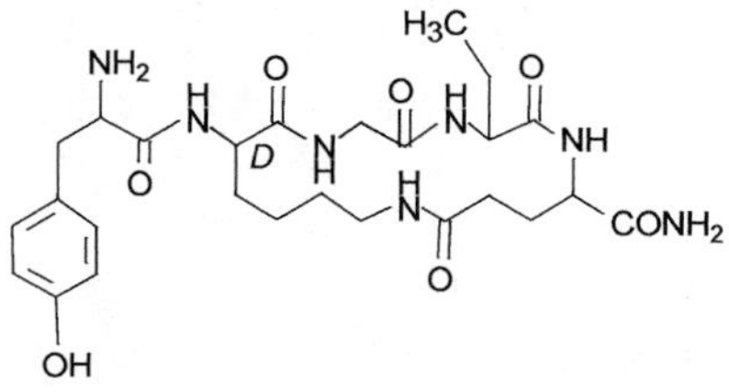

40

这三个化合物有不同键合方式，环的大小也不同，导致环状肽的构象不同，所以对阿片受体亚型的结合能力不同。

8.3　肽模拟物举例

许多非肽类化合物是活性肽的受体的激动剂或拮抗剂，大都由随机筛选或偶然发现的。有些有机小分子很早就作为药物应用，后来证明其作用是活性肽的模拟物。虽然这些模拟物与受体作用的分子本质或它们如何模拟了原配体分子尚不清楚，但是通过研究构效关系，逐渐了解了这些非肽类模拟物具有与活性肽相同的药效团特征，其中最著名的例子是阿片类化合物对脑啡肽的模拟。

8.3.1　阿片类化合物

以吗啡为代表的天然或合成的阿片类镇痛药物，研究与应用已有二百年的历史。吗啡及其简化物或类似物的研制，不仅增添了许多新的镇痛药，具有强镇痛作用而较少成瘾性和其他不良作用，而且也促进了阿片受体亚型的发现。阿片受体的发现也证明了体内有内源性配体——脑啡肽(enkephalin)、内啡肽(endorphin)和强啡肽(dynorphin)的存在，这三种肽都有很强的镇痛作用。

阿片类生物碱作用于阿片受体，已知受体有 μ、κ 和 δ 三种亚型。脑啡肽(**41**)是 μ 受体激动剂，为十三肽，强啡肽是 κ 受体激动剂。研究表明，这些肽的 N 端有共同的四肽片段：Tyr-Gly-Gly-Phe，负责对受体的分子识别，Tyr 是识别受体的重要部分，经过两个甘氨酸残基间隔，自 Phe4 开始是选择性结合片段，体现了对受体亚型的选择性，称作定位片段(address)，κ 受体的定位片段是 Phe-Leu-Arg-

Aeg-Ile-OCH₃，δ 受体的定位片段为 Phe-Leu-OH。据此可解释阿片受体与非肽类配体的结构特征。图 8-13 是脑啡肽与受体的识别基、间隔基和定位基的示意图。

Tyr-Gly-Gly-Phe-Leu-Arg-Arg-Ile-Arg-Pro-Lys-Leu-Lys

41

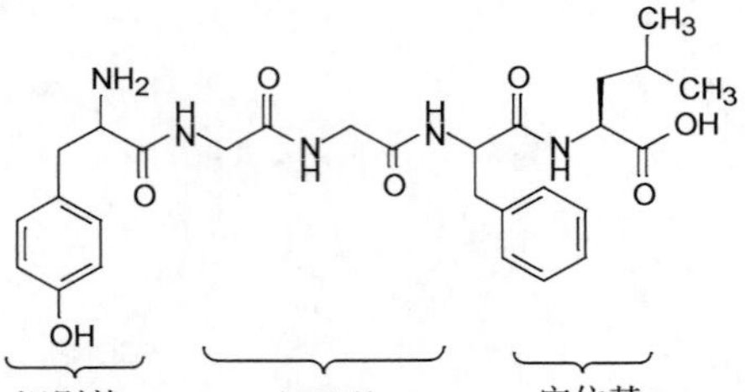

图 8-13　脑啡肽与受体的识别基、间隔基和定位基的示意图

　　吗啡及其衍生物的药效团特征是羟基苯丙胺片段，相当于脑啡肽的识别基酪氨酸残基。例如羟吗啡酮(**42**, oxymorphone)含有上述药效团，是阿片受体的激动剂。羟吗啡酮的 *N*-甲基被 *N*-烯丙基替换称作纳洛酮(**43**, naloxone)，则由激动剂变成拮抗剂；纳曲吲哚(**44**, naltrindole)是 δ 受体的激动剂，丁丙诺啡(**45**, buprenorphine)也含有识别基团，是 μ 受体的部分激动剂，有较低的药物依赖性。这几个药物的结构变换部分体现了与不同受体亚型结合的结构特征。

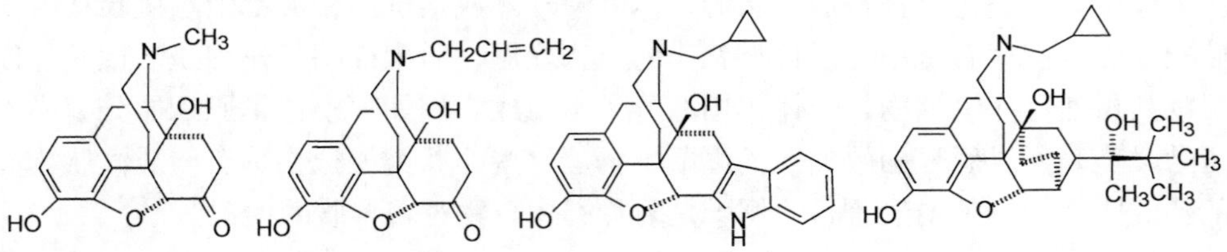

| **42** | **43** | **44** | **45** |

　　酚羟基并不是必需的药效特征，苯并二氮草药物替氟朵(**46**, tifluadom)也是阿片 κ 受体的激动剂，但没有酚羟基，实验表明对动物有很强的镇痛作用，没有呼吸抑制和依赖性等毒性。

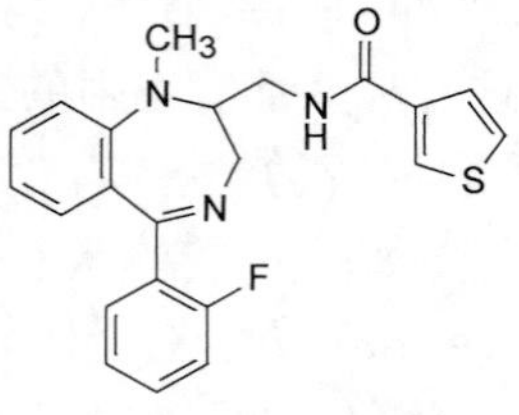

46

8.3.2　生长抑素的模拟物

生长抑素(**47**, somatostatin)是由二硫键形成的环十四肽，为中枢神经递质，具有抑制甲状腺生长激素释放的作用,调节大脑的功能。在肽链的 Phe7-Trp8-Lys9(即 FWK-motif)处为 β 转折，是受体识别的重要部位。环肽 **48** 含有模拟该 β 转折的片段，对受体具有亲和力，**48** 称作奥曲肽(**48**, octreotide)，临床治疗胃肠道肿瘤引起的消化性疾病,1988 年上市。用含有二氢茚和哌啶片段代替苯丙氨酸，保留色氨酸和赖氨酸残基的肽模拟物，得到含螺环哌啶的化合物 **49**，以及含氨基哌啶的化合物 **50**，为生长抑素的受体激动剂；而将哌啶环换成哌嗪并经苯磺酰化成 **51**，为受体拮抗剂[37]。以 3-去氧-β-葡萄糖作为模拟 β 转折的骨架，于骨架上连接苄基、3-吲哚乙基和氨丁基相当于 Phe7、Trp8 和 Lys9 的侧链，得到的化合物 **52**，对甲状腺生长抑素受体的作用 IC_{50} 为 1.3 μmol/L，在低剂量是为拮抗剂，高剂量为激动剂(3.0 μmol/L)。此外，它对 P 物质受体的亲和力(IC_{50} 为 0.18 μmol/L)和 β2-受体亲和力(IC_{50} 为 3 μmol/L)都很强，表明其选择性作用较低。

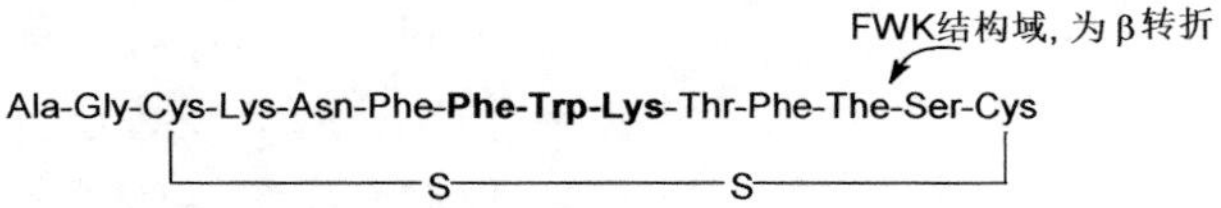

FWK结构域, 为 β 转折

Ala-Gly-Cys-Lys-Asn-Phe-**Phe-Trp-Lys**-Thr-Phe-The-Ser-Cys

47

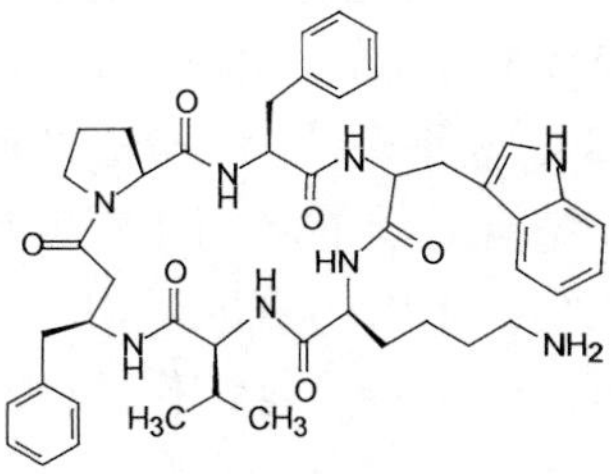

48 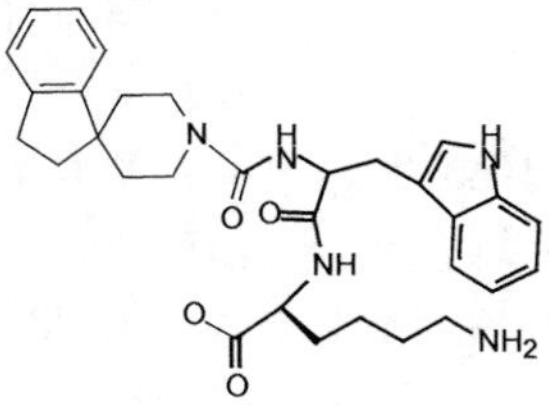　　　　**49** 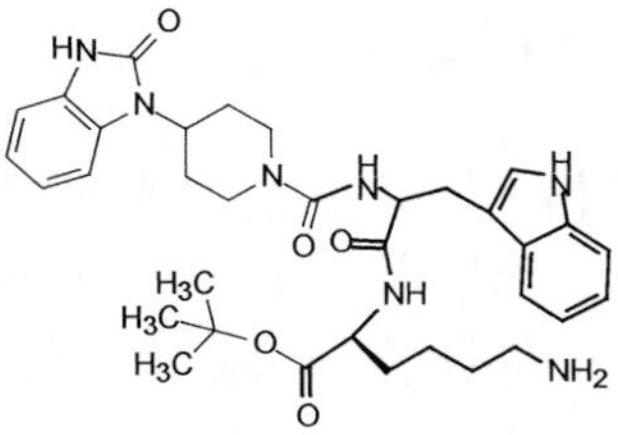　　　　**50**

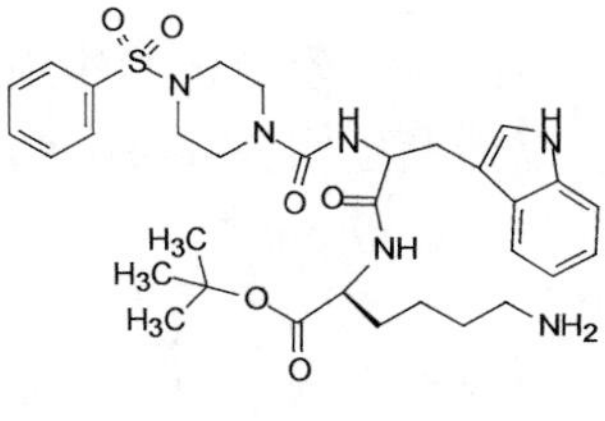

51 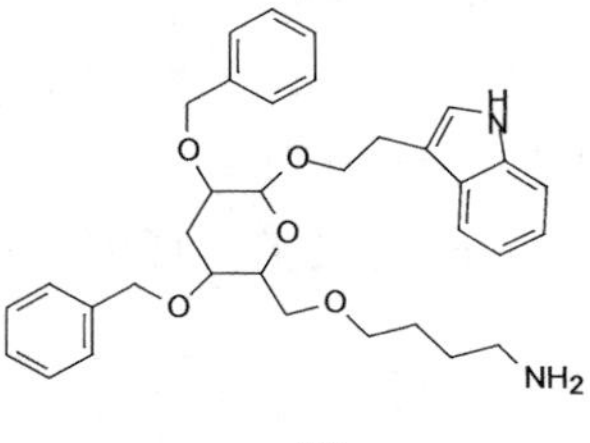　　　　**52**

8.3.3　人免疫缺陷病毒蛋白酶抑制剂

人免疫缺陷病毒(HIV-I)蛋白酶属于天冬氨酸酶，其作用是将人免疫缺陷病毒的 gag 蛋白和 gag-pol 蛋白处理成有功能性的蛋白,后者在病毒的生长中起重要作用。HIV 蛋白酶抑制剂可阻止蛋白不能成熟，从而失去传染性。图 8-14 是类肽抑制剂与 HIV 蛋白酶的 X 射线晶体结构的示意图，在复合物中存在的结构水分子，该水分子对酶与抑制剂结合起介导作用。水分子与酶的 Ile50 和 Ile50′形成氢键，并与抑制剂的两个羰基形成氢键。

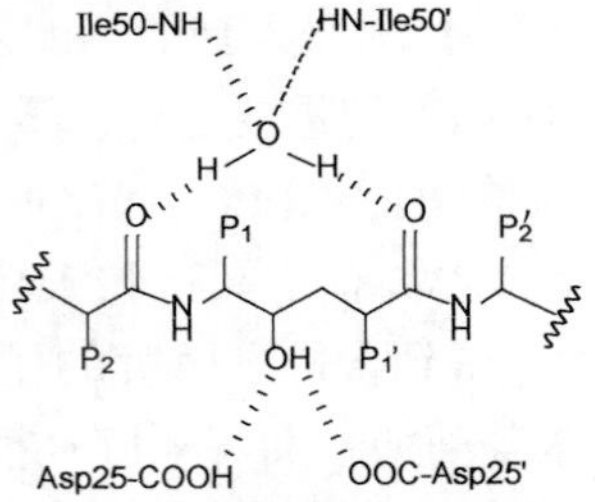

图 8-14　HIV 蛋白酶与抑制剂结合的示意图

该结构水的介导在催化或抑制过程起重要作用，而且是 HIV 病毒的天冬氨酸酶所特有的，哺乳动物的天冬氨酸酶的催化无结构水参与，这为设计病毒的特异性抑

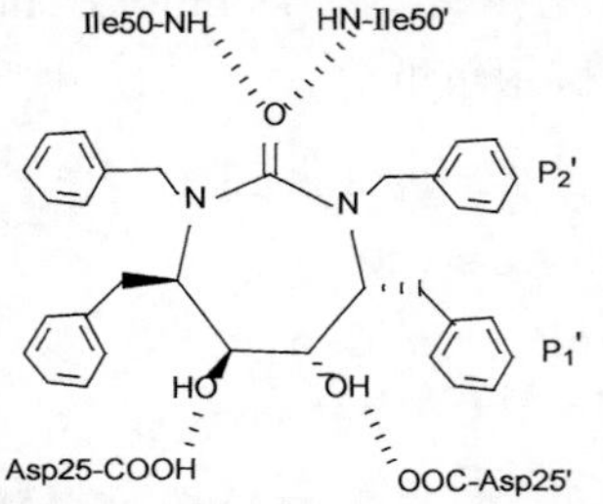

图 8-15　环脲类抑制剂与HIV蛋白酶结合示意图

制剂提供了结构依据。基于以上结构特征，设计了以环脲为骨架的非肽类抑制剂，环脲的氧原子履行结构水的作用，两个羟基分别与天冬氨酸形成氢键，如图 8-15 所示。

环脲模拟物是依据"预组建原理"(preorganization principle)成功设计的实例，该原理认为，分子之间的相互作用中，主体分子(蛋白酶)与客体分子(抑制剂)在结合之前的溶剂化程度越低，而结合得越密切，形成的复合物越稳定。将上述的结构水中的氧原子嵌入到抑制剂分子中，增加了对病毒蛋白酶作用的特异性，而且由于参与氢键作用的氧原子"固化"到抑制剂中，而不是"自由的"水分子，因而熵效应是有利的，熵变大约为 2 kcal/mol，增加了稳定性。

化合物**53**和**54**的结构和活性的关系进一步说明了预组建的作用。环脲的合理构象有利于同酶结合，而开环化合物**54**可能以伸展型构象存在，为形成类似于环脲的结构需要很高的构象能，其构象能超过 4.8 kcal/mol[38]。

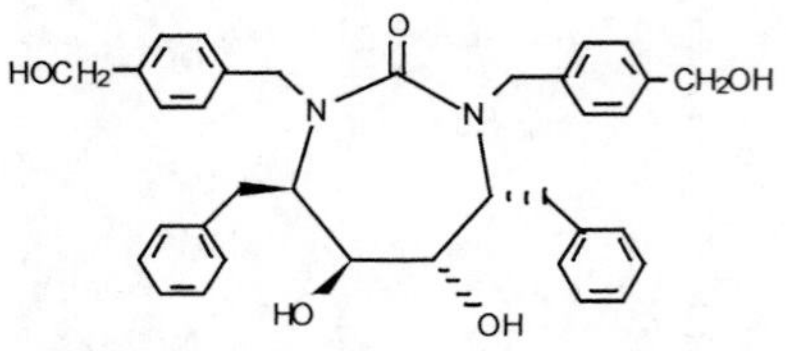

53
K_i = 2,5 nmol/L
ΔG = −4.8 kcal/mol

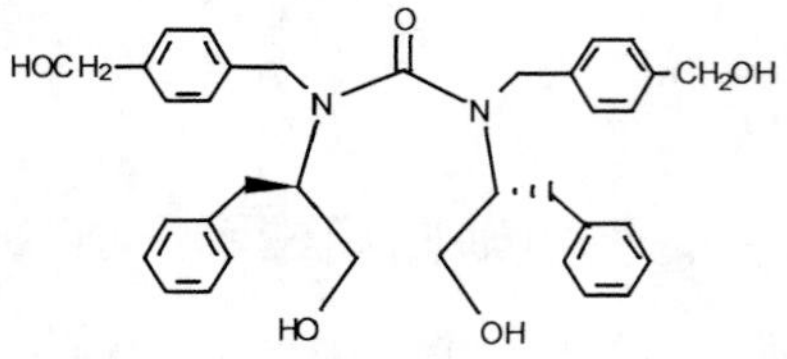

54
K_i = 6700 nmol/L
ΔG = 0 kcal/mol

8.3.4 RGD 的拮抗剂

RGD 是蛋白或多肽分子含有的 Arg-Gly-Asp 片断，是整合素(integrin)受体家族识别和结合配体中的重要氨基酸序列[39]，功能是介导血小板聚集等生理过程。通过模拟 RGD 结构域，特别是小分子化合物模拟 RGD 片段，产生对整合素的拮抗作用，为设计抗血栓药物的一个途径。糖蛋白Ⅱb/Ⅲa 受体就是其中一种，它与纤维蛋白原结合是完成血小板聚集的重要步骤。

蛇毒和水蛭素为多肽分子，可防止血小板聚集，分子中也含有的 RGD 片段，是阻止Ⅱb/Ⅲa 受体活化从而抑制血小板聚集的药效团。Fisher 等用 ¹H NMR 研究了对Ⅱb/Ⅲa 有强效抑制作用的环庚肽 **55**，证明甘氨酸-天冬氨酸的构象为 β 转折，如图 8-16 所示。Arg-Gly-Asp 片段由于 Arg 与 Trp 的氢键"束缚"形成 β 转折。作为药效团的精氨酸的胍基和天冬氨酸的羧基，被这三个氨基酸骨架支撑，在空间构成特定的配置，羧基碳原子与胍基氮原子的距离为 15~16 Å，是设计Ⅱb/Ⅲa 受体拮抗剂的重要结构特征[40]。

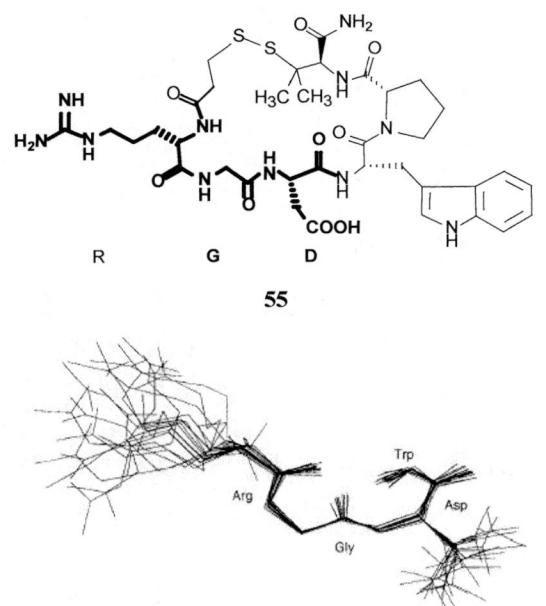

55

图 8-16 核磁共振研究 RGD 的构象为 β 转折

用苯脒替代胍基，将非肽类结构作为连接羧基端的支撑骨架，并满足脒基与羧基的距离和其他结构要求，合成具有阻断糖蛋白Ⅱb/Ⅲa 受体活性的化合物，例如拉米非班(**56**, lamifiban)是以苯丙氨酸连接 p-脒基苯甲酸和哌啶氧乙酸的化合物。用丙氨酸连接类似的片段，而且为避免脒基与羧基之间形成内盐不能口服吸收，将脒基氧化成羟基脒，羧基成酯，称作西巴非班(**57**, sibrafiban)，该化合物本身没有活性，口服吸收后，在体内羟基脒基被还原成脒基，酯基水解成酸而活化，所以西巴非班是前药[41]。

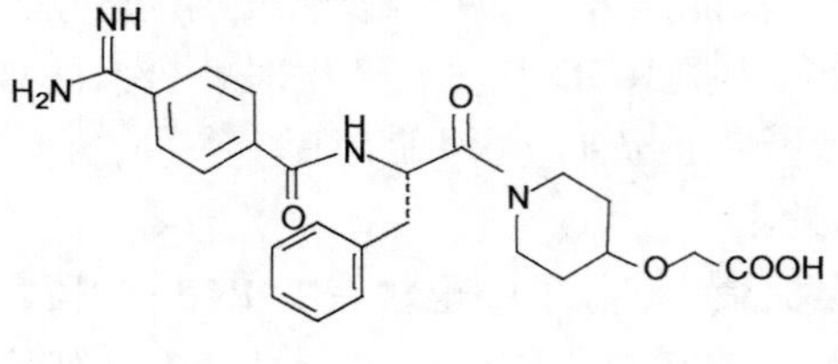

56

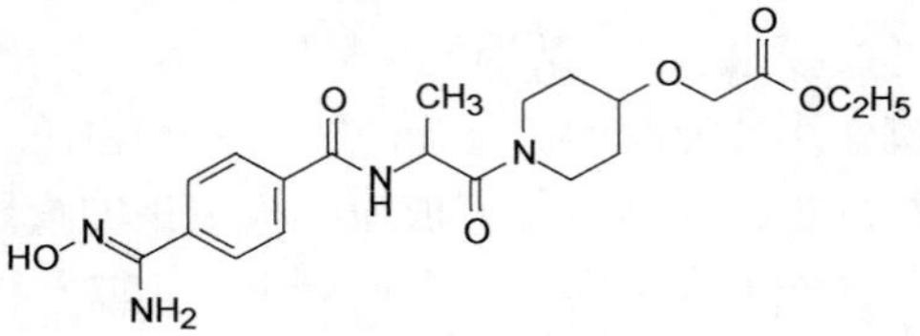

57

Keenan 等以苯二氮䓬为骨架连接脒基和羧基并维持必要的距离，得到化合物 **58**，对Ⅱb/Ⅲa 受体具有强效阻断作用，K_i=2.8 nmol/L[42]。

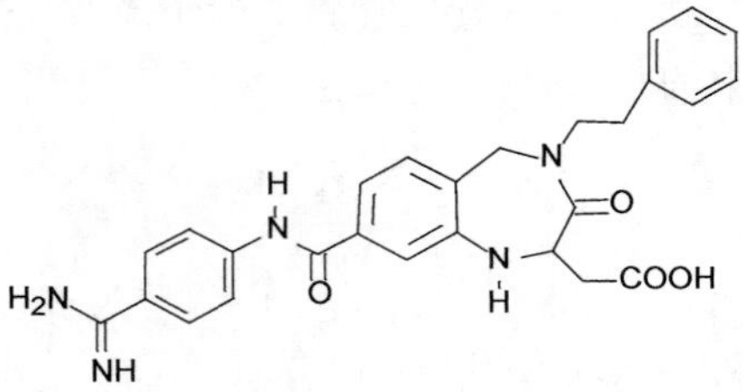

58

8.3.5　白三烯 D4 受体拮抗剂

白三烯 D4 是含有甘氨酰半胱氨酸肽链、经硫醚键连接的羟基二十碳四烯酸 **(59)**，是产生炎症和过敏反应的重要介质，其受体阻断剂可用来治疗哮喘病。早期发现的 LTD4 拮抗剂是 FPL-55712**(60)**，为羟基苯乙酮经适当的间隔基与酸性基团相连的结构。该羟基苯乙酮模拟 LTD4 的疏水片段；酸性基团相当于甘氨酰半胱氨酸二肽部分。它的拮抗作用较弱，与受体的亲和力低于底物 LTD4 大约 3~4 个数量级。

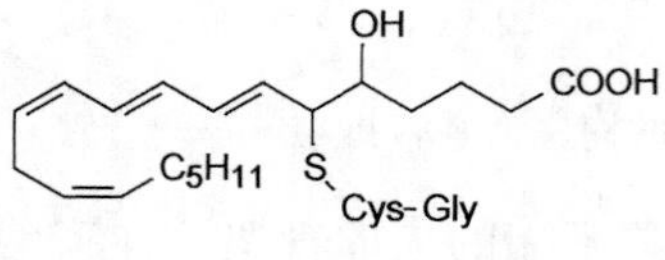

59

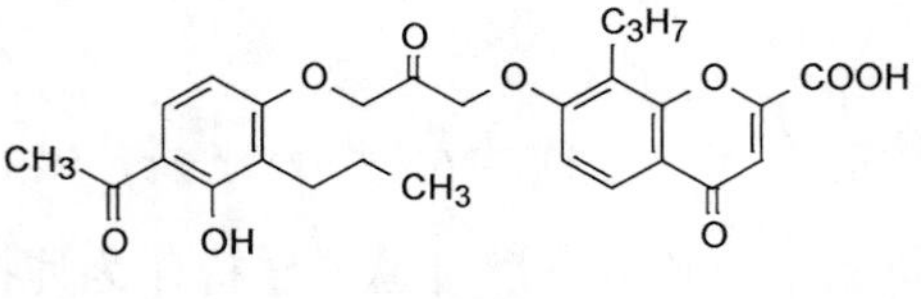

60

进而根据 LTD4 的结构，用苯环模拟四烯片段；硫代二肽用羧酸酯代替，保留 C1 的羧基，成功地设计了普仑司特[43]**(61, pranlukast)** 和硫鲁司特[44]**(62, sulukast)**，这两个拮抗剂保持了 LTD4 中硫醚与羟基的相同构型。

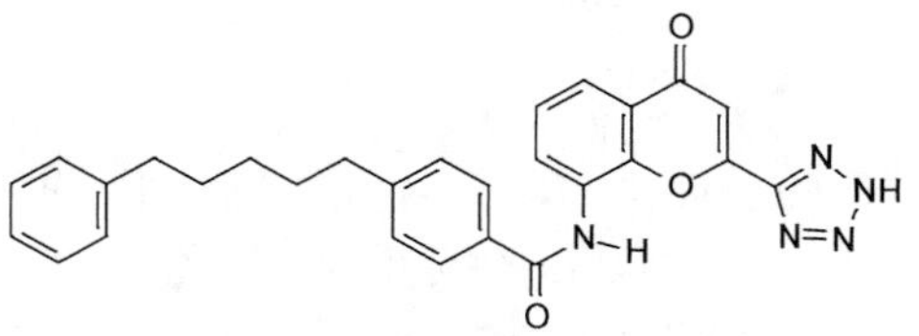

61 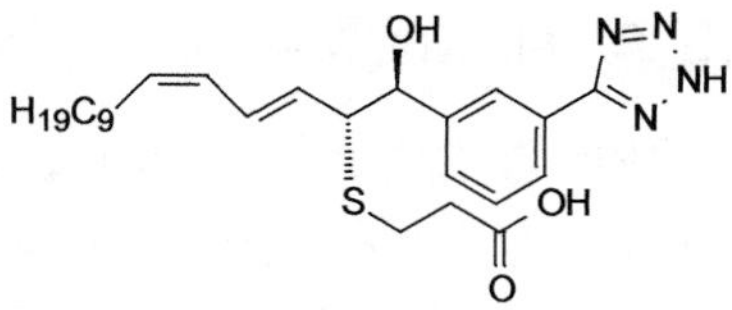　　　　　　　　　　　　　　　　　　　　**62**

另一类拮抗剂是含喹啉环的维鲁司特[45](**63**, verlukast)和孟鲁司特[46](**64**, montelukast)，它们对 LTD$_4$ 受体的拮抗作用 IC$_{50}$ 分别为 3.1 nmol/L 和 0.5 nmol/L。这些上市的药物用于临床治疗哮喘、过敏性疾病和慢性阻塞性肺病。

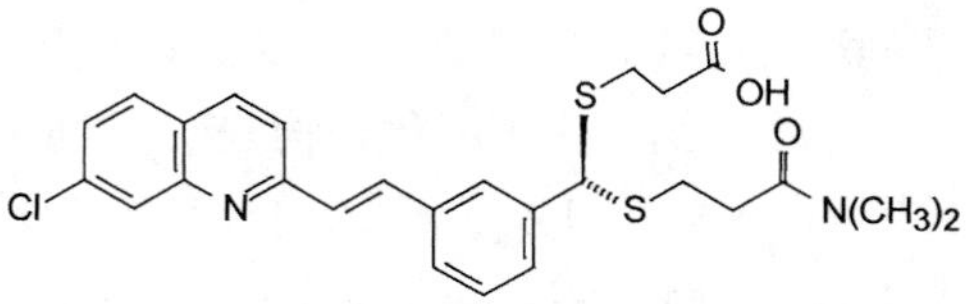

63 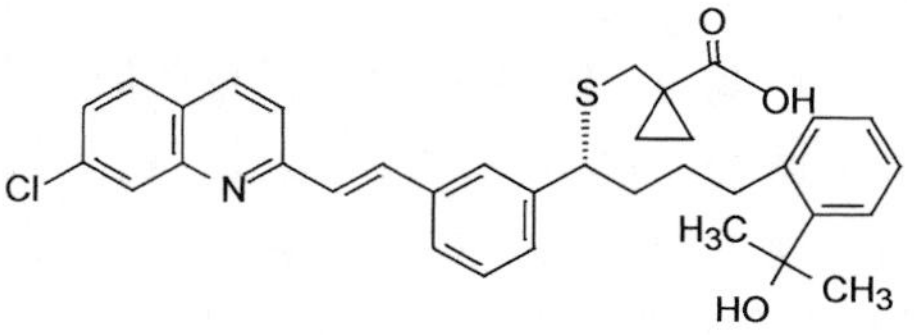　　　　　　　　　　　　　　　　　　　　**64**

8.3.6　促甲状腺释放激素的构象限制

促甲状腺释放激素(**65**, thyrotropin-releasing hormone，TRH)的作用是促进血浆中游离碘向甲状腺组织的摄入，以 TRH 为模板，替换氨基酸或经环合操作设计新的激动剂或拮抗剂。TRH 分子中含有 6 个单键，对某些单键加以限制，并将难以合成的咪唑基用苄基替换(即用 Phe2 替换 His2)，得到三肽化合物 **66**，对受体亲和力和作用强度虽然明显低于 TRH，但在高浓度下可完全将 TRH 从受体上置换下来，说明是竞争性结合。故以[Phe]2-TRH 作为模板，将焦谷氨酰胺和苯丙氨酸残基的两个氢原子用碳原子或单键相连，构成螺内酰胺，并将脯氨酸与苯丙氨酸的亚甲基环合，形成构象限制性化合物 **67**，**67** 的活性与[Phe]2-TRH 相当，说明环合桥连未明显影响活性。表 8-5 列出了这三个化合物对受体的作用[47]。

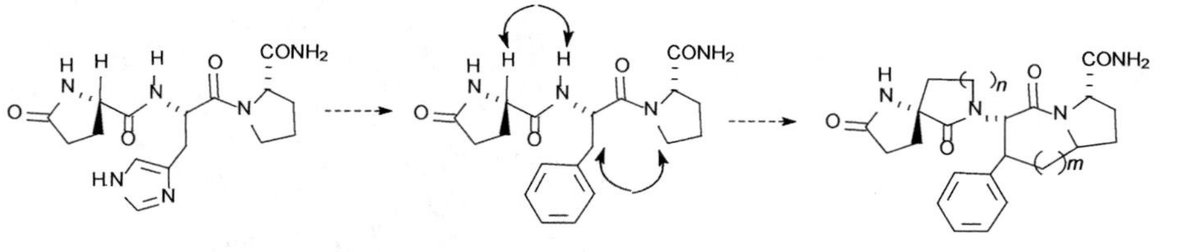

65　　　　　　　　　　　**66**　　　　　　　　　　　**67**

表 8-5　TRH 及其类似物对受体结合作用的比较

化合物	K_i/(nmol/L)	EC_{50}/(nmol/L)
TRH	(K_m)10	0.68
[Phe]2-TRH	1500	110
67	4400	290

8.3.7　细胞间黏附分子受体拮抗剂

　　细胞间黏附分子-1 (intercellular adhesion molecule-1，ICAM-1)与淋巴细胞功能相关抗原 1 (lymphocyte function-associated antigen 1，LFA-1)是两种蛋白，两者之间的结合能力的变化，调控并介导跨膜双向信号传递，这种蛋白-蛋白相互作用对淋巴细胞渗出、激活、黏附和免疫监视等起重要作用，所以，干扰 ICAM-1 与 LFA-1 相互作用可调节免疫功能。研究 ICAM-1 的结构与功能关系表明，与 LFA-1 结合的重要基团是 Glu34、Lys39、Met64、Tyr66 和 Gln73，虽然这些氨基酸残基未直接连接，但在空间相互接近，构成了蛋白-蛋白相互作用的热域(hot spots)，模拟这些热域的小分子有可能与 LEF-1 结合，具有抗炎免疫调节的活性。Gadek 等基于这些基团特征，以环肽为起始物，经优化设计，得到与 ICAM-1 较高结合作用的化合物 **68**，进而小分子化，得到化合物 **69**，其阻止与 LFA-1 结合的 IC_{50} 为 1.4 μmol/L，再以 **69** 为模板，在合成的集中库[48]中得到化合物 **70**，其阻止与 ICAM-1 结合的 IC_{50} 为 1.4 nmol/L，抑制混合淋巴细胞反应 (mixed lymphocyte reaction，MLR)强度高于环孢素 A。化合物 **70** 的优势构象下的游离羧基、噻吩环和 2,6-二氯苯基在空间的位置分别与 Glu34、Met64 和 Tyr66 相重合，苯酚环处在 Gln73 旁边[49]。

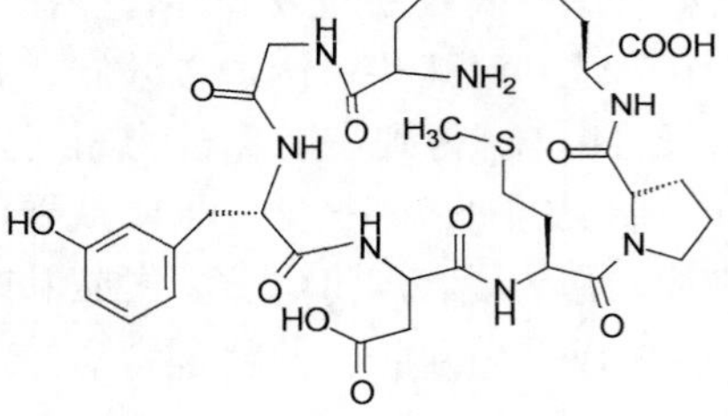

68

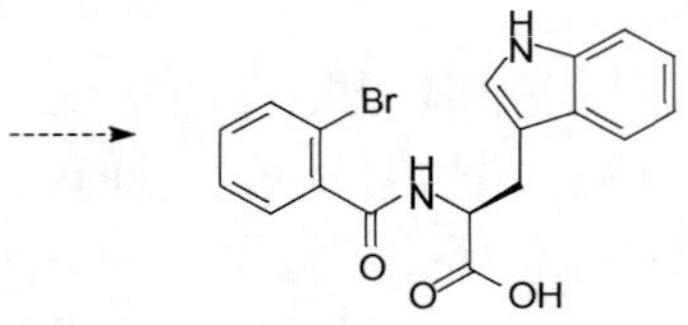

69

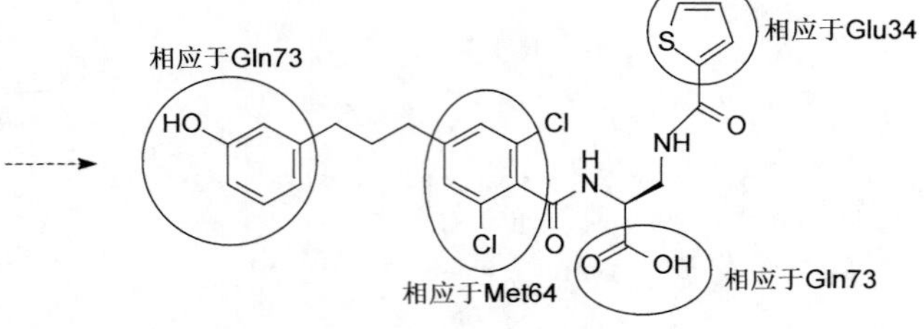

70

8.4　全烃钉固肽

8.4.1　依据

小分子化合物与酶或受体蛋白有较高的亲和性和选择性，是由于靶标的结合位点往往存在疏水性结合腔，成为底物和配体的结合锚位，许多激酶和 G 蛋白偶联受体都有这种结构特征，这些酶和受体因而具有可药性(druggability)，相对应的药物小分子具有成药性(drug-likeness)。然而有许多介导生理过程的蛋白与其他蛋白的结合没有显著的结合腔，而是在比较平坦的蛋白表面发生作用，结合范围广泛，因而用小分子干扰这类蛋白-蛋白结合困难较大。另一方面，多肽或小蛋白的α螺旋结构在蛋白-蛋白相互作用扮演重要角色，作为药物如何稳定地吸收入循环血并穿越膜进入细胞，成为关键一步。全烃钉固肽(all-hydrocarbon stapled peptide)是一种稳定α螺旋结构的技术。

8.4.2　原理

既往的研究表明，肽链的 α-碳连接甲基可提高 α 螺旋的稳定性[50]，而且 α 螺旋上形成大环桥连也可使螺旋构象稳定[51]。Schafmeister 和 Verdine 将肽链残基的 α-碳烷基化，并连接合环，形成了全烃钉固肽技术，该方法合成的多肽不仅保持了原有的活性，而且提高了螺旋结构的稳定性和代谢稳定性[52]。

8.4.3　结构

全烃钉固肽是在肽链上组装成发卡式环烃桥，是用合成的方法在预定的位置(例如第 i 个位置)连接经保护的 α-甲基-α-烯烃基甘氨酸，在第 $i+n$ 的位置为另一个 α-甲基-α-烯烃基甘氨酸(两个烯烃基的大小可以不同)，后经金属络合物催化两个烯基发生偶联反应，形成 $i \sim i+n$ 残基间隔的含有双键的烃基桥环。图 8-17 是合成的示意图。

由于 α-甲基-α-烯烃基甘氨酸是手性分子，铆合在 α 螺旋上存在构型的不同，描述这部分的结构表示法如图 8-17 中 $R_{i,i+7}S(11)$ 的全烃钉固肽，表示为从 N 端到 C 端的方向，形成烃基桥的第 i 个残基为 R 构型，第 $i+7$ 位置的残基结束桥环，构型为 S，烯烃环含 11 碳原子。全烃钉固肽犹如在 α 螺旋"别卡子"，加固装置因固定了 α 螺旋的构象而稳定化。大的肽链可以组装两个或多个环烃[53,54]。

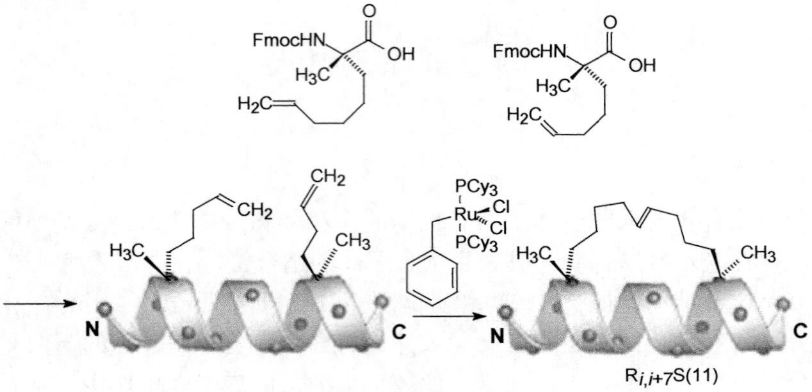

图 8-17　全烃钉固肽合成的示意图

8.4.4　应用

Verdine 等研究干预 MDM2-p53 蛋白-蛋白相互作用，合成了 p53$_{14-29}$,α螺旋片段的烃钉固肽,设计烃基钉固的位置避开与 MDM2 结合位点,烃环跨越为 $i, i+7$,经圆二色谱研究, 合成的 8 个肽中有的可稳定α螺旋构象, 与没有烃基钉固的肽比较, 可提高穿越细胞膜的能力, 与 MDM2 的结合活性 $K_d = 0.8$ nmol/L, 由于保护了天然 p53 的作用, 细胞呈现凋亡作用[55]。

全烃钉固肽可视作肽模拟物，该技术为多肽药物提供了新的平台技术。一些药企依此研发药物, 例如 Aileron 公司研制长效的生长激素释放激素(GHRH)激动剂 ALRN-5281, 治疗某些内分泌失调疾患, 如成年人生长激素缺乏症等, 由于提高了稳定性, 给药后产生长效作用, 现处于临床研究。

8.5　范例解析——从五肽到非肽药物依卢多林

以阿片配体天然五肽内啡肽(71, enkephalin)片段为起点,研制成功的依卢多林(72, eluxadoline)是由肽转化为非肽类药物的代表性范例,依卢多林是治疗腹泻性肠易激综合征药物,于 2015 年上市。下面简要叙述其研发历程。

8.5.1　内啡肽的简化和非肽化

阿片受体是 G 蛋白偶联受体, 参与镇痛、抑制肠胃蠕动、呼吸抑制、心肌保护和免疫反应等多种生理活动。内源性配体(例如内啡肽)或药物(例如吗啡和洛哌丁胺)作用于不同的受体亚型,调节对疼痛的感觉和胃肠道的运动功能。研究表明,激动肠道的阿片受体,可成为治疗胃肠道功能紊乱的药物。

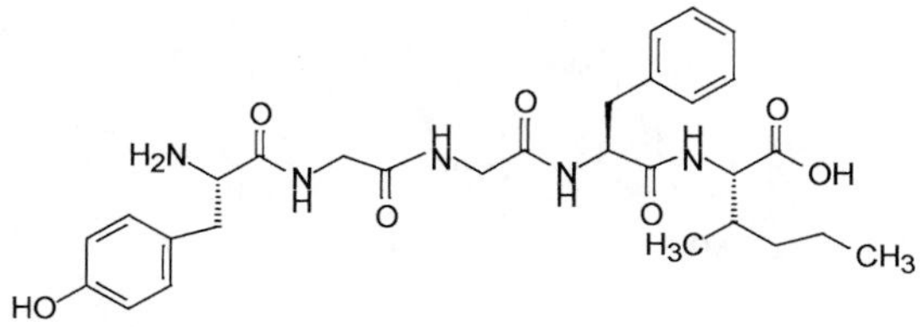

71 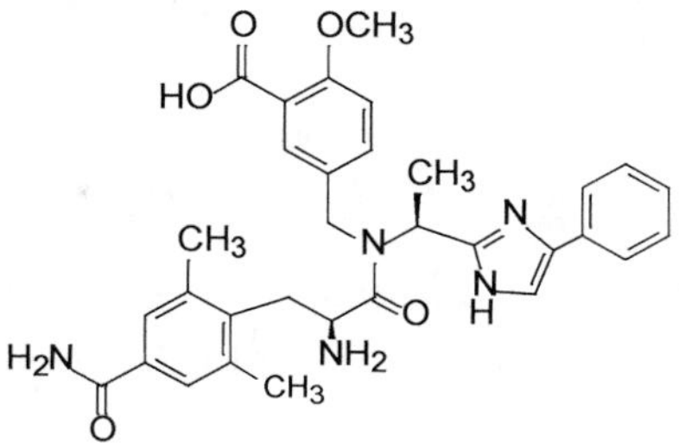　　　　　　　　　　　　　　　　　　**72**

变换的第一步是简化结构，去除一个氨基酸残基，不应是 N 端的酪氨酸，因为多数阿片受体激动剂都含有酚基或苯基的药效团。剪切掉 C 端的亮氨酸成四肽 **(73)** 仍保持活性，并改构甘氨酸成四氢异喹啉酸(Tic)，另一甘氨酸成苯丙氨酸得到化合物 **74(Tyr-Tic-Phe-Phe)**，仍保持与 71 相近的活性。进而简化为拟二肽 **(75)**，不仅减少了肽的性质，还提高了对 δ 受体的活性，提示四氢异喹啉的构象限制和简化成拟二肽的酰胺是个有效途径[56]。

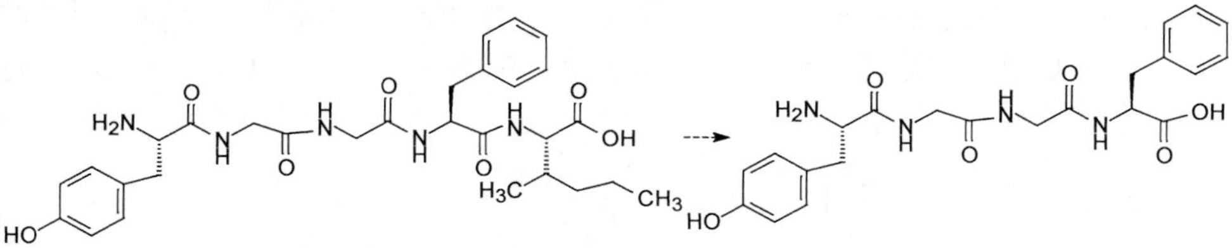

71　　　　　　　　　　　　　　　　　　**73**

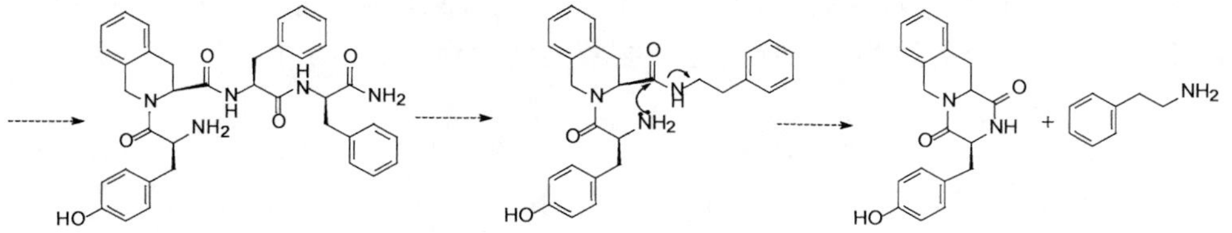

74　　　　　　　　**75**　　　　　　**75a**　　**75b**

然而 **75** 的稳定性差，是因为结构中的游离氨基具有亲核性，对四氢异喹啉的酰基作分子内亲核进攻，断裂成取代的哌嗪二酮**(75a)**和苯乙胺**(75b)**，因而失去活性，这个现象也出现在强生公司研制拟缩胆囊素(CCK)抑制剂(也是含有游离氨基的拟二肽)，并对这种分子内亲核反应而失效作过深入的研究[57]。为了避免该裂解反应的发生，将酰胺基用咪唑环替换，以维持片段的平面结构，并保持了极性原子的分布，该骨架迁越是结构变换的一个重要步骤。合成的一系列含有咪唑基的四氢异喹啉化合物中，**76** 对阿片 δ 受体 K_i 值 0.9 nmol/L，功能活性 $EC_{50}=25$ nmol/L。因而确定 **76** 为先导化合物[58]。

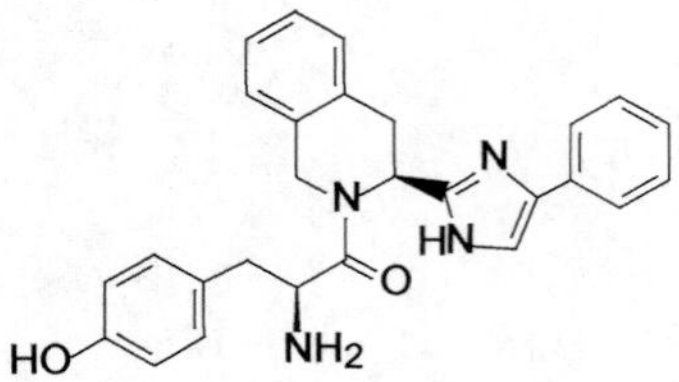

76 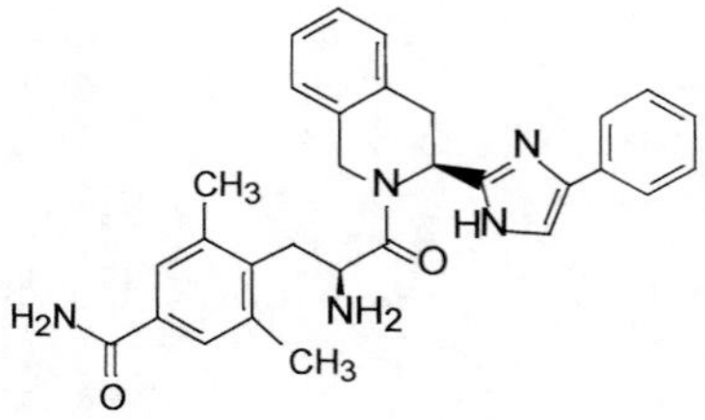　　　　　　　　　　　　　　**77**

8.5.2　先导物的优化

8.5.2.1　苯酚环上取代基的变换

化合物 **76** 的酪氨酸片段模拟了内啡肽的 N 端的 Tyr1，由于含有苯酚基的药物容易发生 II 相代谢(如葡醛酸苷化或硫酸单酯化)，呈现不利的首过效应。为此优化 **76** 首先是对苯环的修饰。

羟基被氨酰基置换同时苯环用二甲基取代，化合物 **77** 对 δ 和 μ 受体的活性明显提高，例如对 δ 受体的活性提高了 15 倍(K_i=0.006 nmol/L)，对 μ 受体提高了近 40 倍[59]。

8.5.2.2　四氢异喹啉的变换

本节讨论四氢异喹啉结构改造，是与优化酚基的研究同时并进的，原因是合成咪唑基四氢异喹啉的困难性，探索构效关系需要付出的合成工作量太大。为简化合成，将 **77** 的四氢哌啶环的两个 C—C 键分别切断，形成通式为 **78** 的化合物。R_1 和 R_2 为烷基或芳烷基，合成的化合物及其活性列于表 8-6 中。

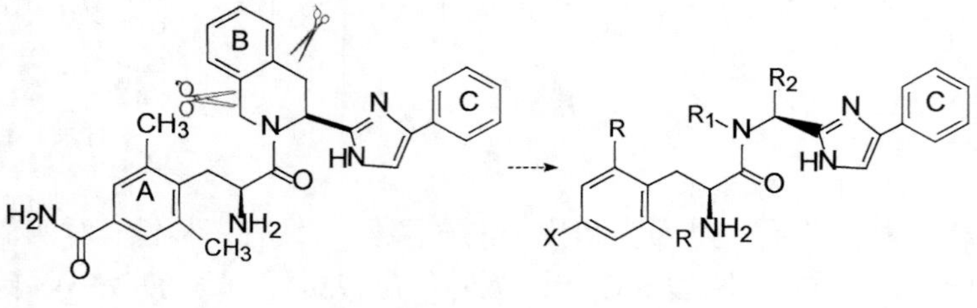

77　　　　　　　　　　　　　　**78**

表 8-6 剖裂四氢异喹啉环的化合物结构与活性

化合物	R	X	R$_1$	R$_2$	受体结合常数 K_i	
					δ/(nmol/L)	μ/(nmol/L)
79	H	OH	H	CH$_3$	5660	1260
80	CH$_3$	OH	H	CH$_3$	708	17
81	CH$_3$	OH	H	i-Pr	5198	121
82	CH$_3$	OH	H	H$_2$C—(苯基)	255	13
83	CH$_3$	OH	CH$_3$	H	26	0.3
84	CH$_3$	OH	i-Pr	H	15	0.1
85	CH$_3$	OH	CH$_3$	CH$_3$	15	0.1
86	CH$_3$	OH	i-Pr	CH$_3$	1.4	0.03
87	CH$_3$	OH	H$_2$C—(苯基)	CH$_3$	1.5	0.03
88	CH$_3$	CONH$_2$	H$_2$C—(苯基)	CH$_3$	12	0.3
89	CH$_3$	CONH$_2$	H$_2$C—(苯基, COOH)	CH$_3$	0.5	1.0
72	CH$_3$	CONH$_2$	H$_2$C—(苯基, COOH, OCH$_3$)	CH$_3$	1.3	0.9

分析表中化合物的构效关系，可归纳出以下的信息：

(1) 苯环 A 上只有羟基取代的化合物(79)活性低于有间位二甲基取代的化合物，这与前述的四氢异喹啉系列的规律相同。新系列化合物仍以含有 2,6-二甲基取代为优选片段。

(2) R$_1$ 为 H 原子的化合物如化合物 79~82 与 N-烃基取代的化合物相比，活性显著下降，可以解释为 N 上氢原子可互变异构转移到酰基氧上，形成烯醇化的羟基亚胺，无论是反式或顺式(反式占优)都不利于活性。含有活泼氢的酰伯胺采取“假烯醇”式，活性低于不发生互变异构的酰仲胺，因为酰化的仲胺没有活泼氢。

酰仲胺　　　　　　假反式羟基亚胺　　　　　　假顺式羟基亚胺

(3) R₁ 为烷基，R₂ 为氢原子(该碳原子失去手性)，如化合物 **83** 和 **84** 活性显著提升，与 R₁ 和 R₂ 都是烷基的化合物活性相近。当 R₂ 和 R₁ 分别是苄基和甲基时，如化合物 **87** 和 **88**，有较强的活性。

(4) A 环上的酚基被酰胺基取代，化合物 **88** 对 δ 和 μ 受体的活性均弱于 **87** 大约 10 倍。但在苯基上引入取代基，如化合物 **89** 和 **72** 对 δ 和 μ 受体的活性都明显提高。

(5) 功能性实验意外地发现化合物 **89** 和 **72** 失去了对 δ 受体的激动作用，推测是苄基苯环上连接了羧基的缘故。但 **72** 用另外的功能性实验表明对 δ 受体反而有拮抗作用(IC₅₀=89 nmol/L)。但仍对 μ 受体仍保持激动作用，尤其是化合物 **72** 引入甲氧基，活性比 **89** 提高 60 倍。

化合物 **72** 对 μ 受体具有有强激动作用(EC_{50} = 1 nmol/L)，对 δ 受体则为拮抗作用(IC_{50}=89 nmol/L)；且对多种动物结肠的 κ 受体没有激动作用(EC_{50} > 1 μmol/L)。作为拮抗 δ /激动 μ 受体的双重调节剂，由于化合物 **72** 在胃肠道吸收很少，因而口服给药不易进入血循环和穿越血脑屏障，所以降低了阿片调节剂常用的依赖性，这样，**72** 成为有潜在研发价值的候选物[60]。

8.5.3　候选物的确定和依卢多林的上市

用半体内(*ex vivo*)和体内(*in vivo*)胃肠道功能实验表明，化合物 **72** 有较低的口服生物利用度，通过局部作用，作用于胃肠道上皮细胞的阿片受体，因而适于作为治疗以腹泻为特征的激惹性大肠炎。

72 的二盐酸盐溶解度>1 mg/mL，人肝微粒体温孵的半衰期 $t_{1/2}$=150 min，具有代谢稳定性；对 P450 无抑制作用，IC_{50}>20 μmol/L；对 *h*ERG 无抑制作用，IC_{50}>10 μmol/L。基于安全有效性考虑，确定 **72** 的二盐酸盐为候选化合物，命名为依卢多林(**72**, eluxadoline)进入开发阶段。经临床试验表明可治疗腹泻型肠易激惹综合征，于 2015 年经 FDA 批准上市[61]。

参 考 文 献

[1] Nazaki Y, Tanford C. The solubility of amino acids and two glycine peptides in aqueous ethanol and dioxane solutions. J Biol Chem, 1971, 246: 2211-2117

[2] Rose G D, Gierasch L M, Smith J A. Turns in peptides and proteins. Adv Protein Chem, 1985,

37: 1-109

[3] Betins J, Nikiforovich G V, Chipens G. Statistical weights of Leu-enkephalin conformers in aqueous solution. J Mol Structure: THEOCHEM, 1986,137: 129-132

[4] Freidinger R M. Nonpeptidic ligands for peptide and protein receptors. Curr Opin Chem Biol, 1999, 3: 395-406

[5] Freidinger R M. Design and synthesis of novel bioactive peptides and peptidomimetics. J Med Chem, 2003, 46: 5553-5566

[6] Degrado W F. Design of peptides and proteins. Adv Protein Chem, 1988, 39: 51-124

[7] Samanen J, Cash T, Naringdray D, et al. An investigation of angiotensin II agonist and antagonist analogues with 5,5-dimethylthiazolidine-4-carboxylic acid and other constrained amino acids. J Med Chem, 1991, 34: 3036-3043

[8] Tallon M, Ron D, Halle D, et al. Synthesis, biological activity, and conformational analysis of [pGlu6, N-MePhe8, Aib9] substance P (6-11): A selective agonist for the NK-3 receptor. Biopolymers, 1993, 33: 915-926

[9] London R E, Stewart J M, John R C. Probing the role of proline in peptide hormones. NMR studies of bradykinin and related peptides. Biochem Pharmacol, 1990, 40: 41-48

[10] Valle G, Crisma M, Toniolo C, et al. Crystallographic characterization of conformation of 1-aminocyclopropane-1-carboxylic acid residue (Ac3c) in simple derivatives and peptides. Int J Peptide Protein Res, 1989, 34: 56-65

[11] Zagari A, Nemethy G, Scheraga H A, et al. The effect of the L-azetidine-2-carboxylic acid residue on protein conformation. I. Conformations of the residue and of dipeptides. Biopolymers, 1990, 30: 951-959

[12] Hsieh K H, LaHann T R, Speth R C. Topographic probes of angiotensin and receptor: potent angiotensin II agonist containing diphenylalanine and long-acting antagonists containing biphenylalanine and 2-indan amino acid in position 8. J Med Chem, 1989, 32: 898-903

[13] Schiller P W, Grazyna Weltrowska G, Dung N T M, et al. Conformational restriction of the phenylalanine residue in a cyclic opioid peptide analog: effects on receptor selectivity and stereospecificity. J Med Chem, 1991, 34: 3125-3132

[14] Chung J Y L, Wasicak J T, Arnold W A, et al. Conformationally constrained amino acids. Synthesis and optical resolution of 3-substituted proline derivatives. J Org Chem, 1990, 55: 270-275

[15] Fournie-Zaluski M C, Coric P, Thery V, et al. Design of orally active dual inhibitors of neutral endopeptidase and angiotensin-converting enzyme with long duration of action. J Med Chem, 1996, 39: 2594-2608

[16] Soucy F, Wernic D, Beaulieu P. Preparation of 4-alkylprolines by intramolecular radical cyclization of chiral serine derivatives. J Chem Soc, Perkin Trans 1. 1991, 2885-2887

[17] Gershonov E, Granoth R, Tsehoval E, et al. 1-Aminocyclobutanecarboxylic acid derivatives as novel structural elements in bioactive peptides: Application to tuftsin Analogs. J Med Chem, 1996, 39: 4833-4843

[18] Fink C A, Carlson J E, McTaggart P A, et al. Mercaptoacyl dipeptides as orally active dual inhibitors of angiotensin-converting enzyme and neutral endopeptidase. J Med Chem, 1996, 39:3158-3168

[19] Bairaktari E, Mierke D F, Mammi S, et al. Observation of a cis amide isomer within a linear peptide. J Am Chem Soc, 1990, 112: 5383-5383

[20] Suumara D K, Prorok M, Lawrence D S. A molecular constraint that generates a cis peptide bond. J Am Chem Soc, 1991, 113: 706-707

[21] Flynn G A, Burkholder T P, Huber E W, et al. An acyliminium ion route to cis and trans "anti" Phe-Gly dipeptide mimetics. Bioorg Med Chem Lett, 1991, 1: 309-312

[22] Flynn G A, Giroux E L, Dage R C. An acyliminium ion cyclization route to a novel conformationally restricted dipeptide mimic: applications to angiotensin-converting enzyme inhibition. J Am Chem Soc, 1987, 109: 7914-7915

[23] DiMaio J, Belleau B. Synthesis of chiral piperazin-2-ones as model peptidomimetics. J Chem Soc, Perkin Trans. 1. 1989, 1687-1691

[24] Dounsh C T, Clark M L, Hawley D, et al. Reg Pept, 1988, 22: 58

[25] Schiller P W, Weltrowska G, Nguyen T M D, et al. TIPP[ψ]: A highly potent and stable pseudopeptide δ opioid receptor antagonist with extraordinary δ selectivity. J Med Chem, 1993, 36: 3182-3187

[26] Harbeson S L, Shatzer S A, Le T B, et al. A new class of high affinity ligands for the neurokinin A NK2 receptor: psi (CH_2NR) reduced peptide bond analogues of neurokinin A4-10. J Med Chem, 1992, 35: 3949-3955

[27] Almquist R G, Chao W R, Ellis M E, et al. Synthesis and biological activity of a ketomethylene analogue of a tripeptide inhibitor of angiotensin converting enzyme. J Med Chem, 1980, 23: 1392-1398

[28] Kawasaki K, Maeda M. Amino acids and peptides. II. Modification of glycylglycine bond in methionine enkephalin. Biochem Biophys Res Commun, 1982, 106: 113-116

[29] Kaltenbronn J S, Hudspeth J P, Lunney E A, et al. Renin inhibitors containing isosteric replacements of the amide bond connecting the P3 and P2 sites. J Med Chem, 1990, 33: 838-845

[30] Zabrocki J, Smith G D, Dunbar J B, et al. Conformational mimicry. 1. 1,5-Disubstituted tetrazole ring as a surrogate for the cis amide bond. J Am Chem Soc, 1988, 110: 5875-5880

[31] Pallai P V, Struthers R S, Goodman M, et al. Partial retro-inverse analogues of somatostatin: Pairwise modifications at residues 7 and 8 and at residues 8 and 9. Biochemistry, 1985, 24: 1933-1941

[32] Currie B L, krstensky J L, Lin Z L, et al. Design and synthesis of bicyclic non-peptide β-bend mimetic of enkephalin. Tetrahedron, 1993, 43: 3489-3500

[33] Huffman W F, Callahan J F, Eggleston D S, et al//Marshall G R. Peptides: Chemistry and Biology, Proceedings of 10th American Peptide Symposium. ESCOM, Leiden, 1988: 105-108

[34] Dimaino J, Nguyen T M D, Lemieux C, et al. Synthesis and pharmacological characterization *in vitro* of cyclic enkephalin analogues: Effect of conformational constraints on opiate receptor selectivity. J Med Chem, 1982, 25: 1432-1438

[35] Schiller P W, Eggimann B, Dimaio J, et al. Cyclic enkephalin analogs containing a cystine bridge. Biochem Biophys Res Commun, 1981, 101: 337-343

[36] Schiller P W// Udenfriend S, Meinhofer J. The Peptides. Vol 6. Orlando: Academic Press, 1984: 219

[37] Hay B A, Cole B M, DiCapua F M, et al. Small molecule somatostatin receptor subtype 2

antaqgonists. Bioorg Med Chem Lett, 2001, 11: 2731-2734

[38] Lam P Y S, Ru Y, Jadhav P K, et al. Cyclic HIV protease inhibitors: Synthesis, conformational analysis, P2/P2' structure-activity relationship, and molecular recognition of cyclic urea. J Med Chem, 1996, 39: 3514-3525

[39] Ruoslahti E, Pierschbacher M D. New perspectives in cell adhesion: RGD and integrins. Sciences, 1987, 238: 491-497

[40] Alig L, Edenhofer A, Hadvary P, et al. Low molecular weight, non-peptide fibrinogen receptor antagonists. J Med Chem, 1992, 35: 4393-4407

[41] Alig L, Beresini M, Weller T, et al. Orally active fibrinogen receptor antagonists. 2. Amidoximes as prodrugs of amidines. J Med Chem, 1996, 39: 3139-3147

[42] Keenan R M, Callahan J F, Samanen J M, et al. Conformational preferences in a benzodiazepine series of potent nonpeptide fibrinogen receptor antagonists. J Med Chem, 1999, 42: 545-559

[43] Nakai H, Konno M, Kosuge S, et al. New potent antagonists of leukotrienes C4 and D4. 1. Synthesis and structure-activity relationships. J Med Chem, 1988, 31: 84-91

[44] Boot J R, Bond A, Gooderham R, et al. The pharmacological evaluation of LY170680, a novel leukotriene D4 and E4 antagonist in the guinea-pig. Br J Pharmacol, 1989, 98: 259-267

[45] Gauthier J Y, Jones T, Champion E, et al. Stereospecific synthesis, assignment of absolute configuration, and biological activity of the enantiomers of 3-[[[3-[2-(7-chloroquinolin-2-yl)-(E)-ethenyl]phenyl][[3-(dimethylamino)-3-oxopropyl]thio]methyl]thio]propionic acid, a potent and specific leukotriene D4 receptor antagonist. J Med Chem 1990, 33: 2841-2845

[46] Labelle M, Belley M, Gareau Y, et al. Discovery of MK-0476, a potent and orally active leukotriene D4 receptor antagonist devoid of peroxisomal enzyme induction. Bioorg Med Chem Lett, 1995, 5: 283-288

[47] Rutledge L D, Perlman J H, Gershengorn M C, et al. Conformationally restriced TRH analogs: A probe for the pyroglutamate region. J Med Chem, 1996, 39: 1571-1574

[48] Burdick D J, Paris K, Weese K, et al. N-Benzoyl acids as LFA-1/ICAM-1inhibitors 1: amino acid structure-activity relationship. Bioorg Med Chem Lett, 2003, 13: 1015-1018

[49] Gadek T R, Berdick R S, McDowell M S, et al. Generation of an LFA antagonist by the transfer of the ICAM-1 immunoregulatory epitope to a small molecule. Science, 2002, 295: 1086-1096

[50] Karle I L, Flippen-Anderson J L, Uma K, et al. Modular design of synthetic protein mimics crystal-structures, assembly, and hydration of 2 15-residue and 16-residue apolar, leucyl-rich helical peptides. J Am Chem Soc , 1990, 112: 9350-9356

[51] Henchey L K, Jochim A L, Arora P S, et al. Contemporary strategies for the stabilization of peptides in the alpha-helical conformation. Curr Opin Chem Biol, 2008, 12: 692-697

[52] Schafmeister C E, Verdine G L. An all-hydrocarbon cross-linking system for enhancing the helicity and metabolic stability of peptides. J Am Chem Soc, 2000, 122: 5891-5892

[53] Chu Q, Moellering R E, Hilinski G J, et al. Towards understanding cell penetration by stapled peptides. Med Chem Commmun, 2015, 6: 111-119

[54] Walensky L D, Bird G H. Hydrocarbon-stapled peptides: Principles, practice, and progress. J Med Chem, 2014, 57: 6275-6288

[55] Bernal F, Tyler A F, Korsmeyer S J, et al. Reactivation of the p53 tumor suppressor pathway a stapled p53 peptide. J Am Chem Soc, 2007, 129: 2456-2457

[56] Schiller P W, Nguyen T M D, Weltrowska G, et al. Differential stereochemical requirements of í vs ä opioid receptors for ligand binding and signal transduction: Development of a class of potent and highly ä-selective peptide antagonists. Proc Natl Acad Sci USA. 1992, 89: 11871-11875

[57] Marsden B J, Nguyen TM-D, Schiller P W. Spontaneous degradation *via* diketopiperazine formation of peptides containing a tetrahydroisoquinoline-3-carboxylic acid residue in the 2-position of the peptide sequence. Int J Pept Protein Res, 1993, 41: 313-316

[58] Breslin H J, Miskowski T A, Rafferty B M, et al. Rationale, design, and synthesis of novel phenyl imidazoles as opioid receptor agonists for gastrointestinal disorders. J Med Chem, 2004, 47: 5000-5020

[59] Breslin H J, Cai C Z, Miskowski T A, et al. Identification of potent phenyl imidazoles as opioid receptor agonists. Bioorg Med Chem Lett, 2006, 16: 2505-2508

[60] Wade P R, Palmer J M, McKenney S, et al. Modulation of gastrointestinal function by MuDelta, a mixed micro-opioid receptor agonist/micro-opioid receptor antagonist. Br J Pharmacol. 2012, 167: 1111-1125

[61] Breslin H J, Diamond C J, Kavash R W, et al. Identification of a dual d OR antagonist/l OR agonist as a potential therapeutic for diarrhea-predominant Irritable Bowel Syndrome (IBS-d) 2012, 22: 4869-457

第9章 手性药物

9.1 引　言

　　人体内环境是不对称的，这种不对称性尤其反映在分子水平上。构成机体的绝大多数物质(结构性的和功能性的)都是不对称分子，例如核酸、蛋白质和糖分子中都含有不对称因素。

　　机体对营养物质或其他必需的外源性物质的摄取大都是立体特异性的，例如人体只能吸收 *L*-氨基酸和 *D*-葡萄糖，而难以吸收其对映体；对于非对称性的药物往往也表现选择性作用。这种特异性或选择性作用的本质是生物大分子与药物(营养物)的分子识别过程中由于立体因素之契合所造成。

　　一个分子当它不能与自己的镜像相重叠并且有使偏振光振动面旋转的性质，称作手性分子，"手性"(chirality)用来表征有旋光性质的分子三维结构特征。含有手性特征的药物称作手性药物。在不对称的介质中，一对对映体药物经受的物理和化学影响与变化是不同的，它们被机体的吸收、分布、代谢和排泄(药代)，以及对靶向(target)或脱靶(off-target)的作用有差别，因而对映体之间所呈现的药理和不良作用有差异。

　　手性化合物的产生是由于分子中含有手性中心(chiral center)、手性轴(chiral axis)或手性面(chiral plane)。最常见的手性药物含有手性中心或称手性原子，是由于碳原子或氮、硫和磷原子连接四个不相同的原子或基团所引起的，一个手性中心连接的原子或基团在空间的排列连接方式可以(而且只能)有两种，称之为绝对构型，用 *R* 和 *S* 表示基团的排列次序。

　　互为对映关系的两个立体异构体在对称的环境中，物理化学性质完全相同。例如熔点、沸点、溶解度、分配系数、pK_a 以及在孤立的真空系统中计算化学的各种参数等。但在非对称的环境中，例如在偏振光中，对映体对偏振光面旋转方向相反。在与受体蛋白结合的不对称环境中，结合能力是不同的，由于受体分子的不对称性，对映体与受体之间理论计算的结合力也是不同的。

　　在生物系统中，对映体与酶、受体或转运蛋白的相互作用，由于蛋白质分子的不对称性，与对映体的分子识别和结合位点是不同的，因而对映体的药代动力学行为、药效学性质和不良反应有区别，导致临床治疗效果的差异。在这个意义上讲，一对对映体是两个不同的物质。有些药物使用的是消旋体，若其中一种无益或无效，严格地讲，有 50% 药量可认为是杂质。所以，国际上和我国有关药品管理法规已明确规定，对手性药物必须研究光学活性纯净的异构体的药代、药效和毒理学性质，择优进行临床研究和开发。只停留在对消旋体药物的研发水平，已不符合药品法规的要求。

9.2　手性药物作用的立体选择性

9.2.1　Pfeiffer 规则和三点结合学说

Pfeiffer 通过分析对映异构体之间存在的活性差异，归纳出经验性规律，认为手性药物的有效剂量越低，对映体之间的药理作用的差别越大，这就是 Pfeiffer 规则[1]。Lehmann 为了解释这一现象，提出了三点作用学说[2]，认为药物产生活性的分子基础是与受体在三维空间的相互作用，从分子识别到定位结合，是药物和受体分子之间的相互诱导、适配和契合过程，导致双方有若干个原子或基团形成互补性的结合。结合点越多，相互作用能量越强，活性越高。受体的结合部位一般是手性的不对称的环境，当产生生物活性要求受体有三个或更多的结合位点，它们在空间分布呈不对称排布，对应的药物分子的基团应与之适配，这就要求药物分子有特定的构型。三点学说解释了手性药物作用的立体特异性。图 9-1 是药物-受体三点作用的示意图。

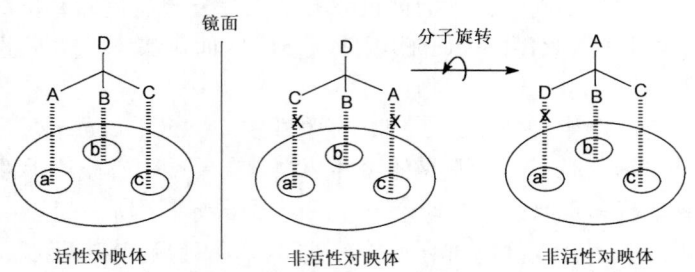

图 9-1　药物-受体三点作用的示意图

9.2.2　优劣对映体和亲和力分析

为了比较一对对映体的药理作用的差异，Lehmann 提出了优映体(eutomer)、劣映体(distomer)和优劣比(eudismic ratio)等概念[2]。对映体中有较高药理活性或与受体有较强结合力的一个对映体称作优映体，较弱药理活性或低亲和力的对映体称作劣映体。优映体与劣映体活性之比值称作优劣比，是对映体的药物作用的立体特异性的量度，优劣比越大，立体特异性越高。优劣比值的对数称作优劣指数(eudismic index，EI)，也是衡量对映体的立体特异性的量度。手性化合物的同类物的优劣指数与优映体活性的对数之间具有线性关系，作图得到的直线方程的斜率称作优劣亲和商(eudismic affinity quotients, EAQ)，EAQ 是正值，反映了与 Pfeiffer 规则的一致性。

对映体在离体和整体的实验活性不同，优劣比往往有较大的差异，这是因为用整体动物测定的活性包括了药代动力学和药效学的综合作用，对映体的吸收、代谢和与受体相互作用的差异是不相同的。表 9-1 列出了一些非甾体抗炎药物对映体的优劣比的体内外差异。

表 9-1 非甾体抗炎药物对映体的优劣比的体内外差异

药物	结构式	优劣比	
		体外抗炎活性(S 优 R 劣)	体内抗炎活性
氟比洛芬(flubiprofen)		878	8
布洛芬(ibuprofen)		160	1.3
吲哚洛芬(indoprofen)		100	25
萘普生(naproxen)		70	21
非诺洛芬(fenoprofen)		35	1
卡洛芬(carprofen)		> 23	15

表中为洛芬类抗炎药物，都是芳基异丙酸结构，体外数据表明对映体抗炎作用的优劣比相差 1~2 个数量级，而且都是 S 构型是优映体，R 构型的活性弱。然而体内活性的对映体差异显著降低，这是因为体内在酶的作用下 R 异构体可发生构型翻转，生成强活性的 S 异构体，表观上拉平了对映体的药理效应。关于构型翻转的机制拟在后面讨论。

9.2.3　对映体与受体结合方式的差别

前已述及，三点结合学说用以解释对映异构体的活性区别，表现为不同的结合方式。例如 3-烷基苯并二氮䓬含有一个手性碳，对映体与 GABA 受体氯离子通道的结合能力不同。优劣体亲和力分析表明，3S 体为优映体，并且随着烷基 R 体积的增大结合力减弱。3S 优映体的结合构象为 M 型，3 位取代基处于平展键；3R 对映物为劣映体，结合构象不会呈 M 型，否则烷基需取直立方向(endo)。图 9-2 表示了优劣映体的 3 位基团的立体性对受体亲和力的影响。3S 烷基处于平展键，3R 为直立键，推测受体腔穴有个"顶盖"(ceiling)，不易容纳处于直立键的烷基[5]。

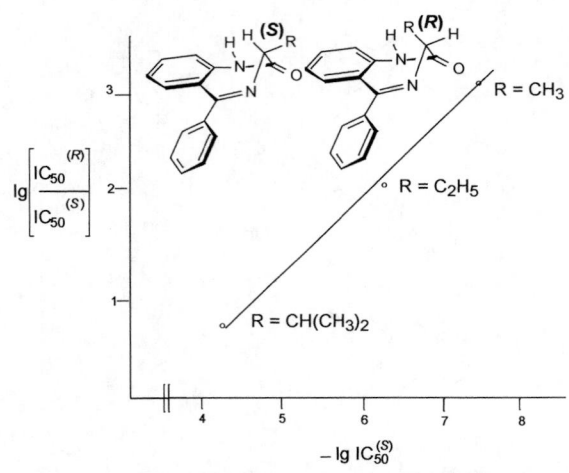

图 9-2　3-烷基取代的苯并二氮䓬优劣对映体对受体亲和力的影响

9.3　手性药物的药代动力学

机体对药物的处置，包括吸收、分布、代谢、排泄和与血浆蛋白的结合，是机体的某些生物大分子对药物分子的处置，通过物理化学的相互作用或代谢过程，发生物理形态或化学结构的变化。生物大分子对对映体的识别、结合和处置是不相同的，造成药物的吸收速率、与血浆蛋白的结合程度、体内的分布状态、与运载蛋白的结合特异性(摄入或外排)、被药物代谢酶的生物转化样式和速率以及排泄方式与速率等都有区别。

9.3.1　手性药物的吸收

大多数药物的吸收是通过被动扩散机制进入细胞内的，穿越细胞膜的速率与药物的分子尺寸、分配系数和 pK_a 相关，对映体的这些性质是相同的，因而经被动扩散吸收的速率和数量是相同的。然而，经主动转运机制吸收的药物则不同，主动转运是经与特异的转运蛋白结合而传输的，运载蛋白对对映体的分子识别和结合能力是不同的，所以吸收的速率和吸收量不同。例如甲氨蝶呤(**1**, methotrexate, MTX)是 *S* 构型，可经主动转运，在低浓度下胃肠道也会吸收，为优映体，而 *R* 构型的 MTX 只能经被动扩散，在较高浓度下才被吸收[6]，为劣映体。造成上述的原因是 MTX 分子中含有的谷氨酸片段为天然 *L* 构型，能够被特异蛋白结合和转运，而 *D* 构型不能被转运蛋白结合与运载。

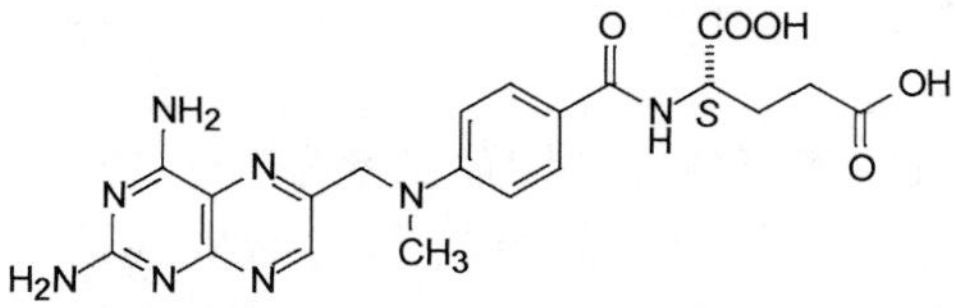

1

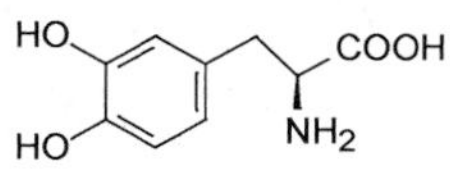

2

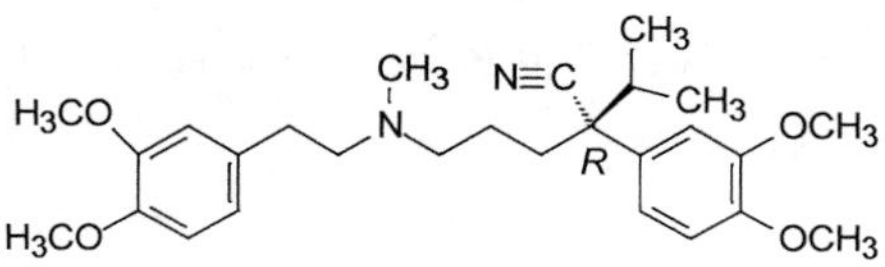

3

　　治疗帕金森病的多巴(**2**, dopa)是 *L*-3,4-二羟基苯丙氨酸，体内吸收后代谢脱羧成多巴胺和去甲肾上腺素等神经递质而起效，所以多巴是生物前体型药物。*L*-多巴是通过主动转运在肠道中吸收，而 *D*-多巴难以吸收，因为极性很强，不能靠被动扩散机制吸收，转运蛋白也不能识别与非天然构型的氨基酸结合。

　　药物制剂中的手性赋形剂可提高对某一种光学异构体的吸收，成为优映体。例如纤维素、环糊精和多糖等可与消旋药物中的一个对映体发生分子间相互作用，表现出一定的选择性，影响溶出度。例如抗心律失常药维拉帕米(**3**, verapamil)的一对对映体在用手性赋形剂制成的改性释放剂型中的溶出速率不同，其中 *R* 对映体易于吸收[7]。

9.3.2　手性药物的分布

9.3.2.1　血浆蛋白的结合作用

　　药物在体内分布的决定性因素是与血浆蛋白的结合程度，由于只有游离药物分子可以透过血管分布到组织中，与血浆蛋白过强的结合不利于分布。血浆蛋白虽然与大多数药物发生非特异性结合，但与对映体的结合具有立体选择性，因而呈现差异。

　　与药物结合的血浆蛋白可分为两类：白蛋白和*α*-酸性糖蛋白。白蛋白主要结合酸性药物，α-酸性糖蛋白结合碱性药物。若一对对映体竞争性地与血浆蛋白的同一位点结合，当以消旋体给药时，对映体结合的程度不同，使得弱结合的对映体游离型分子浓度高于给单一对映体的游离型浓度。例如消旋的抗心律失常药丙吡胺(**4**, disopyramide)与血浆蛋白发生竞争性结合，(*R*)-和(*S*)-丙吡胺的结合能力与给单一对映体有明显的不同[8]。另一抗心律失常药普洛帕酮(**5**, propafenone)与α-酸性糖蛋白的结合，(*S*)-对映体的结合率为 95.1%，(*R*)-构型为 92.4%。虽然两者相差只有 3%，但对游离药物浓度影响很大，因为结合型和游离型药物在血管内呈动态平衡，只有游离的普洛帕酮可分布到靶组织中，所以这种结合差异对药物的分布影响很大[9]。

体内生成的手性代谢产物与血浆蛋白结合也具有立体选择性，所以手性代谢产物的一对对映体(若有的话)的活性差异，应考虑到血浆结合的因素。例如抗凝血药华法林(**6**, warfarin)*S* 构型与白蛋白的结合作用强于 *R* 构型，消旋物在血浆中平衡状态下游离的 *R* 构型分子有 5.52%，*S* 构型的游离分子为 4.12%。法华林的羟化和还原产物与白蛋白的结合具有立体选择性而且结合率很高[10]。

4　　　　　　　　　　　　　**5**　　　　　　　　　　　　　**6**

9.3.2.2　组织结合作用

血浆蛋白结合药物的立体选择性、药物过膜转运和组织分布的特异性，导致手性药物于组织分布和结合的立体选择性，反映在对映体的表观分布容积的差异。例如抗炎药物依托度酸(**7**, etodolac)*S* 构型的表观分布容积是 *R* 构型的 10 倍，当然，*S* 对映体的血药浓度低也是一个原因。(*S*)-布洛芬分布在关节滑液的浓度高于 *R* 型对映体，是因为在血浆内游离的(*S*)-布洛芬浓度较高的缘故[11]。反之，脂肪细胞摄取布洛芬的立体选择性是以 *R* 对映体优先被摄取[12]。治疗心绞痛和高血压药物尼卡地平(**8**, nicardipine)对映体在不同组织中的分布是不同的，例如 *S/R* 的浓度比在脑中为 4.3，心脏中为 1.7，而其他组织中无显著性差异[13]。

对映体分布的特异性还表现在对肿瘤组织的选择性分布。(*S*)-亚叶酸(**9**, folinic acid)向癌细胞中的浓集程度高于非天然(*R*)-亚叶酸，(*S*)-亚叶酸作为解毒剂用于预防和阻止抗癌药物氟尿嘧啶的中枢神经毒性[14]。

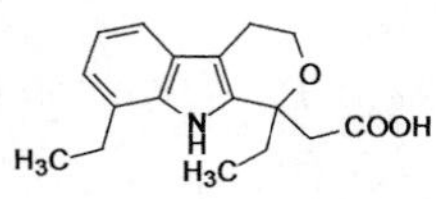

9.3.3 手性药物的代谢作用

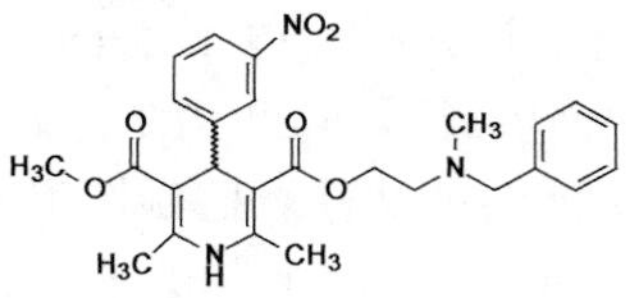

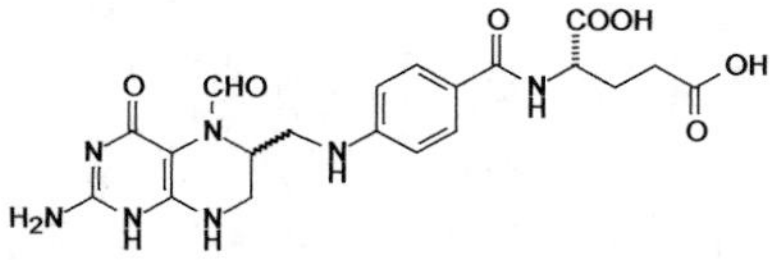

药物的生物转化有很强的立体选择性，表现在以下方面：对底物(即原药)的手性要求、手性中心的转化、对映体之间的相互作用等。

9.3.3.1 底物的立体选择性

对映体分子内的原子或基团连接顺序不同，在空间有不同的取向，导致其中一个对映体容易与酶活性中心识别、匹配和结合，具有高反应速率和转化率，而另一对映体的则较低。这种差异也取决于手性中心与催化反应位点的距离，如果距离较近，代谢转化的选择性较高；距离较远时，代谢转化的选择性较低。

药物代谢的立体选择性指底物被生物转化时，对映体之间被生物系统代谢的途径和速率不同，其中一个对映体呈优势代谢，另一个差异一般为 2~5 倍。在代谢过程中若有多个酶参与多位点的代谢，立体选择性的程度也不同，例如 β 阻断剂普萘洛尔(**10**, propranolol)的萘环羟化和葡萄糖醛酸苷化为立体选择性反应，而侧链的氧化脱胺则没有选择性[15]。

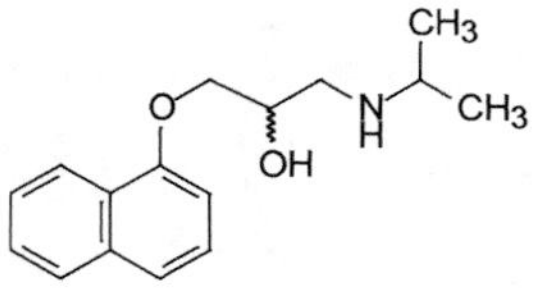

10

对映体与不同的酶的结合，代谢样式和产物不同，例如抗癫痫药美芬托英(mephenytoin)的 R 和 S 构型生成不同的代谢产物，这是细胞色素 P450 的多态性所致(图 9-3)。(S)-美芬托英被 CYP2C19 催化生成 4-羟基衍生物[16,17]，(R)-美芬托英主要发生 N-去烷基作用，生成苯基乙基乙内酰脲。S 型的羟化速率比 R 型 N-去烷基作用快得多，因而两者的药代乃至药效学有很大差异[18]。

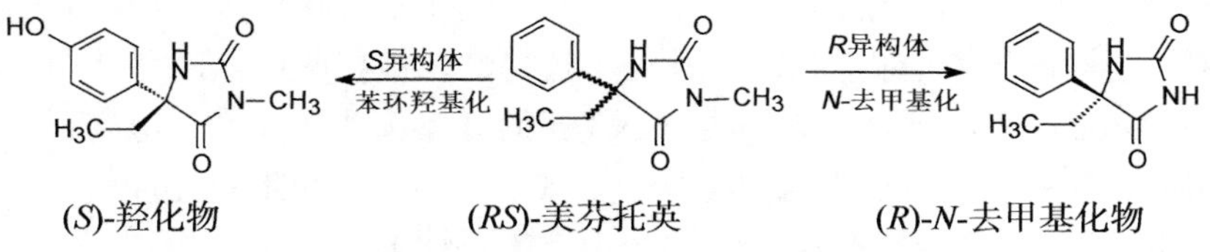

图 9-3 美芬托英的代谢途径

抗凝药物华法林(warfarin)对映体有两种代谢方式，(S)-华法林被 CYP2C9 催化氧化的主要产物是苯环的羟基化，生成(S)-6-和(S)-7-羟基华法林。由于华法林抗凝作用主要是 S 构型，所以 CYP2C9 的活性对抗凝作用影响较大。(R)-华法林发生代谢的位点主要是酮基还原成仲醇基，产生新的手性碳，代谢产物为 S 构型[19](图 9-4)。

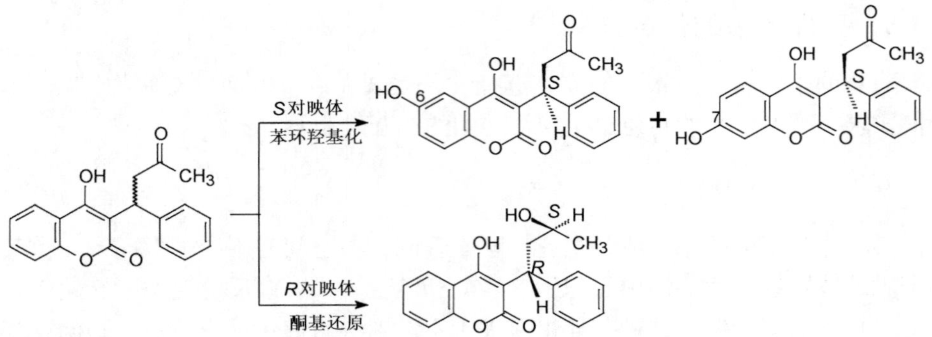

图 9-4　消旋华法林的代谢途径

抗肿瘤药异环磷酰胺(11, ifosfamide)含有手性磷原子，临床用的是消旋化合物，11 在体内被氧化代谢生成 4-羟基异环磷酰胺(12)，为代谢活化产物，羟基化反应产生了第 2 个手性中心，形成差向异构体。还可发生 N-去氯乙基化反应，生成 2-N-去氯乙基(13)和 3-N-去氯乙基异环磷酰胺(14)，失去活性，且呈现神经毒性作用。这些代谢过程是由一系列 CYP 酶催化进行的。R 对映体的羟化或 N-去氯乙基化均强于 S 对映体的代谢[20]。

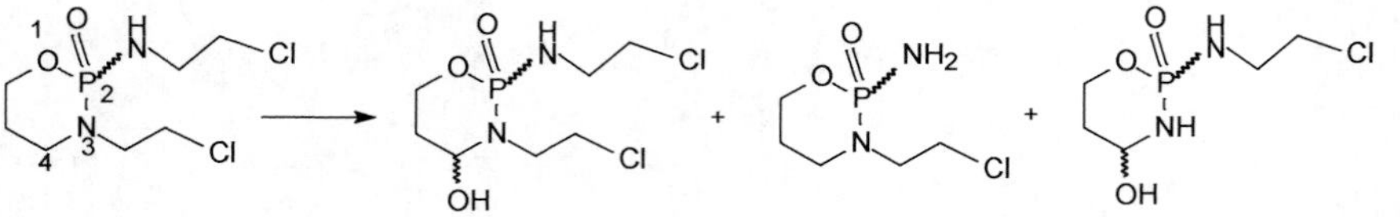

手性药物的 Ⅱ 相代谢，例如与葡萄糖醛酸或谷胱甘肽的轭合反应，引入多个手性中心，所以，消旋体生成的代谢轭合物为差向异构体。

9.3.3.2　前手性药物的代谢

非手性药物的体内代谢若发生立体特异性的化学转化，则产生不同的立体异构代谢物，这是药物代谢产物的一种立体选择性。被代谢产生的手性中心称作前手性中心(prochiral center)。前手性中心代谢的立体选择性多见于饱和碳的氧化和不饱和碳的还原，例如碳-碳双键的还原、酮基还原、环氧化物的水解、叔胺的 N-氧化和硫醚的 S-氧化等代谢产物，产生新的手性中心。

抗高血压药物异喹胍(**15**, debrisoquine)可被细胞色素 P4502D6 催化发生 4-位羟化，生成(*S*)-4-羟基异喹胍(**16**)，而少有 *R* 异构体。P4502D6 具有遗传多态性，一些人群可选择性地全部代谢，而另些人群则不仅代谢转化率低，而且无立体选择性，例如有 5%~36%羟化产物为 *R* 构型[21]。

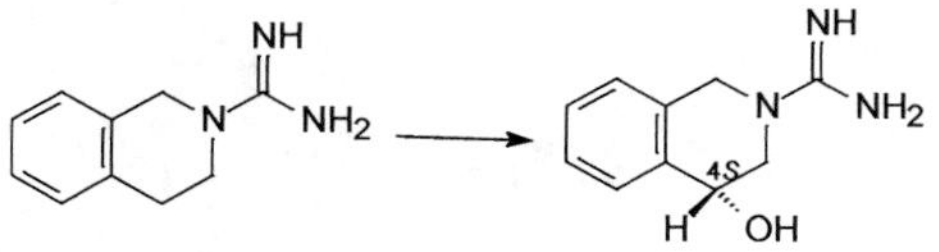

15   **16**

抗抑郁药物氟哌啶醇(**17**, haloperidol)为非手性分子，在细胞内被酮还原酶催化还原成 *S*-构型仲醇(**18**)，该酮基是前手性中心[22]。

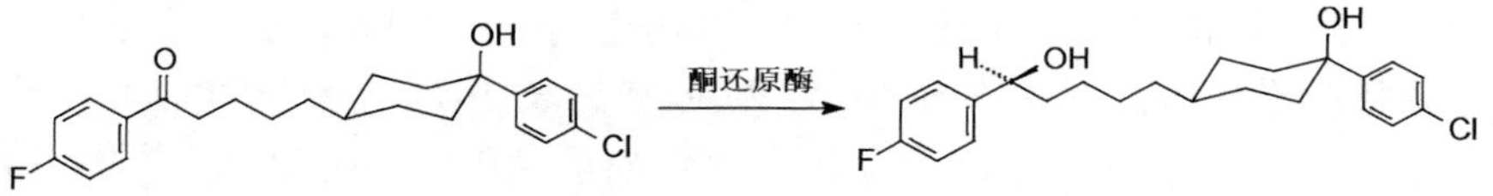

17   **18**

抗癫痫药物卡马西平(**19**, carbamazepine)在体内发生氧化代谢，生成活化形式的 10,11-环氧卡马西平(**20**)，进而水解生成二醇，主要是 10*S*,11*S*-二羟基异构体(**21**)[23]。

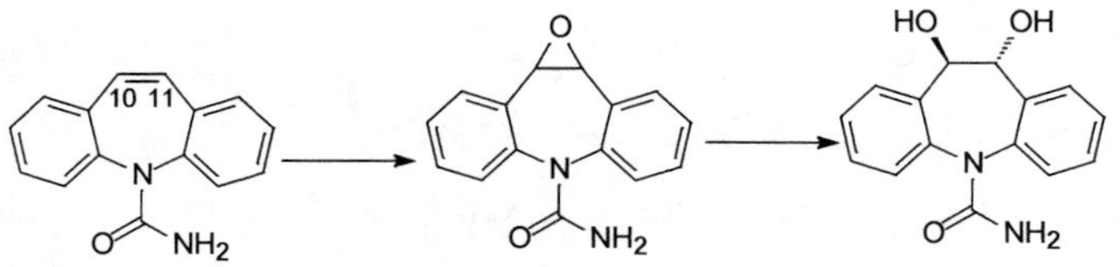

19   **20**   **21**

手性药物的代谢位点若未发生在手性中心上，则手性中心保持构型不变。例如(*S*)-氯喹(**22**, chloroquine)代谢成(*S*)-*N*-去乙基氯喹，(*R*)-氯喹生成(*R*)-*N*-去乙基氯喹[24]，但两者的转化速率不同，因而当给以消旋体后，生成的手性代谢产物量不同。

手性药物的代谢产物仍保持原来手性中心的构型，可用于违禁药物的检测。例如去氧麻黄碱(**23**, methamphetamine)*S* 异构体由于可治疗嗜睡症，常用作兴奋性毒品；*R* 异构体是治疗感冒的非处方药，两者均以光学活性形式药用，代谢产物分别为(*S*)-和(*R*)-苯异丙胺，手性中心的构型不变，自尿中排出。但非法合成的兴奋剂去氧麻黄碱大都为消旋化合物，服用后尿中含有不等量的(*S*)-和(*R*)-苯异丙胺，表明服用了消旋的违禁品[25]。

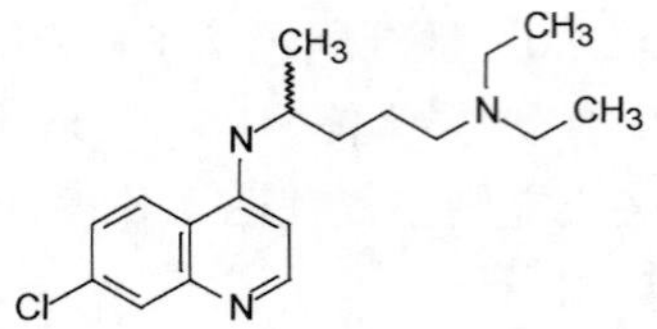

22 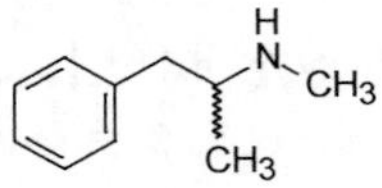　　　　　　　　　　　　　　　　　23

9.3.3.3　手性中心在体内的翻转

　　光学活性物质被代谢成它的对映体的现象，称作手性翻转(chiral inversion)。2-芳基丙酸类非甾体抗炎药在体内可发生手性翻转，抗炎作用较弱的 R 型异构体转变成 S 构型，这是 R 和 S 构型的抗炎作用相近的原因。因此，除萘普生(naproxen)使用 S 构型外，其余的 2-芳基丙酸抗炎药均使用消旋物[26]，在药物经济学上是有意义的。但是不同的结构手性翻转的速率和程度不同，因而对药效和药代的影响不同，反映在不同的抗炎药体内外活性差别(参见表 9-1)。低活性的(R)-布洛芬在体内发生了单向的手性代谢转化，转变成较高活性的 S 构型[27]。苯噁洛芬(24, benoxaprofen)、非诺洛芬(25, fenoprofen)、酮咯酸(26, ketorolac)等抗炎药都有这种手性翻转现象。

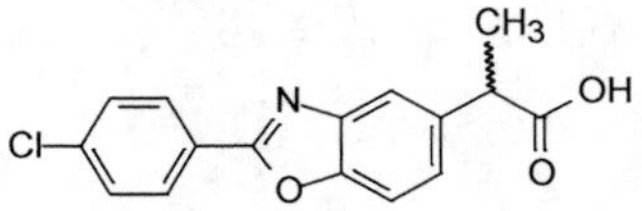

24 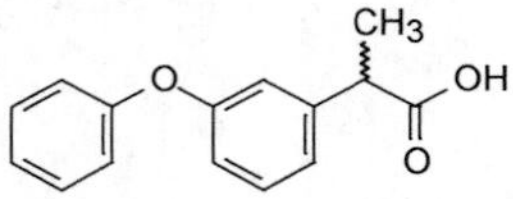　　　　　　　　　　　　25 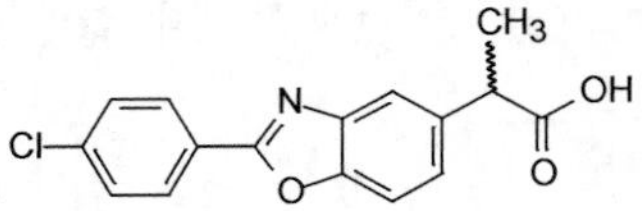　　　　　　　　　　　　26

　　手性翻转的反应是由辅酶 A 差向异构酶催化所致，R 异构体与辅酶 A 反应生成酰化辅酶 A 硫酯，后者经辅酶 A 差向异构酶催化发生消旋化，生成烯醇化中间体，然后被辅酶 A 水解酶水解，生成 R 和 S 型各半的代谢产物。由于 S 异构体不能生成酰化辅酶 A 硫酯，因此该手性翻转只限于由 R 构型转变成 S 构型的单向代谢转化[28]。图 9-5 是布洛芬构型翻转的历程。

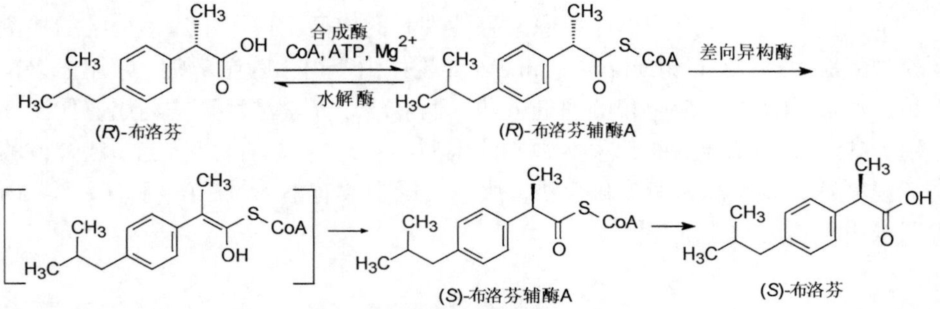

图 9-5　布洛芬构型翻转的历程

用氘标记布洛芬证实了上述机制,体外形成酰化辅酶 A 硫酯后,水解出的(R)-布洛芬原药失去了氘元素,表明发生了烯醇化。抗癫痫药物司替戊醇(27, stiripentol)是 GABA 转氨酶和 GABA 重摄取双重抑制剂,临床使用消旋化合物,是因为在体内发生单向构型转化,即 R 构型转化为 S 对映体,而 S 型不能转变为 R 型。3 位 H 和 O 分别用 ^{3}H 和 ^{18}O 标记的(R)-司替戊醇构型转化后仍保留 ^{3}H,而 ^{18}O 消失,表明是通过生成硫酸酯的轭合反应所致[29]。

27

9.3.3.4　对映体-对映体的代谢相互作用

如果一对对映体被同一个酶代谢转化,则分别应用两个异构体与用消旋物所发生的代谢状况是不同的,这是由于对映体-对映体代谢相互作用造成了单个异构体与消旋体的药理作用差别。手性药物的对映体代谢相互作用可有三种不同情况:

(1) 两个异构体被同一酶催化代谢,它们竞争酶的活性中心,结合程度的不同造成速率的差异,所以当给以消旋体时,会发生竞争性抑制作用。

(2) 两个异构体被同一酶催化代谢,但只有一个是底物的竞争性抑制剂。当给消旋体时,只有一个对映体的代谢作用受影响。

(3) 一个对映体是酶的底物,另一个是该酶的抑制剂,后者会抑制酶的代谢转化。

这种对映体-对映体相互作用现象,会因服用消旋体造成与服用单个对映体的药代和药效性质的差异。例如 I 类抗心律失常药普罗帕酮(28, propafenone)的 R 和 S 型异构体阻断钠通道的强度是相同的,但只 S 型有中等强度的阻断 β 肾上腺受体的活性,抑制强度>1 μg/mL。当口服一定剂量的(S)-普罗帕酮后,由于难以达到上述浓度,不能产生 β 阻断作用。但是临床使用消旋普罗帕酮时却可出现药理活性,这是由于两个异构体之间相互作用的结果[30]。用肝微粒体与普罗帕酮温孵,表明 R 型异构体是 P4502D6 的竞争性抑制剂,该酶可催化(S)-普罗帕酮发生羟基化反应。体内药代动力学研究表明,(R)-普罗帕酮与消旋体的动力学参数基本相同,但给消旋体后 S 型的代谢清除过程显著减弱,血药浓度提高,大约是给单一(S)-普罗帕酮的 2 倍。R 型异构体抑制了 P4502D6 对 S 型的代谢,但 R 构型代谢不受 S 型异构体的影响,所以消旋体呈现了 β 阻断作用。

抗过敏药物齐留通(29, zileuton)的 II 相代谢的葡萄糖醛酸苷化反应,在 R 和 S 对映体之间存在相互作用。R 对映体可激活犬的肝脏酶,加速对 S 对映体的代谢;而在人体中 R 构型却抑制 S 对映体的葡醛酸苷化[31]。

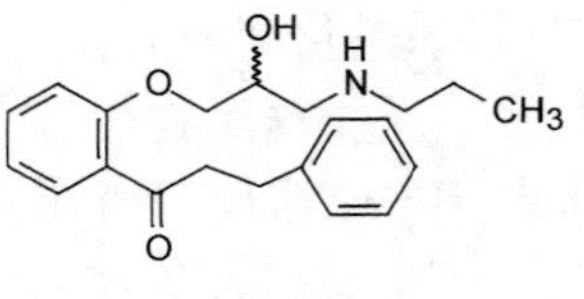

28 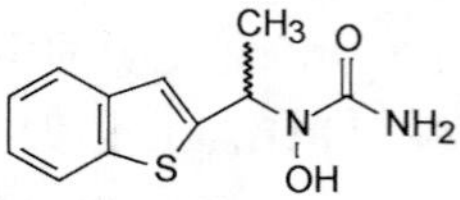　　　　　　　　**29**

9.3.4　手性药物的排泄

　　经肾小球滤过和肾小管分泌与重吸收对手性药物的清除，具有立体选择性作用。肾小球的滤过速率与手性药物同血浆蛋白结合的选择性密切相关，这是因为肾清除的药量取决于肾小球滤过速率和血浆中游离药物浓度。例如抗心律失常药(S)-维拉帕米(verapamil)及其代谢产物(S)-去甲基维拉帕米(norverapamil)的肾清除作用高于 R 型异构体，这是因为 S 型与血浆蛋白的结合率较低，使得肾小球滤过能力增强。

　　若药物的肾脏清除主要经肾小管主动分泌和重吸收过程，并且多以原形药排泄时，则手性药物的立体选择性对肾脏排出有很大影响。肾小管上皮细胞上含有阴离子或阳离子的转运蛋白，它们与两个对映体有不同的选择性结合，所以肾小管的主动分泌与重吸收作用的净结果具有立体选择性[32]。如果药物的手性中心距离与转运蛋白结合的位点较近，则排泄具有立体选择性。而且，由于转运蛋白有饱和性，消旋药物的两个对映体会竞争蛋白的结合位点，致使两个对映体的排泄速率不同。例如 R-氧氟沙星(**30**, ofloxacin)与 S 型对映体同时给猴服用，因 R 型抑制肾脏对(S)-氧氟沙星的主动分泌，与单纯给(S)-氧氟沙星相比，降低了肾脏的消除率[33]。此外，给消旋体还会解除药物对某个对映体排泄的抑制，例如抗精神病药物舒托必利(**31**, sultopride)左旋体(−)-舒托必利的肾脏排泄过程可被丙磺舒抑制，而(+)-舒托必利不受丙磺舒影响[34]。

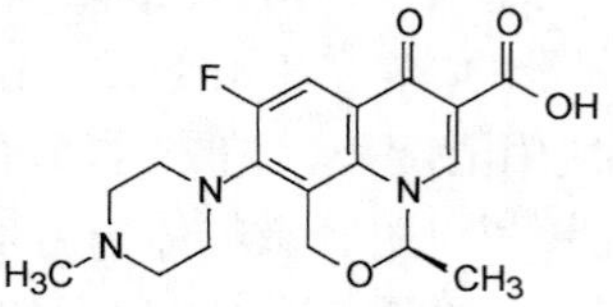

30 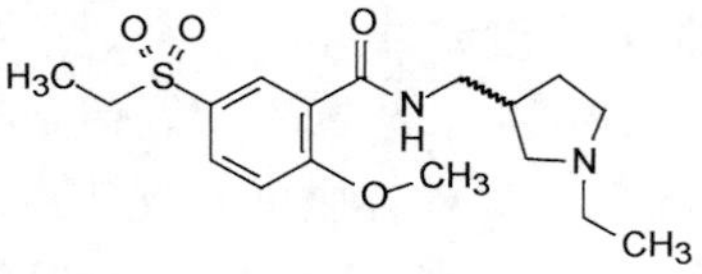　　　　　　　　　　**31**

9.4　手性药物的药效学

　　一对对映体与受体的相互作用可存在质的差异(有或无)或量的不同(强或弱)，这是对映体之间活性表现差异的原因。药物的消旋体本质上是两个化学实体，所以不加区别地服用消旋体药物是不科学的。在选择药用的某一对映体时，应全面考察对映体之间的药理活性、安全性和药代动力学等性质，综合加以判断。本节讨论手性药物对映体之间的药理活性。

9.4.1 对映体有相同的药理活性

若对映体的手性中心与受体的相互作用没有涉及受体的活性部位，则对映体之间的药理作用和强度，以及与消旋体之间没有明显差别，所以从科学的观点和经济学的考虑，这类手性药物无须开发成单一的立体异构体。例如抗心律失常药氟卡尼(32, flecainide) R 和 S 型异构体的抗心律失常和对心肌钠通道作用相同[35]，吸收、分布、代谢、排泄性质也无显著区别，综合评价两者以及与消旋体比较，没有显著差异，所以临床使用消旋的氟卡尼。其他抗心律失常药美西律(33, mexiletine)和妥卡胺(34, tocainide)、β 受体阻断剂索他洛尔(35, sotalol)等各自的一对对映体与消旋体的体内外作用强度相同，临床上也使用消旋体。

两个对映体有相似的药理活性，但作用强度有明显的差异。例如作用于细菌拓扑异构酶 Ⅱ 的抗菌药氧氟沙星(ofloxacin)(S)-(−)-异构体的抑酶活性是(R)-(+)-型的 9.3 倍，是消旋体的 1.3 倍[36]，对细菌的抑菌活性 S 构型强于 R 型 8~128 倍。氧氟沙星的氮氧环上含有一个手性碳原子，甲基在母核平面的取向不同，导致与酶活性中心结合的能力不同，决定了两个异构体抗菌效力不同。左氟沙星(36, levofloxacin)已经取代了市场上使用的消旋氧氟沙星。

抗心律失常药维拉帕米(37, verapamil)含一个手性碳原子，S 和 R 型对映体都可抑制心肌钙通道，对离体心脏和整体动物心脏功能有相似的药理活性，但强度差别很大，S 型明显强于 R 型对映体。虽然如此，目前临床使用的仍是消旋体。

抗抑郁药 5-羟色胺 2A 受体拮抗剂米安色林(38, mianserin)的一对对映体均可竞争性地与 5-HT2A 受体结合，但选择性不同：(+)-米安色林为优映体，比(−)-米安色林强 30 倍，临床使用消旋物。

治疗前列腺增生药物比卡鲁胺(39, bicalutamide)对雄激素受体的拮抗作用，R

为优映体，对受体的亲和力强于 S 劣映体 33 倍[37]。

抗抑郁药氟西汀(40, fluoxetine)是 5-羟色胺重摄取抑制剂，含有一个手性碳，对映体的临床前药理活性没有区别，因而临床用消旋氟西汀[38]。

维利帕尼(41, veliparib)是聚(二磷酸腺苷)聚合酶 1(PARP-1)抑制剂，临床用于治疗非小细胞肺癌的脑转移患者，一对对映体对 PARP-1 酶和细胞有相同的抑制活性，但 R 构型的口服生物利用度显著优于 S 构型，因而临床使用 R 异构体[39]。

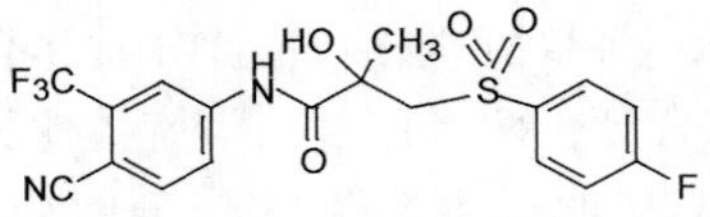

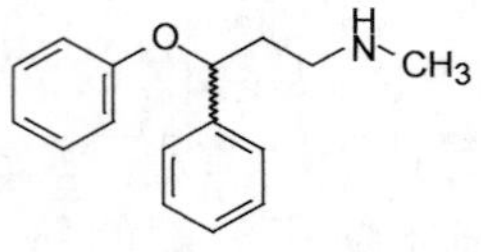

9.4.2　只有一个对映体有药理活性

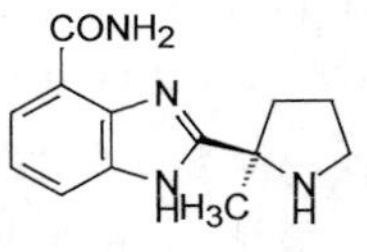

手性药物中只有一个异构体有药理活性，而另一个没有或几乎没有活性，这是最常见的现象，体现了药物与生物靶点作用的立体选择性。芳乙醇胺类 β 阻断剂如索他洛尔(42, sotalol)的一对对映体对 β-肾上腺能受体的阻断作用有很大差别，R 型异构体的活性远强于 S 型[40]。阿替洛尔(43, atenolol)的 S 型异构体活性强于 R 型对映体。这两个 β 阻断剂似乎优映体构型相反，其实是确定绝对构型的原则所致。索他洛尔分子中的芳基与阿替洛尔的芳氧亚甲基可视作电子等排体，两个药物手性中心的两侧取代基(药效团)在空间排列的顺序是相同的，说明 β-肾上腺能受体对这两类拮抗剂的分子识别与结合有相同的立体选择性。其他芳醇胺类 β 阻断剂的对映体活性差异也都非常大。

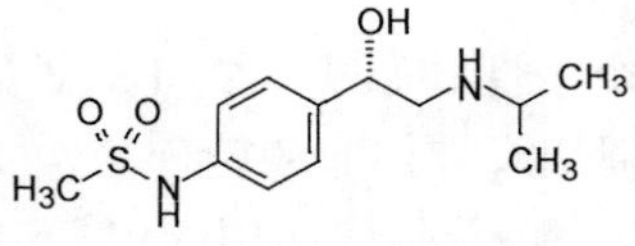

二氢吡啶类钙拮抗剂是一类降血压和治疗心脑血管疾病的药物，分子的不对称性造成对映体之间活性的差异。结构中 3,5-二羧酸酯基的不同，构成了分子的不对称轴，形成对映体。例如氨氯地平[41](44, amlodipine)和尼群地平(45, nitrendipine) S 型为优映体，有强效的拮抗钙通道作用；而 R 型异构体活性很弱，表明钙通道蛋白对"地平"类两个酯基在空间的配置有特异的识别和结合作用。临床应用苯磺酸左旋(S)-氨氯地平 2.5 mg/d 的降压效果与 5 mg/d 的消旋的苯磺酸氨氯地平的效果相同。

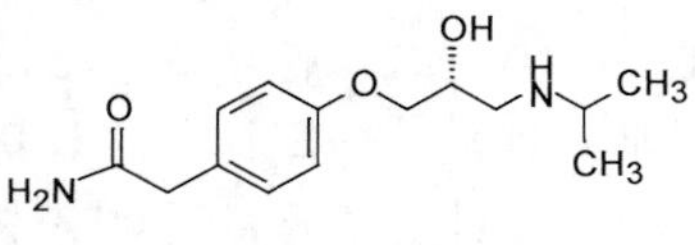

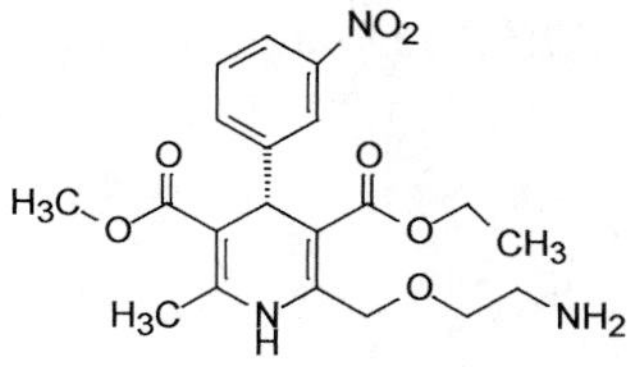

44

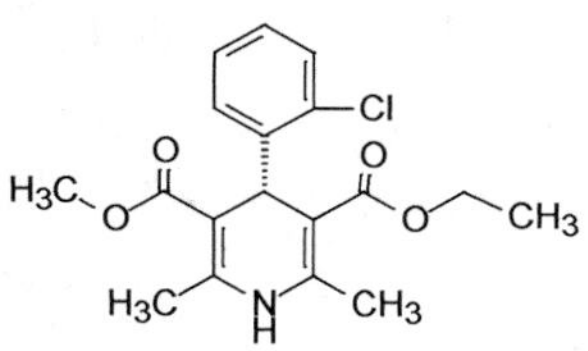

45

联苯双酯(bifendate)具有降低转氨酶、保护肝脏免受四氯化碳损伤的作用。联苯的 2,6,2′,6′-位存在取代基，苯基的旋转受阻，形成两个互为对映的阻转异构体，对映体相互转变的能垒较高，室温下可稳定地存在左旋体和右旋体。实验表明，(+)-联苯双酯(**46**) 为优映体，降转氨酶 SGPT 的活性是消旋体的两倍，(−)型异构(**47**)体无活性为劣映体[42]。棉酚(**48**, gossypol)联萘环的迫位取代基使骨架稳定在一种构象上，形成阻转异构体。左旋醋酸棉酚有杀精子作用，为男性避孕药，但可引起低血钾症。

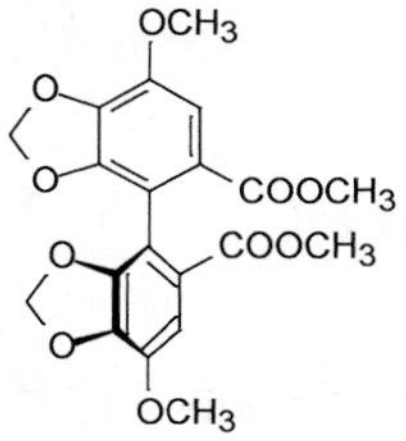

46 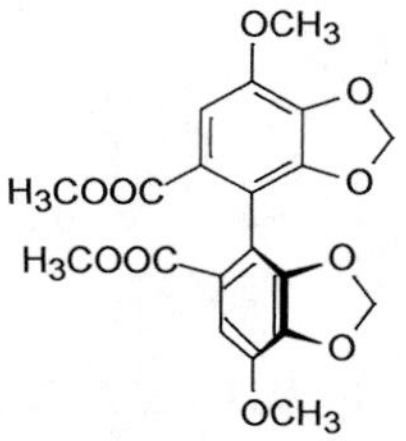　　　　　　　　**47** 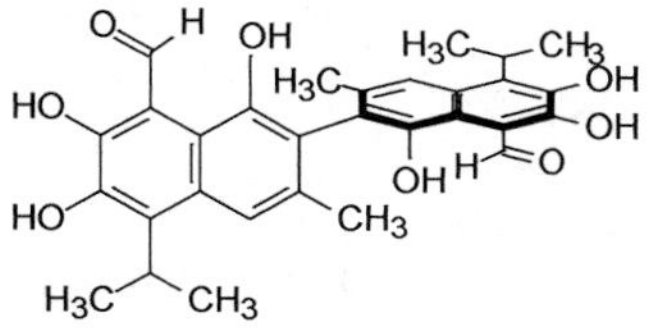　　　　　　　　**48**

H⁺/K⁺-ATP 酶抑制剂奥美拉唑(omeprazole)是抑制胃酸的抗消化道溃疡药，1989 年上市，亚磺酰基是个手性中心(孤电子对作为一个取代基)，首先上市的是消旋体。奥美拉唑是前体型前药，S 和 R 异构体都在酸性环境下分子内亲核取代生成非手性的活化形式抑制 H⁺/K⁺-ATP 酶(参见第 10 章)。在人体内 S 构型起效较快，药效强于消旋体，在奥美拉唑专利即将到期之际，开发了 S 异构体称作艾司奥美拉唑(**49**, esomeprazole)转为新分子实体批准上市[43]。

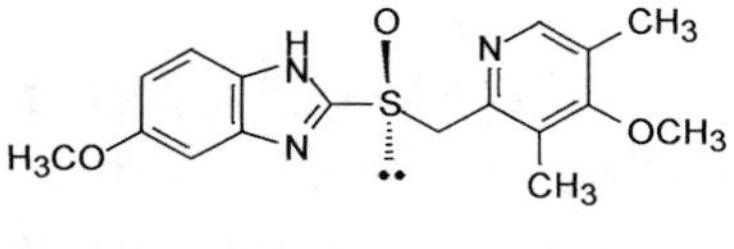

49

抗哮喘和慢阻肺药物β₂肾上腺能受体短时激动剂沙丁胺醇(salbutamol)，临床一直应用消旋体，R 和 S 对映体体外有相同的激动活性。体内外研究表明，酚羟基可被酚基硫酸转移酶催化生成硫酸单酯而失活。R 和 S 构型的沙丁胺醇与转移酶的米氏常数 K_M 分别为 115 μmol/L 和 528 μmol/L，R 构型的表观最大分布容积 V_{max} 是 S 构型的 1.7 倍。R 构型(左旋体)对 β₂ 受体的亲和力较大，分别为消旋体和右旋体的 2 倍和 100 倍。左旋沙丁胺醇盐酸盐(**50**, levosalbutamol hydrochloride)已作为新药上市。

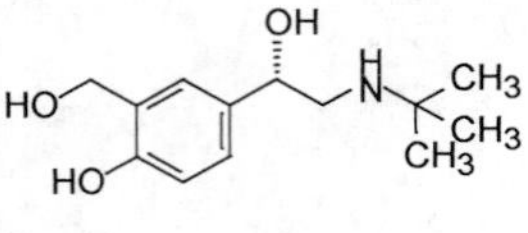

50

9.4.3　对映体有不同或相反的药理活性

　　一对对映体可分别与不同的靶标结合，呈现不同药理作用，例如抗休克药多巴酚丁胺(dobutamine)*R* 型(**51**)对映体对 α1 受体的激动作用强于 *S* 对映体(**52**)，使心肌收缩力增加和外周血管收缩；但 *R* 对映体对 β 受体具有拮抗作用，而 *S* 异构体对 β 受体呈激动作用，虽然使心肌收缩力增加，但可使外周血管扩张[44]。

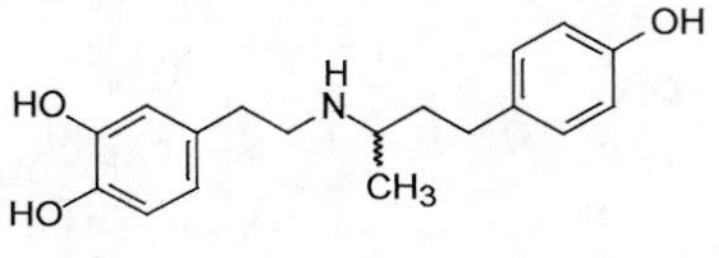

51 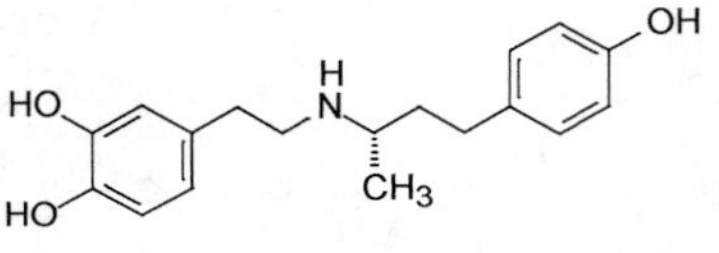　　　　　　　　　　　　　　　**52**

　　3*R*-*N*-羟基-3-氨基吡咯烷酮(**53**)是 *N*-甲基-D-天冬氨酸型谷氨酸受体甘氨酸位点的部分激动剂，而 3*S* 型异构体具有 γ-丁内酯的镇静作用[45]。由于 **53** 具有柔性构象的性质，3*R* 氨基处于准直立键位置，可以解释其部分激动作用；而(3*R*,4*S*)-甲基化合物(**54**)和双环类似物(**55**)由于氨基处于固定的直立位置，所以呈现强激动作用[46]。

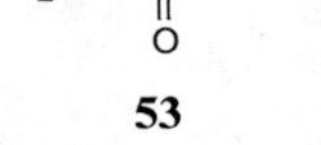

53 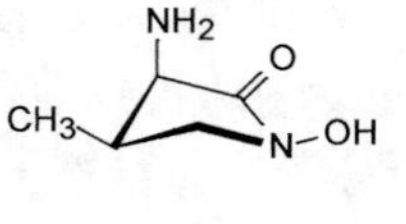　　　　　　　　　　**54** 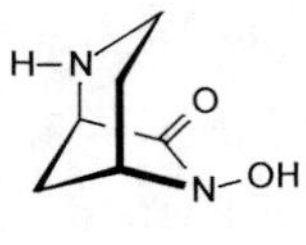　　　　　　　　　　**55**

　　抗血小板聚集药氯吡格雷(**56**, clopidogrel)是 ADP 受体 P2Y12 亚型不可逆抑制剂，*S* 构型为活性成分，而且没有明显的神经毒作用。而 *R* 构型却相反作用，没有抑制血小板聚集活性，反而有神经毒作用[47]，因而临床应用(*S*)-氯吡格雷。

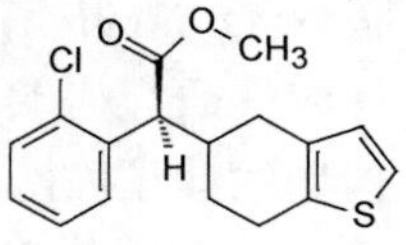

56 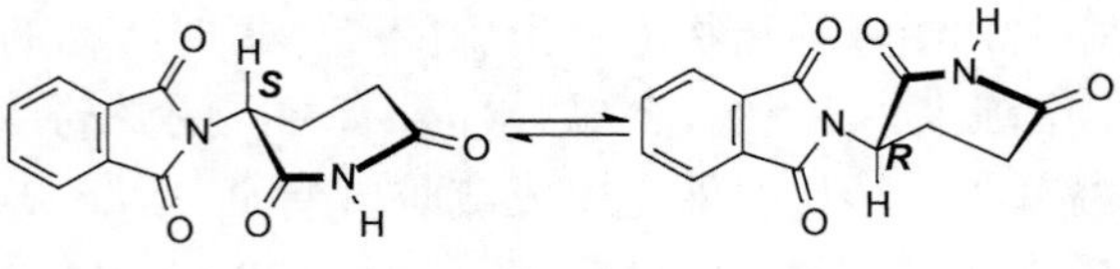　　　　　　　　　　**57**　　　　　　　　　　**58**

　　熟知的沙利度胺(thalidomide)因严重致畸作用而声名狼藉,但后来发现有镇痛抗炎调节免疫作用而褒贬不一。研究证明 S 异构体(57)有致畸性, R 异构体(58)没有,因而拆分出 R 光学异构体应用。但后来发现手性中心在血浆中容易消旋化[48],所以拆分成单体意义不大。

　　抗抑郁药西酞普兰(citalopram)是 5-羟色胺重摄取抑制剂, 起初上市的是消旋物。后来发现 S(59)构型是优映体, R(60)具有降低 S 异构体的重摄取作用。研究表明, S 和 R 异构体虽然都结合于 5-HT 转运蛋白, 但结合的位点不同, 有效物 59 结合的位点竞争了蛋白转运 5-HT 能力, 而 60 结合变构位点, 改变了结合部位的构象,不利于 59 的结合。因而开发了优映体 59, 称作艾司西酞普兰(escitolopram)上市[49]。

59　　　　　　　　60

参 考 文 献

[1]　Pfeiffer C C. Optical isomerism and pharmacological action, a generalization. Science, 1956, 124: 29-30

[2]　Lehmann P A, Rodrigues de Miranda J, Ariens E J. Stereoselectivity and affinity in molecular pharmacology. Prog Drug Res, 1976, 20: 101-142

[3]　Lehmann P A. Quantitation of the criticality of chiral centers toward stereoselective recognition: Epimeric eudismic analysis of 1,3-oxathiolane muscarinic agonists and antagonists. Chirality, 1990, 2: 211-219

[4]　Rescigno A, Thakur A K. Stereoselective phaemacokinetics//New trends in pharmacokinetics. New York: Plenum Press, 1991: 227

[5]　Maksay G, Tegyey Z, Simonyi M. Central benzodiazepine receptors: *In vitro* efficacies and potencies of 3-substituted 1,4-benzodiazepine stereoisomers. Mol Pharmacol, 1991, 39: 725-732

[6]　Hendel J, Brodthagen H. Entero-hepatic cycling of methotrexate estimated by use of the D-isomer as a reference marker. Eur J Clin Pharmacol, 1984, 26: 103-107

[7]　Carr R A, Pasutto F R, Longstreth J A, et al. Stereospecific determination of the *in vitro* dissolution of modified release formulations of (±)-verapamil in serum using achiral-chiral high performance liquid chromatography. Charality, 1993, 5: 443-447

[8]　Giacomini K M, Nelson W L, Pershe R A, et al. *In vivo* interaction of the enantiomers of disopyramide in human subjects. J Pharmacokinet Biopharmaceut, 1986, 14: 335-338

[9]　Volz M, Mitrovic V, Schlepper M. Steady-state plasma concentrations of propafenone: Chirality

and metabolism. Int J Clin Pharmacol Ther, 1994, 32: 370-375

[10] Yacobi A, Levy G. Protein binding of warfarin enantiomers in serum of humans and rats. J Pharmacokinet Biopharm, 1977, 5: 123-131

[11] Seideman P, Lohrer F, Graham G G , et al. The stereoselective disposition of the enantiomers of ibuprofen in blood, blister and synovial fluid. Br J Clin Pharmacol, 1994, 38: 221-227

[12] Williams K, Day R, Duffield A. The stereoselective uptake of ibuprofen enantiomers into adipose tissue. Biochem Phaemacol, 1986, 35: 3403-3405

[13] 王嗣岑, 贺浪冲, 刘飞. 手性和非手性联用色谱法研究尼卡地平对映异构体兔体内过程的差异性. 药学学报, 2001, 36: 364-367

[14] Mader R M, Steger G G , Rizovski B, et al. Pharmacokinetics of racleucovorin *vs* (*S*)-leucovorin in patients with advanced gastrointestinal cancer. Br J Clin Pharmacol, 1994, 37: 243-248

[15] Walle T, Walle U K, Wilson M J, et al. Stereoselective ring oxidation of propranolol in man. Br J Clin Pharmacol, 1984, 18: 741-748

[16] Kuepfer A, Roberts R K, Schenker S, et al. Stereoselective metabolism of mephenytoin in man. J Pharmacol Exp Ther, 1981, 218: 193-199

[17] Goldstein J A, Faletto M B, Romkes-Sparks M, et al. Evidence that CYP2C19 is the major (*S*)-mephenytoin 4'-hydroxylase in humans. Biochemistry, 1994, 33: 1743-1752

[18] Wedlund P J, Aslanian W S, Jacqz E, et al. Phenotypic differences in mephenytoin pharmacokinetics in normal subjects. J Pharmacol Exp Ther, 1985, 234: 662-669

[19] Rettie A E, Korzekwa K R, Kunze K L, et al. Hydroxylation of warfarin by human cDNA-expressed cytochrome P-450: A role for P-4502C9 in the etiology of (*S*)-warfarin-drug interactions Chem Res Toxicol, 1992, 5: 54-59

[20] Granvil C P, Ducharme J, Leyland-Jones B, et al. Stereoselective pharmacokinetics of ifosfa-mide and its 2- and 3-*N*-dechloroethylated metabolites in female cancer patients. Cancer Chemother Pharmacol, 1997, 40: 531-533

[21] Echizen H, Manz M, Eichelbaum M. Electrophysiologic effects of dextro- and levo-verapamil on sinus node and AV node function in humans. Journal of Cardiovascular Pharmacology, 1988, 12: 543-546

[22] Eyles D W, Pond S M. Stereospecific reduction of haloperidol in human tissues. Biochem Pharmacol, 1992, 44: 867-871

[23] Pirmohamed M, Kitteringham N R, Breckenridge A M, et al. The effect of enzyme induction on the cytochrome P450-mediated bioactivation of carbamazepine by mouse liver microsomes. Biochem Pharmacol,1992, 44: 2307-2314

[24] Augustijns P, Verbeke N. Stereoselective pharmacokinetic properties of chloroquine and deethylchloroquine in humans. Clin Pharmacokinet, 1993, 24: 259-269

[25] Cooke B J. Chirality of methamphetamine and amphetamine from workplace urine samples. J Anal Toxicol, 1994, 18: 49-51

[26] Evans A M. Enantioselective pharmacodynamics and pharmacokinetics of chiral non-steroidal anti-inflammatory drugs. Eur J Clin Pharmacol, 1992, 42: 237-256

[27] Williams K M. Enantiomers in arthritic disorders. Pharmacol Ther, 1990, 46: 273-295

[28] Hall S D, Qi X T. The role of coenzyme A in the biotransformation of 2-arylpropionic acids. Chem Biol Interact, 1994, 90: 235-251

[29] Zhang K, Lepage F, Cuvier G, et al. The metabolic fate of stiripentol in the rat: Studies on cytochrome P-450-mediated methylenedioxy ring cleavage and side-chain isomerism. Drug Metab Dispos, 1990, 18: 794-803

[30] Kroemer H K, Fromm M F, Buhl K, et al. An enantiomer-enantiomer interaction of (S)- and (R)-propafenone modifies the effect of racemic drug therapy. Circulation, 1994, 89: 2396-2400

[31] Sweeny D J, Nellans H N. Stereoselective glucuronization of zileuton islmers by human hepatic microsomes. Drug Metab Dispos, 1995, 23: 149-153

[32] Higaki K, Kadeno K, Goto S, et al. Stereoselective renal tubular secretion of an organic anion in the isolated perfused rat kidney. J Pharmacol Exp Ther, 1994, 270: 329-335

[33] Okazaki O, Kurata T, Haksui H, et al. Species-related stereoselective disposition of ofloxacin in the rat, dog and monkey. Xenobiotica, 1992, 22: 439-450

[34] Kamizono A, Inotsumi N, Fukushima S, et al. Inhibitory effects of procainamide and probenecid on renal excretion of sultopride enantiomers in rats. J Pharm Sci, 1993, 82: 1259-1261

[35] Hill R J, Duff H J, Sheldon R S. Determinants of stereospecific binding of type I antiarrhythmic drugs to cardiac sodium channels. Mol Pharmacol, 1988, 34: 659-663

[36] Imamura M, Shibamura S, Hayakawa J, et al. Inhibition of DNA gyrase by optically active ofloxacin. Antimicrob Agents and Chemother, 1987, 31: 325-327

[37] Mukherjee A, Kirkovsky L, Yao X T, et al. Enantioselective binding of Casodex to the androgen receptor. Xenobiotica, 1996, 26: 117-122

[38] Robertson D W, Krushinski J H, Fuller R W, et al. Absolute configurations and pharmacological activities of the optical isomers of fluoxetine, a selective serotonin-uptake inhibitor. J Med Chem, 1988, 38: 1412-1417

[39] Penning T D, Zhu G D, Ganhdi V B, et al. Discovery of the poly(ADP-ribose)polymerase(PARP) inhibitor 2-[(R)-2-methylpyrrolidin-2yl]-1H-benzoimidazole-4-carboxamide (ABT-888) for the treatment of cancer. J Med Chem, 2009, 52: 514-523

[40] Fiset C, Philippon F, Gilbert M, et al. Stereoselective disposition of (±)-sotalol at steady state conditions. Br J Clin Pharmacol. 1993, 36: 75-77

[41] Goldmann S, Stoltefuss J, Born L, et al. Determination of the absolute configuration of the active amlodipine enantiomer as (−)-S: A correlation. J Med Chem, 1992, 35: 3341-3344

[42] 中国医学科学院药物研究所.中草药现代研究. 第 I 卷. 北京: 科学出版社, 1995: 382

[43] Krilas P J, Falk G W, Johnson D A, et al. Esomeprazole improves healing and symptom resolution as compared with omeprazole in reflux oesophagitis patients: a randomized controlled trial. The esomeprazole study investigators. Aliment Pharmacol Ther, 2000, 14: 1249-1258

[44] Roffole R R, Messick K. Effects of dopamine, (±)-dobutamine and the (+)- and (−)-enantiomers of dobutamine on cardiac function in pithed rats. J Pharmacol Exp Ther, 1985, 235: 558-565

[45] Singh L, Donald A E, Foster A C, et al. Enantiomers of HA-966 (3-amino-1-hydroxypyrrolid-2-one) exhibit distinct central nervous system effects: (+)-HA-966 is a selective glycine/N-methyl-D-aspartate receptor antagonist, but (−)-HA-966 is a potent γ-butyrolactone like sedative. Proc Natl Acad Sci USA, 1990, 87: 347-351

[46] Leeson P D, Carling R W, James K, et al. Role of hydrogen bonding in ligand interaction with the N-methyl-D-aspartate receptor ion channel. J Med Chem, 990, 33 :1296-1305

[47] Silva R A. Preparation of (S)-clopidogrel and related compounds. US Patent No. 4847265

[48] Knoche B, Blaschke G. Investigations on the *in vitro* racemization of thalidomide by high-performance liquid chromatography. Journal of Chromatography A, 1994,666: 235-240

[49] Plenge P, Gether U, Rasmussen S G. Allosteric effects of *R*- and *S*-citalopram on the human 5-HT transporter: Evidence for distinct high- and low- affinity binding sites. Eur J Pharmacol, 2007, 567: 1-9

第 10 章　药物分子设计

10.1　引　　言

10.1.1　药物设计的内容

进入设计时代的新药创制，包括三个层次，即分子设计、剂型设计和剂量设计。分子设计是构建化学结构，以新分子实体(new molecular entities, NME)进入研发轨道；剂型设计是确定药物的应用形式，剂型决定了用药途径；剂量设计是研究特定剂型的用药剂量、频度和疗程。药物分子设计是新药创制的始发点。

药物分子设计是以理性的策略和科学的规划，构建具有预期药理活性的新分子实体。分子设计是将一个非药的活性化合物转化为安全有效可控易得的新药，在变换和修饰结构过程中满足对药物多维属性的要求。

10.1.2　新药创制过程的价值链

知识经济时代是借助于知识创造价值。1985 年波特提出价值链(value chain)概念，旨在协助企业找出知识管理的价值贡献度，以提高企业的竞争能力。这一概念已经扩展到价值创造的全过程中，评价在研究、开发、生产、销售等各个环节的价值模式。价值链是在物质乃至精神产品的生产中，各个价值创造节点、工序、流程间相互传递和相互影响的逻辑组合形式，本质上是一种系统运筹的认知和评估的方法。

价值链的概念用于分析药物创制过程，有助于提高决策水平和效率。新药从启动研究到上市销售，包含了许多环节和工序，每个环节体现了价值的创造和增值。研究、开发、生产和销售构成制药工业的价值链。

10.1.3　新药创制的研发阶段

通过体外或体内活性评价，发现苗头化合物(hit)，再由苗头转化为先导化合物(hit to lead)，继之经先导物优化(lead optimization)，确定一批有成药前景的物质，即候选化合物(drug candidates)；然后按照药政法规对候选物进行系统的临床前研究，经审批后进入临床Ⅰ期、Ⅱ期和Ⅲ期研究，最终经批准上市应用。这是一条研究开发链。在这研发链中有一个重要环节就是确定候选化合物，是研发链中研究阶段(R)和开发阶段(D)的分水岭，也是决定研发前景的关键环节。图 10-1 是新药研发链的示意图。

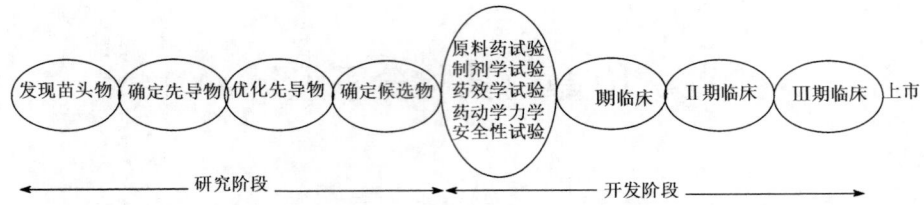

图 10-1　新药研发链的示意图

　　上述诸环节构成了串行的知识价值链，其中临床前为并行试验，从技术和投入的层面上考察，每个环节是对前面环节的价值增量，后面的环节包含了前面各阶段的技术投入，所以新药研发越接近后期价值含量越高。在这条研发链上，各个环节的价值贡献度和占用时间是不同的，根据国外首创性药物的统计，先导物的发现和优化以确定候选物，大约占总价值链的30%，时程约6~7年。

　　确定候选物对后面的环节有决定性影响，因为候选物结构一旦确定，决定了药学、药效、药代和安全的性质以及临床效果，注定了开发的前景和命运。这30%的贡献度决定了后面70%的命运，所以优化先导物并确定候选物对于新药创制的成败至关重要。表10-1列出了首创性药物研发的投入经费与时间。

表 10-1　首创性药物研发的投入经费与时间

项目	靶标发现	先导物发现	先导物优化	三期临床	评审批准	总计
经费	4%	15%	10%	68%	3%	>10 亿美元
时间	2.5 年	3 年	1 年	6 年	1.5 年	14 年

10.1.4　分子的多样性、互补性和相似性

　　一组化合物的多样性(diversity)是指分子的不相似性或差异性。研发首创性药物，常用随机筛选以发现苗头或先导物，结构的多样性是提高命中率的保障。

　　基于受体结构的分子设计，多以分子的互补性(complementary)原理而实施。受体与配体的结合是由于形状的匹配和电性互补，双方的原子或基团在空间和性质上的契合是体现结合特异性的基础。虚拟筛选和分子对接以发现苗头和先导物，以及基于受体结构的先导物的优化，都是以分子互补性为根据的。

　　分子相似性原理(similarity)常用于先导物发现和优化。基于配体结构设计或发现先导物、药效团搜寻、骨架迁越等药物化学方法都是以分子相似性为依据的。优化中的基团变换和构效关系，体现了相似性原理的内涵。

10.1.5　成药性

药物呈现药效取决于作用强度和选择性，有活性的化合物未必能成为药物，成药性是创制新药的一个重要因素。药理活性与成药性构成了药物分子的全部属性，共存于药物的化学结构之中。

本书第 2 章讨论的药物在体内的过程所涉及的许多环节都关联到成药性问题。表 10-2 列出了影响药物成药性的因素。

表 10-2　影响成药性的体内过程

药剂相	药代动力相	药效相
剂型崩解	生物利用度	靶向性
有效成分溶出速率	首过效应	脱靶性
有效成分溶出量	外排作用	细胞毒性
pK_a	Ⅰ相Ⅱ相代谢	致突变性
溶解度	血浆蛋白结合率	胚胎毒性
分布系数	组织分布	遗传毒性
物理稳定性	半衰期	心脏毒性
化学稳定性	清除率	神经毒性

药物的物理化学性质决定了剂型的设计，物化性质与药剂学过程密切相关。难溶物质的溶出量和溶出速率，原料药的溶解性、分配性、酸碱性和稳定性都影响进入体内的药量和速率，达不到最低有效浓度，或稳定性差而失效或变成有害物质，都是降低成药性的因素[1]。

药代动力学过程所包含的内容都与成药性相关，成药性要求有较高的生物利用度，降低首过效应和外排作用，赋予代谢稳定性，避免成为 CYP450 的底物、抑制剂和诱导剂，具有适宜的血浆蛋白结合率和半衰期等。

广义的药效学过程是药物分子(或其代谢产物)与靶标的作用，包括两个对立的效果：有利的靶向作用和不利的脱靶作用，前者是用药的目的，体现于高活性和选择性；后者导致不良反应而应避免。

总之，药理作用的强度和选择性是药物的核心价值，广泛的成药性内容承载着核心价值，辅佐和保障药理活性的展现，核心与载体统一在药物的结构之中。新药创制对药理活性和选择性不会忽视，但诸多的成药性内容更是成功的保障。成药性若出现短板或硬伤，会形成"一票否决"而失败。

10.1.6　宏观性质与微观结构

10.1.6.1　机体对药物处置的共性——药代动力学的普遍性

药物作为外源性化学物质被机体视作外来异物，为了避免异物的扰动而免受侵袭，机体要对其作物理或化学处置并排出体外。生物进化和物竞天择，机体对多样性的外来物质形成了具有共性的处置方式，这种共性行为表现在对细胞的过膜性、组织器官的分布性、被体内酶的代谢转化、排泄途径、与血浆蛋白的结合性等遵循着一定的规律，即以整体的分子形象和性质加以对待，按照药物的宏观性质进行时间与空间、物理和化学的处置，一般而言，不拘泥于分子的细微结构。

药物的宏观性质包括分子尺寸(即分子大小，常以分子量表征)、溶解性(亲水性)、分配性(亲脂性和疏水性)、静电性(电荷与极性)、刚性和柔性、形成氢键的能力(氢键给体和接受体)和极性表面积等。基于机体对这些内容的规律性处置，可通过结构修饰与优化调整分子的物化性质和药代行为。所以，在这个意义上分子设计是从宏观整体性上调节物化和药代性质。

10.1.6.2　药物对机体作用的个性表现——药效和毒副作用的特异性

药物对机体的作用，源于与体内靶标发生物理的或化学结合(靶向作用，targeting)，通过直接作用、级联反应或网络调控，导致生理功能的改变，产生所希冀的药理效应，这就是药效学；而脱靶作用(off-targeting)则是结合于未预计的靶标，产生毒副作用或不良反应。无论是有益的药效或是不良反应，都是药物与某(些)特定靶标的结合，是药物分子的个性行为与表现。

这种个性行为，从微观的原子和基团水平考察，是靶标的某些原子、基团或片段与药物分子中的某些原子或基团的结合，每个药物的靶向或脱靶作用都是药物分子特定的个性表现。

药物分子与受体的结合特征在药物化学上称作药效团，即药物产生特定的药理活性所必需的物理化学特征(原子、基团或片段)以及这些特征在空间的分布。从微观上考察药物与受体的作用，双方只是少数原子或基团发生结合，并非全部原子参与。这与上一节所述的药物的物化与药代特征受制于分子的整体宏观性质有很大的不同。

需要指出的是，药物在体内的代谢转化是由酶催化发生的，虽然是分子的微观结构的变化，但特异性不高，Ⅰ相或Ⅱ相代谢的处置也具有普遍性。

将药物分子抽象为宏观性质与微观结构的集合，这样区分是为了揭示药物的结构与功效之间的关系，深化对药物作用的认识；更重要的是，可以帮助人们分辨出哪些是呈现药效所必需的因素，哪些决定药物的物理化学和药代性质，以便有意识地安排和调整宏观性质与微观结构之间的关系，达到最佳的配置状态，有助于分子设计与优化[2]。

药理活性与成药性，微观结构与宏观性质是以不同的视角解析药物的结构及其功效。

10.1.7　首创性与跟进性药物

以靶标为核心的药物创制是当今研发的主流。基于靶标的新颖性可将创新药物分为两类，即首创性药物和跟进性药物。虽然都具有创新性，但起步点和涉及的技术范围有所不同。

首创性药物(pioneering drug)的靶标是全新的、首次涉及的作用靶标，因而有靶标的发现(discovery)和确证(validation)的过程。首创性药物起始于靶标的研究，所以项目开始于生物学的驱动，核心在于发现并确证靶标与疾病的因果关系。靶标蛋白的异常(缺失或增多，钝化或激活)与疾病的相关性不等于有因果关系，确证靶标为病理过程之因，结成有治疗价值的药物之果，是个复杂和反复验证的过程，从项目启动到药物上市后在"真实世界"的应用，确证靶标的可药性(druggability)贯穿于研发始终，因而首创性药物风险巨大。不过一旦成功，由于是同类第一个药物(first in class)，往往有较高回报[3]。

跟进性药物(follow-on drug)是指研制药物的作用靶标是已经确证的，是继首创药物之后的再创造。由于前人已发现确证了靶标，所以省去了发现和确证靶标的生物学研究。也由于有首创药物的经验借鉴，跟进性药物常以化学作为驱动研究，研制的风险相对较小。倘若首创药物优化得不够充分，留有研制空间，跟随研制的药物可能后来居上，成为超越首创的或已有的药物(me-better drug)。例如左氟沙星等后继的沙星类抗菌药优胜于首创的诺氟沙星。跟进性药物应优胜于或至少不劣于首创药物，否则面临着临床和市场上的风险，因为临床对同类药物的差异要求很高，特点不明显的跟进性药物(me-too drug)生存空间窄小。根据统计，第四个上市的同类药物的市场价值只是首创药物的 10%。不过也有例外，例如第五个上市的他汀类药物阿托伐他汀上市后成为全球销量第一的重磅药物，是因为极具特点。跟进是模拟性创新，再创造是在巨人肩膀上的攀登。同类第一(first in class)未必是同类最优(best in class)[4]。

没有后继跟进的优质药物可称作唯一药物(me-only drug)，比较少见。经典药物阿司匹林，一百多年类经久不衰，没有同类产品问世，是因为阿司匹林的结构与作用机制达到了极致。降血糖药物二甲双胍也有"唯一"的特点。

10.2 苗头化合物

化学药物的分子设计始自于发现苗头化合物(hit)，苗头化合物是指对目的靶标或作用环节具有活性或结合作用的化合物。苗头与靶标复合物的结合性能例如离解常数 K_d 值一般在微摩尔或亚微摩尔水平。苗头化合物可以是全新的化合物，也可以是已知的化合物。

苗头物可通过多种途径得到，包括：①化合物库的随机筛选；②天然活性物质(人的内源性配体和生物界次级代谢产物)；③理性药物分子设计；④虚拟筛选等。

随机普筛是在众多的化合物中发现有初步活性的分子，作为初筛往往出现假阳性结果，增添了误导和无效劳动。为消除假阳性的分子设定了苗头的一般标准：①用相同的方法测定活性可重复再现；②不同浓度下有确定的剂量(浓度)-效应关系，可计算 K_d、IC_{50} 或 EC_{50} 值；③用不同的方法或技术确证苗头活性的交叉试验；④苗头分子与靶标为化学计量的结合；⑤在细胞水平进行功能性试验，可同时检验样品的过膜性；⑥没有细胞毒作用；⑦化学性质稳定。

苗头化合物有初步活性，但与先导物尚有差距。苗头可有多个，但未必能够成为有价值的先导物，往往是因为有难以克服的缺陷或没有深入发展的价值，所以，由苗头演化成先导物(hit-to-lead)是必经阶段。判断苗头的质量的必要条件是活性和选择性，而成药前景也是重要因素。将苗头修饰为值得改造、能够"成材"为先导分子，没有固定的程式，也难以界定演化到什么程度可称为先导物。不同的苗头分子演化的策略和方法是不同的，主要取决于苗头的质量和对靶标的认识程度。经验积累有助于直觉的判断[5]。

如果没有靶标的结构信息，苗头分子也没有周边化合物的构效关系信息，可通过结构变换剖析苗头分子的结构揭示对活性的贡献，例如将线型化合物逐段地变换或去除，环状分子分区剖裂，例如分成上下左右区域，逐区探求结构片段的重要性。由于这种模式的工作量较大，还可采用如下的方法：

(1) 骨架的保留或变更：苗头分子若为常见的药物骨架可不必变换，如果骨架的化学稳定性差，或难以合成，就需要进行更换，例如进行优势结构(privileged structure)变换或骨架迁越(scaffold hopping)等操作。

(2) 探索初步的构效关系：如果苗头分子有结构类似物，可分析区分活性高低或有无的结构界面，判断结构因素的权重；如果没有类似物，可用平行合成方法制备有限量的集中库(focused library)，通过分析构效关系，判断哪些基团或片段对于活性是必要的，以便确定先导物的分子特征。

(3) 简化结构和调整极性：在演化成先导物时，注重分子尺寸和物化性质。在保持活性不变或提高活性的前提下，简化结构成较小的、亲水性或极性分子，以给后续的优化留出增加尺寸和亲脂性的空间，避免分子不宜成药的性质。

变换苗头结构达到先导物的标准，对于优化过程和确定候选物至关重要，因而是研究阶段的里程碑。优化过程一般不改变先导物骨架和主要片段。先导物通常具有候选物乃至上市药物的雏形。

10.3   先导化合物

先导化合物(lead)应具有活性和成药性的多重品质，由于先导物与候选化合物的结构相似，具备成药的结构雏形，在优化过程宜保持核心结构不变[6]。

10.3.1   先导物的药效学标准

先导物应具备设定的目标活性特征，对靶标的活性强度和选择性当然是越高越好，一般要求活性强度在 1 μmol/L(酶)或 0.1 μmol/L(受体)以下。

先导物应在靶标高表达的细胞水平上呈现功能性活性，细胞水平的活性与酶或受体水平的活性若相近，表明先导物对膜的透过性好，若浓度相差甚远，意味着过膜性差或其他原因。细胞模型还可评价化合物的功能或功效，反映了作用机制。

先导物还应体现在以下的两个相关性上：剂量(浓度)和活性之间的相关性；化学结构与活性之间的相关性。

先导物应在整体动物模型上呈现药理活性，这是与苗头化合物的重要区别。整体动物模型也应存在剂量-效应关系，而且最好是用灌胃给药途径，反映出在消化道的吸收性。

10.3.2   先导物的药代动力学标准

10.3.2.1   口服生物利用度

先导化合物应有口服吸收性，即使低限的生物利用度也要在作用部位达到或超过最低有效浓度。生物利用度常用 $F(\%)$ 表示。先导物对大鼠(以下的实验动物均指大鼠)的口服生物利用度 F 应大于 10%，是优化口服吸收性的最低限度。

10.3.2.2   半衰期

药物的消除半衰期是指在血浆中的衡态浓度降低一半时所需要的时间，用 $t_{1/2}$ 表示。先导物的 $t_{1/2}$ 应大于 30 min。过于短的半衰期难以维持体内药效，须调整结构以延长在体内的存留时间；过长的半衰期也是不适宜的，会造成体内的药物蓄积。

10.3.2.3   清除率

先导物应有适宜的肾清除率。所谓肾清除率是指药物被肾脏排泄能力的量度，每个化合物都有特定的清除率，取决于它在肾脏被过滤的性能，用 Cl 表示，单位是 $mL/(kg \cdot min)$。过高的肾清除率会迅速降低血浆中药物浓度，不利于发挥持续的药效。先导物的 Cl 应低于 35 $mL/(kg \cdot min)$。

肝脏的清除率指肝脏清除药物的能力，表征被细胞色素 P450 的转化程度。先导物不应是 CYP 的底物、抑制剂或诱导剂，以保障代谢稳定性和较少药物-药物相互作用。先导物被大鼠肝细胞的清除率应低于 14 $\mu L/(min \times 10^6$ 细胞)，对人肝微粒体的清除率应低于 23 $\mu L/(mg \cdot min)$。

10.3.2.4　蛋白结合率

药物在循环血中以两种形式存在：游离分子和与血浆蛋白的结合物，与蛋白结合的药物被封闭在血管中，只有游离药物可穿越毛细血管分布到组织中。所以过高的血浆蛋白结合率减小了游离药物的浓度，会降低药效。与血浆蛋白的结合率应低于 99.5%，以保障到达靶组织的最低有效药量[7]。

10.3.3　物理化学性质

10.3.3.1　分子尺寸

分子尺寸多以分子量(MW)表征，先导物的 MW 应低于 400，最好在 300 左右，以便在优化过程中可增添原子和基团，预留出增加分子量(尺寸)的空间。

10.3.3.2　溶解性

先导物要有一定的溶解性，这对离体活性评价和整体动物实验的吸收、分布和呈现药效都是重要的。先导物水溶解性不应低于 10 $\mu g/mL$。

10.3.3.3　分配性

先导物应有适宜的脂-水分配性，这是药物过膜吸收和分布的必要保障。先导物的脂水分配系数 $clgP$ 或分布系数 lgD 应在 0~3.0 范围内[8]。

10.3.4　先导物化学结构的一般特征

先导物一般有如下的结构特征：

含脂肪环和芳香(杂)环数 1~5 个。结构中没有环的化合物一般成不了药物，但也有例外，如 2013 年上市治疗多发性硬化病药物富马酸二甲酯(Nrf2 激活剂)和降血糖药二甲双胍都是无环的简单有机小分子。超过 5 个环的物化和药代性质差，且难以优化。紫杉醇有 7 个环也是例外。

先导物的结构宜刚柔并蓄，可旋转的柔性键 2~15 个，过少或过多的单键，会由于刚性过强或柔性过大，影响物化、药代和药效性质。

氢键给体(O—H，N—H)不超过 2 个，氢键接受体(O，N，S 等)不多于 8 个。

先导化合物应有合成和结构修饰的可行性，以利于优化时的结构变化以及研发中的规模性制备。结构应有新颖性，以便获得知识产权的保护。

表 10-3 总结了上述先导化合物的药效、药代、物化性质和化学结构参数的参考标准或范围。

表 10-3 先导化合物的参数标准和范围

类别	内容	标准或范围
药效学	活性强度	IC_{50} 或 $K_i < 1$ μmol/L
	细胞水平	有活性
	动物体内试验	有活性
	量效关系	存在明确关系
	构效关系	存在明确关系
药代动力学	生物利用度	大鼠 $F > 10\%$
	消除半衰期	大鼠 $t_{1/2} > 0.5$ h
	静脉注射清除率	大鼠 $Cl < 23$ mL/(kg · min)
	分布容积	大鼠 $Vss > 0.5$ L/kg
	血浆结合率	$< 99.5\%$
	肝细胞清除率	大鼠 $Cl < 14$ μL/(min × 10^6 细胞)
	肝细胞清除率	人 $Cl < 23$ μL/(mg · min)
物理化学性质	分子量	MW < 400
	水溶解性	> 10 μg/mL
	脂水分配系数	$clgP$ 0~3.0
	分布系数	lgD 0~3.0
化学结构	脂肪或芳香环数	1~5 个
	可旋转的柔性键	2~15 个
	氢键给体	< 2 个
	氢键接受体	< 8 个
	化学可行性	易于合成和变换
	新颖性	可获知识产权保护

10.3.5 苗头和先导物的发现途径

对于首创性药物的研发，由于借鉴和参考的信息少，苗头或先导物成为源头性发现，归纳有以下途径：①天然活性产品；②基于结构的设计，包括基于靶标受体或配体的理性设计，以及基于片段的药物设计；③随机筛选；④虚拟筛选等。

10.4　基于天然活性产物的药物发现

植物、微生物、海洋生物和动物的次级代谢产物，以微量的水平维持机体的生理机能和生化平衡，保护自身免受环境侵袭以及维持种群的繁衍，因而是发现苗头或先导物的重要途径。天然产物生来不是为人类防止疾病的，因为成药性的不足，直接用作药物的较少。

动物体内的神经递质和激素都是天然产物，例如小分子胺类(氨基酸脱羧生成)、甾体激素(胆固醇代谢生成)和前列腺素(花生四烯酸代谢生成)，但习惯上不以天然产物论，而是作为内源性配体看待。这些次级代谢产物具有优势结构，是良好的先导化合物，也由于它们具有结构简约、即时产生、迅速代谢失活的特点，与传统意义的天然产物有区别，多以"基于配体的药物设计"理念研发药物。

10.4.1　天然产物的结构特征

从简单的水杨酸到复杂的万古霉素，天然产物涵盖了不同分子尺寸、结构类型和化学特征。

10.4.1.1　结构的多样和复杂性

天然产物的结构具有多样性，许多结构非化学家所能想象到的。例如青蒿素(**1**, artemisinin)的过氧键、内酯和环状缩酮共同镶嵌在稠合的三环体系中，既保存了氧化能力，也维持了分子的化学稳定性；曲贝替定(**2**, trabectedin)是从加勒比海被囊生物 *Ecteinascidia turbinate* 中分离的含有三个四氢异喹啉、稠合了 8 个杂环、包括 7 个手性中心的生物碱，具有很强的细胞毒活性；C-1027(**3**)是含有环状烯二炔(endiynes)结构的抗癌抗生素，在微生物体内稳定存在，当遇到环境中的亲核性基团，烯二炔重排成苯 1,4-双自由基，可与亲核中心例如 DNA 发生强效的共价结合。

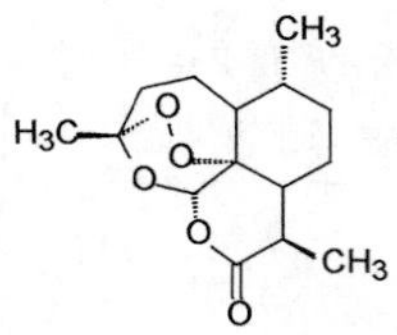

1 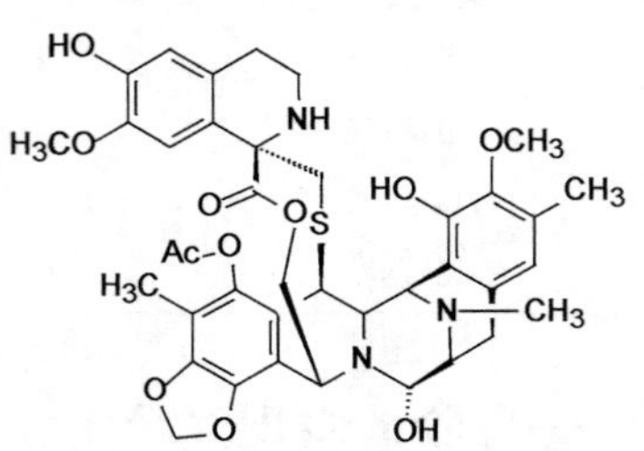　　　　　　　　**2**

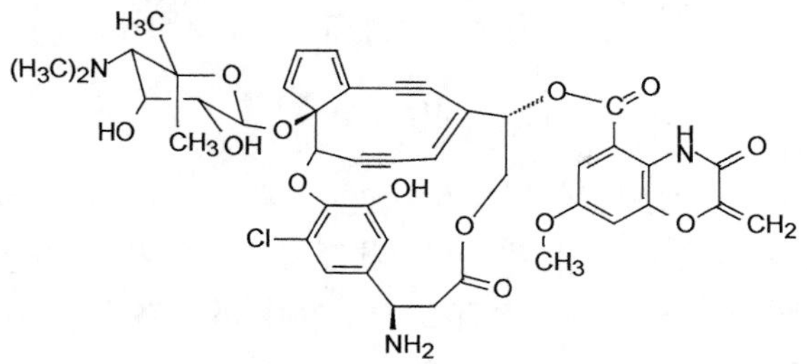

3

复杂的结构往往呈现特异性作用，但也增加了化学合成的难度。天然产物的分子组成对于活性并非都是必需的，其中有"多余"的原子，不参与同靶标的结合，甚至对物化和药代性质构成不利的影响，因而宜去除那些冗余的原子和片段，提高化合物的配体效率(ligand efficiency)[9]。

10.4.1.2 多含 sp³ 杂化的碳原子，较少氮和卤素元素

天然产物的结构中多含有 sp³ 杂化的碳原子，四面体碳原子连接成链状或环状化合物，成为柔性较强的分子，例如免疫调节剂他克莫司(**4**, tacrolimus)和抗肿瘤化合物埃博霉隆(**5**, epothilone)都是大环内酯，免疫调节剂冬虫夏草中有效成分 ISP-1(**6**)等。但也有例外，喜树碱为芳香共轭的稠合环，sp² 杂化碳居多。

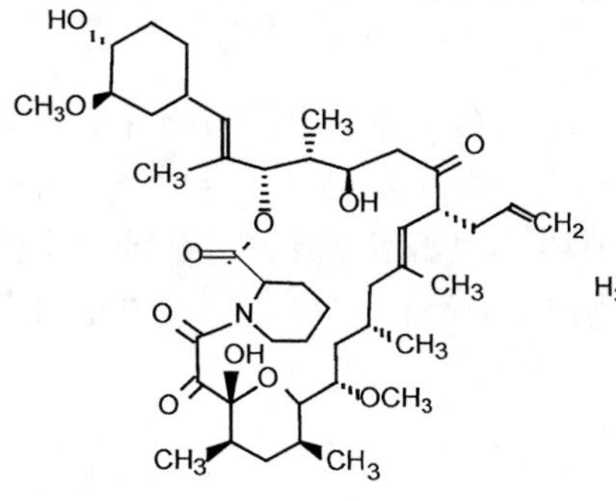

4 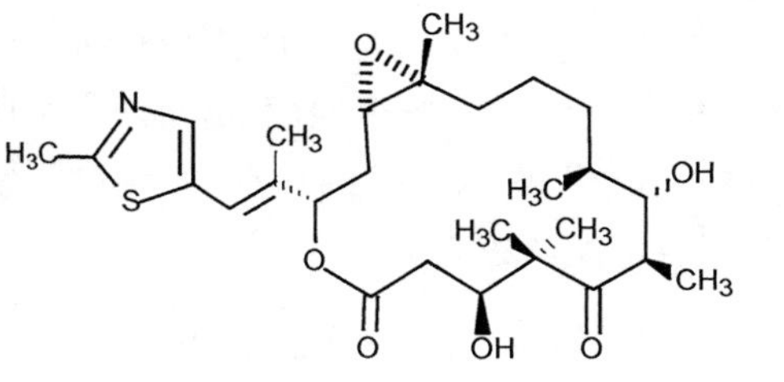　　　　　　　　　　　　　　　**5**

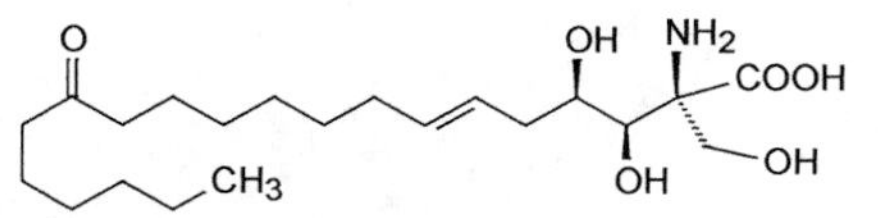

6

大多数天然产物由 C、H 和 O 组成，较少含 N，即使有氮原子，数量也少，可能是由于植物和微生物固氮能力较弱的缘故(豆科植物除外)。这一特征，为结构修饰和变换提供了多种选择。氮原子亲核性强于氧和碳，可成三价或五价，可因碱性而成盐，也可成中性的酰胺，可成环，芳香化，可稠合，可为端基，也可作为连接基。

天然产物几乎不含卤素，但海洋生物有时含有溴原子。

10.4.1.3　多含有手性和立体因素

天然产物是由一系列酶催化反应生成的，酶反应的立体专属性，决定了产物的立体特征，如含有手性中心和手性轴，顺反异构等。例如吗啡(7, morphine)含有 21 个非氢原子，稠合为 5 个环，含有 5 个手性中心。洛伐他汀(8, lovastatin)含有 28 个非氢原子，有 8 个手性中心和两个共轭反式双键。

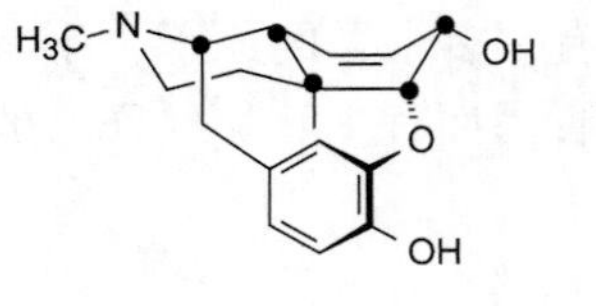

7 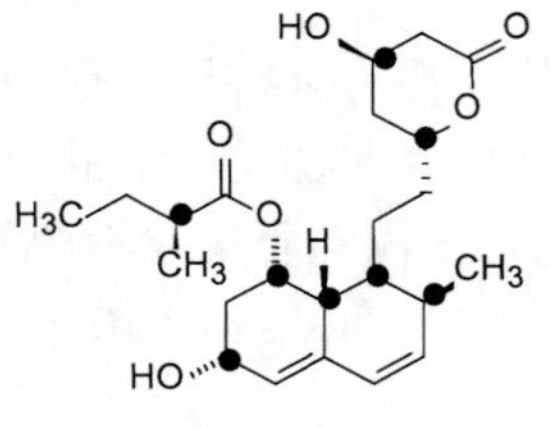　　　　　　　　　　8

对于手性和立体因素的处置与对复杂结构一样，在保障活性和药代性质的前提下，尽可能消除多余的手性因素，以有利于化学合成，减少研发的复杂性。

10.4.2　天然产物结构改造的原则和要旨

10.4.2.1　根据分子尺寸和复杂程度，采取不同的化学处置

分子尺寸大或结构复杂的天然产物，可能只有一部分原子与靶标结合，宜剪除冗余的原子和片段，以增加配体效率。方法是用剖裂操作。线型分子可依顺序简化，稠合型分子可按东西南北作区域性剪切，例如紫杉醇做过系统的结构去除和变换，结果发现核心结构 6-8-6-4 稠合骨架不能变动，"西北"和"东南"部不可变，如图 10-2 所示。

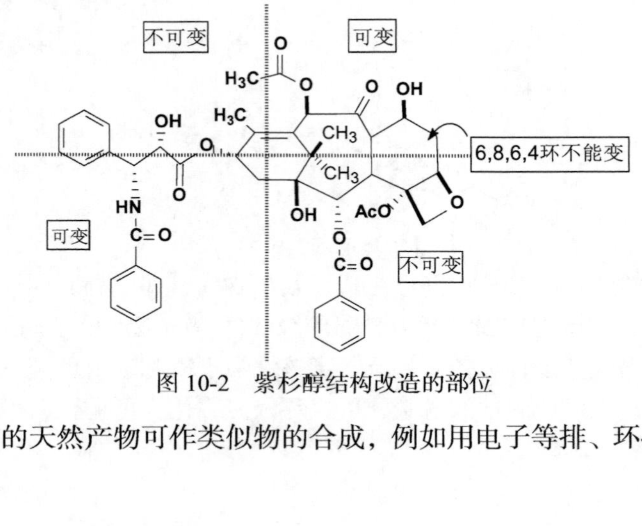

图 10-2　紫杉醇结构改造的部位

尺寸适中的天然产物可作类似物的合成，例如用电子等排、环-链变换、优势

结构替换、骨架迁越的方式，赋予化合物新的品质和新颖结构。

尺寸小的天然产物可加入原子、基团或片段，以增加与靶标的结合力，提高活性强度，或改善物化和药代性质，例如在特定位置加入氢键的给体或接受体以提高与受体的特异性；加入特定功能的原子或基团，增加代谢稳定性，加入助溶基团以提高溶解性，调整脂-水的分配性以有利于或避免穿越血脑屏障等。

10.4.2.2　消除不必要的手性中心

通过构效关系研究，可以保留那些活性必需的原子构型与分子构象，去除不必要的手性因素。例如吗啡的 5 个手性中心中都不是与阿片受体结合所必需的手性因素，合成的阿片受体激动剂芬太尼(**9**, fentanyl)是没有手性的分子。

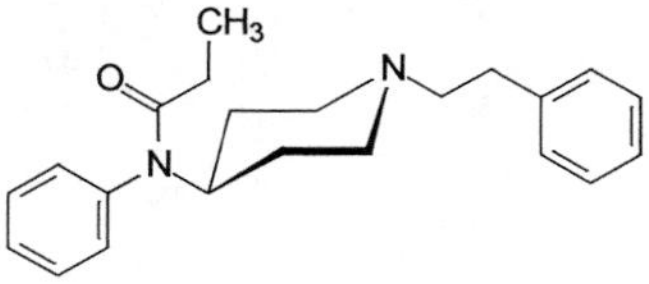

9

10.4.2.3　改造的要旨

天然产物结构改造的目标是成为新药，药理活性和成药性的所有内容，都是结构改造的要点。要根据天然产物的结构、活性、物化性质、药代性质的不足或缺陷，作有针对性地改造。

1) 简化结构

简化结构使分子变小，可改善物化和药代性质，也提高化合物活性的原子效率。

木质素五味子丙素(**10**, schizandrine C)具有保肝和降低转氨酶作用，在全合成研究中，将亚甲二氧基和甲氧基位置调换，打开八元环，合成的中间体联苯双酯(**11**, bifendate)的活性强于五味子丙素，后发展成药物，已临床应用多年。联苯双酯是对称性分子，熔点较高(mp. 180℃)，是因为对称性分子的晶格能较高，导致溶解度差[10]。将其中一个羧酸酯基还原成羟甲基，称作双环醇(**12**, bicyclol)，降低了分子对称性，mp. 137℃，提高了溶解性，改善了药代性质。双环醇也是上市的降低转氨酶药物。

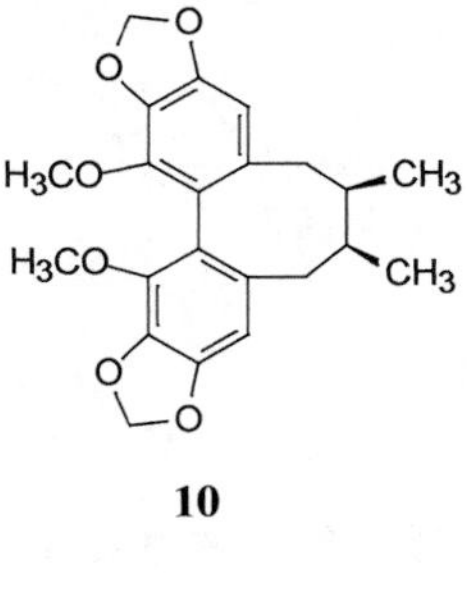

10 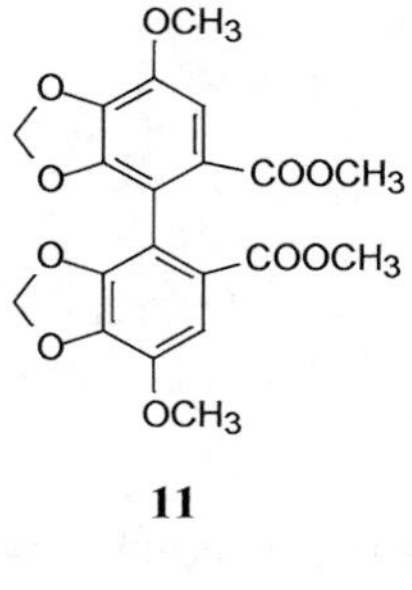　　　　　　　　　　**11** 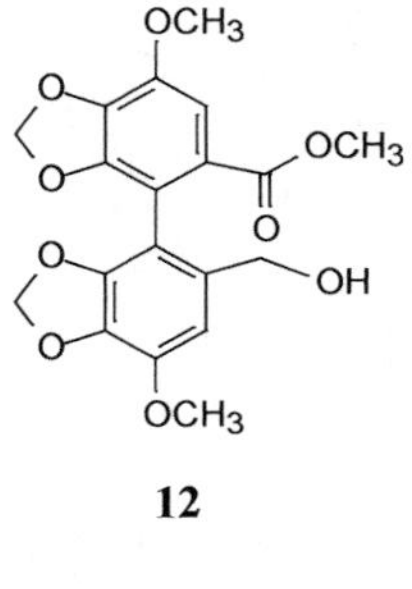　　　　　　　　　　**12**

古抑菌素 A(13, trichostatin A)是真菌的代谢产物,为组蛋白去乙酰化酶(HDAC)抑制剂,羟肟酸片段是重要的药效团特征,与酶的辅因子金属发生螯合。分子中含有的两个反式共轭双键和一个手性中心不是必要的结构因素[11]。以古抑菌素 A 为先导物简化这些复杂的立体因素,消除双键和手性中心,保留羟肟酸,得到伏立诺他(14, vorinostat),保持有抑制 HDAC 的活性,于 2006 年批准上市,治疗皮肤 T 细胞淋巴瘤[12]。帕比司他(15, panobinostat)是 2015 年上市的另一个 HDAC 抑制剂,也源于古抑菌素 A,治疗多发性骨髓瘤。

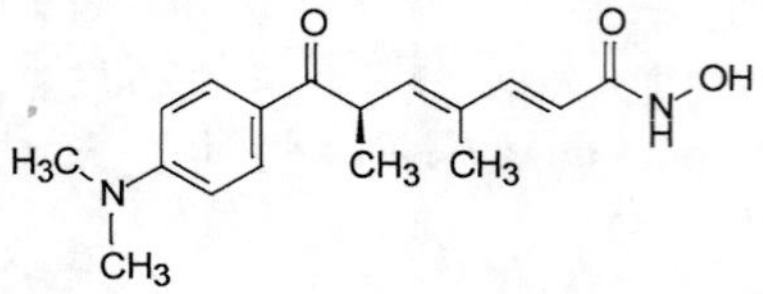

13 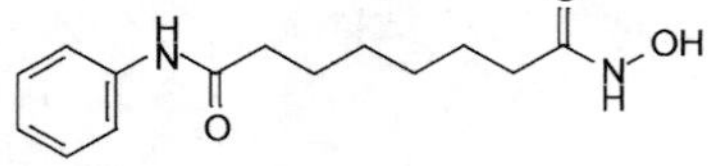　　　　　　　14

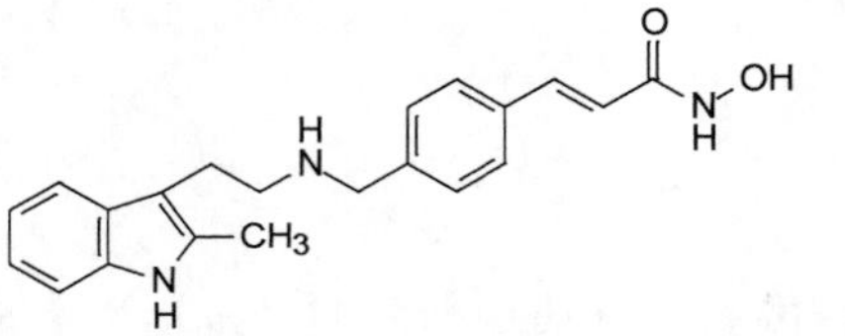

15

从海洋生物海绵中分离的软海绵素 B(16, halicondrin B)具有广谱抗肿瘤活性,对多种人癌细胞有抑制活性,IC_{50} 在 0.1~1 nmol/L,抑制微管聚合,活性强于紫杉醇,并有较宽的治疗窗口[13]。16 的结构中含有 32 个手性中心,是聚醚与大环内酯的稠合物。酯基在血浆中容易水解开环,因而半衰期很短。经简化分子结构得到艾日布林(17, eribulin),是将聚醚(螺环缩酮)的 8 个环用四氢呋喃代替,酯基的氧原子用亚甲基替换(酯基变成亚甲基酮),抗肿瘤活性基本未变,提高了代谢稳定性,延长了半衰期,于 2010 年上市治疗乳腺癌[14]。

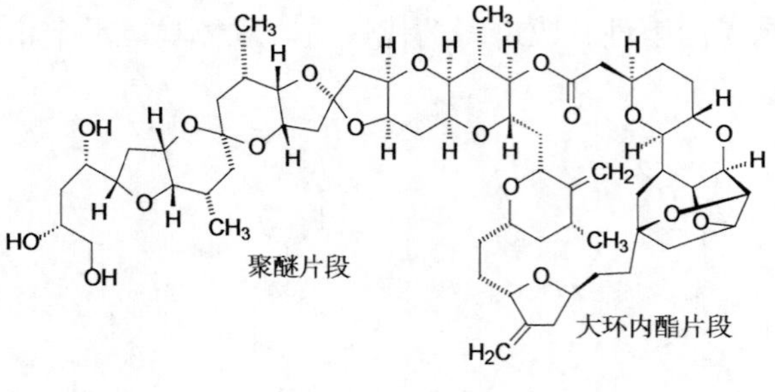

16 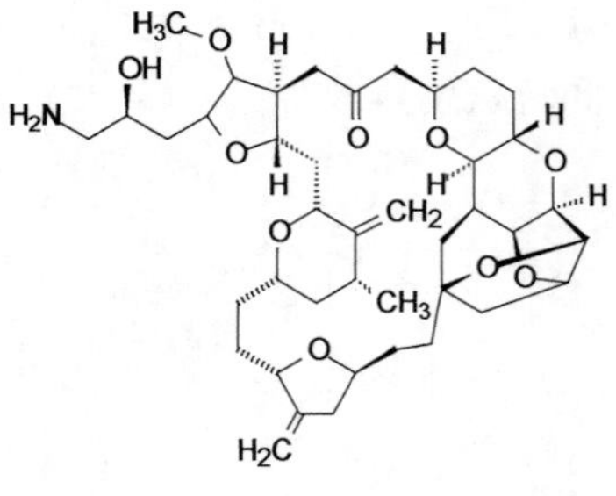　　　　　　　17

从冬虫夏草(*Cordyceps sinensis* Sacc)的真菌中发现天然产物 ISP-I(18)具有免

疫调节作用，体内外活性强于环孢素 A[15]。ISP-I 的结构类似于鞘氨醇(19)，后来证明是鞘氨醇-1-磷酸的受体调节剂[16]。化合物 18 含有三个手性碳和一个反式双键，而且氨基和羧基可形成内盐，不利于吸收。以 18 为先导物作结构改造，目标是简化结构、减少或去除手性中心，提高活性和改善药代。经过一系列的变换和优化[17]，研发出芬戈莫德(20, fingolimod)，为对称性分子，去除了酮基、反式双键和手性碳，分子中没有手性和立体异构因素，而且将苯环插入长链中代替饱和碳，便于合成和优化分子构象。该药物于 2010 年上市，治疗多发性硬化病[18]。

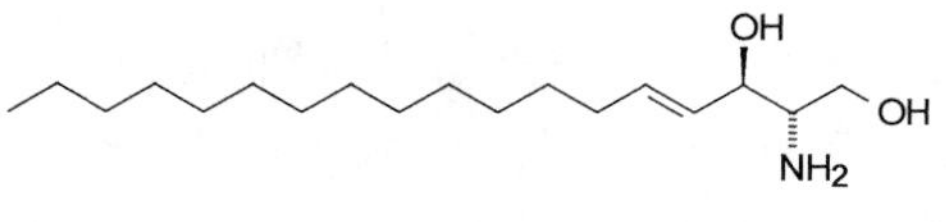

18

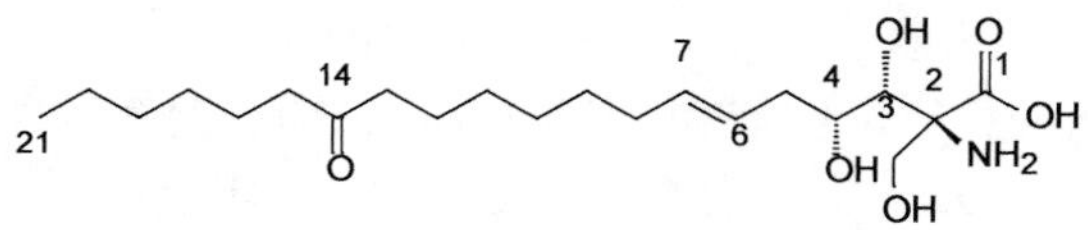

19 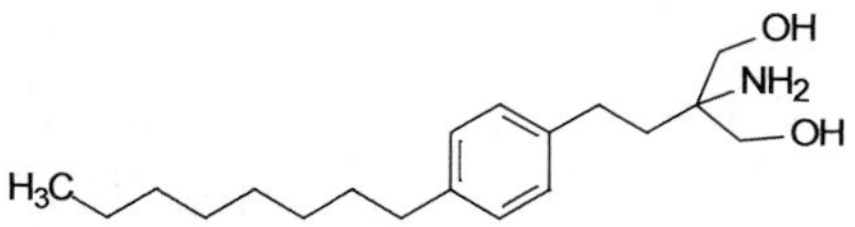　　　　**20**

2) 提高水溶性

改善天然产物的水溶性，可引入助溶性基团，助溶基的连接部位应避开药效团结合的位置和不允许加入原子或基团的结构空间。

青蒿素(21, artemisinine)是我国学者在黄花蒿(Artemisia annua Linn)发现的倍半萜，含有过氧醚键，内酯和缩酮，独特的结构和杀灭疟原虫的功效，成为治疗恶性疟的有效成分。但青蒿素水溶性和吸收性差。引入可溶性基团或降低分子的刚性，可提高溶解度。将内酯的羰基还原成羟基(成环状半缩酮)，并不影响过氧键的药效功能。羟基经醚化成蒿甲醚(22, artemether)和蒿乙醚(23, arteether)，或酯化成青蒿琥酯(24, artesunate)，提高了溶解性，并开发成抗疟药。香港科技大学与拜耳联合研发的青蒿酮(25, artemisone)为含环砜基的氮杂缩酮化合物，现处于临床研究[19]。青蒿素的发现和发明的一系列药物，拯救了数百万非洲患者的生命，青蒿素发现者屠呦呦因此获得了 2015 年诺贝尔医学或生理学奖[20]。

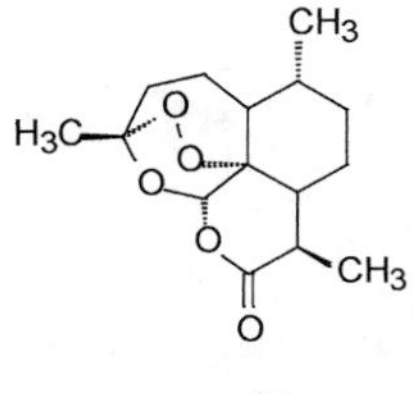

21 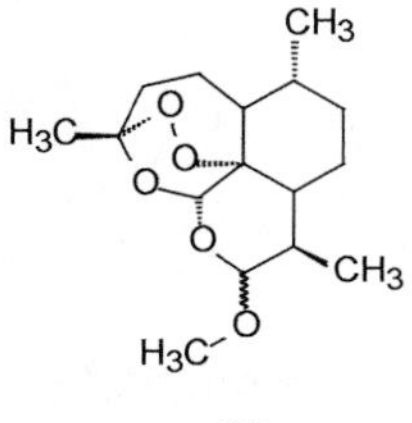　　　　**22** 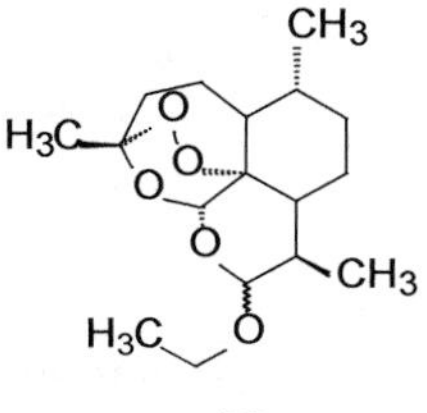　　　　**23**

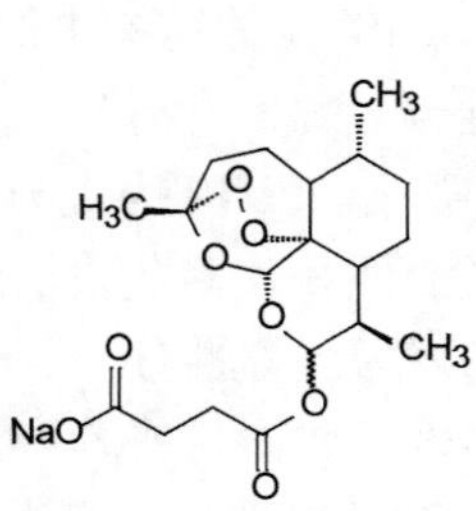

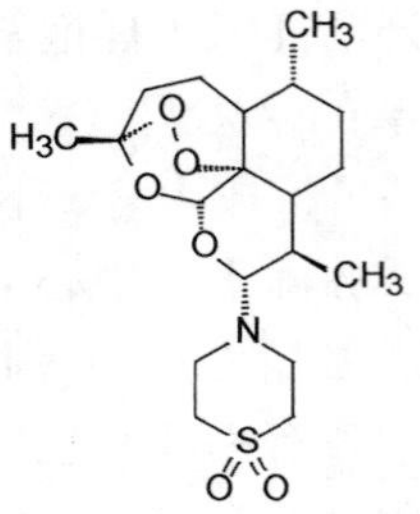

24　　　　**25**

　　喜树碱[21](**26**, camptothecin)是 Wall 等从喜树(*Camptotheca acuminata*)中分离的生物碱，为拓扑异构酶 I 抑制剂，刚性较强的五环稠合结构使得喜树碱溶解性差。构效关系研究表明，内酯环 E 是重要的药效团，开环则活性丧失，羟基的构型也很重要。但 A 环和 B 环可允许作结构修饰。为了改善物化和药代性质，结构修饰有两个策略：一是合成含有氨基的喜树碱类似物，与酸成盐，增加溶解度，可静脉注射使用。例如拓扑替康(**27**, topotecan)，以盐酸盐形式于 1996 年上市，治疗直结肠癌和脑瘤等[22]。另一途径是制成水溶性前药，如伊立替康(**28**, irinotecan)在体内酯酶水解作用下，生成活性化合物 7-乙基-10-羟基喜树碱(SN-11)[23]。化合物(**29**)是将二肽连接在 20 位羟基成酯，经分子内亲核取代游离出活性化合物 CH0793076[24](**30**)。

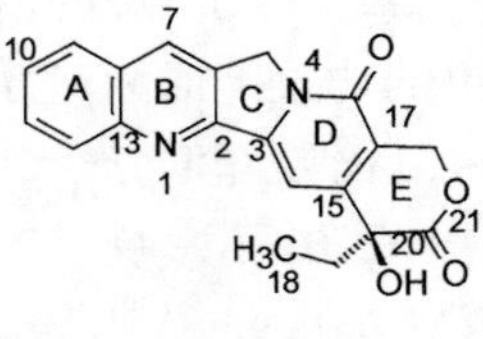

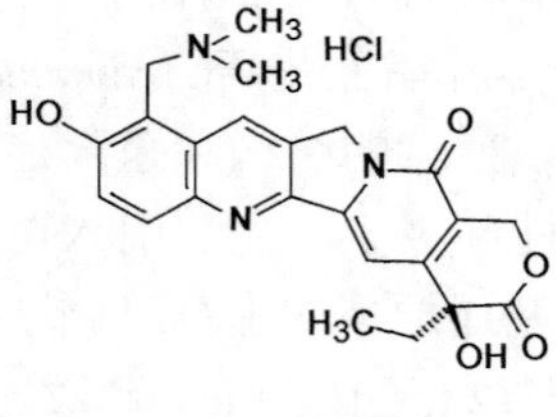

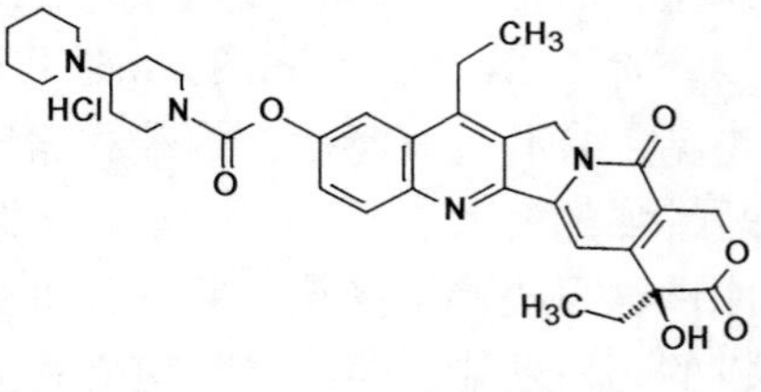

26　　　　**27**　　　　**28**

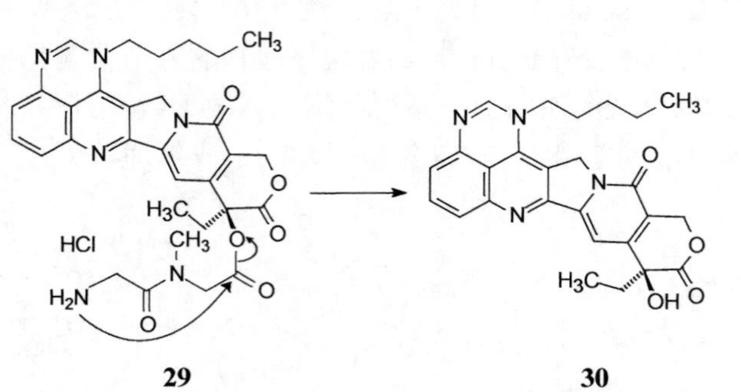

29　　　　**30**

　　念珠藻素(**31**, cryptophycin)是蓝绿藻的次级代谢产物，具有抗真菌和抑制微管蛋白聚合的活性。该化合物的体外活性很高，$IC_{50}=0.004$ nmol/L，但体内没有抗肿瘤活性，是因为溶解性很低，难以吸收的缘故。将羟甲基用哌嗪环替换，并以 HCl 将环氧乙烷开环，得到化合物 **32**，其盐酸盐水溶性提高，虽然体外活性有所降低 IC$_{50}$=0.021 nmol/L，但体内显示抗肿瘤活性[25]。

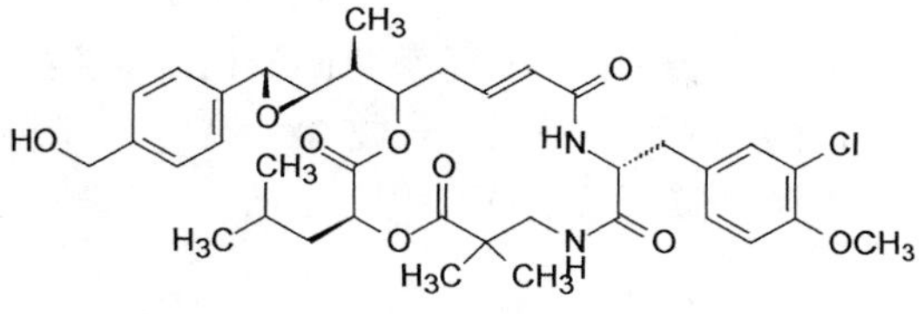

31

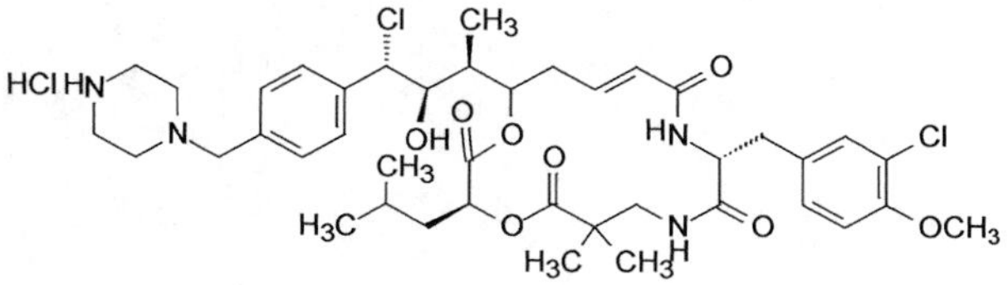

32

3) 提高脂溶性

治疗中枢神经系统疾病的药物需要从体循环中穿越血脑屏障(BBB)进入中枢，BBB 作为天然屏障有排斥外源物质进入中枢的功能，曾有人估计在研的众多 CNS 药物中只有 2%化合物可以穿越血脑屏障[26]。亲脂性对于经被动扩散进入中枢的化合物非常必要，分布系数 lg D 范围以 1~3 为宜，极性分子不利于穿越 BBB。石杉碱甲(**33**, huperzine A)为胆碱酯酶抑制剂，可以改善阿尔茨海默病患者的认知能力。然而 **33** 结构中含有脂肪族伯胺，在体内 pH 环境中被质子化，带有电荷后不利于穿越 BBB，因而减少了向脑内分布的生物利用度。用芳香醛与氨基缩合成西佛碱，称作米莫派唑(**34**, mimopezil)，降低了氮的碱性，提高了穿越 BBB 的能力，进入中枢后水解出原药石杉碱甲，米莫派唑处于临床研究状态。

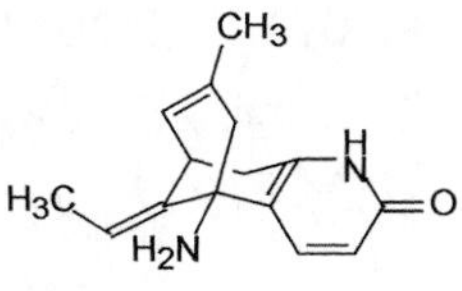

33 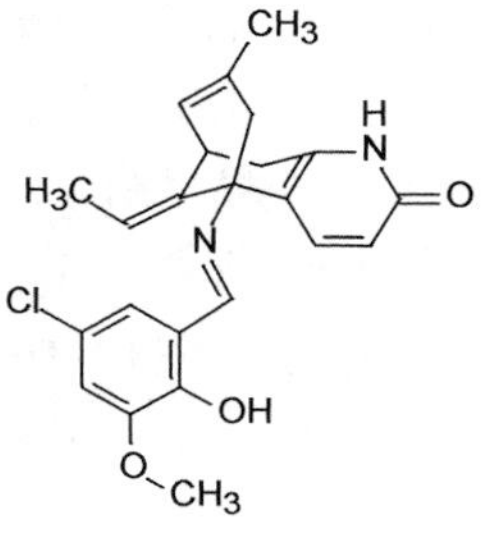　　　　　　　　**34**

薰草菌素 A(**35**, lavendustin A)是微生物代谢产物，对表皮生长因子受体激酶具有抑制活性，分子中含有水杨酸和对苯二酚片段，由于极性过强(较大的极性表面积)不能穿越细胞膜，体外抑酶活性虽然很高，但在细胞水平上(对 A431 细胞)未显示抑制活性，即使去除一个苯酚片段(**36**)仍没有抑制细胞活性，进而将对苯二酚基甲醚化和羧基酯化，得到化合物 **37**，由于增加了脂溶性，可进入细胞内，从而呈现细胞活性，IC_{50}=47 nmol/L，**37** 已进入临床研究。水杨酸片段可形成分子内氢键成为假六元环，两个氧原子可能参与同酶的氢键结合作用，将两个氧换成氮原子，环合芳化成喹唑啉环，得到化合物 **38**，IC_{50} = 7 nmol/L，再将喹唑啉环上甲氧基变换成乙基(**39**)，降低了分子的极性，活性提高到 IC_{50} = 4 nmol/L[27]。

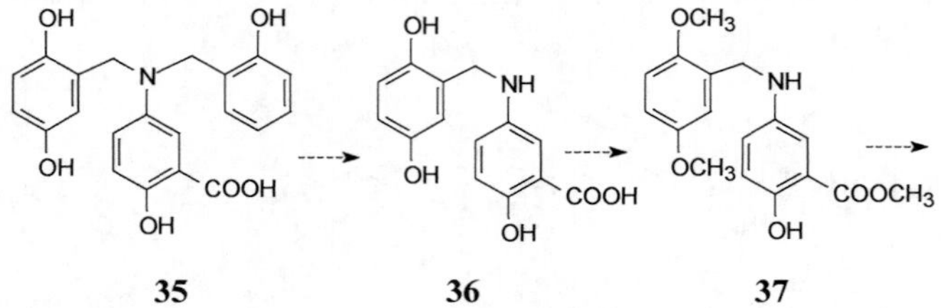

35   36   37

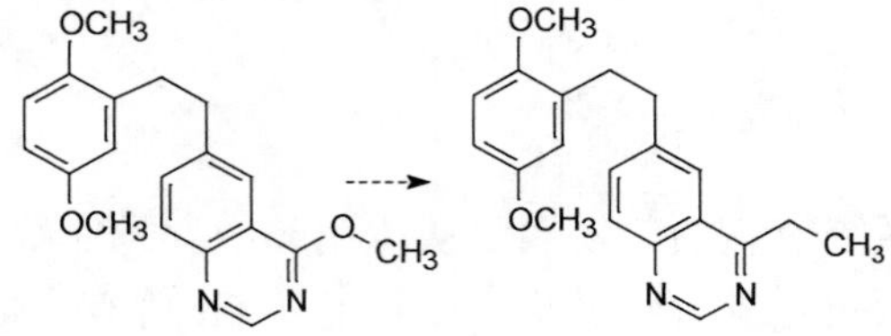

38   39

4) 提高稳定性

肾小球的滤过作用可将血浆中的葡萄糖输送到肾小管中，后者的上皮细胞中钠-葡萄糖共转运蛋白(SGLT2)将葡萄糖重吸收到血液中。如果抑制 SGLT2 的转运功能，大量葡萄糖可从尿中排除，因此，SGLT2 是降低血糖的一个靶标。根皮苷(**40**, phlorizin)是从蔷薇科植物分离的，为历史悠久的天然产物[28]。由于具有抑制 SGLT2 作用，一直用作药理学工具药[29]。苷元结构中含有多个酚羟基，易于发生 II 相代谢，生物利用度低，而且 *O*-糖苷容易发生水解而失活。以根皮苷为先导物，对苷元作结构改造，用 *C*-糖苷代替 *O*-糖苷增加了代谢稳定性，研制出一系列 SGLT2 抑制剂。治疗 2 型糖尿病。坎格列净(**41**, canagliflozin)[30]、达格列净[31](**42**, dapagliflozin)和艾帕列净[32](**43**, empagliflozin)在 2013 年和 2014 年相继上市。这三个"列净"药物是独立研究开发的，共同的结构特征是：①*C*-葡萄糖苷；②缩短了两个苯环(芳环)距离，用亚甲基连接；③去除了酚羟基。

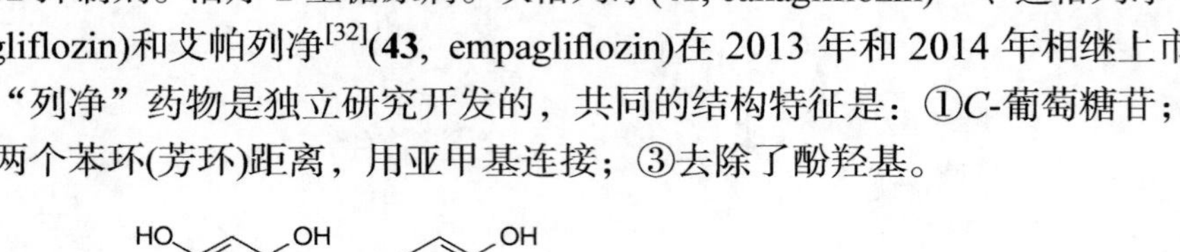

40   41

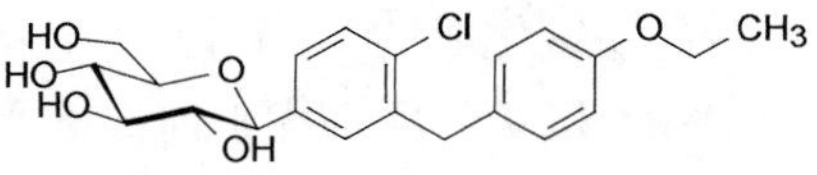

42 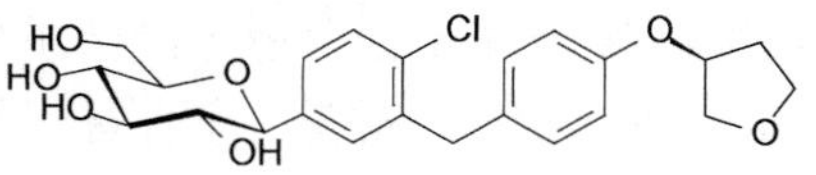　　　　　　　　　　　　　　　　　　**43**

黏细菌 *Sorangium cellulosum* 代谢产物埃博霉隆 B(**44**, epothilone B,又称 patupilone)是抗有丝分裂的聚酮化合物，具有同紫杉醇相同的促进微管蛋白聚合阻断有丝分裂的作用机制[33,34]。虽然溶解性优于紫杉醇，成药性好，但是大环内酯骨架容易水解而失效，在血浆中稳定性差。将内酯换成内酰胺即 16-氮杂-epothilone B，称作依沙匹隆[42](**45**, ixabepilone)，仍保持抗肿瘤活性，延长了半衰期，提高了稳定性。于 2007 年上市治疗转移性和进展性乳腺癌[35]。

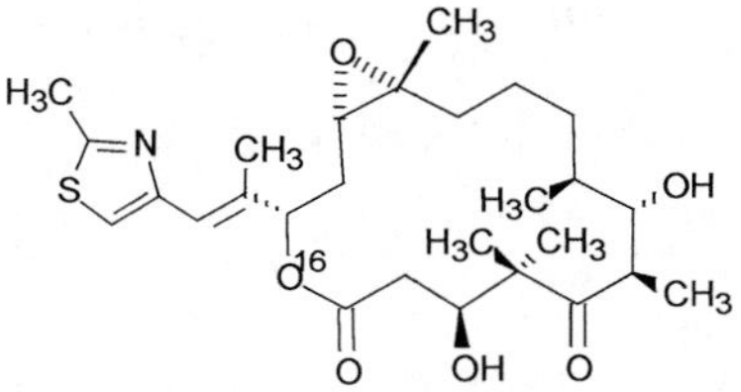

44 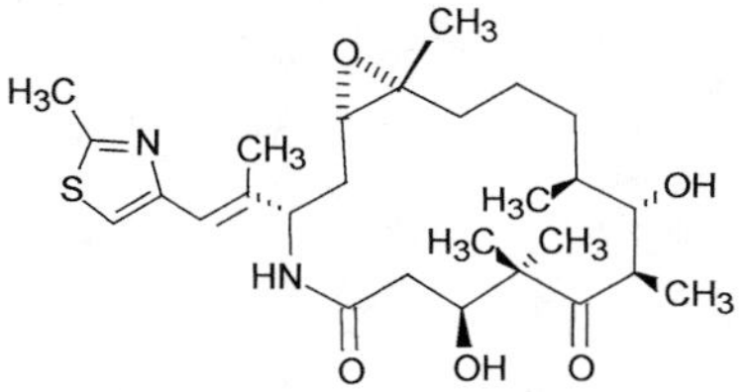　　　　　　　　　　　　　　　　　　**45**

红霉素(**46**, erythromycin)的强效抗菌作用是由于抑制细菌核糖体 50S 亚单位的 23S 核糖体 RNA，阻断细菌蛋白的合成。其显著的不良反应是恶心呕吐和腹泻，原因是在胃酸作用下发生分子内缩合反应，6 位羟基与 9 位酮基缩合成半缩酮，脱水成二氢呋喃，再与 12 位羟基缩合成 6,9,9,12-双缩酮，不仅失去活性，而且刺激胃肠道产生上述的副作用。为避免此过程，增强抗菌效果，对红霉素的改造有两个途径，一是将 6 位羟基甲醚化，去除发生缩酮化的质子供给，6-*O*-甲基红霉素即克拉霉素[36](**47**, clarithromycin)，体内药效强于红霉素 3 倍，不良反应显著降低。另一途径是去除 9 位酮基，例如与羟胺缩合成肟，经贝克曼重排，扩环成十五元环，消除了酮基，其抗菌谱、强度和药代性质都优于红霉素，也提高了安全性，上市名称为阿奇霉素[37](**48**, azithromycin)。

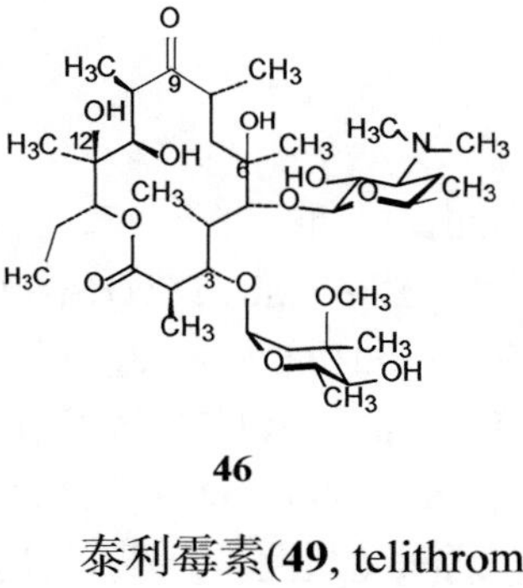

46 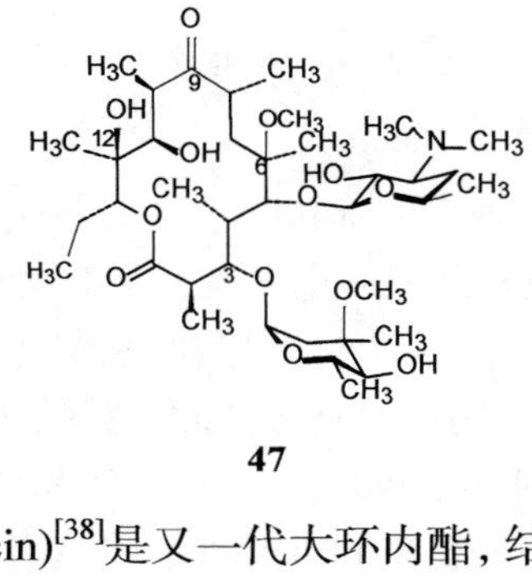　　　　　　　　　　　**47** 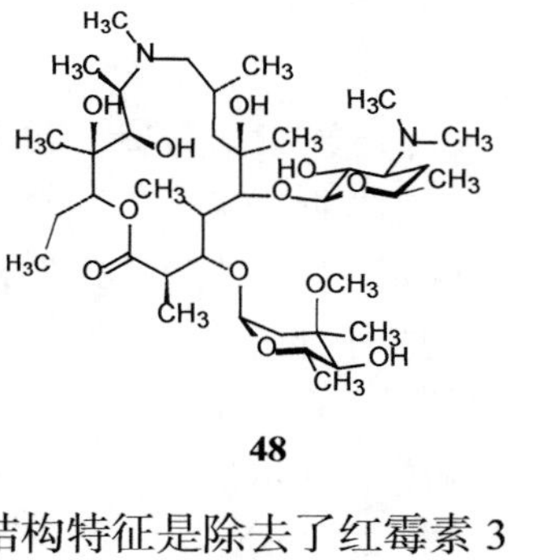　　　　　　　　　　　**48**

泰利霉素(**49**, telithromycin)[38]是又一代大环内酯，结构特征是除去了红霉素 3

位的克拉定糖(克拉定糖可诱导细菌耐药性)，3-羟基氧化成 3-酮，6 位 O-甲基化，11,12 位形成环状氨甲酸酯，泰利霉素的药效、药代和安全性均优于前面的大环内酯，于 2001 年上市。赛霉素(**50**, cethromycin)是新一代红霉素，为了克服耐药菌，6 位羟基用亲脂性烃基链烷化，一方面避免形成呋喃环，还提供了与细菌脂质的结合作用[39]。

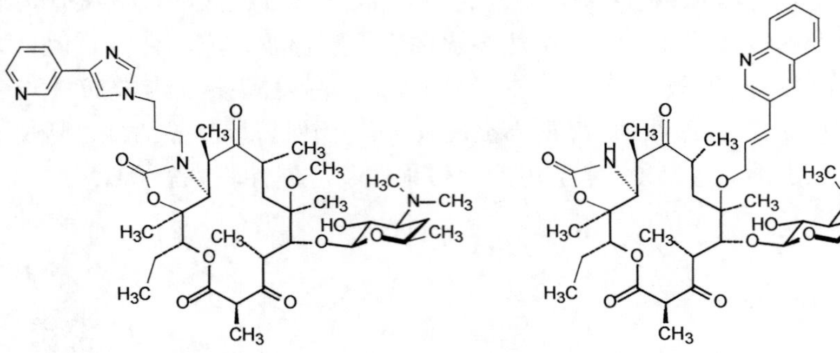

49   **50**

鱼腥草(*Houttuynia cordata* Thunb)又称蕺菜，可以食用，民间也用于抗感染。江西九江地区将新鲜鱼腥草捣碎，局部应用可有效地治疗阴道糜烂，然而冬季因缺乏原料而不能治疗。1970年，笔者与梁晓天、邵国贤和强则银等在江西永修卫生部五七干校制药厂将鱼腥草水汽蒸馏，经气相色谱分离和红外比对，分析出挥发油中的主要成分是3-氧代-正十二醛，由于是液体，不稳定难以保存和计量，遂经全合成产物制成其亚硫酸氢钠加成物，经动物的安全和药效实验后，临床证实确有抗感染作用，解决了因季节生长的限制和稳定性问题。鱼腥草素钠[58](sodium houttuyfonate)收载于中国药典。当时制备的化学过程如图10-3所示[40]。

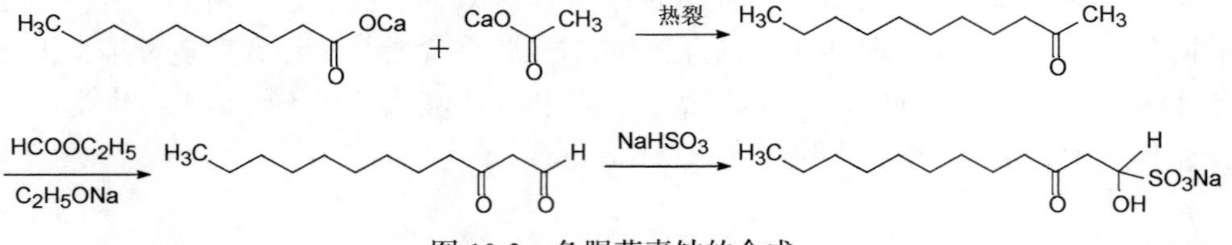

图 10-3   鱼腥草素钠的合成

5) 提高药理活性

如果两个天然活性产物作用靶标相同，但结合位点不同，可通过分子剪裁，将药效团拼接，成为具有新结构骨架的化合物，提高药效活性。热休克蛋白 90(Hsp90)作为分子伴侣，参与调控细胞中多种信号蛋白的构象、成熟化和功能稳定化。当这些信号蛋白发生突变或过度表达，可促进肿瘤细胞的增殖及存活，因而是肿瘤治疗的靶标。格尔德霉素(**51**, geldanamycin)和根赤壳霉素(**52**, radicinol)对 Hsp90 都有抑制作用，K_d 值分别为 1200 nmol/L 和 19 nmol/L，虽然格尔德霉素的活性弱于根赤壳霉素，但对癌细胞有抑制作用，而根赤壳霉素对细胞没有抑制活性[41]。

解析这两个抗生素与 Hsp90 的晶体结构，提示二者与靶标的结合位点不同(图 10-4)。用生物合成方法制备 51 的类似物，结果显示苯醌还原成氢醌可提高活性[42]，因而剪裁 51 上半部的氢醌片段，截取 52 的下半部分，并以不同的基团连接成环状结构，其中化合物 53 和 54 对 Hsp90 和癌细胞呈现高抑制活性[43]。

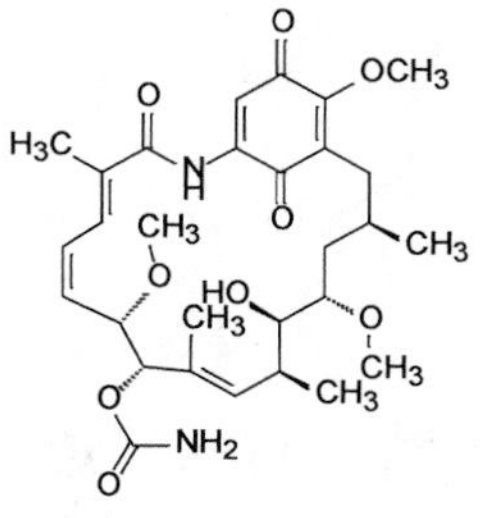

51 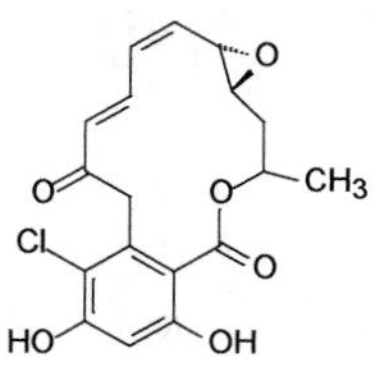　　　　**52** 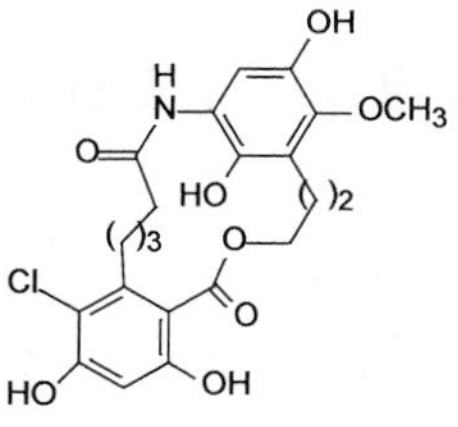　　　　**53** 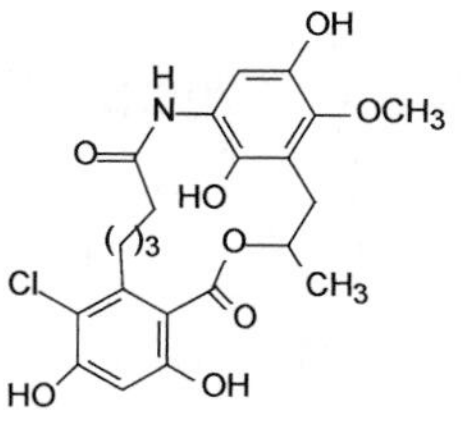　　　　**54**

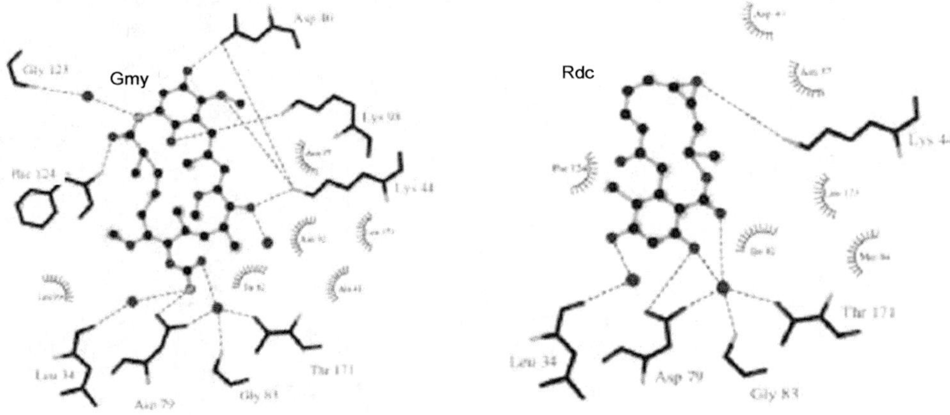

(a)　　　　　　　　　　　　　(b)

图 10-4　格尔德霉素(a)和根赤壳霉素(b)与 Hsp90 活性部位的晶体结构

10.5　范例解析——沃拉帕沙的研制

10.5.1　研发背景

沃拉帕沙是以天然活性产物喜巴辛(55, himbacine)为先导物研发的抗血栓药物。喜巴辛是木兰科植物 *Galbulimima baccata* 的生物碱，发现于 20 世纪 60 年代，但直到 2014 年其改构物沃拉帕沙才上市，跨时半个世纪。先灵葆雅成功研制沃拉帕沙，依赖于全合成的实施，使设计的化合物得以合成实现，研制过程即使改变作用靶标和适应证转向，也由于"化学驱动"而得心应手。回顾由喜巴辛到沃拉帕沙的历程，显示出天然产物的合成化学与药物化学的相互交融展现的优势。

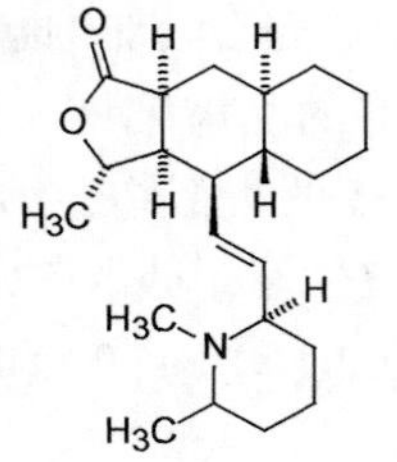

55

10.5.2 初始的研究目标——毒蕈碱 M2 受体拮抗剂

10.5.2.1 最初的全合成

最初发现 **55** 对毒蕈碱 M2 受体有强效拮抗作用，K_i= 4.5 nmol/L。先灵葆雅以 **55** 为先导物，研制抗阿尔茨海默病。为了结构的广泛优化和分析构效关系，需要对包括 **55** 在内的改构物实现全合成，因为只做衍生物的结构小改是不够的。

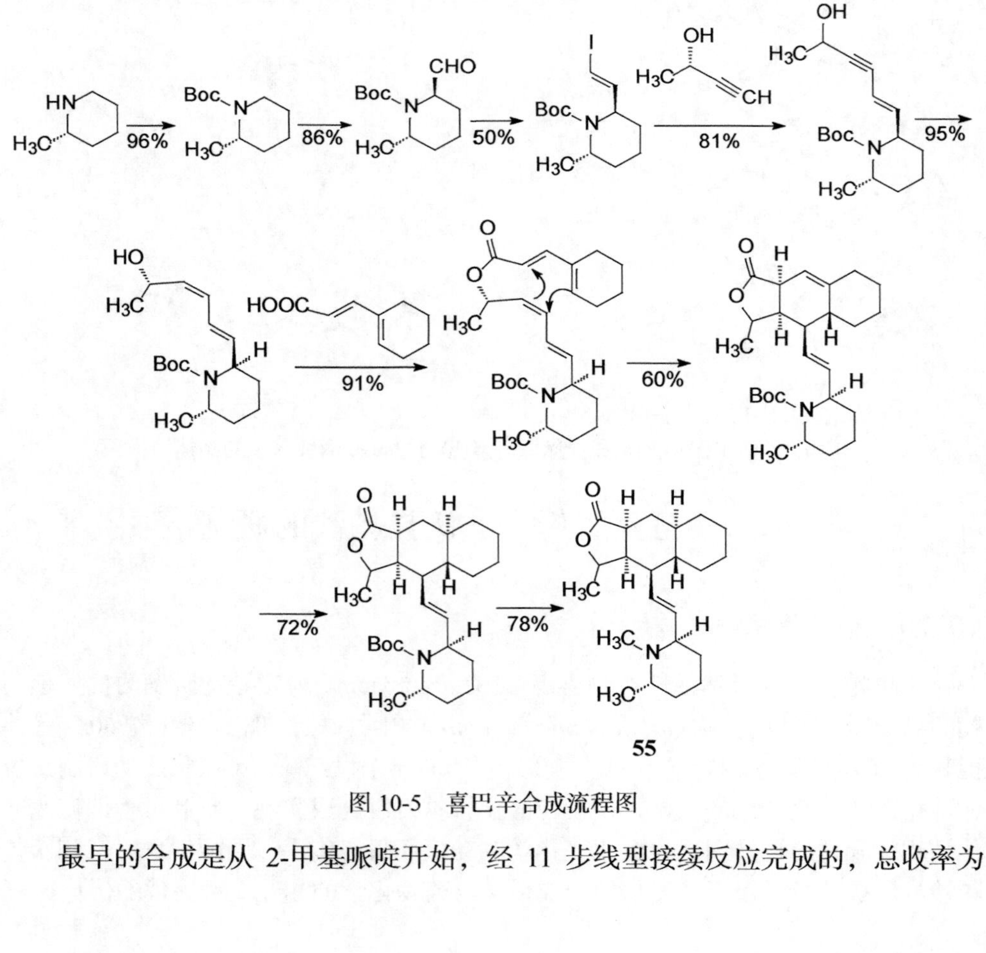

55

图 10-5　喜巴辛合成流程图

最早的合成是从 2-甲基哌啶开始，经 11 步线型接续反应完成的，总收率为

9.7%。该合成路线的关键步骤是立体选择性地发生分子内 Diels-Alder 反应，形成与天然构型相同的三环骨架。图 10-5 是最初报道的喜巴辛全合成的路线[44]。

10.5.2.2 以抗阿尔茨海默病为目标的抑制 M2 受体——合成策略的变换

为提高对 M2 受体的抑制强度和选择性，起初对三环结构进行了简化变换，例如只保留内酯单环的化合物(**56**)，结果表明活性显著减弱[45]；后来用平面结构的二氢蒽替换脂三环(**57**)，活性也弱，提示三环结构对活性是必要的[46]。

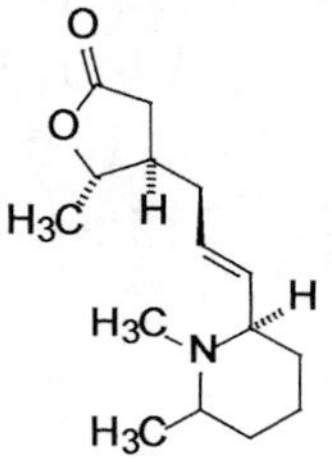

56 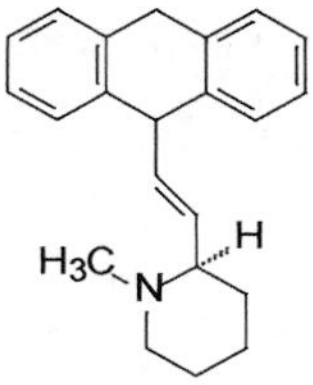　　　　**57**

保持三环结构不动，变换哌啶环，上述接续式的合成显然难以实现对含氮杂环的广泛变换。为此，改变合成策略，将三环与含氮杂环连接置于合成路线后期，关键是构建有反应活性的三环中间体，预留出有反应活性的基团，用汇聚方式，同各种含氮杂环缩合，以便得到不同的目标物。化合物 **58** 是合成的关键中间体，例如合成类似物 **59**，如图 10-6 的路线所示。

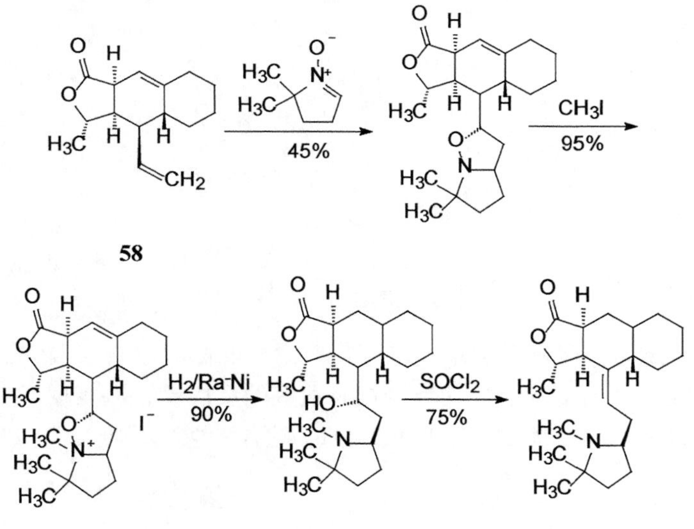

58

59

图 10-6　类似物 **59** 的合成路线

化合物 **59** 是喜巴辛的同分异构体，减缩成偕二甲基五元环，减少了一个手性碳。**59** 对 M2 受体的活性与 **55** 相同，也具有选择性作用。*N*-甲基变成 *N*-乙基化合物，活性降低，差向异构体的活性也减弱[47]。

10.5.3　研发目标的转换——抗血栓药物

10.5.3.1　喜巴辛的抗血小板聚集作用

喜巴辛还有阻止血小板聚集作用，作用环节是抑制凝血酶受体(PAR-1)。血凝和血栓的形成，需要血小板活化。其中一个激活因素是凝血酶的作用，功能是水解血小板表面的蛋白受体——蛋白酶活化受体(PAR-1)，通过裂解胞外环套(loop)，启动胞内的信号传导，促进血小板聚集。喜巴辛对 PAR-1 具有拮抗作用，阻止凝血酶对 PAR-1 的激活，因而阻断血栓的形成。研究目标改换为抑制血小板聚集和防止血栓形成。

10.5.3.2　喜巴辛类似物的研究

合成的类似物评价了对 PAR-1 的拮抗作用。方法是用纯化的人血小板膜作为 PAR-1 来源，用 ^{3}H 标记的高亲和作用的凝血酶受体激活肽(^{3}HhaTERAP，K_d=15 nmol/L)作为配体，测定化合物的竞争性结合作用 IC_{50}。筛选发现化合物 **60** 有较高的活性(IC_{50}=300 nmol/L)。

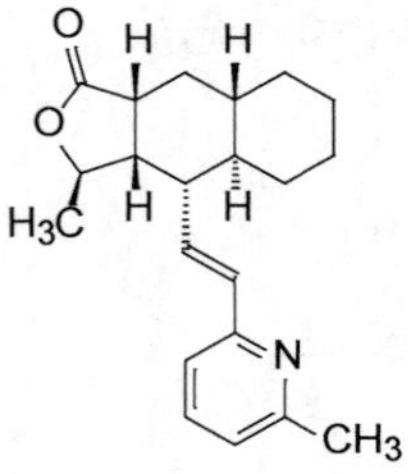

60

10.5.3.3　喜巴辛类似物的新合成路线

为了系统地考察吡啶环上取代基变化对活性的影响，研究了新的全合成路线。合成策略是在三环与吡啶乙烯的连接点有适宜的反应基，以实现汇聚式合成。关键中间体是含醛基的三环物。合成通式为 **61** 的各种取代的吡啶类似物，如图 10-7 所示。

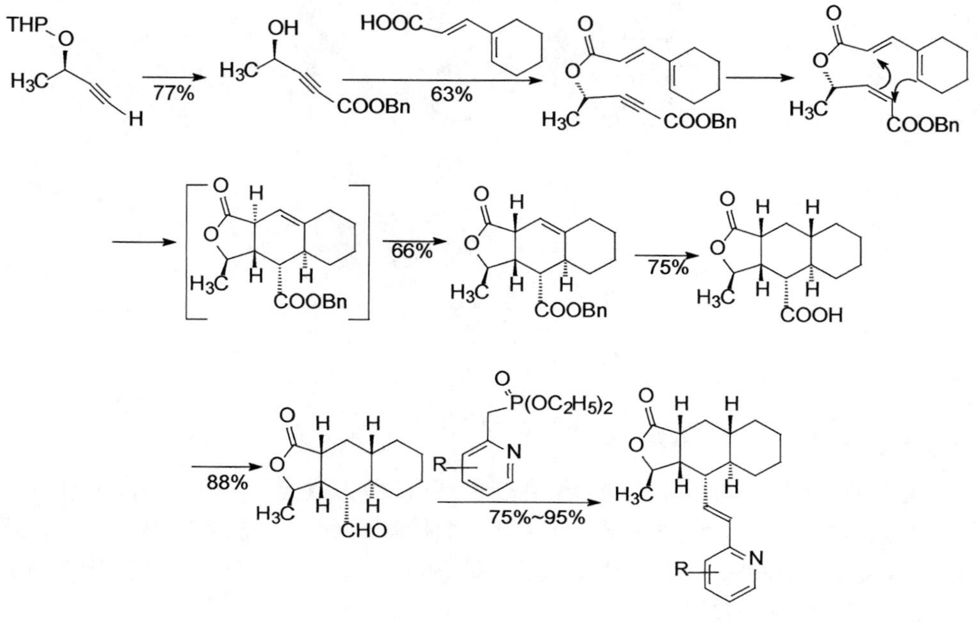

图 10-7　喜巴辛类似物的新合成路线图

10.5.3.4　吡啶环上取代基的构效关系

在吡啶环的不同位置作 $C_1 \sim C_6$ 的烷基、苯基烷氧基、氨基或羟甲基等取代，评价了消旋物的活性，通式 **61** 的构效关系如下：

(1) C6-烷基取代的活性强于其他位置，其中 6-乙基化合物活性最强。

(2) 6 位若是支链的烷基，或是极性基团，活性减弱。

(3) 6 位是甲氧基或苯基取代的化合物完全失去活性。

(4) 5-苯基呈现较强活性，拆分成光学活性体，化合物 **62** (+)异构体的活性(IC_{50} 27 nmol/L)强于(−)对映体 10 倍。有趣的是，(+)异构体的三环手性碳与天然物喜巴辛的构型完全相反(*ent*-configuration)，这种活性逆反于天然物构型的情况比较少见。因而以后合成三环母核均与天然产物的构型相反，所用的合成起始原料用光活的(*R*)-3-丁炔-2-醇。

62　　　　　　　　　　　　**63**

10.5.3.5　三环-吡啶-苯骨架的确定

化合物 **62** 具有初步良好的活性和药代性质,但无取代的苯环易发生氧化代谢。下一步是以化合物 **62** 作先导物,在苯环作取代基变换,合成 2′、3′或 4′位单取代化合物(卤素、氰基烷基、烷氧基、三氟甲基、磺酰胺基等)以优化药效与药代性质。

新一轮的构效关系如下:

(1) 苯环对位取代的化合物的活性降低。

(2) 邻位或间位取代的活性较强,而且经大鼠灌胃发现邻位或间位卤素取代的化合物血药浓度较高。

(3) 化合物 **63** 为(+)-3-CF_3取代,$IC_{50}=11$ nmol/L,灌胃大鼠的 C_{max} 和 AUC 表明吸收最好,是优化的最强化合物。口服生物利用度 $F=30\%$,静脉注射血浆半衰期 $t_{1/2}=3.2$ h。食蟹猴的 $F=50\%$,$t_{1/2}=12.4$ h。

用半体内($ex\ vivo$)方法评价化合物 **63** 抑制凝血酶受体激活肽引起食蟹猴血小板聚集的实验表明,灌胃 1 mg/kg 抑制血小板聚集时间达 6 小时,剂量为 3 mg/kg 和 10 mg/kg 时,全实验过程呈现抑制作用。此外,**63** 不影响凝血参数,表明不抑制凝血酶或其他凝血蛋白酶的活性,对其他 GPCR 和 PAR-2 与 PAR-4 也未呈现抑制作用。**63** 是里程碑式的化合物[48]。

10.5.4　代谢活化的启示

经 LC-MS/MS 研究化合物 **63** 的代谢作用,表明在三环的 6、7 和 8 位分别被氧化生成三对羟基化的差向异构体。合成的代谢产物中,7R-羟基化合物(**64**)活性最强,体外活性 $K_i=11$ nmol/L,半体内($ex\ vivo$)实验显示 **64** 的活性是 **63** 的 3 倍,给药 24 h 后的活性仍维持在 60%。体内药效持续时间长的原因是化合物 **64** 与靶标形成复合物的离解速率常数很小,驻留时间长(residence time),因而长时间持续地阻断受体分子所连接的配基对胞内信号的激活[49]。这样,**64** 替换了 **63** 成为新一轮优化的里程碑化合物[50]。

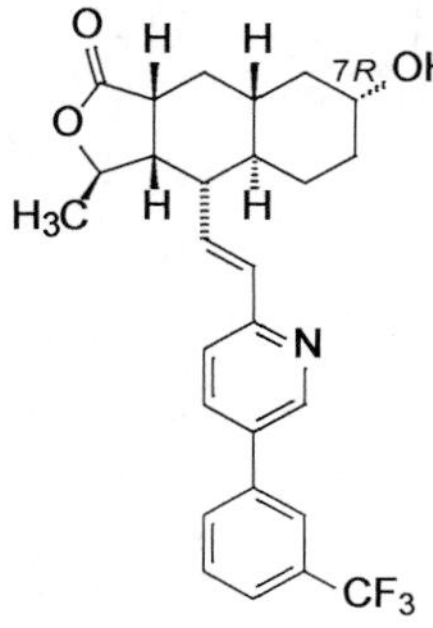

64

10.5.5　候选化合物的确定和沃拉帕沙上市

10.5.5.1　对三环的 7 位取代基的优化

鉴于三环的 7 位 *R* 构型的羟基取代不仅维持了对 PAR-1 的高活性,而且驻留在受体部位的时间长(复合物的离解速率慢),提高了作用持续时间和选择性,为此进一步优化 7 位取代基,主要是各种酰胺和 2′或 3′的卤素取代基作同时变换。

构效关系可归纳如下:

(1) 氨基衍生化为酰胺、磺酰胺、烷基脲或氨基甲酸酯仍保持活性,尤其是苯环 3 位被氟取代活性更强。

(2) 氨基甲酸酯的活性尤强,但当酯基的体积加大,或氮原子与大烷基连接,则活性降低。

(3) **65** 是优选的化合物,有良好的物化性质,在剂量为 0.1 mg/kg 时,可抑制血小板聚集达 24 h,持续到 48 h 只恢复部分功能。

10.5.5.2　沃拉帕沙的上市

化合物 **65** 具有良好的药效学和药动学性质,表 10-4 列出了重要的生物学参数。化合物 **65** 对凝血机制的其他过程无干扰作用,提示对 PAR-1 抑制作用的特异性。对与药物代谢关系密切的 CYP 酶未显示抑制和诱导活性。由于体内外的强效和选择性活性以及良好的成药性(药代、安全性和物化性质等),**65** 作为候选化合物,定名为沃拉帕沙(**65**, vorapaxar),进入临床研究阶段,经三期临床试验,于 2014 年批准上市,用于急性冠脉综合征的二级预防,改善心梗患者血栓性心血管事件[51]。

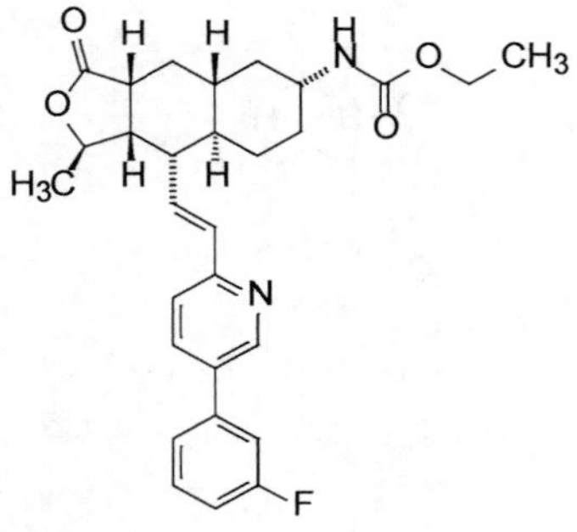

65

表 10-4　化合物 65 的药效学和药动学参数

K_i/(nmol/L)	IC_{50}/(nmol/L)	复合物离解速率	$t_{1/2\ 结合}$/h	F 大鼠/%	$t_{1/2}$ 大鼠/h	F 猴/%	$t_{1/2}$ 猴/h
8.1	25	20	33	5.1	86	13	

10.6　基于配体的药物发现

10.6.1　基于结构的药物发现

　　基于结构的药物发现(structure-based drug discovery)包含两层含义，一是基于靶标结构信息，特别是受体蛋白三维结构信息设计先导物分子，以结合部位作为模板，按照互补性理念构建先导物结构；另一是根据配体(包括酶底物和受体的配体)的结构特征，按照相似性理念构建相关抑制剂或激动剂。

　　本节讨论的内容是基于机体的内源性物质，例如与疾病相关酶底物或作用于受体的配体，发现先导化合物。当酶或受体的三维结构还不清楚的情况下，根据激素、神经递质和维生素或代谢中间体和终产物的结构与功能，可作为设计药物分子的出发点，通过结构变换，增强或阻断原来的生理生化过程，对异常或失衡的机体功能加以纠正和调节。

10.6.2　配体分子的特征

　　人体内配体的结构、性质和功能多种多样，从研发药物的视角，可概括如下：

　　(1) 分子尺寸大小不一。例如作用于 GPCR 的配体多种小分子胺类的分子低于 200，如 γ-氨基丁酸 MW=103，血管紧张素 II 为八肽，MW=899，而调节糖代谢的蛋白如胰岛素 MW=5734，物理化学性质差别很大。

　　(2) 体内代谢迅速。作为激素或神经递质具有易代谢性。一旦产生并履行生理功能后，即被代谢失活，半衰期短，这就是内源性激素或递质较少直接药用的原因。

表 10-5 基于配体结构演化的药物

配体或底物	靶标	药物 1	药物 2	药物 3
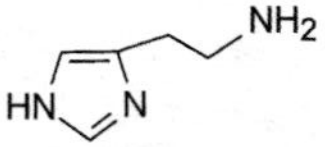 组胺	H1受体	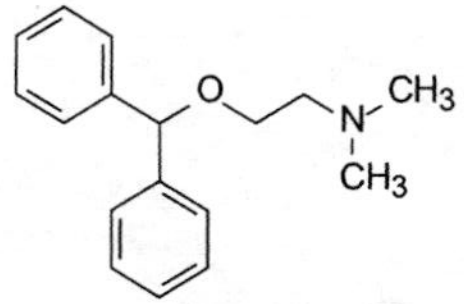 苯海拉明	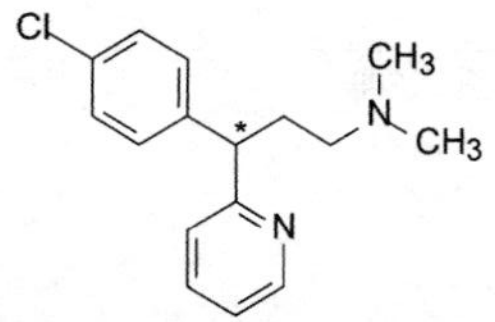 氯苯那敏	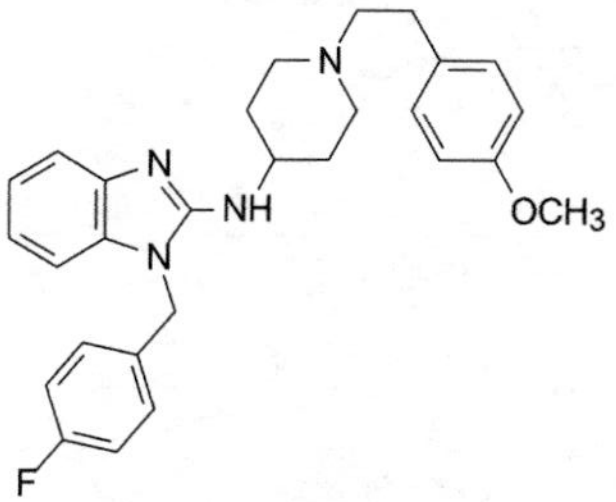 阿司咪唑
	H2受体	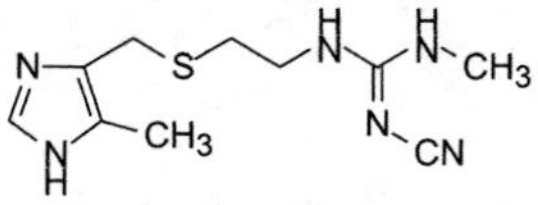 西咪替丁	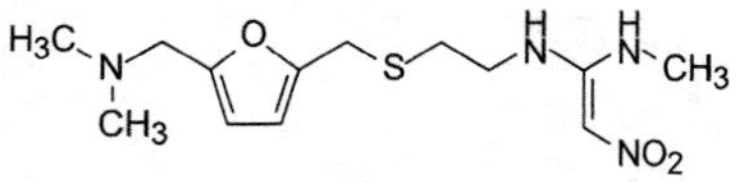 雷尼替丁	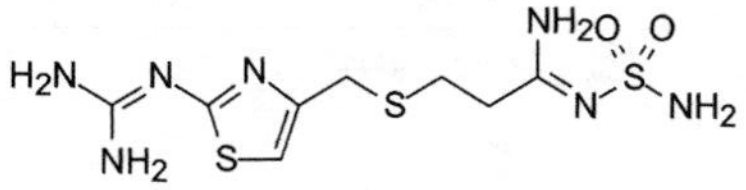 法莫替丁
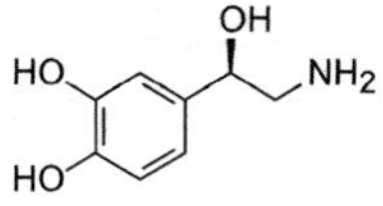 去甲肾上腺素	α受体	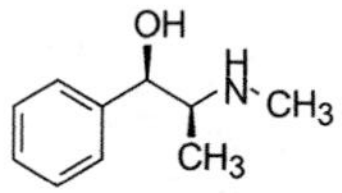 麻黄碱(激动剂)	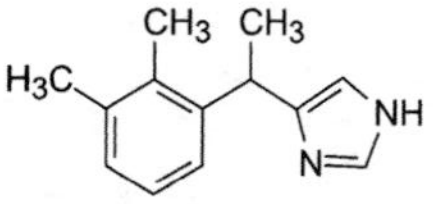 美托咪定(激动剂)	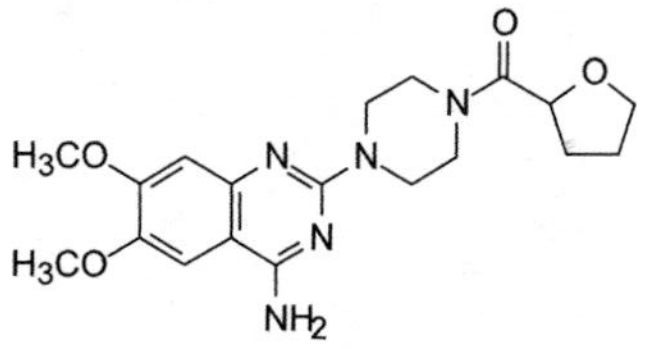 特拉唑嗪(拮抗剂)
	β受体	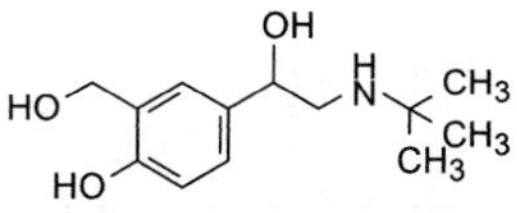 沙丁胺醇(激动剂)	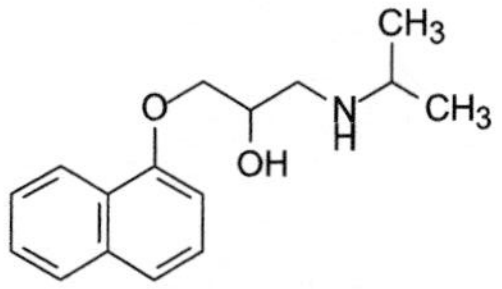 普萘洛尔(拮抗剂)	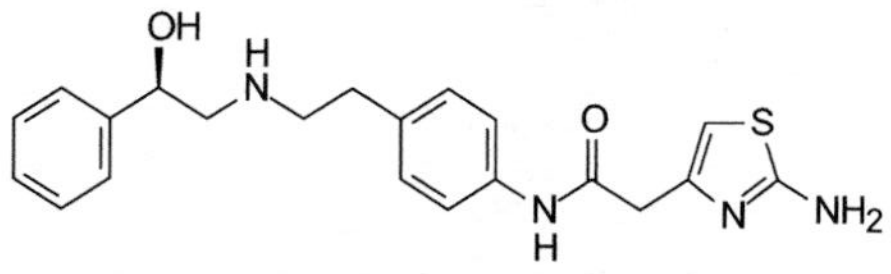 米拉贝隆(β3激动剂)

续表

配体或底物	靶标	药物 1	药物 2	药物 3
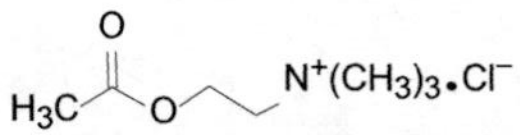 乙酰胆碱	M 受体	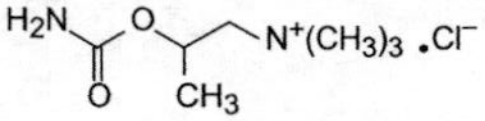 氯贝胆碱(激动剂)	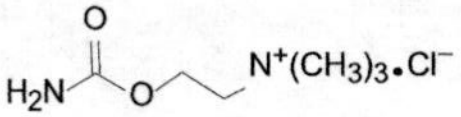 卡巴胆碱(激动剂)	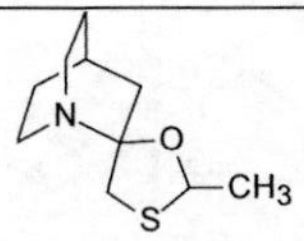 西维美林(激动剂)
		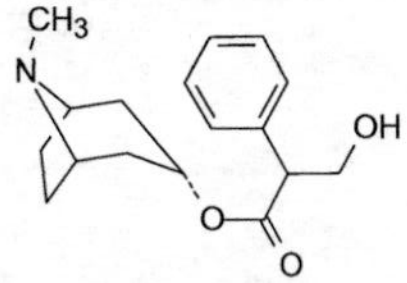 阿托品(拮抗剂)	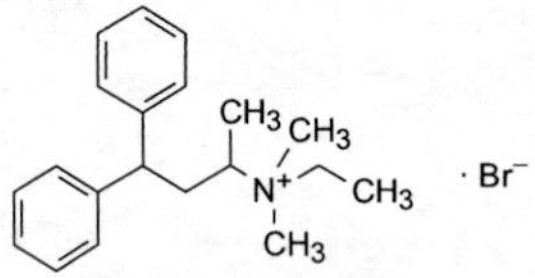 依美溴铵(拮抗剂)	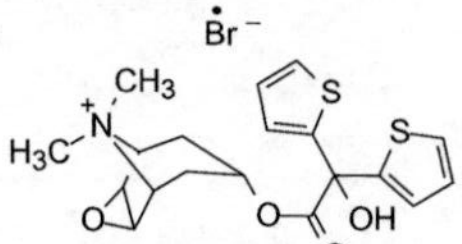 噻托溴铵(拮抗剂)
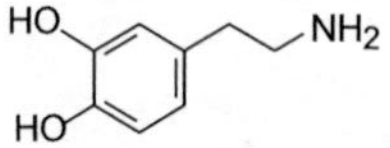 多巴胺	多巴胺受体	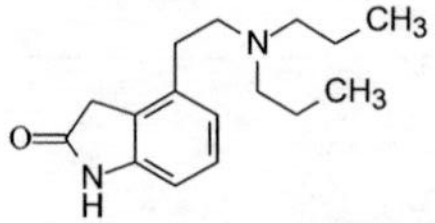 罗匹尼罗(激动剂)	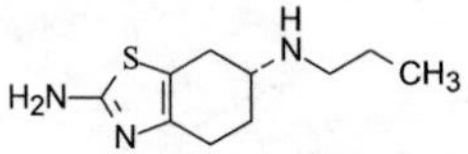 普拉克索(激动剂)	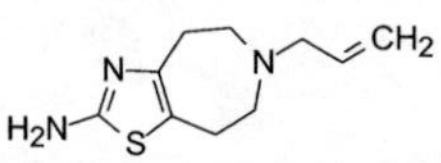 他利克索(激动剂)
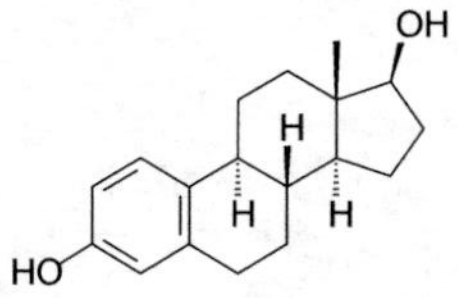 雌二醇	雌激素受体	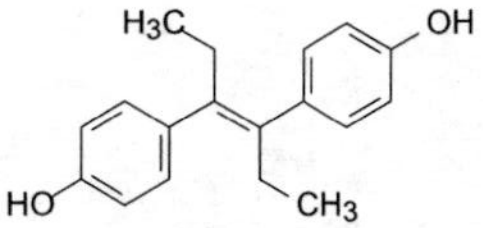 己烯雌酚(激动剂)	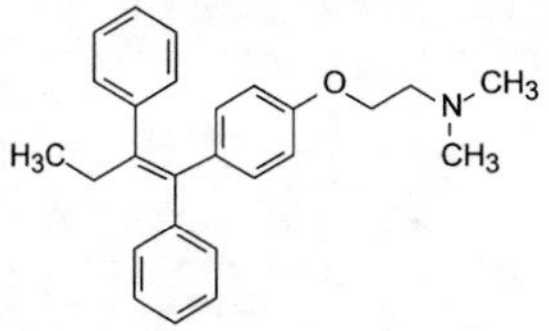 他莫昔芬(调节剂)	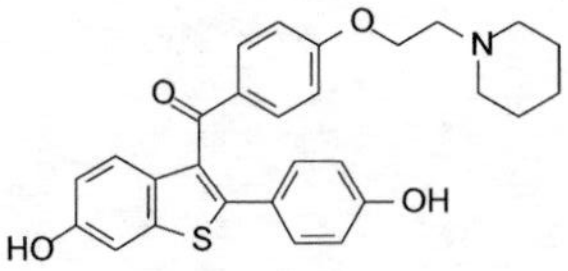 雷洛昔芬(调节剂)
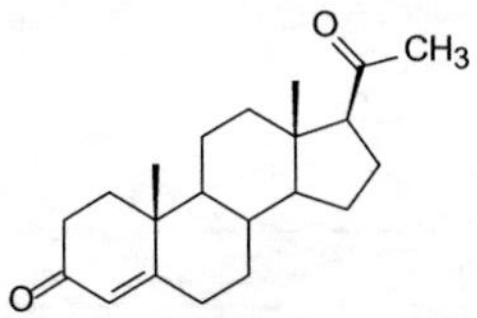 黄体酮	孕酮受体	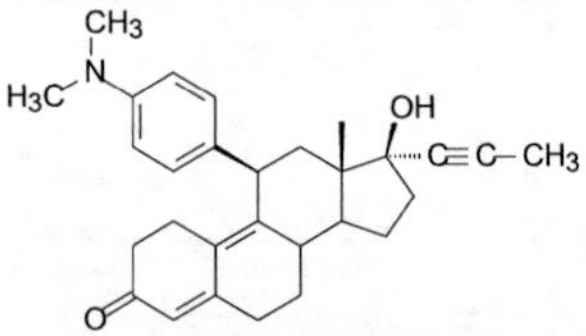 米非司酮(激动剂)	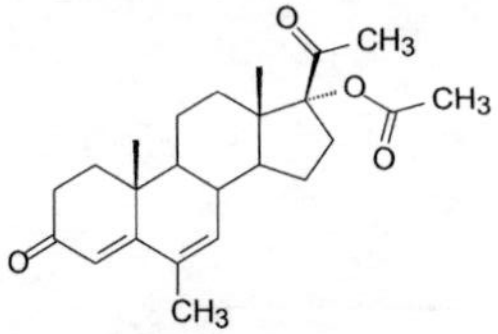 甲地孕酮(激动剂)	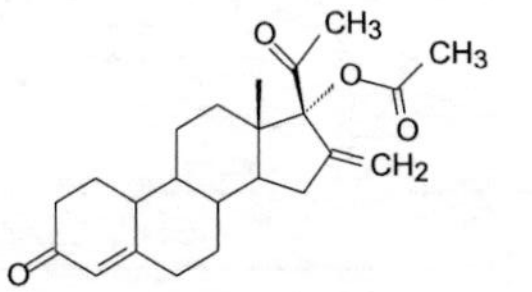 烯诺孕酮(激动剂)

（3）多数配体有极性基团。极性基团作为"抓手"与受体的结合腔或酶的活性部位结合，若变换结构(添加或减少原子或基团)可调节或翻转原配体的药理活性，所以基于配体设计的药物结构具有原型物的分子痕迹。表 10-5 列出了有代表性的基于配体结构演化成药物分子的实例。

10.6.3　基于配体结构的药物设计

10.6.3.1　5-羟色胺受体调节剂

神经递质 5-羟色胺(**66**, 5-hydroxytryptamine)是由色氨酸脱羧氧化代谢生成。研究表明，脑中 5-羟色胺水平降低引起偏头痛。然而 5-羟色胺不能直接药用，系因口服利用度低，而且对 5-HT1，5-HT2 和 5-HT3 受体亚型没有选择性。所以，以 5-羟色胺作为先导物，研发 5-HT1 受体选择性激动剂，是寻找治疗偏头痛病药物的途径。通过系统变换 5 位羟基，发现 5-氨甲酰吲哚-3-乙胺(**67**)对 5-HT1 激动作用强于 5-羟色胺 2 倍，而激动 5-HT2 受体弱于 5-羟色胺 25 倍，**67** 提高了 5-HT1 的选择性。进而在羰基与苯环之间插入亚甲基，氮原子被单甲基化，**68** 更加提高了对 5-HT1 的激动作用。**68** 的羰基用磺酰基代替，**69** 仍然保持选择性，再进一步修饰，将 3 位侧链的伯氨基变换成二甲氨基，得到舒马曲坦(**70**, sumatriptan)，对 5-HT1 受体的激动作用虽然低于 5-羟色胺 4 倍，但对 5-HT2、5-HT3、多巴胺和肾上腺能受体均无作用，选择性很高，动物试验也呈现特异的治疗效果和良好的口服利用度，舒马曲坦为上市治疗偏头痛药物。

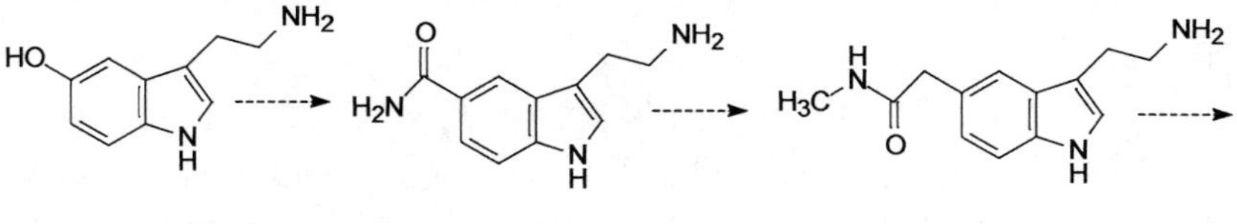

66 **67** **68**

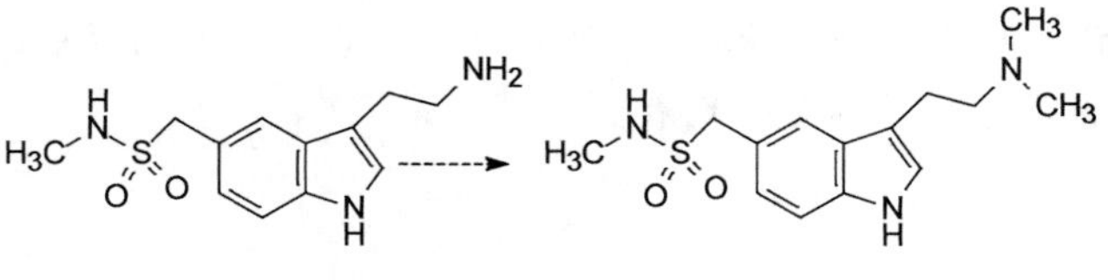

69 **70**

后续研发上市的如利扎曲坦(**71**, rizatriptan)、阿莫曲坦(**72**, almotriptan)和佐米曲坦(**73**, zolmitriptan)等曲坦类药物结构都有首创药物舒马曲坦的结构痕迹。

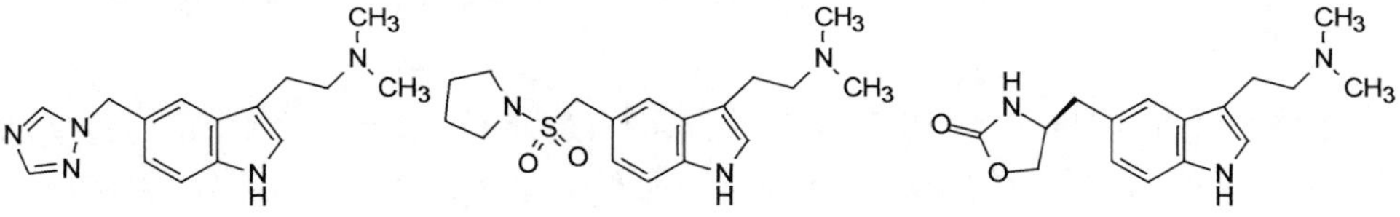

71 **72** **73**

10.6.3.2　白三烯拮抗剂

白三烯(leucotrienes, LTs)包括 LTC$_4$、LTD$_4$ 和 LTE$_4$，又称肽白三烯，是花生四烯酸的代谢产物，可激活半胱氨酸白三烯(CysLT$_1$)受体，后者是 G-蛋白偶联受体的超家族之一员。CysLT$_1$ 受体活化可引起支气管收缩和黏膜分泌等哮喘症状，所以 CysLT$_1$ 受体是治疗哮喘病的靶标。在受体结构未知的情况下，根据配体 LTD$_4$ 的化学结构设计受体拮抗剂，思路如下：白三烯长链烃基与受体的疏水腔发生疏水性结合；中间的共轭烯片段与受体的平坦疏水区结合；末端羧基结合于受体的极性位点；另一羧基与受体发生离子键结合[52]，如图 10-8 所示。

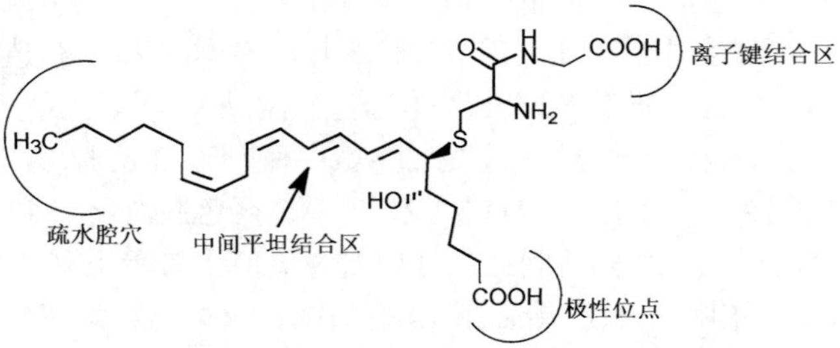

图 10-8　配体 LTD$_4$ 与 CysLT$_1$ 受体结合示意图

白三烯是柔性分子，在低能量状态下有多种构象，构象体之间处于平衡。确定与受体结合的构象(即活性构象)需要实验加以证实。为了研究白三烯拮抗剂，通过设计-合成和活性评价的循环反馈，已研发出 LTD$_4$ 拮抗剂，临床用于抗过敏和抗哮喘药物。

这些药物的结构骨架与白三烯有很大差异，药物之间也不相同，但分析化学结构，可发现有共同的结合特征。例如西那司特(74, cinalukast)的环丁基模拟白三烯的疏水链，中间苯乙烯基为平坦的结合区，羧基和酰胺基相当于与两个极性部分的结合。普仑司特(75, pranlukast)分子中的苯丁基为疏水结合基，中间苯环为平坦结合区，四氮唑相当于羧基(pK_a 相近)。

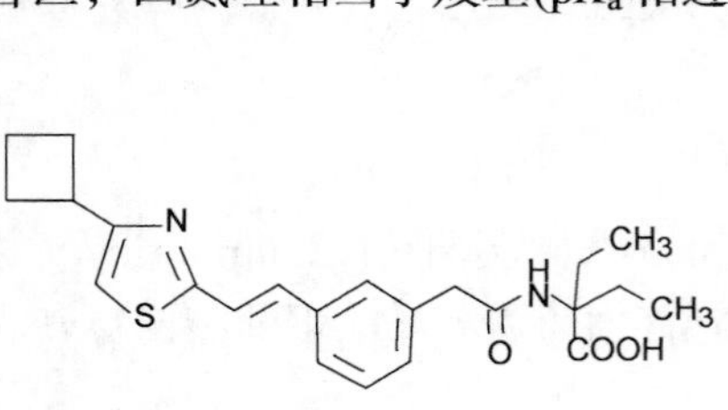

74 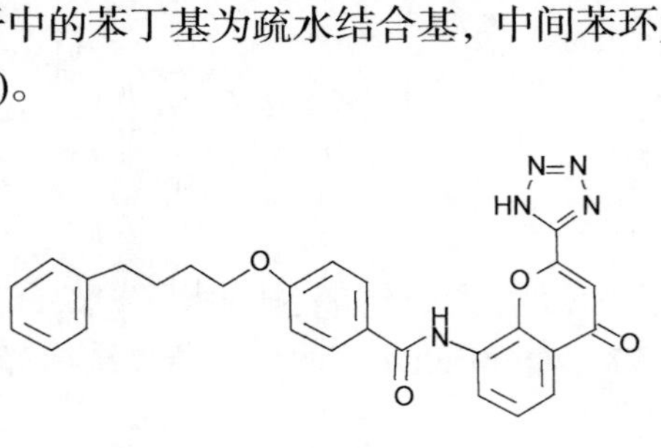　　　　　　　　　　**75**

同样，扎非司特(76, zafirlukast)和孟鲁司特(77, montelukast)分子的左端为疏水结合部，中间均有平坦的疏水结合基团，扎非司特分子中氨基两侧分别与羰基和磺酰基相连，氮上氢原子有较强的酸性，履行羧基的功能。

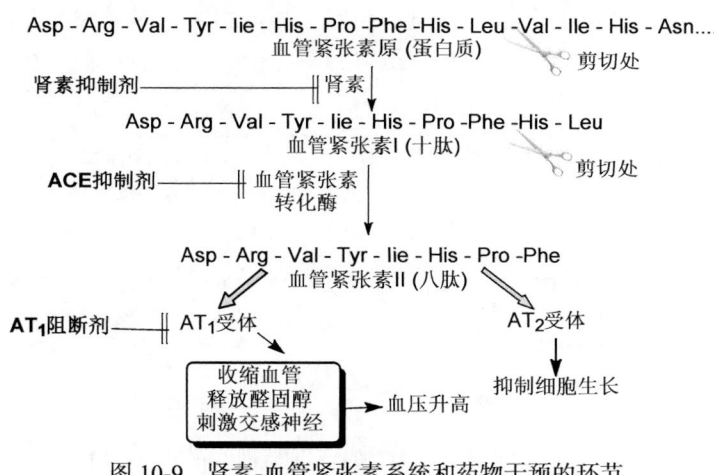

76　　　　　　　　　　　　　　　　　　　　　**77**

10.6.3.3　血管紧张素转化酶抑制剂

1) 肾素、血管紧张素转化酶和血管紧张素受体

肾素-血管紧张素系统(renin-angiotensin system, RAS)是20世纪60年代证实在维持心血管的正常发育、电解质和体液平衡以及调节血压等起主要作用。肝脏中产生的血管紧张素原是种糖蛋白，在蛋白酶肾素(renin)的作用下，裂解成十肽血管紧张素 I (Ang I)，后者经血管紧张素转化酶(ACE)的作用，裂解成八肽血管紧张素 II (Ang II)，Ang II 具有收缩外周血管升高血压作用。

在 RAS 系统中至少有三个作用环节可作为降低高血压和治疗心血管疾病的靶标，即肾素抑制剂、ACE 抑制剂和血管紧张素 II 受体阻断剂。图 10-9 示意了由血管紧张素原生成 Ang II 的生化过程和药物干预的环节(靶标)。

Asp - Arg - Val - Tyr - Iie - His - Pro -Phe -His - Leu -Val - Ile - His - Asn....
血管紧张素原 (蛋白质)　　　　　　　　✂ 剪切处

肾素抑制剂—————————‖肾素

Asp - Arg - Val - Tyr - Iie - His - Pro -Phe -His - Leu
血管紧张素I (十肽)　　　　　　　　✂ 剪切处

ACE抑制剂—————‖ 血管紧张素
转化酶

Asp - Arg - Val - Tyr - Iie - His - Pro -Phe
血管紧张素II (八肽)

AT₁阻断剂—————‖AT₁受体　　　　　AT₂受体

收缩血管
释放醛固醇　——血压升高　　　抑制细胞生长
刺激交感神经

图 10-9　肾素-血管紧张素系统和药物干预的环节

2) 血管紧张素转化酶

血管紧张素转化酶(angiotensin-converting enzyme，ACE)是调节动脉血压的重要酶系，催化两个反应：将血管紧张素 I (十肽)水解成血管紧张素 II (八肽)，后者有强效的收缩血管作用；催化裂解缓激肽(bradykinin，九肽)成无活性的七肽，缓激肽是强效的血管舒张剂。ACE 使血压增高，故其抑制剂可降低血压。

3) 替普罗肽

自蛇毒中分离的替普罗肽(**78**, teprotide)可竞争性地抑制 ACE，阻止血管紧张素Ⅱ的生成。替普罗肽是九肽，含有五个脯氨酸，提供了设计抑制剂的线索。

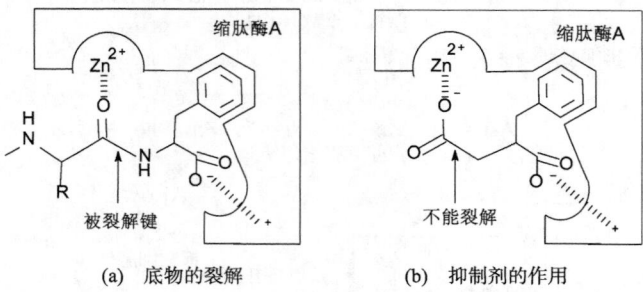

78

4) ACE 与羧肽酶 A 的功能区别

在设计 ACE 抑制剂中，分析比较 ACE 与羧肽酶 A 催化反应的异同，提供了有助于设计的信息[53]：它们都是从羧基端裂解氨基酸，反应中心都有锌离子的参与。两个酶催化过程的区别是，羧肽酶 A 一次裂解一个氨基酸，而 ACE 一次裂解两个。已知羧肽酶 A 与底物的结合和催化特征是被水解的肽键羰基氧与锌离子形成配位键，羧基负电荷与酶的正电荷发生静电引力，苄基发生疏水性结合，如图 10-10(a)所示。羧肽酶 A 抑制剂虽可与其结合，却没有被剪切键，占据了活性部位，不履行功能。如图 10-10(b)所示。

图 10-10　羧肽酶 A 与底物(a)和抑制剂(b)的结合作用

血管紧张素转化酶一次裂解掉两个氨基酸残基，从裂解键到端基羧基的距离应比羧肽酶裂解键到羧基的距离长，因而提出图 10-11 所示的设计模型。

图 10-11(a)是 ACE 裂解血管紧张素 I 的示意图，被裂解酰胺键的羰基氧、咪唑基、异丁基和羧基分别在不同的部位发生结合，酰胺键被剪切。模拟设计的抑制剂不发生裂解。

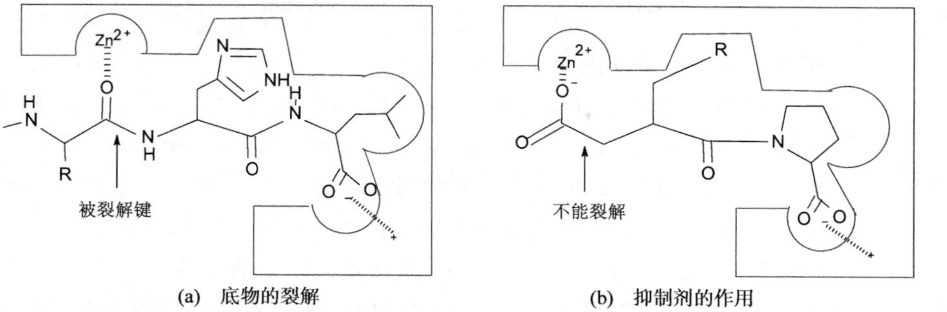

图 10-11　血管紧张素转化酶与底物的结合与裂解(a)和与抑制剂的结合模式(b)图

5) *N*-酰化的脯氨酸

按照这个模型设计抑制剂[图 10-11(b)]，将各种氨基酸 *N*-琥珀酰化，两个羧基分别与锌离子和正电荷形成配位键和离子键，氨基酸的 α-碳取代基进入疏水腔穴中，从而与 ACE 产生强结合作用。因为没有酰胺键可剪切，不能发生催化反应。实验证明，在各种氨基酸中 *N*-琥珀酰脯氨酸的抑制作用最强，这与强效抑制剂替普罗肽的 C 端基为脯氨酸相一致。进一步优化活性，用亲核基团巯基替代琥珀酸的一个羧基，增强了与锌离子的螯合能力，得到了卡托普利(**79**, captopril)，若保持羧基并引入苯乙基以增加疏水性，得到了另一抑制剂依那普利拉(enaprilat)。依那普利拉含有两个羧基，极性过强不利于口服吸收，其中一个羧基乙酯化成依那普利(**80**, enalapril)为强效降压药。ACE 抑制剂已有多个上市，其中赖诺普利(**81**, lisinopril)是极性较强的分子(含有羧基和氨基)，半衰期长。

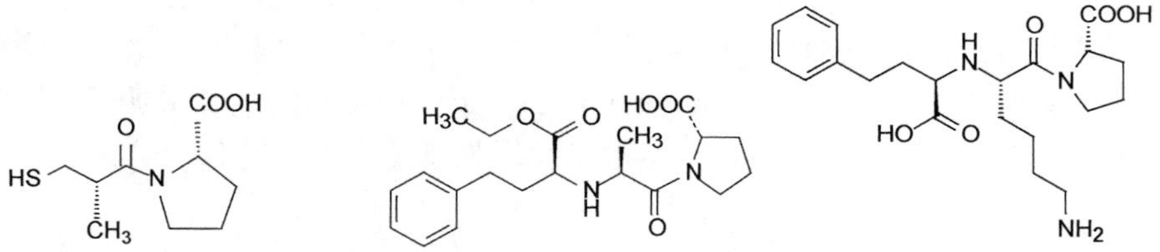

79　　　　**80**　　　　**81**

10.6.3.4　组胺 H2 受体阻断剂

以内源性物质为先导物研制受体拮抗剂药物中，成功的例子是组胺 H2 受体阻断剂，不仅创制抗消化道溃疡药物西咪替丁和后继的替丁药物，也确证了组胺 H2 受体的存在。研发者 Black 连同它既往发明的 β 受体阻断剂普萘洛尔的成就，获得了 1988 年诺贝尔医学或生理学奖。

现今已知组胺受体有三种亚型：H1、H2 和 H3 受体。激动 H1 受体引起过敏性反应，如荨麻疹和哮喘等。H1 受体的阻断剂用作抗过敏药物，有代表性的如苯海拉明和美吡拉敏等。组胺还具有刺激胃壁细胞分泌胃酸的功能，但所激活的受体与引起过敏的受体不同，因为抗过敏药物不能抑制胃酸的分泌。该受体称作 H2 受体。

寻找 H2 受体阻断剂的先导物，是通过变换配体分子结构，考察对受体作用的变化。基于化合物的物化性质和活性关系，成为"投石问路"式研究新药的经典范例。

首先研究组胺的类似物对胃酸分泌的影响，发现 4-甲基咪唑刺激胃酸分泌而不影响致敏作用，推测对 H2 受体的激动作用强于对 H1 受体。环上的甲基改变了分子的碱性和构象，使某种构象处于不利于激动 H1 受体的状态。

下一步的变换结构，希望只识别和结合受体，但不激活受体，为此将侧链 NH₃⁺作各种变换，关键的突破是发现 N-胍基组胺(**82**，胍乙基咪唑)是 H2 受体部分激动剂，且有弱拮抗作用。pH 7.4 下氨基和胍基虽然都带有正电荷，但后者的电荷分散在较大的平面区域内，推论产生拮抗作用时有较大的结合区，胍基于某种构象体时可以结合 H2 受体，产生拮抗作用，另一种构象产生激动作用，而组胺的氨基达不到产生拮抗的区域。

82　　　　　　　　　　**83**

第三步是消除化合物的激动作用。将胍基中离咪唑环最近的 N 换成 S 原子成异硫脲乙基咪唑(**83**)，使电荷只集中在外端的两个氮原子上，增强了拮抗作用，但仍有激动作用。增长末端胍基或异硫脲基与咪唑的距离，前者拮抗作用增强，而后者却降低了。推论正电荷可能与受体中存在的羧基形成氢键时侧链上的 N 参与了两个氢键的形成(**84**)。进而再延长碳链，并将末端氨基甲基化，得到第一个 H2 受体拮抗剂布立马胺(**85**, burimamide)。布立马胺的发现说明延长侧链的硫脲更接近于拮抗作用的结合位点，N-甲基化增强了疏水性，有利于结合。

84　　　　　　　　　　**85**

然而布立马胺活性仍不够高。为调整咪唑环的电性，降低侧链的推电子性，将一个亚甲基换成硫原子，进一步增强了拮抗作用。

第四步是改变咪唑环，引入甲基又增强了活性，得到甲硫米特(**86**, metinamide)。为消除甲硫米特的肾脏毒性，将硫脲换成氰基胍，得到西咪替丁(**87**, cimetidine)[54]，是首创上市的 H2 受体阻断剂，治疗消化道溃疡病。

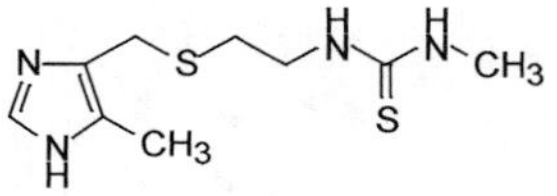

86 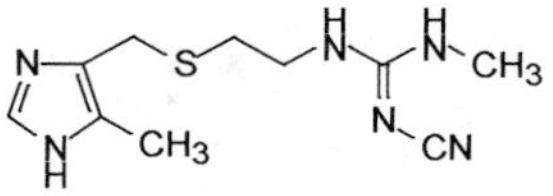　　　　　　　　　　　　**87**

咪唑环并非必需的药效团，可用其他的杂环置换，例如后继上市的抗溃疡药物雷尼替丁(**88**, ranitidine)和法莫替丁(**89**, famotidine)等 H2 受体拮抗剂分别是用呋喃环和噻唑环替换咪唑环。

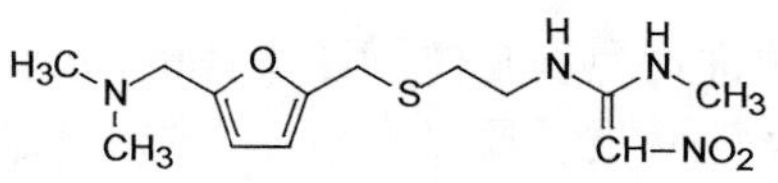

88 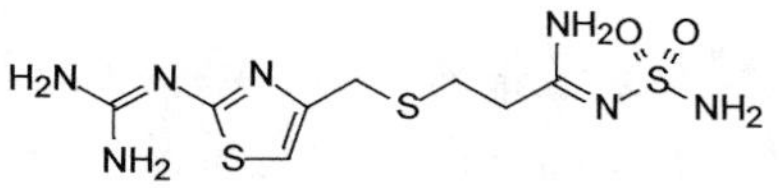　　　　　　　　　　　　**89**

10.6.3.5　神经激肽受体拮抗剂

P 物质(substance P)为神经递质，属于心动激肽(tachykinin)家族成员，作用于神经激肽 1 (neurokinin 1，NK-1)受体，是中枢和外周神经介质。P 物质介导疼痛传导、舒张血管、收缩支气管平滑肌和激活免疫系统等作用，P 物质受体是治疗炎症、疼痛和哮喘病的靶标。

P 物质是 21 肽，结构与功能研究表明，羧基端的氨基酸序列对于活性非常重要。寡肽 Ac-Thr-D-Trp(CHO)-Phe-NmeBlz(**90**)选择性地结合于 NK-1 受体，是强效拮抗剂[55]，进而合成了活性更强的三肽(**91**)[56]，并由三肽衍生出非肽类化合物(**92**)[57]。

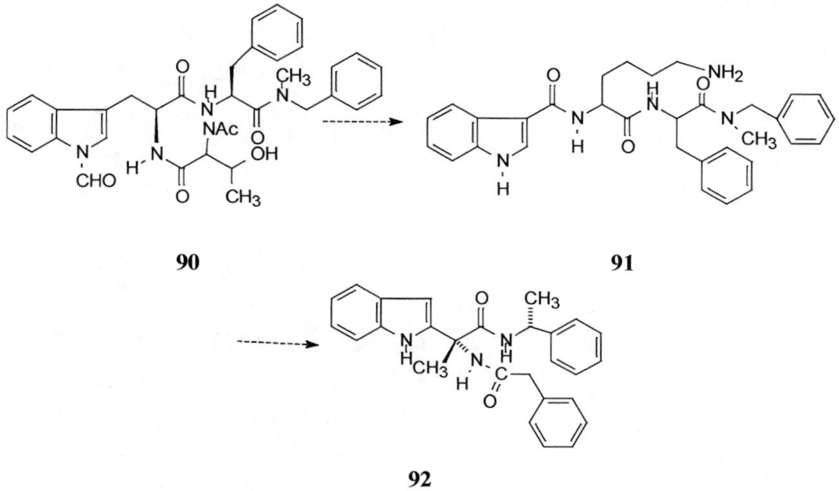

90　　　　　　　　　　　　**91**

92

NK-1 受体拮抗剂有多种临床用途，如阿瑞匹坦(**93**, aprepitant)[58]和奈妥吡坦

(**94**, netupitant)[59]用于治疗肿瘤化疗引起的恶心和呕吐。

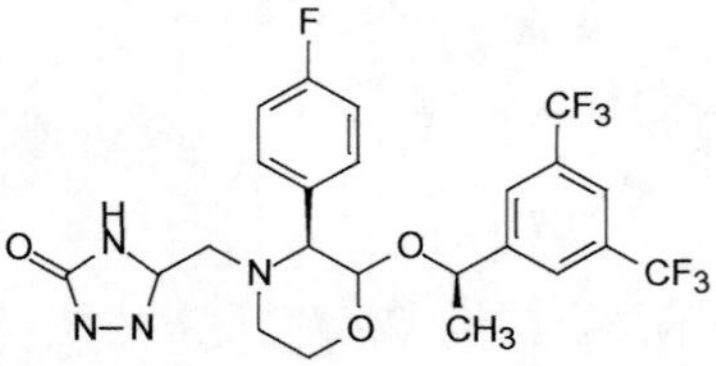

93 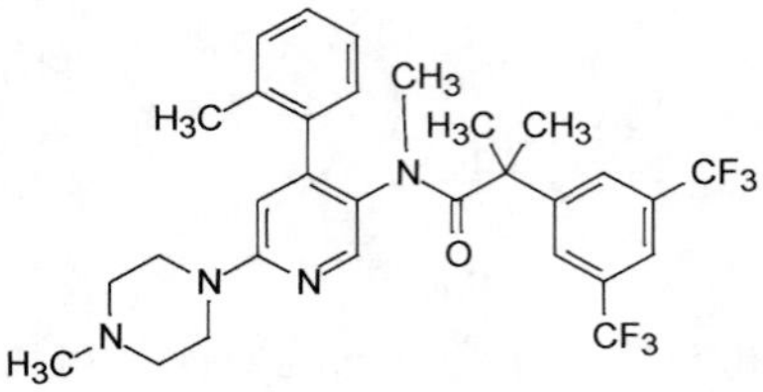　　　　　　　　　　　**94**

10.6.3.6　雌激素受体调节剂

雌激素包括雌二醇、雌酮和雌三醇等内源性物质，是雌激素受体的激动剂。该受体属于甾体激素和生长激素等核受体超家族一员。雌激素对于促进和维持雌性动物的第二性征和性器官的发育与成熟有重要作用，并具有降低血清胆固醇和影响骨质吸收等功能。

以雌二醇(**95**, estradiol)为先导物合成的非甾体药物如己烯雌酚(**96**, diethylstilbestrol)是雌二醇的结构模拟物。二者的结构相似性表现为分子尺寸相似，长度为 8.55 Å，宽度为 3.88 Å，两个羟基之间的距离也相近，与受体的结合相同，因而药理作用相似。选择性雌受体调节剂(SERM)他莫昔芬(**97**, tamoxifen)是模拟雌二醇和己烯雌酚结构的受体拮抗剂，分子中二苯乙烯结部分与己烯雌酚相似。他莫昔芬分子中 A 环在体内被羟基化，相当于雌二醇的 3-羟基，决定了与受体结合的互补性。碱性侧链是拮抗剂的药效团特征，其他的"昔芬"药物也都含有碱性链。他莫昔芬对绝经妇女的激素依赖性乳腺癌有良好治疗作用，用于乳腺癌术后化疗的辅助性治疗。

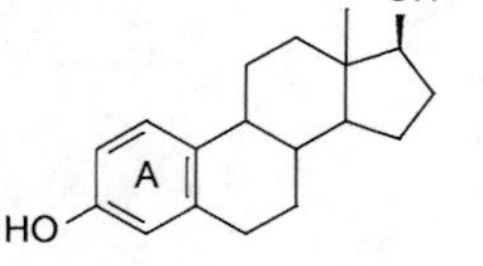

95 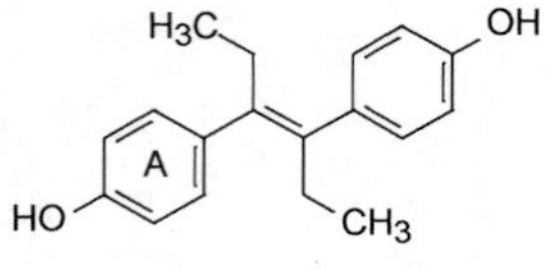　　　　　　　　**96** 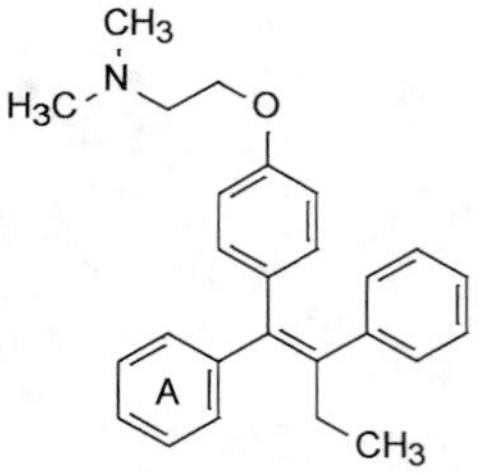　　　　　　　　**97**

进一步研究发现，雌受体的激动剂或拮抗剂结构可允许有较大的变换，无须像他莫昔芬一样在一个 sp² 杂化的碳原子上有两个芳香环，例如雷洛昔芬(**98**, raloxifen)[60]和奥美昔芬(**99**, ormeloxifene)[61]是在芳杂环或芳脂环上有苯甲酰和碱性烷基链的化合物。

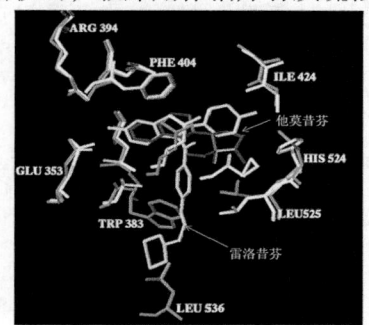

98 **99**

雷洛昔芬的抗雌激素作用强于他莫昔芬。苯并噻吩环的 3-取代的苯甲酰基在空间上与苯并噻吩环，形成"T"形构象。图 10-12 是雷洛昔芬和雌二醇分别与雌受体结合的复合物晶体结构的叠合图[62]，可以看出这两个药物与受体的结合方式基本相同，雷洛昔芬的碱性链与苯并噻吩环呈垂直取向。雷洛昔芬在骨组织中呈现激动作用，而抗癌作用较弱，临床用作治疗骨质疏松药物。

图 10-12 雌二醇和雷洛昔芬与雌激素受体的结合模式

氟维司群(**100**, fulvestrant)是在雌二醇7位连接了疏水性长链，起初的设计旨在选择性雌受体调节剂(SERM)，后来证明可引发受体蛋白降解。氟维司群结合于雌受体，疏水性侧链又结合于受体的疏水片段，导致受体构象不稳定和蛋白的错误折叠，致使蛋白酶体将其降解，因而氟维司群被称作是选择性雌激素降解剂(SERD)，用于治疗绝经期妇女乳腺癌[63]。

100

10.6.4 案例解析：阿利吉仑的研制

阿利吉仑是以肾素为靶标的治疗高血压药物。研发的切入点是利用肾素水解肽键的过渡态原理设计拟肽化合物，继之在肾素-抑制剂复合物晶体结构的微观特征指引下，消除肽的结构因素和简化分子以小型化，最后优化物化和药代性质，实现了由拟肽向有机小分子的蜕变。阿利吉仑的研制，整合了基于催化机理、复合物三维结构等多种理念和技术，成就了第一个口服肾素抑制剂。

上一节讨论了血管紧张素转化酶抑制剂，只是干预了 RAS 系统(血管紧张素原→血管紧张素 I →血管紧张素 II)的一个环节，血管紧张素受体和肾素也是研制降压药的靶标。本节对首创的口服肾素抑制剂阿利吉仑的研制过程作简要的解析。

10.6.4.1　先导物：含过渡态结构的拟肽

研究肾素抑制剂，始自于模拟底物肽的结构。基于底物设计抑制剂，往往是对结合于酶活性部位进行结构变换，肾素催化剪切位点是 Leu10—Val11 肽键，是通过丝氨酸残基的羟基向羰基作亲核进攻，将 sp^2 杂化碳原子转变为 sp^3 杂化碳的过渡态加合物，再经电子转移，将肽键断裂。形成的过渡态含有 β-羟基乙胺片段，如图 10-13 所示。β-羟基乙胺片段是依据过渡态原理设计蛋白酶抑制剂的最常见的核心结构。

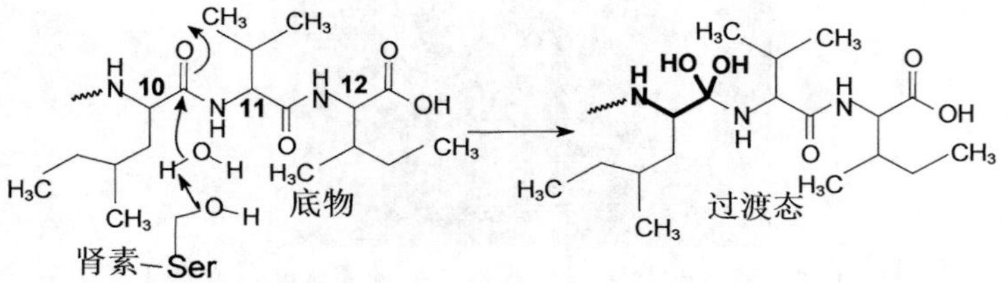

图 10-13　形成过渡态的示意图

由于酶与过渡态结构的亲和力远强于底物，因而最初是将 β-羟基乙胺镶嵌入拟血管紧张素的肽模拟物中。例如化合物 **101**(CGP38560，诺华)[64]和 **102**(CP-85339，辉瑞)[65]虽然对肾素有显著抑制作用，也可降低动物的血压，但由于口服生物利用度低的缺陷，未能完成Ⅲ期临床试验[66]。因此，突破肾素抑制剂的目标是可以口服的非肽类有机小分子。诺华公司以肽模拟物作为先导物研制非肽类肾素抑制剂。

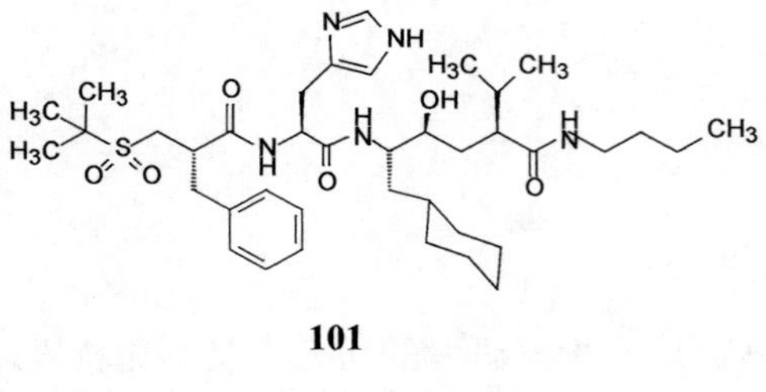

101 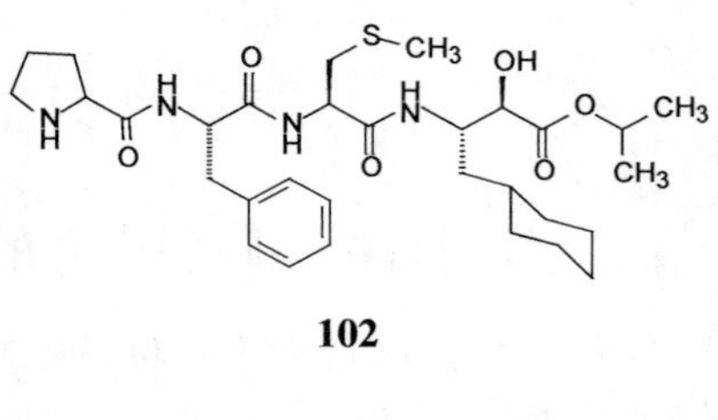　　　　　　　　　　　　　　　　　　　　**102**

10.6.4.2　向非肽化合物的演化

诺华公司基于化合物 **101** 与人肾素复合物的晶体结构，发现肾素中相邻的 S1 和 S3 结合腔与 **101** 的 P1 和 P3 侧链发生范德华结合作用。P1 的环己基 4-位的两个氢接近于活性中心。分子模拟显示，当环上引入取代基，会因位阻使环己基或酶改变位置。推测化合物 **101** 的环己基也可延伸到 S1-S3 的结合腔中。为了降低分子尺寸，去除下式的虚线左侧片段，显示仍保持一定活性[67]。合成了化合物 **103** 和 **104**，**104** 的活性(IC_{50}=0.6 μmol/L)强于 **101** 的约 100 倍，说明环己烷的间位取代的疏水基团可能伸向 S3 腔内，增强了结合能力[68]。

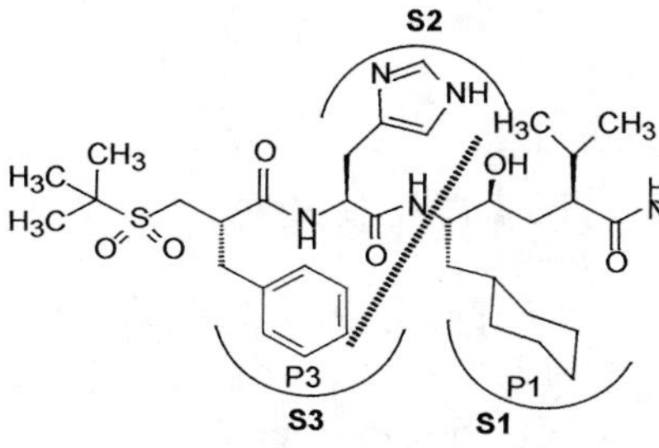

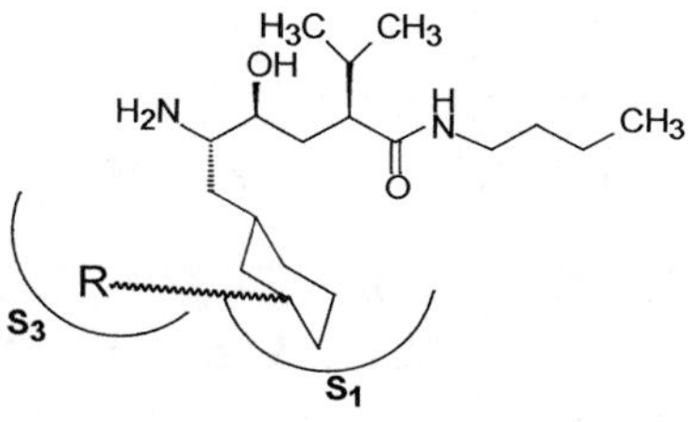

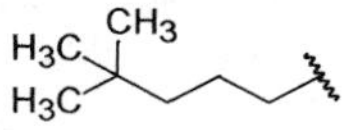

101　　　　　　　　**103**：R = H；　**104**：R =

将 **101** 的苄基与 **104** 的环己基并合，省去环己烷上的烷基，成为式 **105** 的四氢萘结构，进而将 **105** 的脂环打开成通式 **106**，当 **106** 的 R_1=H，R_2=烷基，碳原子为 *S* 构型时，更能适配于 S3-S1 结合腔，活性强于 *R* 构型。当 R_2 为异丙基时增加了范德华结合作用，活性提高；苯环 4 位用叔丁基取代，具有高抑制活性。为了与酶的 Ser219 形成的氢键，在苯环的间位引入氢键接受体 OCH_3，在一系列优化中得到高活性的 **107**、**108** 和 **109**[69]。表 10-6 列出了这些化合物的结构和活性。化合物 **107~109** 标志了拟肽分子向有机小分子的演变。

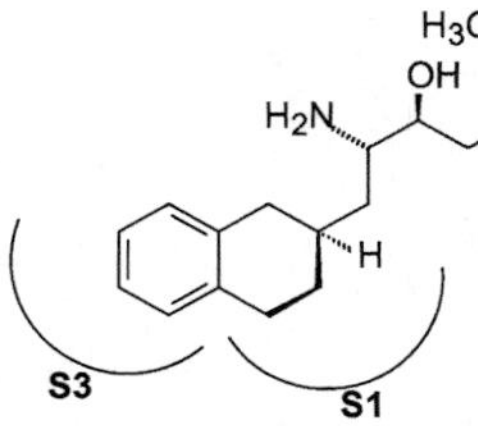

105 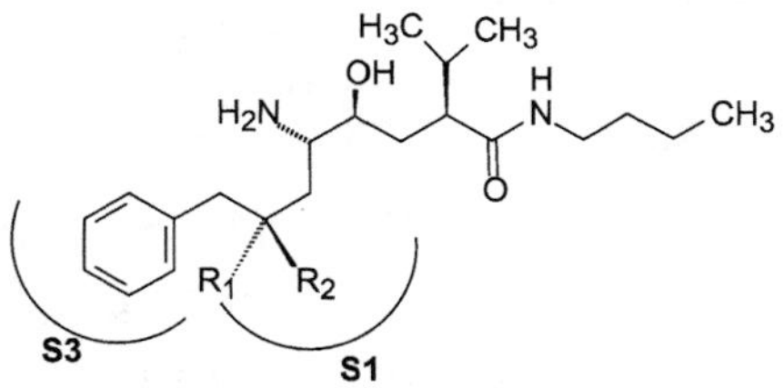　　　　　　　　　　　　**106**

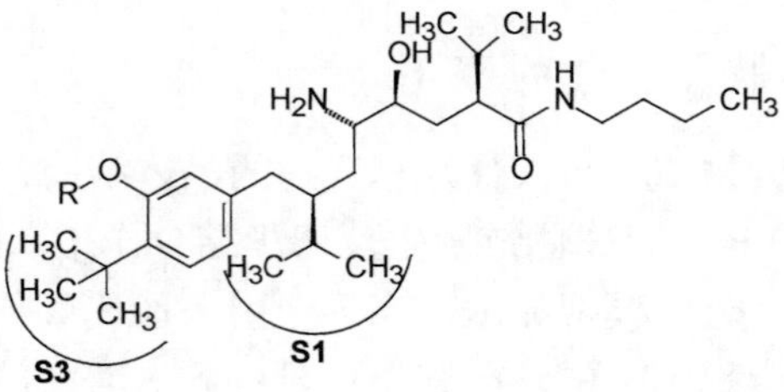

107~109

表 10-6　化合物 107~109 的结构和活性

化合物	R	$IC_{50}/(\mu mol/L)$
107	CH_2COOCH_3	0.006
108	CH_2CONH_2	0.020
109	$CH_2SO_2CH_3$	0.013

10.6.4.3　基于酶结构精细调节小分子抑制剂的结构

然而，这些化合物对于人肾素的抑制活性虽然很高，但在人血浆的存在下，体外活性显著减弱，这是抑制剂过强的疏水性所致[70]。为此，将叔丁基用较小并略带极性的甲氧基替换，实验表明在血浆存在下活性没有发生明显变化，而且还证明苯环间位为苄基或吡啶甲基的活性也很强，在血浆存在下仍保持对肾素的抑制作用，这样就允许由酰胺改换成烷氧基链。通过调整不同的烷基长度和氧原子的位置，发现 110 具有强抑制活性($IC_{50}=1$ nmol/L)，而且不受血浆蛋白的影响。

图 10-14 是化合物 101(绿色)和 110(橙色)与人肾素复合物单晶 X 射线衍射的结构图，揭示了这两个化合物作为过渡态类似物定位于 S1-S3 腔穴中的模式是一致的，110 的异丙基深插到强疏水性的 S1 腔中，苯环 4-位的甲氧基进入 S3 腔中。101 的羟基与 Asp32 和 Asp215 形成氢键网络，而 110 的羟基只与 Asp32 形成氢键。110 的碱性 NH_2 与 Gly217 形成氢键，这与 101 中酰胺的 NH 与 Gly217 具有对应性。所以，尽管由拟肽 101 衍变成非肽的 110，结构变化很大，但与人肾素的结合模式基本是相同的[71]。

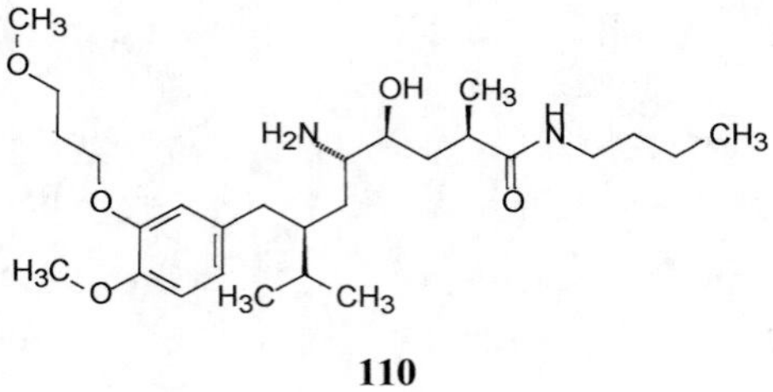

110

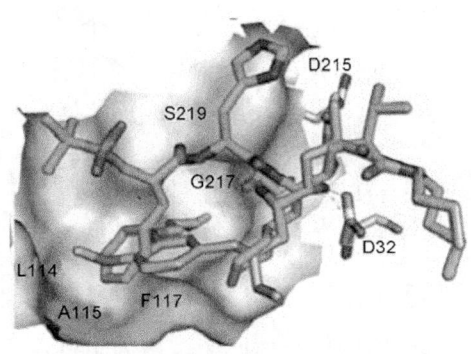

图 10-14　化合物 **101**(绿色)和 **110**(橙色)与人肾素复合物晶体 X 射线衍射叠合图

110 有良好的物化性质，例如于 pH 7.4 下 $\lg P=1.96$，$pK_a=9.13$，在中性的磷酸缓冲液中溶解度为 11 mg/mL，在 pH 6.0 中的溶解度为 56 mg/mL，与化合物 **101** 的高亲脂性和低溶解度相比，**110** 的物化性质和药代动力学有很大的改进。虽然对实验动物狨的口服生物利用度只有 16%，但在较低的剂量下，对动脉血压有持续的稳定降低作用。高活性在一定程度上补偿了较低生物利用度的缺陷。

10.6.4.4　优化物化和药代动力学性质

化合物 **110** 作为候选物仍有缺陷，为了提高药效学和改善药代动力学性质，作进一步结构改造。首先将过渡态结构的模拟片段中的甲基变换成异丙基，使其更类似肾素底物被剪切的二肽 Leu-Val 中缬氨酸残基，结果提高了抑制活性，延长了作用持续时间。而且，根据已有的构效关系，末端的酰胺基有利于提高口服药效活性，通过引入不同链长、直链或支链、N-甲基取代的或未取代的酰胺等，在合成的大量化合物中发现化合物 **111** 选择性地抑制人肾素活性($IC_{50}=0.6$ nmol/L)，而对于其他酶如组织蛋白酶(cathepsins)、胃蛋白酶和 HIV 蛋白酶等在 10 μmol/L 浓度下没有抑制作用，说明具有高选择性。游离碱 $pK_a=9.2$，$\lg P=2.5$，成盐后的溶解度大于 100 mg/mL，虽然口服生物利用度只有 3%，但吸收量与活性之间具有量效关系。

111

化合物 **111** 定名为阿利吉仑(aliskiren)，作为候选药物，诺华公司通过临床前和临床研究，证明对高血压患者有确切疗效，阿利吉仑以半富马酸盐于 2007 年经美国 FDA 批准上市，用于治疗高血压症，成为第一个肾素抑制剂。阿利吉仑通过抑制血浆中肾素的活性，全面调节肾素-血管紧张素系统(RAS)的功能，临床上可单用或联合用药控制血压。

10.7　随机筛选

10.7.1　通量和高通量筛选

　　20 世纪 80 年代开始的以靶标为核心的新药创制模式，发现苗头化合物的一个"原始"手段是对化合物库作随机筛选。与此同时发展的组合化学(combinatorial chemistry)理念和方法，是源于 Merryfield 的固相合成肽技术，延伸到合成有机小分子化合物库。然而，由于生成的化合物结构骨架的相似性大于多样性，尽管制备了大容量或超大容量的化合物库，但发现苗头和先导物的效率较低，如今旨在构建大规模化合物库的组合化学方法已不被采用，本章不拟作讨论。不过组合合成的理念在先导物优化和制备集中库(focused library)仍得到应用。

　　用于高通量普筛的化合物库是由结构多样的纯净化合物组成，是公司或研究者积累和购买形成的，结构多样性和类药性是保障苗头质量的前提，化合物的纯度以及活性的再现性是保障筛选的可信度。

　　化合物是以自动化和程序化进行通量筛选，例如在 96 孔板乃至 1536 孔板操作，在较短时间内发现活性化合物。实验操作、数据采集和分析处理是在信息管理软件的支持下进行，可达到微量、快捷和高筛选量的效果[72]。

　　普筛的靶标包括酶、受体和离子通道等，可在非细胞的分子水平或细胞上(高表达靶标蛋白的细胞)进行。高内涵筛选(high content screening)是深化的细胞筛选技术，是在保持细胞完整的结构和功能前提下同时评价受试化合物对细胞的生长、分化、代谢、迁移和凋亡等影响，同时评价化合物的活性和毒性[73]。

10.7.2　高通量筛选的活性检测

　　在 96 孔板(甚至更多)快捷地测定受试物活性的有无与强弱，读数(readout)的准确度或信号-噪声比是非常重要的，最常用的方法是基于荧光检测的读数。这里从药物化学的角度介绍一些实例。

10.7.2.1　荧光强度检测

　　荧光强度法(fluorescence intensity, FLINT)是在靶标的底物或配体上连接荧光分子，受试物与靶标结合，阻止了荧光分子的释放，与空白对照孔的荧光读数的差异表示受试物的结合量，推算出活性值。例如默克公司研发抗骨质疏松药物，寻找针对靶标为组织蛋白酶 K 的抑制剂，因为半胱氨酸蛋白酶 K 与骨吸收密切相关。将荧光物质 7-氨基-4-甲基-香豆素(AMC, **112b**)连接在 N-Boc-Phe-Arg 二肽 (**112a**)上，作为底物在 460 nm 没有发射光，当组织蛋白酶 K 水解末端酰胺键，释 放出 AMC，后者显示荧光，与空白对照比较荧光强度确定受试物对组织蛋白酶 K 的抑制活性[74]。

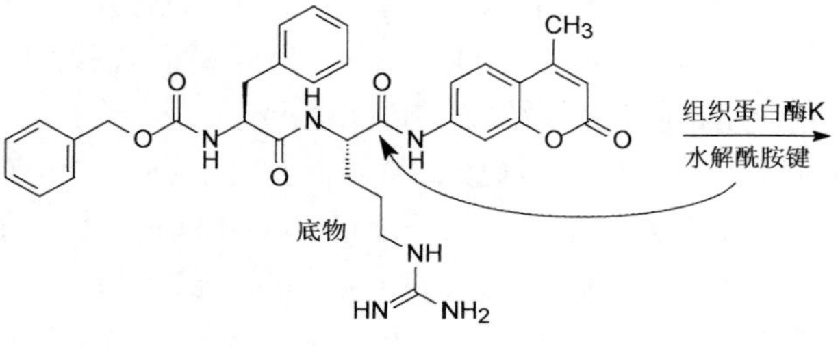

112a

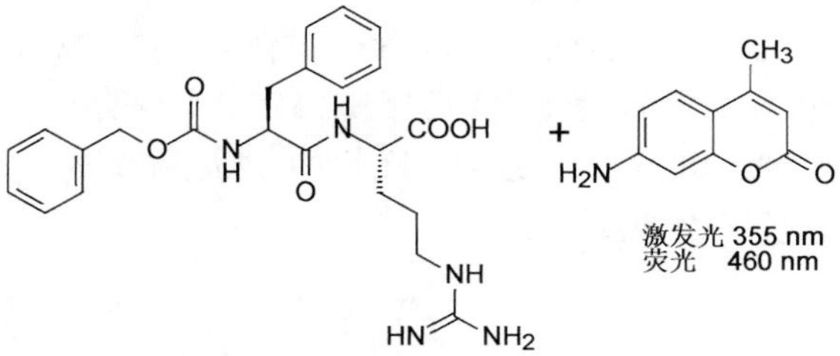

112b

10.7.2.2　荧光偏振检测

荧光偏振法(fluorescence polarization)是基于荧光分子在结合态或游离态对偏 振光的激发行为的不同，测定受试物与蛋白的结合程度。例如荧光分子罗丹明 100(**113a**, rhodamine 100)或荧光素(**113b**, fluorescein)连接在 DNA 上，因翻转或旋 转自由度降低，发射的荧光强度增高，而游离的荧光分子的强度降低。用荧光分 子-DNA 作为底物筛选小分子化合物与修复蛋白 A(replication protein A)的相互作 用，寻找修复蛋白 A 的抑制剂。根据荧光偏振强度的变弱，提示受试物与修复蛋 白 A 发生结合，干扰了后者对肿瘤细胞的 DNA 的修复[75]。

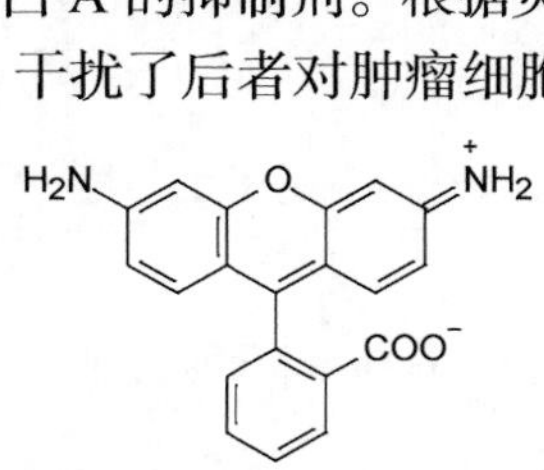

113a 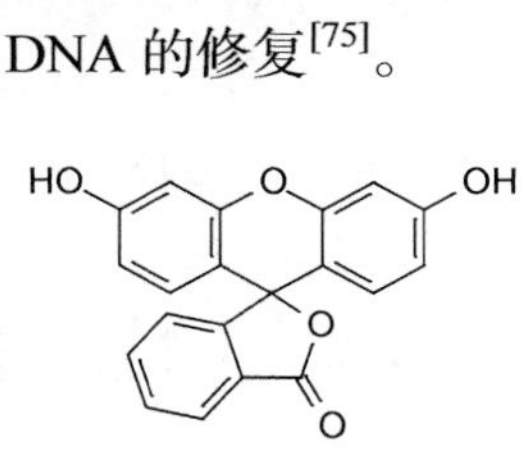　　　　　　　　　**113b**

10.7.2.3　荧光共振能量转移检测

荧光共振能量转移(fluorescence resonance energy transfer，FRET)是指两个荧光发色团(fluorophore)在足够靠近时，当供体分子吸收一定频率的光子后被激发到更高的电子能态，在该电子回到基态前，通过偶极相互作用，实现了能量向邻近的接受体分子转移(即发生能量共振转移)。FRET 是一种非辐射能量跃迁，通过分子间的电偶极相互作用，将供体激发态能量转移到接受体激发态的过程，使供体荧光强度降低，而接受体可以发射更强于本身的特征荧光(敏化荧光)，也可以不发荧光(荧光猝灭)，同时也伴随着荧光寿命的相应缩短或延长。能量转移的效率和供体的发射光谱与接受体的吸收光谱的重叠程度、供体与接受体的跃迁偶极的相对取向、供体与接受体之间的距离等因素有关。例如，为筛选 β-内酰胺酶抑制剂，在头孢菌素的母核的不同位置连接香豆素和罗丹明两个荧光分子(**114**)，作为接受体的罗丹明发射的荧光波长(520 nm)大于供体香豆素的波长(409 nm)，因而读数很容易区分。当内酰胺开环使得底物裂解成 **115**，罗丹明分子被游离出，520 nm 荧光消失，代之以出现 447 nm 的荧光。底物的 520 nm 荧光未发生减弱或猝灭，表明 β-内酰胺酶被受试物抑制[76]。

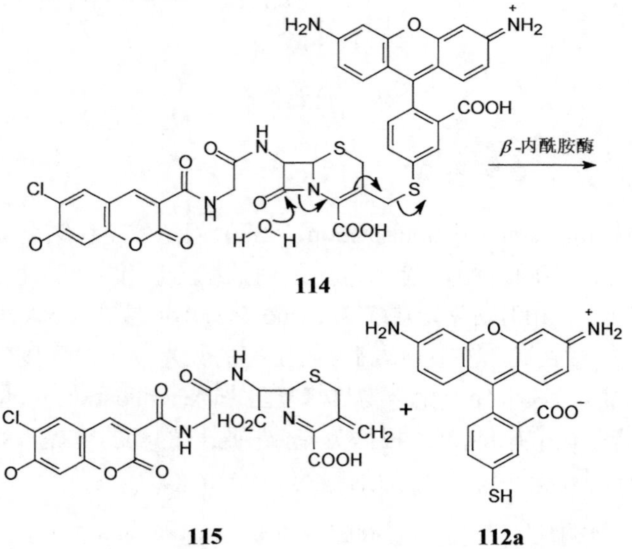

114

115　　　　　　　**112a**

10.8　虚拟筛选和药代性质预测

10.8.1　基于配体结构的虚拟筛选

用随机筛选的方法获得苗头或先导物，须评价大量化合物，即使筛选海量分子有时也未必获得优质的苗头，效率是低的。分子模拟和计算化学的发展得以在计算机上进行虚拟筛选(virtual screening)，将现实的 *in vitro* 操作推溯到虚拟的 *in silico* 计算，犹如新药研究从药物化学上溯到化学生物学那样。虚拟操作并非真实的实验，但可认为是个"滤器"，根据与配体的相似性或与靶标结合的互补性，对海量分子(已有的甚至是虚拟的)作计算机初筛，通过浓缩成比较小的范围，再进行实地的活性评价。根据靶标信息的有无，虚拟筛选可分为两类：基于配体结构的虚拟筛选和基于靶标结构的虚拟筛选。

10.8.1.1　基于配体结构的虚拟筛选

当靶标的分子结构未知时，可根据已知的活性配体结构进行虚拟筛选，主要依据的原理是相似的结构具有相似的药理活性。如果只有一个活性配体，对数据库的化合物进行相似性搜寻，遴选出与活性配体结构具有高相似性的分子。比较两个分子的相似性包括三个组成部分：用于定义分子特征(片段或基团)的表示方式，表示的各种内容在分子中的权重，以及两个分子相关性的系数。常用的 2D 指纹性参数是 Tanimoto 相似性系数(Tanimoto similarity coefficient，TC)。Tanimoto 相似性系数的定义是，若两个分子的特征性位串(bit strings)分别为 a 和 b，共有的特征位串为 c，则两个分子的 Tanimoto 相似性系数为

$$TC = \frac{c}{a+b-c}$$

TC 范围为 1~0，越接近于 1，表明相似性越强，0 没有相似性。在缺乏构效关系、较少活性信息分子的情况下，用 Tanimoto 相似性系数是数据库搜寻的较实用的标准[77]。

另一种方法是基于药效团的虚拟筛选。药效团表征活性物质与靶标结合的电性和立体性的互补性因素。药效团不是实在的分子，而是从活性分子中抽提出的，有离散结构的特征。药效团的构建与搜寻简述如下：

(1) 构建 3D 药效团模型可有两种方法，一是基于靶标-配体复合物的结构生成药效团，不仅表征了结合特征，还反映出分子结合的取向，因而得到的药效团比较严谨可靠[78]。另一种是不知靶标结构，可根据一组已知活性(和无活性)的化合物的构效关系建立药效团模型。通过叠合演绎出的活性构象，提炼出共有的结合特征。生成的药效团的预测能力取决于构象体构建的质量和叠合操作的合理性[79]。

(2) 化合物构象的优化。化合物的活性构象(即药效构象)接近于最低能量构象，构象的优化与叠合多以最低能量构象为基础。

(3) 药效团的生成。常用的商业软件有 Catalyst、Phase、LigandScout、MOE 等。药效团特征包有：氢键接受体(HBA)、氢键给体(HBD)、疏水中心(H)、正离

子中心(PI)、负离子中心(NI)、空间禁止区(EV)和空间允许区(IV)等。

(4) 数据库搜寻。采用的策略是多步骤的滤过，首先对数据库作预处理，快速地去除缺乏药效团特征和空间距离不适宜的化合物。然后选用上述程序进行约束性的 3D 匹配计算，根据匹配的程度打分，匹配良好的分子获得高分值，作出初选形成一个苗头化合物清单(hit lists)。通过对清单中化合物的活性实际测定，可发现活性的阳性化合物和假阳性物。图 10-15 是产生药效团和数据库搜寻发现苗头化合物的流程图。

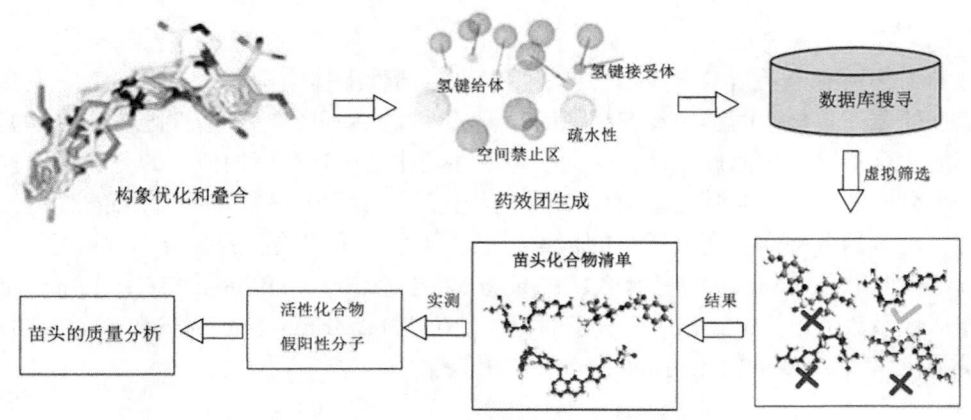

图 10-15　药效团和数据库搜寻的线路图

(5) 虚拟筛选的效果分析。是对药效团和数据库搜寻的质量和效率的评价。内容包括以下几个方面：①灵敏度(sensitivity, SE)：是实测的阳性化合物(TP)占阳性(TP)和假阴性(FN)化合物总和的比值。$SE = TP/(TP + FN)$。SE 比值在 0~1 之间，0 表示数据库中没有找到有活性的化合物，1 表示搜寻到的化合物经测定都有活性。②特异性(specificity, SP)：是清单中实际测得的阴性化合物(TN)除以阴性(TN)与假阳性化合物(FP)之和，即 $SP = TN/(TN + FP)$。SP 表示清单中实测出没有活性的化合物所占的比例，比值在 0~1 之间，0 表示没有活性的化合物一个也没有被检测出，1 表示所有没有活性的化合物在虚拟筛选中都没列入清单。③活性化合物的搜寻效率(yield of actives, YA)：是实际得到的活性化合物(TP)在苗头清单(n)所占的比值，$YA = TP/n$。YA 用来衡量形成不同构象体对搜寻的影响。④苗头清单的吻合度(goodness of hit-list, GH)：$GH = (w_1 \times YA + w_2 \times SE) \times SP$。是综合了灵敏度、特异性和活性物的搜寻效率等因素的参数，即加权的搜寻效率($w_1 \times YA$)与加权的敏感度($w_2 \times SE$)之和乘以特异性 SP。通常活性化合物数的权重大于苗头清单化合物数的权重($w_1 > w_2$)。高吻合度的搜寻特征是得到高比例的活性化合物，而漏筛的(假阴性)很低[80]。

10.8.1.2　基于靶标结构的虚拟筛选

基因组学提供了具有可能成为药物的靶标蛋白，X 射线晶体学和核磁共振谱学深化了对靶标蛋白的三维结构知识，为避免 HTS 的海量筛选，诞生并发展了基于靶标结构的虚拟筛选(structure-based virtual screening, SBVS)技术，其中基于分子对接的虚拟筛选(DBVS)应用得最为广泛[81]。

构成 DBVS 的基本要素和环节包括以下几个方面：靶标的三维结构(实验或计算得到)，小分子化合物库，对接程序，基于打分函数计算对接匹配的质量，根据打分或其他标准进行后处理(化合物排序)，高分值化合物遴选为苗头分子进行实测。图 10-16 是基于对接的虚拟筛选示意图。常用于虚拟筛选的对接软件有 AutoDock, Dock, FlexX, Glide, Gold, Surflex, ICM, LigandFit 和 eHiTS 等。

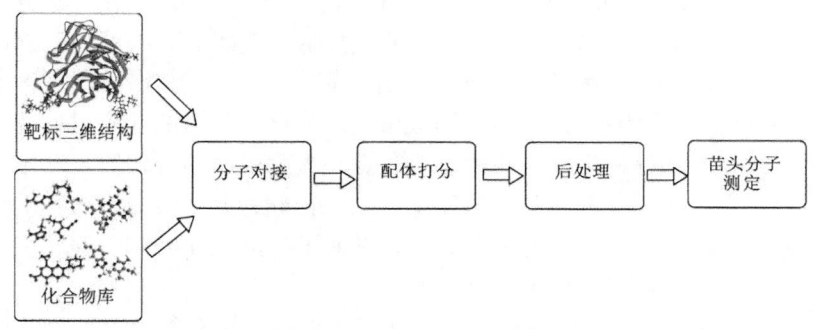

图 10-16　基于分子对接的虚拟筛选流程图

(1) 靶标的三维结构是虚拟筛选的出发点。靶标蛋白的三维结构源于结构生物学 X 射线晶体学或 NMR 测定，也可基于已知蛋白结构对相关蛋白经同源模建(homology)得到。为了使配体达到正确结合，需要与结合腔形状相互补，对于柔性分子可付出很小的能量使单键旋转，以改变分子形状适配于结合腔。除形状互补外，配体分子的功能基还得在蛋白结合腔内找到互补结合的基团，例如发生氢键结合和疏水性相互作用。所以仔细分析靶标结合腔中的结构特征是非常重要的。

(2) 类药化合物的富集。为降低对接的计算成本，应提高化合物样本的质量，剔除那些无希望无意义的化合物，例如用类药 5 原则(RO5)作为"滤板"，除去成药概率低的分子，也可用已知有活性的分子做相似性比较，"浓缩"对接分子的数量。例如 Gozalbes 等为研究激酶抑制剂，用特异性"筛板"将对接的化合物缩减成 123 个结构多样的化合物目标库(起点的质量很高)，这 123 个化合物与已知晶体结构的 3 个激酶作分子对接，经实验证实提高了筛选效率[82]。用药效团模型作为滤板也可提高筛选效率，例如 Lee 等根据 VEGFR2 抑制剂与酶的复合物晶体结构生成的药效团模型作为筛板，对近 6 万个化合物进行初筛，缩小成 1.6 万的化合物，减少了分子对接的操作[83]。

(3) 配体-靶标相互作用指导分子对接。影响配体-靶标相互作用的因素(也是难点)包含多个方面，主要有：①靶标的柔性。靶标与配体的结合是在动态的、构象变化中实现的，小的变化如某侧链的翻转，大的改变如环套(loop)的移动。在不停的运动中，X 射线或 NMR 测定的复合物结构只是动态过程的一个"定格"或"快照"，依此作为虚拟对接的模板势必有以偏概全之嫌。因而可用分子动力学方法(MD)对靶标的构象群进行综合对接(ensemble docking)，克服单一构象体的不足[84]。②判断结合腔内功能基的权重。肽骨架的酰胺基、侧链的极性基团与配体形成氢键或盐键，亲脂性基团发生 π-π 叠合或疏水结合，在热力学上它们的贡献是不同的，这些因素由于不同的配体分子的取向差异而贡献不同。例如结合于激酶 ATP 位点的抑制剂，需要与铰链的酰胺至少生成一个氢键，因而配体分子在接近铰链处引入构象限制因素可有利于氢键的形成，提高结合强度[85]。③结构水分子的参与。参与配体-靶标结合的水分子称作结构水(structural water)，水分子作为桥梁介导氢键的形成，热力学上起到有利的焓贡献，例如 HIV-1 蛋白酶抑制剂地瑞那韦与 Ile50 和 Ile50′ 的结合是经水分子介导形成的。EGFR 激酶抑制剂厄洛替尼的 3 位 N 原子经结构水与 Thr766 形成氢键。当然水分子的参与对熵变是不利的。所以，配体与靶标的极性基团由水合状态到去水合而结合，以及保留水分子的结合是个复杂过程。④金属离子的作用。某些靶标为金属蛋白，所含的金属离子参与配体-靶标的结合作用。例如含铁卟啉的血红素和 CYP450、含锌的蛋白酶，在对接和打分函数都需要考虑配位键的形成。

(4) 打分函数是分子对接的核心。判断配体对接到靶标的效果用打分函数判定，确定配体的取向和结合定位如果是正确的，理论上可作为结合强弱的指标，但目前难以达到。打分函数可分为三类：第一种是基于分子力场的打分函数，用来计算经典的非共价键相互作用，包括静电引力和范德华作用，例如 AutoDock 和 DOCK 程序；第二种是经验性的打分函数，包含氢键结合和疏水相互作用，各项的权重由实验测定的结合数据加以校正，例如 LUDI、X-Score 和 FlexX/F-Score 程序；第三种是基于知识的打分函数，用来计算依赖于距离的配体与靶标相互作用的统计势能总和，例如 PMF04 和 DrugScore 等程序。

10.8.2　成药性的预测

新药的研制不仅要有良好的药效，还得有适宜的物化性质和吸收、分布、代谢和排泄(ADME)等药代性质，以及可接受的毒副作用(T)。用虚拟方法计算并预测这些性质，对于提高效率是很有意义的。预测化合物的成药性，及早将不适宜的化合物从样本中剔除，也是提高发现先导物的必要策略步骤[86]。

预测化合物的物化性质，可用 Lipinski 的类药 5 原则(RO5)作为滤板，去除成药性低的化合物。RO5 是从上市口服药物中归纳出的大概率，内容是当化合物符合于以下 4 个条件的任何两个，被机体吸收的概率则很低：分子量大于 500；氢键给体多于 5 个；氢键接受体多于 10 个；计算的分配系数(clg P)大于 5.0[87]。由于都是 5 的倍数，故称类药 5 原则。

预测化合物 ADMET 的经典方法是通过数据模拟方法或专家系统以及 QSAR/QSPR 分析，将统计学、机器学习、分子描述符和实验数据结合起来，模拟复杂的生物学过程，例如口服生物利用度、过膜性、致突变性等。这些方法有一定的参考价值，但局限性是缺乏有高质量的实验数据，因为不是直接从影响 ADMET 的酶活蛋白的结构得出来的[88]。

细胞色素 P450(CYPs)是药物 I 相代谢的主要酶系，氧化代谢可使药物失活，也可产生毒性，还由于对 CYP 的抑制或诱导而引发药物-药物相互作用。人体许多 CYP 亚型的三维结构已经解析，活性中心容积较大，柔性较强，可同时结合多个配体，因而可以处置不同结构的外源性物质。其中 CYP3A4 可代谢 50% 的已知药物。基于 CYP450 与不同药物结合的模式，可通过虚拟方法预测化合物的代谢命运[89]。

已知心肌细胞的钾离子通道 hERG 可引起心电图 Q-T 波延长，导致心源性猝死，预测受试物对 hERG 通道的抑制作用已成为筛选和评价化合物安全性的重要环节。经突变实验证明 hERG 通道的 S6 跨膜区 Tyr652 和 Phe656 是重要残基，与抑制剂的结合出现心脏毒性。hERG 抑制剂存在疏水性基团和可质子化的氮原子是重要药效团特征，药效团或 hERG 结构可作为筛选化合物心脏毒性的模板[90]。

10.9　先导物的优化

10.9.1　优化是化合物成药的核心

先导化合物的化学结构和药理活性具有成药的雏形，但未达到临床试验的候选物水平。从药物属性的层面分析，需要对药效作用(活性强度和特异性)及其持续性(药代)进行优化，并去除或降低不良反应和毒性，使安全性、药效学、药动学、稳定性和药学性质臻于最佳化。优化是对化学结构的变换，在多维性质空间中经分子操作，将活性化合物演化为药物。

结构变化导致分子三维结构和物化性质的改变，牵涉到与靶向和脱靶的作用和药代性质的变化，分子的完整统一性使得在优化某一性质时，往往影响其他性质，多维性质的变化不可能都顺应研发者的意愿，因而分析构-效(以及构-代、构-性)关系和迭代试错(trial and error)是先导物优化的一贯策略,这也是不得已的办法。

多维度优化往往着重点不同，优化的顺序多遵循活性-类药性-安全性，视化合物对象而定。重点优化的内容不应损伤其他性质。以活性(强度和选择性)为核心，完善适宜的药代、物化和安全性质。

优化是对先导物的精准调整，对药效团、辅助基团(如助溶基)乃至结构骨架精雕细刻的分子手术。药效团是配体分子与靶标的结合位点的体现，先导化合物的药效团特征(基团的性质和位置)未必达到最佳化；结构骨架是药效团的载体，支撑药效团的结构骨架也未必达到最佳排布。所以，从结构的意义上讲，研发新药是在发现活性分子基础上对骨架和药效团的优化，达到二者的最佳配置。

药效团变换的依据是化合物与靶标结合的物理化学本质所决定，表现在氢键结合、静电引力、疏水作用和范德华作用等。因而，只需满足结合的要求(包括空间位置的适配)，不必拘泥先导物原有的原子或基团。

骨架变换的依据是受体的柔性和可塑性，形成了"杂泛性"(promiscuity)的空间，杂泛性是个中性词，正面的意义上讲，表示了受体结合部位的可变与多样性，这种杂泛性越大，可容纳的配体分子的结构多样性就越多，意味着结构修饰与变换的余地大，成药的机会多。从负面而言，脱靶作用也是药物的杂泛性所致。

10.9.2　结构优化的要旨

在实际操作中药效团和结构骨架的优化是分别进行的，是通过变换原子、基团、片段或骨架，使化合物性质向有利的方向改变。变换的要点有：

(1) 保持和增强药效团特征的原子和基团，这是保持与靶标蛋白结合的必要条件。

(2) 调整骨架的刚性-柔性，以利于呈现药效构象。

(3) 引入亲水性或亲脂性基团以调节分子的溶解性或(和)过膜性。

(4) 去除潜在的毒性基团。

(5) 赋予结构的新颖性。

结构变换的内容可概括为如下分子操作：电子等排，优势结构，骨架迁越，分子剪切，片段拼合，环-链变换，基团的潜伏化等。

10.9.3　电子等排置换

10.9.3.1　经典电子等排

电子等排概念(isosterism)是 Langmuir 在1919年提出的，用来描述具有相同数目和排布电子的化合物或基团，具有相同的物理性质，例如一氧化碳 CO 与氮气 N_2，CO_2 与 N_2O，N_3^- 与 NCO^-，重氮甲烷 CH_2N_2 与乙烯酮 $CH_2 = CO$ 之间电子的数目和排布相同，性质相似。

Grimm 于 1925 年提出的氢化物置换规则(hydride-displacement law)扩大了电子等排概念，认为将一个原子与一个氢原子结合，生成的假原子(pseudoatom)，与高一个原子序数的原子之间，有相类似的物理性质。

1932年Erlenmeyer扩展电子等排概念，认为凡最外层电子数相同的原子、离子或分子都可认为是电子等排体[91]，发现抗原分子的噻吩与苯置换或NH与O或CH_2互换，其差异不能被抗体识别。所谓经典的电子等排(classical isosterism)是包括有Grimm 的氢化物置换规则、Erlenmeyer 定义的周期表中每族中的元素离子和形成的分子只要最外层电子状态相同，均可视作电子等排体，因而可有一价、二价、三价、四价及成环的等排体，如表10-7中所列的原子、基团或片段。

表 10-7　经典的电子等排体

一价等排体	二价等排体	三价等排体	四价等排体	环状等排体
H、D、CH₃、NH₂、OH、SH、F、Cl、Br、CH₃、CN、OCH₃、NO₂、—NHOH	—CH₂—、—O—、—NH—、—S—、>C=CH₂、>C=NH、>C=O、>C=S、>SO₂、—CH=CH—、—CH₂O—、—CH=N—、—COO—、—N=N—、—CO—NH—、—SO₂—NH—	—CH= 、—N= 、—SiH= 、—As=	—C⁺= 、—N⁺= 、—Si=	X= —CH=CH—、—O—、—S—、—NH

1) 一价电子等排

一价电子等排的置换都处于分子结构的末端，可以是与靶标结合的原子或基团，例如核酸的碱基尿嘧啶 5 位氢被氟置换成氟尿嘧啶(116, fluorouracil)，鸟嘌呤的 6 位羟基换作巯基成硫鸟嘌呤(117, thioguanine)，等排体与相同的酶结合，但翻转了功能成抗代谢物，核酸碱基变为抗肿瘤药物。

116　　　　　117

口服降血糖药氨磺丁脲(118, carbutamide)的氨基被电子等排体甲基或氯置换，分别为甲磺丁脲(119, tolbutamide)和氯磺丙脲(120, chlorpropamide)，延长了生物半衰期，成为长效口服降糖药，毒性也相应降低。

118　　　　　　　　　119　　　　　　　　　120

作为氢的同位素，氘代药物保持原来的活性，C—D键略短于C—H键0.005 Å，C—D 键被氧化代谢的速率低于 C—H 键 1~7 倍，对于因 C—H 氧化代谢使半衰期较短的药物，氘代可延长体内半衰期。例如抗抑郁药文拉法辛(venlafaxine)的 N(CH₃)₂ 和 OCH₃ 可被 CYP 氧化脱甲基而失活，氘代文拉法辛(121, SD-254)的体外代谢速率降低 50%，临床研究表明 121 提高了在体内的暴露量。治疗亨廷顿舞蹈病的药物氘代丁苯那嗪(122, SD-809)也用于同位素效应降低了 O-去甲基的代谢失活，已获批准上市。

121 **122**

123 **124**

COX-2 选择性抑制剂 **123** 有良好的抗炎活性，但大鼠体内半衰期 221 h，预示体内停留时间过长，将 4′-F 换成容易氧化代谢的 4′-CH₃，仍保持活性，半衰期适中，是首创上市的 COX-2 抑制剂塞来昔布(**124**, celecoxib)。

2) 二价电子等排

二价原子或基团的电子等排在药物设计中常被应用，起连接基的作用。若它们的键角相近，所连接的基团在空间上有相似性，因而有相同或相关的生物活性。表 10-8 列出了亚丙基、二甲醚基和二甲硫醚基的结构有相似性，但性质有差异。

表 10-8 二价等排体的结构特征

$$R \overset{1}{-} X \overset{3}{-} R$$

连接基 X	X 的范德华半径 /Å	C—X 键长 /Å	C—X—C 键角 /(°)	C1—C3 距离 /Å	$clg P$	范德华体积/Å³
CH₂	2.00	1.54	109.5	2.51	3.39	10.2
O	1.40	1.43	111	2.37	0.77	3.7
S	1.85	1.81	992.51	2.87	1.95	10.8

例如 H2 受体阻断剂丁咪胺(burimamide)的—CH₂—被—S—置换，因电性和长度的变化，生成的甲硫脒特(metiamide)活性更高，进而将硫脲基改变成氰基胍基，开发出著名的西咪替丁(cimetidine，参见本书 10.6.3.4 组胺 H2 受体阻断剂)。

内源性的前列环素(**125**, prostacyclin)是花生四烯酸代谢产物，具有舒张血管和抑制血小板聚集作用，半衰期很短，结构中的烯醇环醚是不稳定结构，含羧基的上侧链也易发生 β 氧化而失活，故难以药用。西卡前列素(**126**, cicaprost)是将环醚换成环戊基，同时上侧链的 β 位 CH₂ 用氧原子置换，提高了稳定性，延长了半衰期[92]。

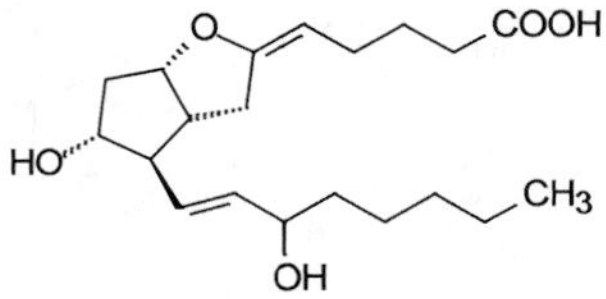

125

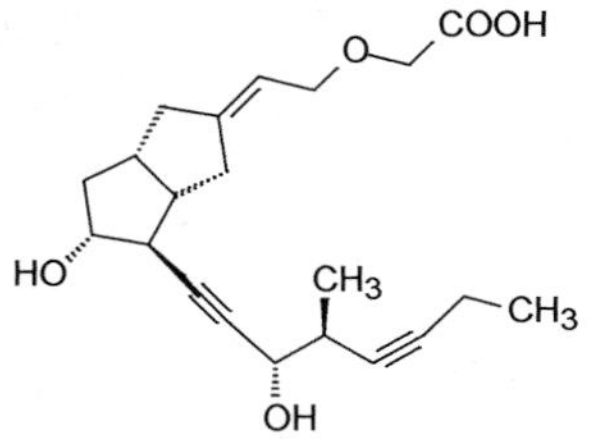

126

帕土匹隆(**127**, patupilone, 又称 epothilone B)是抗有丝分裂的聚酮类天然产物，具有同紫杉醇相同的促进微管蛋白聚合的作用。由于内酯键容易水解，在血浆中稳定性差。将内酯换成等排体内酰胺即 16-氮杂-epothilone B，称作依沙匹隆[93](**128**, ixabepilone)，仍保持抗肿瘤活性，提高了稳定性，是已上市治疗乳腺癌药物。

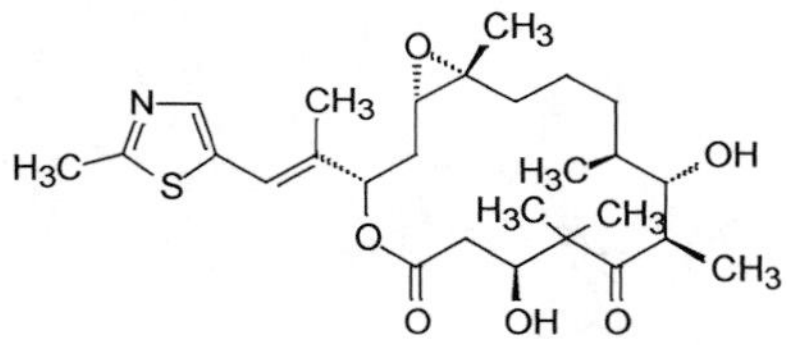

127

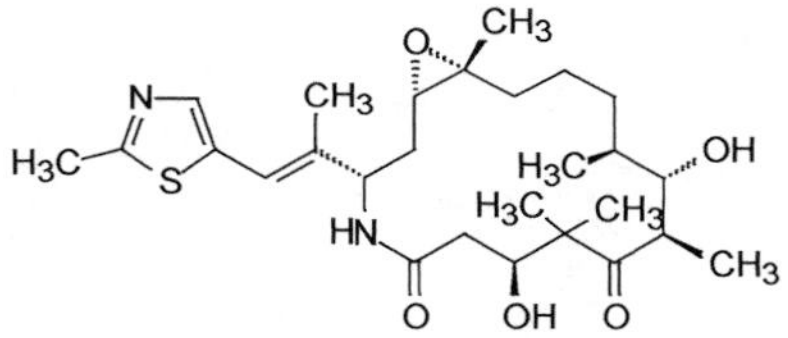

128

抗精神病药氯氮平(**129**, clozapine)、奥氮平(**130**, olanzapine)和洛沙平(**131**, loxapine)之间是环内二价等排体的变换，分别是将并合的苯环变为并合的噻吩环，或将中央环的—N—换成—O—，苯并二氮草与苯并噁草环互为电子等排体。

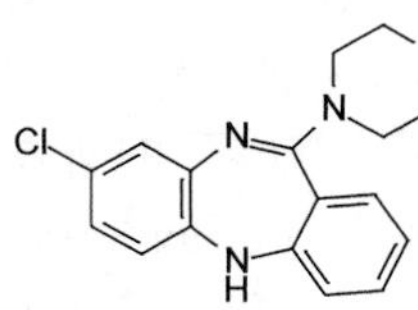

129

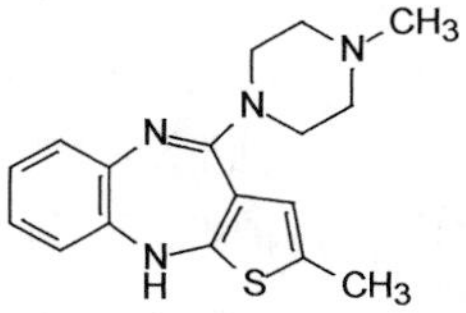

130

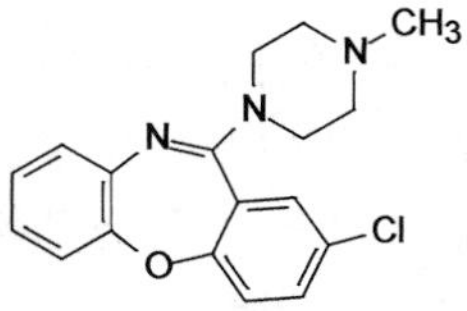

131

3) 三价电子等排

三价原子或基团的电子等排体常见于环系的更换，例如三环系的抗抑郁药，二苯并氮草和二苯并环庚烷母核是在氮和碳原子间的变换，如丙米嗪(**132**, imipramine)、阿米替林(**133**, amitriptyline)和普罗替林(**134**, protriptyline)。虽然变换了母核，但都连接了三碳的碱性侧链，丙米嗪和阿米替林末端的二甲氨基在体内代谢为单甲基，仲胺的活性更强，所以普罗替林直接研发为含仲胺的侧链。

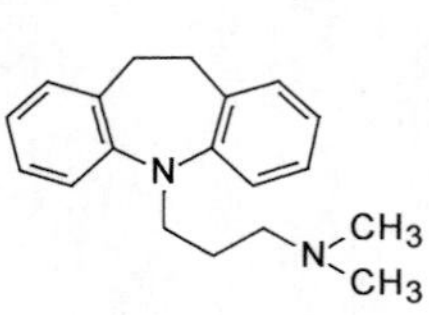

132 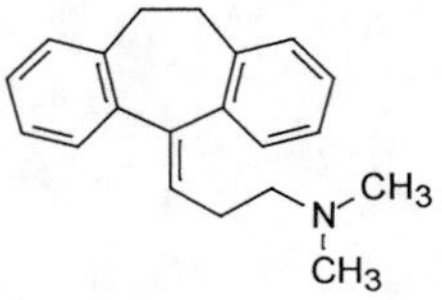　　　　　　　**133** 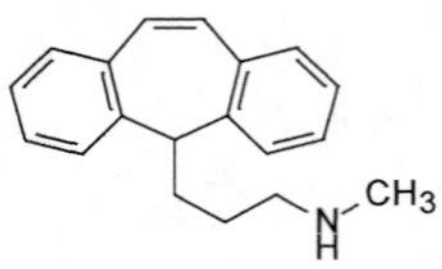　　　　　　　**134**

　　非甾体抗炎药吲哚美辛(**135**, indomethacin)及舒林酸(**136**, sulindac)是在吲哚与茚环的变换，都属于芳乙酸类结构。 舒林酸的环外双键产生顺反异构体，药用为顺式体，即亚磺酰苯基与茚的并合苯基处于同侧，由此推论吲哚美辛的活性构象应是氯苯基与吲哚的并合苯环在同侧。非环系统的三价等排体的置换如抗过敏药曲吡那敏(**137**, tripelenamine)和氯苯那敏(**138**, chlorphenamine)是氮与次亚甲基之间的变换。

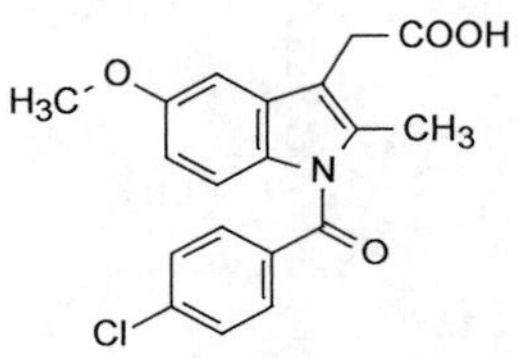

135 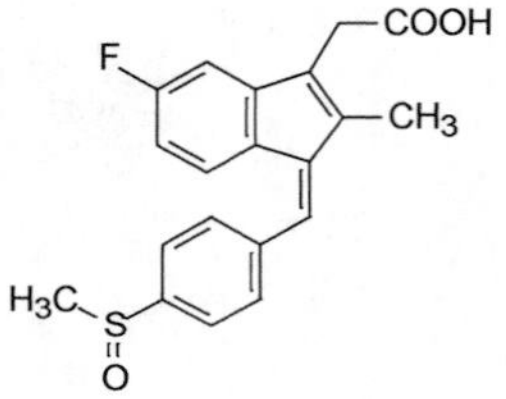　　　　　　　**136** 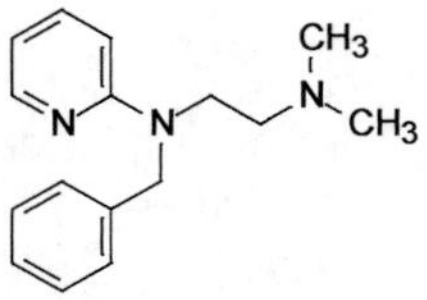　　　　　　　**137** 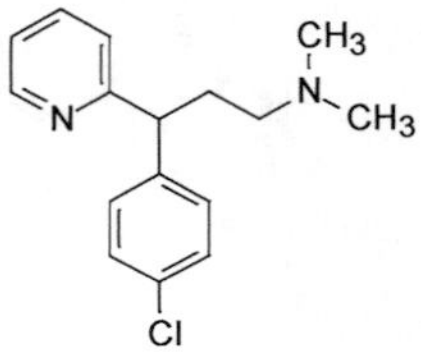　　　　　　　**138**

4) 环等排体

　　芳环和芳杂环都具有平面共轭性，作为结构骨架或取代片段可相互作等排置换。杂原子的存在及其位置可以调整电性、疏水性和形成氢键的位置。诺奖获得者 Black 研制的西咪替丁(**139**, cimetidine)是由组胺作为起始物而成功首创的 H2 受体阻断剂，并由此发现了 H2 受体。西咪替丁结构中保留了咪唑环的研发轨迹。后继研制的"替丁"类药物改用了其他杂环，例如雷尼替丁(**140**, ranitidine)、法莫替丁(**141**, famotidine)和兰替丁(**142**, lamtidine)分别用呋喃、噻唑和苯替换了咪唑环，环上连接碱性基团是模拟咪唑环的弱碱性，与杂环(或苯环)相隔一定距离的"弥散"型的碱性基团，是重要的药效基团。

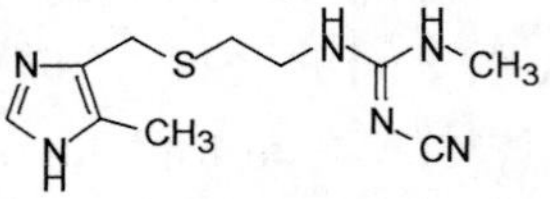

139 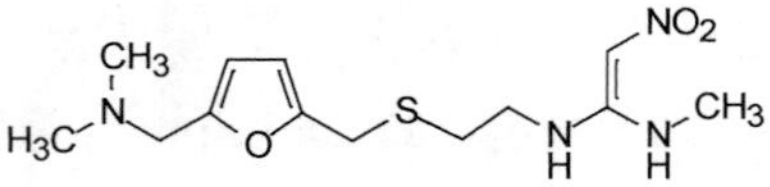　　　　　　　　　　　**140**

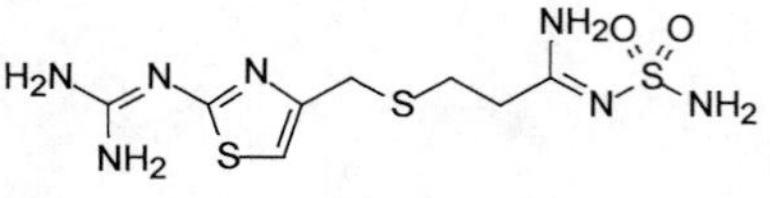

141 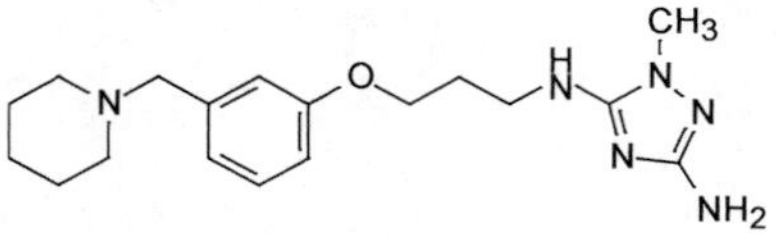　　　　　　　　　　　**142**

以神经氨酸酶为靶标研制的抗流感药物，母核为脂肪环或脂杂环，以不同的环状等排体为结构骨架。例如首创的扎那米韦(**143**, zanamivir)骨架为二氢吡喃，是模拟唾液酸水解过程的过渡态结构，保留了糖环的氧原子。奥司米韦(**144**, oseltamivir)母核为环己烯，环内的氧原子用碳替换，双键保持了半椅式的构象，派拉米韦(**145**, peramivir)以环戊烷为骨架，已没有糖环的痕迹。这三个"米韦"药物有共同的药效团特征：羧基、碱性氮原子(胍基或氨基)以及乙酰胺基的甲基，相对位置也是相同的。

研制跟进性创新药物许多是变换母核骨架，宗旨是保障有效和安全性外，尚需物质的新颖性，关键是不劣于标准疗法，优于已有的药物。例如喹诺酮类抗菌药物，降胆固醇药物 HMG 辅酶 A 还原酶抑制剂和血管紧张素 II 受体拮抗剂"沙坦"类降压药物，后续研发的都超越首创药物，成为同类最佳(best in class)。

10.9.3.2　生物电子等排

一些同类药物之间的结构区别不能用经典电子等排概念解释，Friedman 提出生物电子等排(bioisosterism)扩展了电子等排的含义和内容。生物电子等排学说认为，具有相似的物理及化学性质的基团、片段或分子产生大致相似的或相关的(甚至相反的)生物活性。分子或基团的外电子层相似，或电子密度的相似分布，而且分子的形状或大小相似时，都可认为是生物电子等排体，或称作非经典的电子等排体(non-classical isostere)。

在进行生物电子等排置换时，基团的变换应考虑以下方面：基团的大小和形状，包括键角、基团的长度和轨道杂化的相似性；电性分布，包括可极化性、诱导效应、电荷密度和分布以及偶极性等；脂溶性、水溶性、pK_a、化学反应性和代谢方式的相似性，以及氢键的形成能力等。这样变换的结果可得到相同或相似生物活性的化合物，也可能生成药理作用相反的化合物。电子等排置换引起激动-拮抗作用的翻转的例子很多，许多抗代谢物、抗维生素和抗激素物质往往因生物电子等排体的置换而发生。硅原子置换碳原子也是常见的电子等排操作，例如胆碱、巴比妥、青霉素和甲丙氨酯等药物的硅元素置换，仍保持原来的生物活性，但成药上市者少。表 10-9 列出了两类有代表性的生物电子等排体，即羧酸等排体和邻苯二酚等排体。

表 10-9　羧酸和邻苯二酚等排体

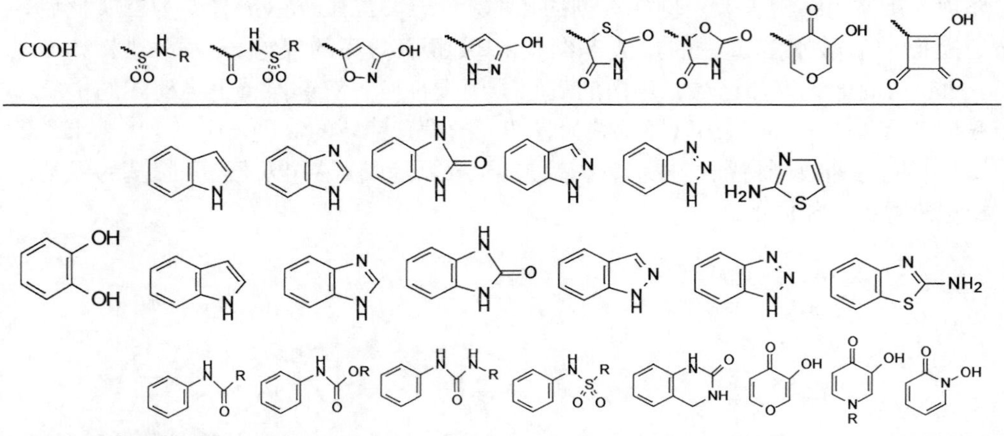

COOH							

1) 羧酸等排体

羧基的 pK_a 大约为 4，与杂原子相连氢只要可离解就可呈现酸性，酸根无论是单个原子还是离域于多原子之间，都可履行负电荷的药效团的功能。例如血管紧张素 Ⅱ 受体拮抗剂氯沙坦(**146**, losartan)的四唑基与和替米沙坦(**147**, telmisartan)的羧基互为等排体，与受体发生静电结合作用(IC_{50} 分别为 20 nmol/L 和 10 nmol/L)。化合物 **148** 和 **149** 也是高活性抑制剂，**148** 的酸性基团是连接有磺酰基和苯甲酰基的亚胺上的氢原子，**149** 的羟基环丁烯二酮也是酸性基团。

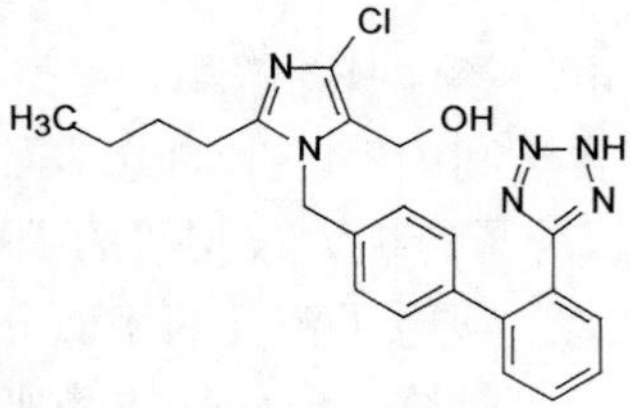

146 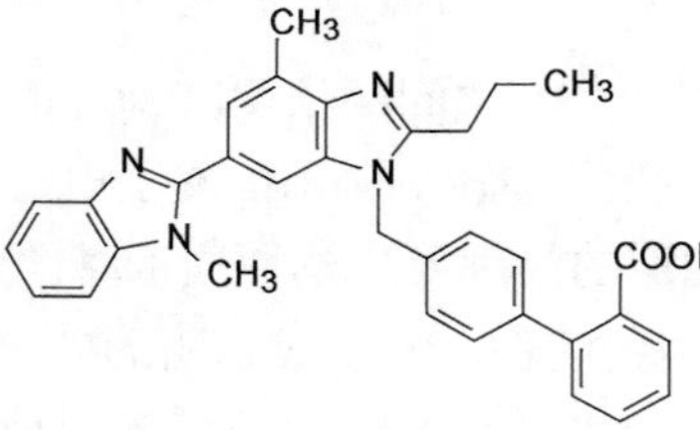　　　　　　　　**147**

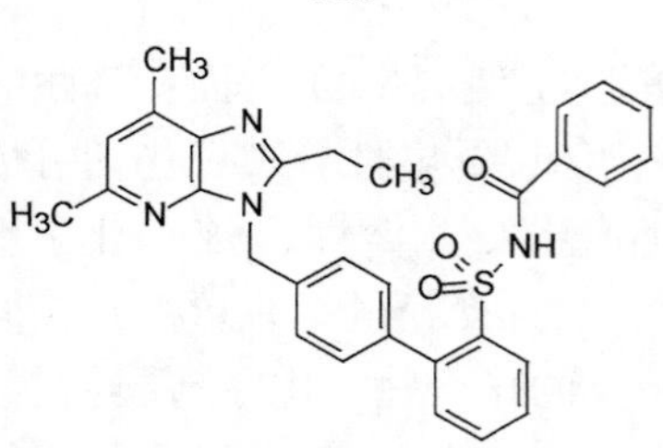

148 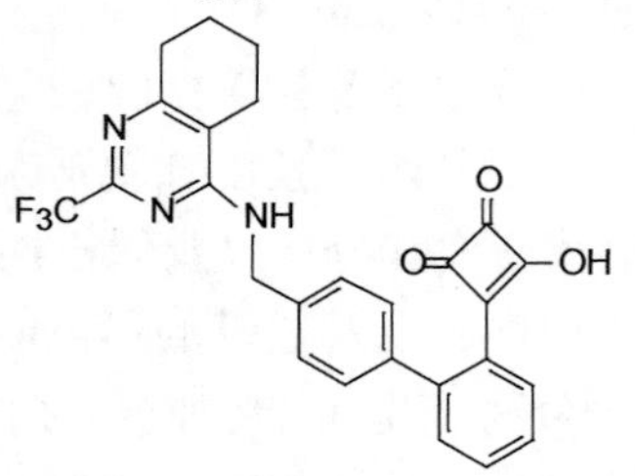　　　　　　　　**149**

2) 邻苯二酚等排体

多巴胺是邻苯二酚基乙胺(**150**, dopamine)，为中枢神经递质，具有兴奋多巴胺受体的作用，以及 β 肾上腺能受体和α受体，邻苯二酚是激动剂或拮抗剂的药效团，因而作用于这些受体的药物常常含有邻苯二酚片段。邻苯二酚化学上具有较强的还原性，体内被氧化成邻醌，为强亲电基团而呈现毒性。常用的邻苯二酚等排体列于表 10-9。例如多巴胺 D2、D3 受体激动剂罗匹尼罗(**151**, ropinirole)、普拉克索(**152**, pramipexole)和他利克索(**153**, talipexole)等分子中的杂环是邻苯二酚的等排体。

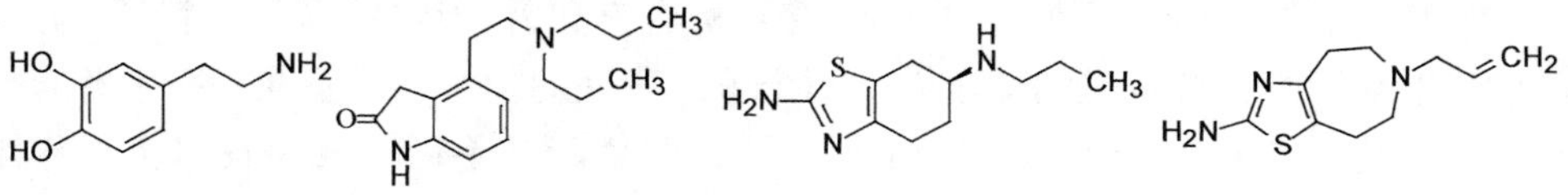

150　　　　　　**151**　　　　　　**152**　　　　　　**153**

10.10　优 势 结 构

10.10.1　优势结构的特征

优势结构(privileged structures)是 Evans 提出的药物化学概念，系指药物中某些经常出现的结构片段，用以构建新的活性化合物的分子模块[94]。

优势结构具有如下的特征：具有非平面的结构，尺寸较小；半刚性环状骨架，因而有比较固定的构象，为引入取代基提供连接位点，也避免发生基团间的相互作用，例如不发生分子内的疏水折拢(hydrophobic collapse)；具有类药性，并且容易化学合成。

优势结构是从成功的药物或天然产物结构中选取出来的。例如苯基脒多为丝氨酸蛋白酶抑制剂片段，氨基嘧啶结合于激酶的ATP位点，一些杂环之于细胞色素P450的铁卟啉位点，羟肟酸之于金属蛋白酶，甾体骨架之于激素受体等等。

根据统计，临床上半数以上药物的骨架结构集中于 30 余种结构片段，说明这些结构骨架占有优势。其中，苯并(二)氮䓬、联苯、苯基吡啶、苯基-1,4-二氢吡啶、N-苯基哌啶、N-苯基哌嗪、二苯甲烷及其并环等结构是比较成熟的常用结构骨架。图 10-17 是有代表性的优势骨架。

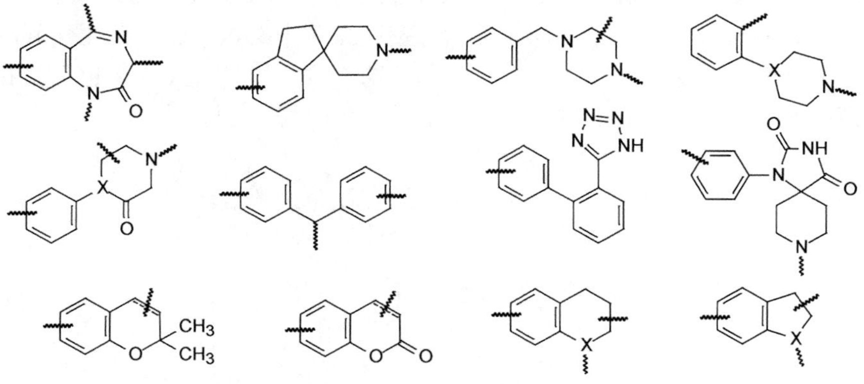

图 10-17　有代表性的优势骨架

10.10.2　优势结构举例

10.10.2.1　苯并二氮䓬类

苯并氮䓬是典型的优势结构,与许多靶标有亲和力,其结构有以下特征:①含有二苯甲基片段,有较强的疏水性。两个苯基所处的化学环境不同:一个并合于七元环,另一个经单键连接在七元环上,在两个苯环不可能发生疏水折拢作用(hydrophobic collapse);②七元杂环含有酰化的氨基酸片段,杂原子可发生氢键结合;③在骨架的多个位点可连接侧链或功能基,因而可与不同的受体结合,产生不同药理作用。

构成 1,4-苯并二氮䓬分子的原子和基团排列的方向不同,形成左手螺旋和右手螺旋,导致旋转手性化合物不能重叠在一起,此时非平面性环状化合物可以认为是螺旋的一部分,因而产生对映体,由于 C_2—C_3—N_4—C_5 扭角的方向不同,形成正角和负角,分别用 P(plus)和 M(minus)表示,如图 10-18 所示。然而 1,4-苯并二氮䓬虽为手性分子,但两种构象相互转变的能垒不高,在室温下即可发生,因而是等量的,没有光学活性。

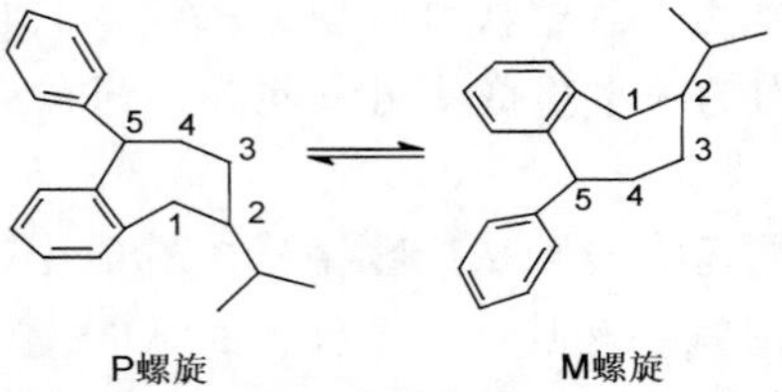

图 10-18　苯并氮䓬骨架的构象翻转

地西泮(154, diazepam)是苯并二氮䓬环上的简单取代,为 $GABA_A$ 受体激动剂,用作抗焦虑和失眠药。地伐西匹(155, devazepide)在 3 位引出吲哚酰胺链,为缩胆囊素(CCK)受体拮抗剂,治疗神经性疼痛。考尼伐坦(156, conivaptan)为血管加压素 V_1 和 V_2 激动剂,其结构特征是在 5,6 位并合咪唑环,1 位连接芳基链,可抑制加压素引起的血压升高,增加尿排除量,提高血浆中钠水平,临床用作利尿药,治疗心力衰竭。替氟朵(157, tifluadom)为阿片激动剂,对 CCK-A 受体也有亲和力,作为镇痛药,结构中没有通常阿片激动剂的药效团特征[95]。

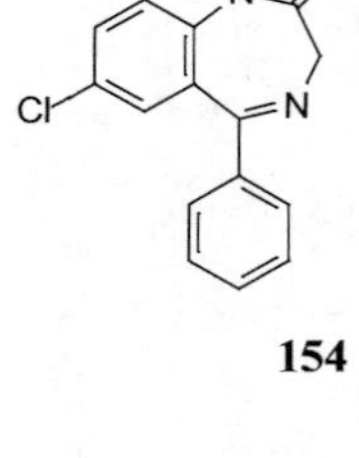

154 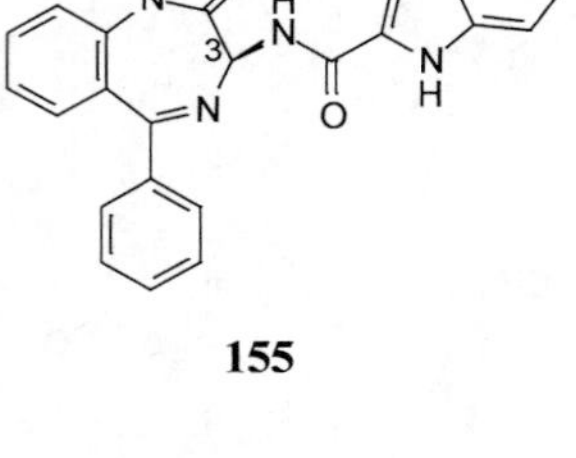　　　　　　　　**155**

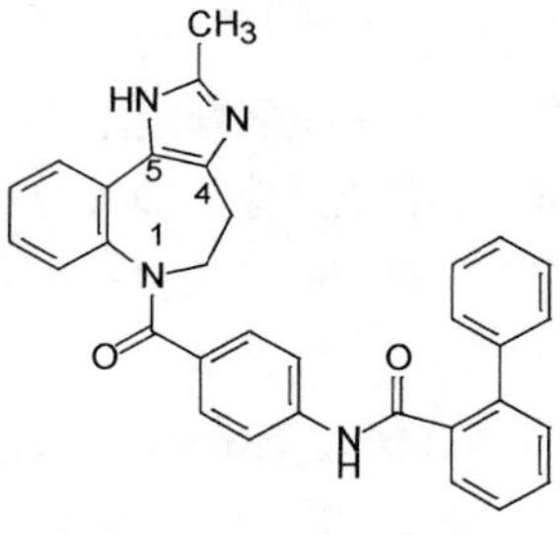

156 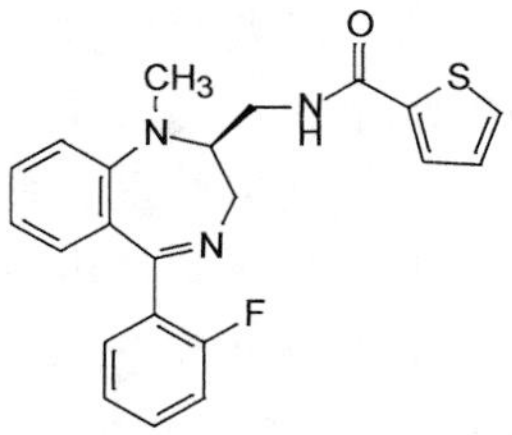　　　　　　　　　　　　　　**157**

10.10.2.2　二苯甲基片段

二苯甲基广泛存在于不同类别的药物分子中，两个苯基可自由旋转，采取不同的构象，因而有可能与多种受体的结合。苯海拉明是最早研发的 H1 受体阻断剂，继之发明的卡瑞司汀(**158**, carebastine)和左西替利嗪(**159**, levocetirizine) 也是抗过敏药，分子中的羧基与氨基形成内盐，降低了向中枢的分布，减少了镇静的副作用。西替普塔林(**160**, setiptiline)的二苯甲基隐含于二苯并环庚烯内，两个苯环分别并合在七元环上，构象趋于固定，作为 α_2-肾上腺能拮抗剂，治疗抑郁病，而且碱性分子有利于穿越血脑屏障。

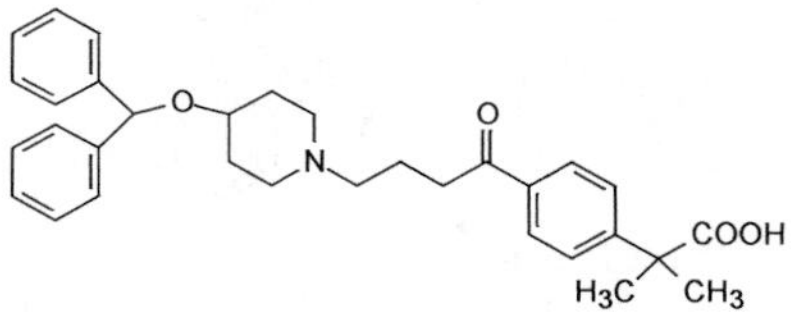

158 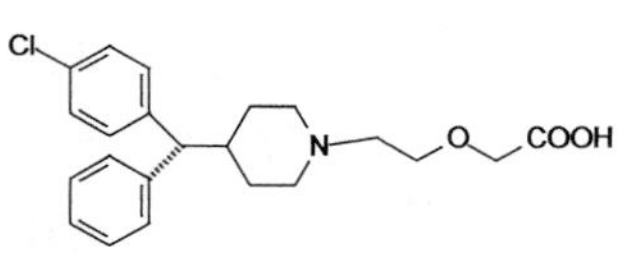　　　　　　　　　　　**159** 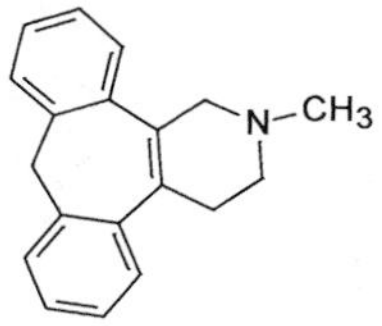　　　　　　　　**160**

安倍生坦(**161**, ambrisentan)是内皮素受体(ET_A)拮抗剂，治疗肺动脉高压病。二苯甲基与二甲基嘧啶形成螺旋桨型的疏水分布，围绕着酸性基团。ET_A 拮抗剂大都有这样的药效团分布[96]。氟托溴铵(**162**, flutropium bromide)为毒蕈碱 M3 受体阻断剂，支气管解痉药，治疗哮喘病和慢性阻塞性肺病。莫达非尼(**163**, modafinil)为多巴胺重摄取抑制剂，是种促清醒药，用于治疗诸如发作性猝睡症、轮班睡眠障碍等病症。

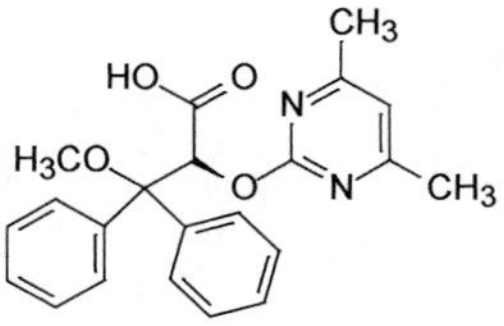

161 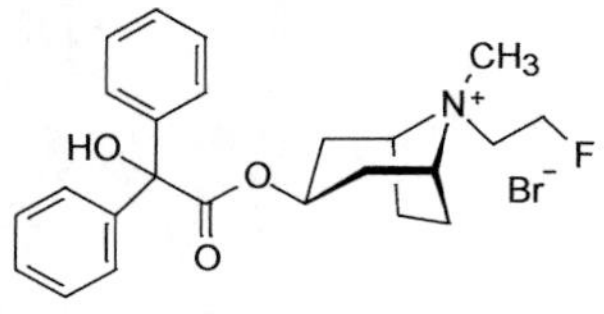　　　　　　　　　　　**162** 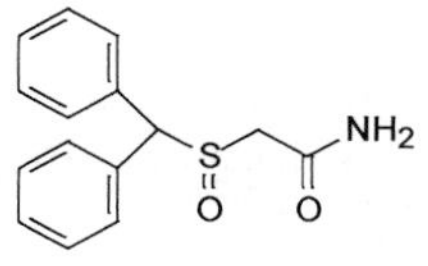　　　　　　　　**163**

10.10.2.3　联苯基片段

联苯基与萘环、二苯甲基的分子大小相近，但作为药物结构片段，优势显著。

由于联苯基有适宜的柔性和刚性，而萘环的刚性和平面性过强，二苯甲基过于柔性，以致与蛋白结合时需要有较大的熵补偿。另一种解释是联苯基的体积和形状更适合于蛋白质的疏水腔穴和裂隙。Hajduk 等用统计学方法分析了 11 种蛋白靶标同化合物结合的核磁共振数据，发现联苯基与靶标的结合样式相似于底物的结合，明显优于二苯甲基、萘基与蛋白的结合[97]。

含联苯基片段有代表性的药物如艾曲波帕(164, eltrombopag) 是血小板生成素(TPO)受体激动剂，治疗重度再生障碍性贫血。加压素受体 V1 和 V2 拮抗剂考尼伐坦(165, conivaptan)治疗由于肾病导致的低血钠和水肿。阿齐沙坦酯(166, azilsartan medoxomil)是血管紧张素 Ⅱ 受体拮抗剂，治疗高血压病。洛美他派(167, lomitapide)是微粒体甘油三酯转运蛋白(MTTP)抑制剂，MTTP 对于肝脏极低密度脂蛋白(VLDL)的分泌和聚集是必需的蛋白，用于治疗家族性高胆固醇症。这些药物的联苯基与靶标发生疏水性结合，没有邻位取代基的联苯的两面角大约 40°。

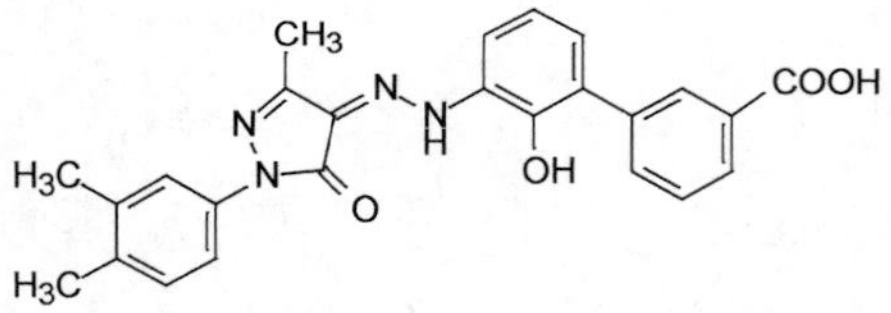

164

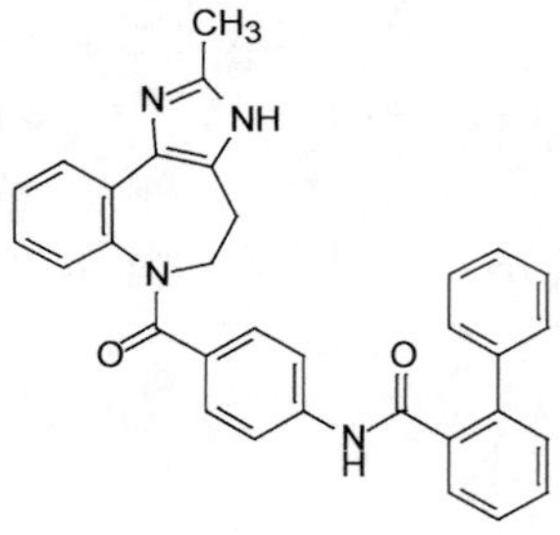

165

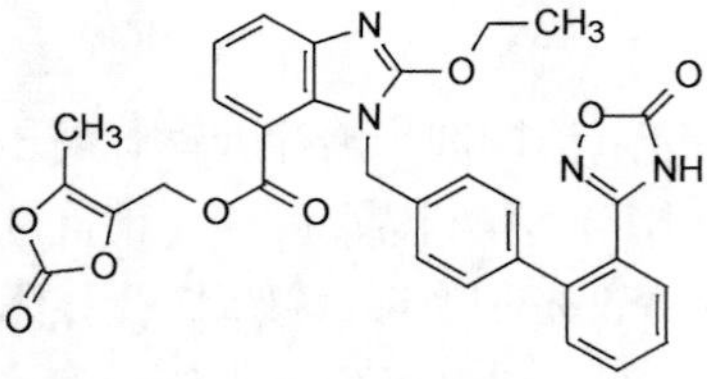

166

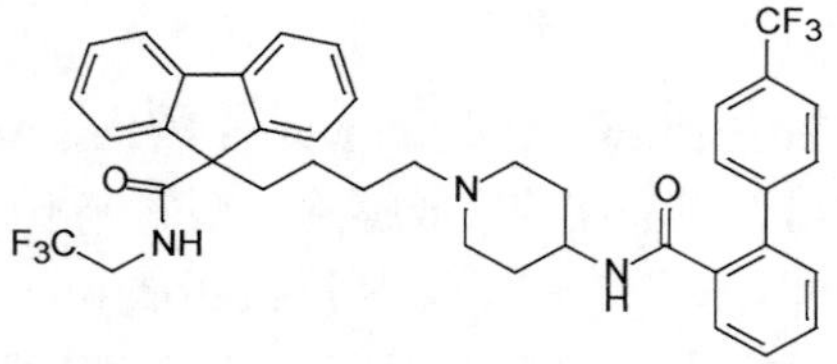

167

10.11　骨架迁越

10.11.1　定义与范围

骨架迁越(scaffold hopping)是研制新结构的活性化合物的一种方法：从已知活性化合物出发，通过变换分子的母核结构得到新结构类型的分子操作[98]。侧链的原子或基团变换不属于骨架迁越。虽然这一术语的引入最初是用于虚拟搜寻结构骨架的计算机操作[99]，但通过骨架变换创制新药早有应用，不仅用于先导物的发现，也广泛用于优化过程。

　　骨架迁越的目的是提高化合物的活性和选择性或成药性，并赋予化合物的结构新颖性。由老结构变换到新骨架可以是简单的原子置换，例如苯环换做杂环，这只是少数原子的变换，与其认为骨架迁越，更可视作是电子等排置换。骨架迁越更常见于"面目皆非"的改换，前后的骨架只在于拓扑结构的相似，支撑药效团于相似的空间中。母核开环-关环是和肽模拟物的变换常涉及骨架迁越。

　　依据骨架在分子结构中的作用，可分为两类：功能性骨架和支撑性骨架。功能性骨架参与同靶标的结合，构成药效团的一部分例如同为 EGFR 受体激酶抑制剂的厄洛替尼(**168**, erlotinib)和奈拉替尼(**169**, neretinib)骨架分别为喹唑啉和 3-氰基喹啉，参与同 ATP 结合位点发生氢键和范德华作用，并在 4 位连接疏水性苯胺片段。支撑性骨架则是连接药效团的母核，旨在改善成药性和赋予分子的新颖性。例如降血脂药物阿托伐他汀(**170**, atorvastatin)和瑞舒伐他汀(**171**, rosulvastatin)的母核骨架分别为吡咯和嘧啶环，连接了相似的药效团。

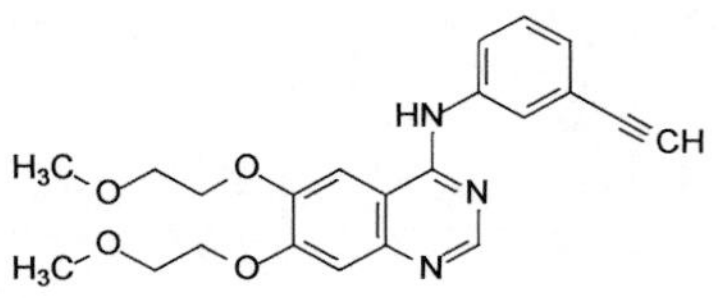

168

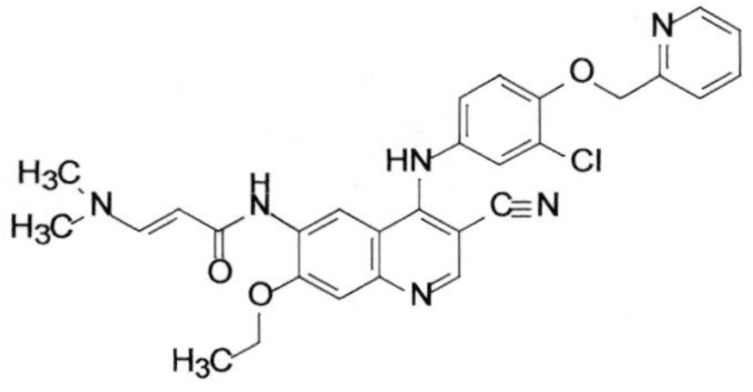

169

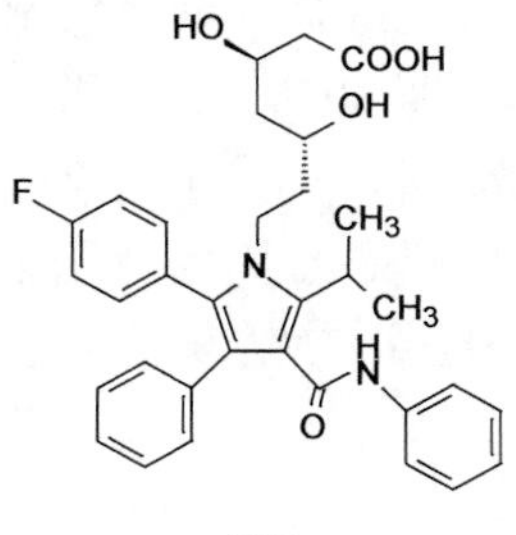

170

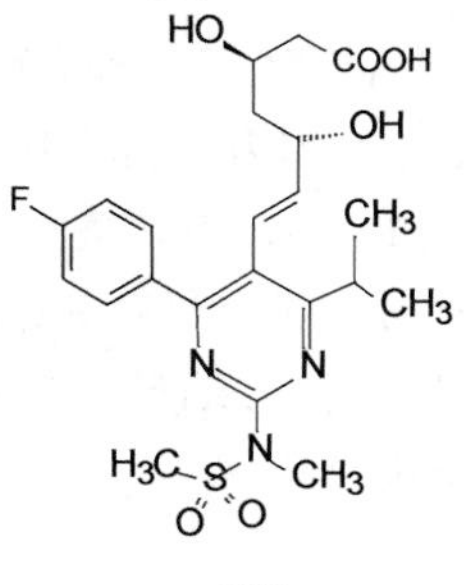

171

10.11.2　开环-合环的变换

　　将开链的化合物变作环状物，使分子锁定为药效构象，从而降低了熵损失，提高结合能。例如分子内发生氢键结合，形成假环体系，可以稳定与受体结合的活性构象，因而用稳固的芳(杂)环或脂环替换，可提高活性强度和选择性，成为骨架迁越常用的策略。另一方面，开环也是骨架迁越的策略。例如结构中过多的环(尤其是芳香环)会降低成药性，环的剖裂或变芳环为脂肪环使分子刚柔并蓄，改善物化和药代性质。

10.11.2.1 水杨酸与喹唑啉环的变换

辣椒素受体(VR1 或 TRPV1)属于离子通道瞬时型受体家族的成员，是与疼痛相关的靶标，其拮抗剂可成为止痛药。芳香脲化合物 **172** 对 VR1 具有拮抗作用，但溶解度和生物利用度低，稳定性差。哌嗪环用苯环置换，合成的化合物 **173**，提高了化学和代谢稳定性。中央苯环作不同取代，发现邻羟基化合物 **174** 提高了活性，($IC_{50}=43$ nmol/L)。当水杨酸的羟基被甲基化，活性显著降低，$IC_{50}>4000$ nmol/L，提示分子内氢键和维持环平面的重要性。喹唑啉与水杨酸具有拓扑结构的相似性(都是平面结构，并合苯环和杂原子位置的对应性)，用氨基喹唑啉替换水杨酰胺，得到化合物 **175**，$IC_{50}=1.1$ nmol/L，$t_{1/2}=8.1$ h，$T_{max}=0.7$ h，$F=99\%$，优化了药效和药代[100]。

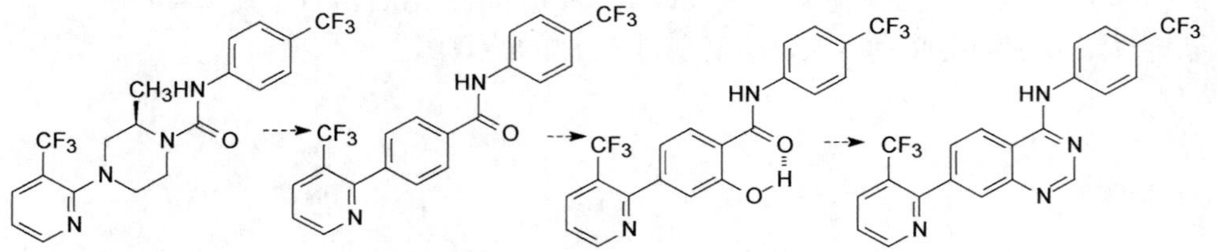

172　　**173**　　**174**　　**175**

10.11.2.2 邻氨基苯醚与吲哚的变换

前列腺素 E2 受体 1(EP1)拮抗剂可消除或降低痛觉的敏感性，是治疗炎性疼痛的靶标。先导化合物 **176** 抑制 EP1 的活性 $pIC_{50}=8.2$，将连接基—CH_2—换成—NH—，化合物 **177** $pIC_{50}=7.6$，由于 **177** 可形成分子内氢键成为假苯并杂环，从而换作吲哚化合物 **178**，活性 $pIC_{50}=8.2$，进一步为提高代谢稳定性将噻唑换作吡啶，化合物 **179** 虽然体外活性有所降低($pIC_{50}=7.2$)，但改善了药代和物化性质，呈现良好的镇痛活性[101]。

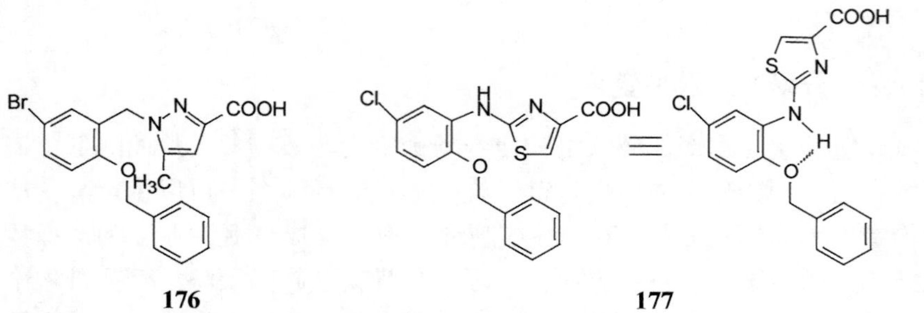

176　　　　　　　**177**

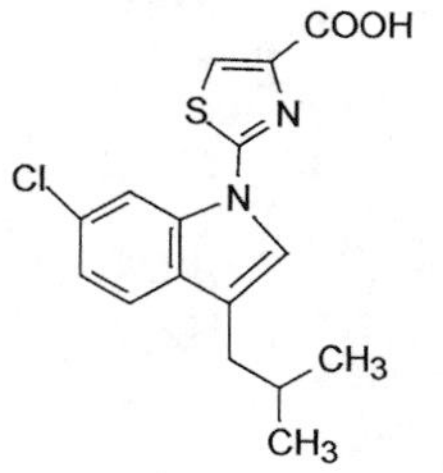

178 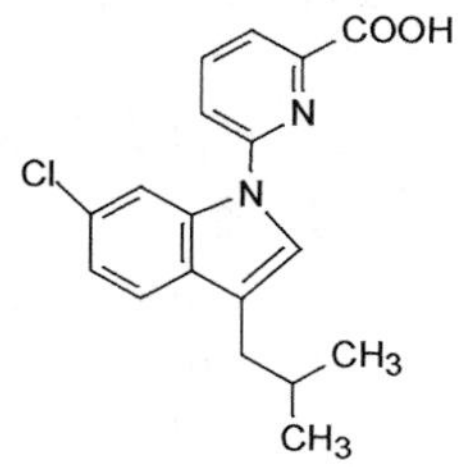　　　　　　　　　　　**179**

10.11.2.3　酰化芳胺环合为杂环

A$_{2B}$ 腺苷受体拮抗剂可阻断炎症细胞释放的细胞因子，是治疗哮喘的潜在药物靶标。化合物 **180** 对 A$_{2B}$ 腺苷受体有较强抑制活性(K_i=4 nmol/L)，但体内外实验表明酰胺容易被水解成游离胺而失活[Cl=3.8 L/(h・kg)]。将酰胺变换成多种环状结构，其中化合物 **181** 显示高活性和代谢稳定性[K_i=1 nmol/L, Cl=1.2 L/(h・kg)][102]。

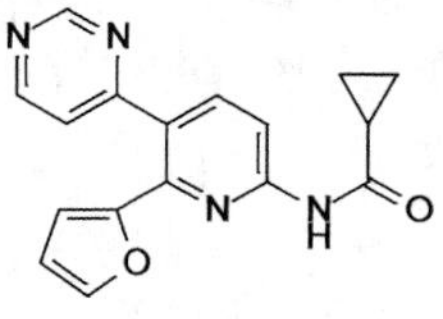

180 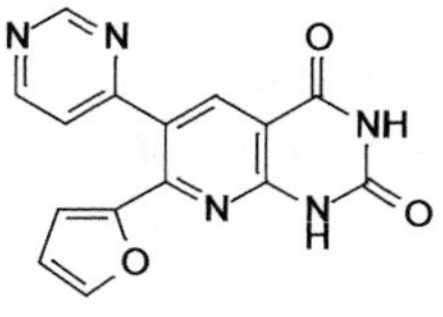　　　　　　　　　　　**181**

10.11.2.4　二氨基吡啶转换成环丙叉甘氨酸片段

缓激肽B1受体拮抗剂可降低炎症介质引起的疼痛，因而是治疗慢性炎症和镇痛药物。化合物**182**有强效抑制活性，但母核2,3-二氨基吡啶因丰富的电荷密度容易发生氧化代谢，生成的反应活性产物有潜在的毒性。将嘧啶环换成乙二胺结构，化合物**183**的活性虽然低于**182**，但变成甘氨酰胺结构的**184**活性高，而且由于**184**和**185**的酰胺羰基类似于**182**吡啶环的氮原子，并且该羰基保持了与苄胺的立体电子构型。环丙基具有sp^{2}杂化的不饱和性，恢复了**182**的局部构型，因为用环丁、环戊和环己烷代替环丙基活性下降，推测是环丙基(具有部分的不饱和性)模拟了吡啶环上的sp^{2}杂化态，羰基与环丙基的超共轭以及环丙基的张力，使得**185**与**186**构象类似于**182**。螺环丙基也具有类似于吡啶的平面性，这样经骨架迁越和优化得到高活性的**187**[103]。

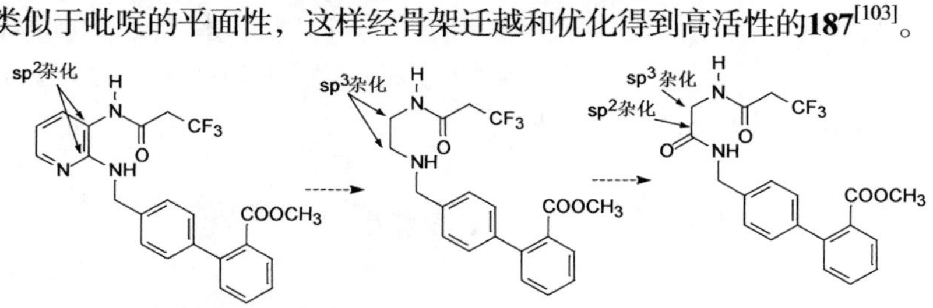

BK B1 K_i 11.8 nmol/L
dog: F =9%, $t_{1/2}$ 0.15 h, Cl 35 mL/(min・kg)

182　　　　　　　　　　　**183**　　　　　　　　　　　**184**

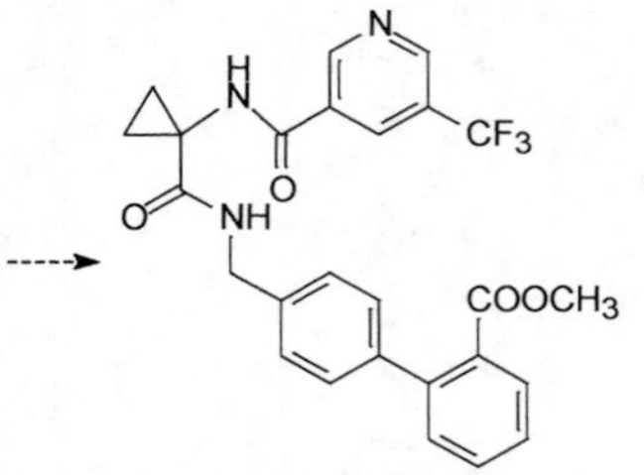

BK B1 K_i 0.4 nmol/L
dog: F=33%; $t^{1/2}$ 1.8; Cl 9 mL/(min·kg)

185

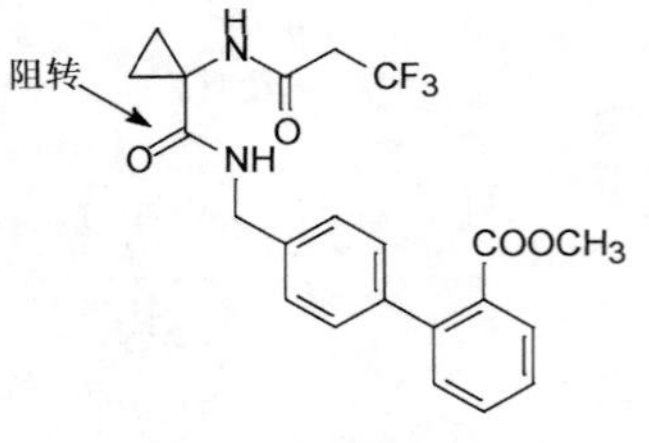

BK B1 K_i 63 nmol/L
dog: F=26%; $t_{1/2}$ 9.5; Cl 9.3 mL/(min·kg)

186

10.11.2.5　苯环换作螺脂环

大麻素受体 2(CB2)主要表达于免疫细胞膜上，CB2 的拮抗剂或反向激动剂可调节免疫系统功能。具有拮抗作用的化合物 **187** 是由两个磺酰基链接的三苯基骨架，较长的共轭系统不利于溶解与过膜性，而且 **187** 还有抑制钙通道和 CYP2C9 的脱靶作用。用螺环丙哌啶替换外端苯环的化合物 **188**，保持了原有活性，显著降低了上述脱靶作用，而且改善了溶解性[104]。

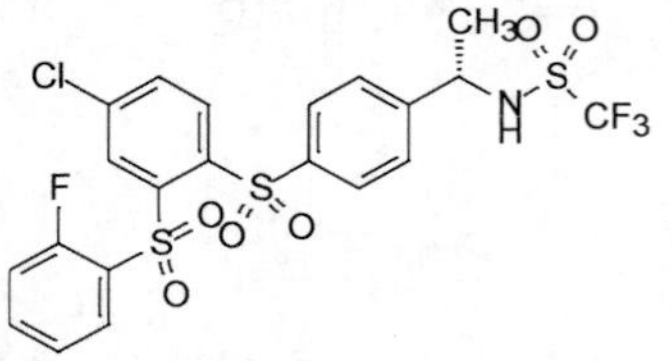

187

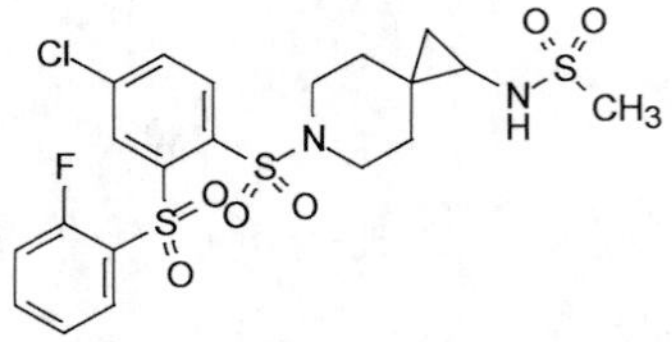

188

10.11.3　骨架迁越的虚拟方法

骨架迁越的原本意义是用计算机方法进行骨架的变换，已有不少商用软件支持环的变换[105]。例如 Recore 是基于小分子晶体结构作骨架迁越的程序[106]，MORPH 软件可进行芳香环的变换，从而产生新的先导物[107]。

在保持药效构象的前提下将柔性分子作局部环化，例如设计肽模拟物有多种商用程序，如 Accelrys 和 Schrödinger 等软件是基于药效团原理进行分子模拟。所以，骨架迁越既可以借助药物化学"人工"操作，也可基于分子的拓扑结构实现骨架迁越，例如基于分子形状作骨架的三维模拟程序 ROCS，可对蛋白-蛋白相互作用的三维拓扑结构进行骨架变换[108]。

10.12　基于片段的药物发现

10.12.1　概说

先导化合物的质量决定优化过程的难易，甚至成药的前景。研制首创性药物，苗头或先导物大多来自于通量的随机筛选,虽然化合物库的组成已注意到类药性,但经类药 5 原则甄别的化合物所产生的苗头,在结构优化时面临这样的选择:简单的基团变换难以显著地提高质量和揭示构效关系;结构中增添原子或基团虽然可以提高活性,却要付出弱化药代和物化性质的代价;而去除原子或片段的以优化药代,又可能丢失药效团特征而降低活性,难以两全其美。

为解决这无所适从的局面,近 30 年来发展出基于片段的新药发现的方法(fragment-based drug discovery, FBDD)。换言之,就是从小的化学分子(即构成未来药物的片段)出发,通过物化、生化、结构生物学和分子模拟等方法,逐渐优化合成出药物分子,在"成长"的过程中,用活性和结构或性质来表征和检测分子的质量。

10.12.2　从低分子量入手

FBDD 从低分子量的化合物筛选苗头分子,是构成目标分子的一个片段,故名 FBDD。片段分子作为演化成先导物的起始物,既包含了目标分子的药效团某个(些)特征,也构成了分子的部分骨架,尽管活性低,但借助与受体结合的结构特征,有根据地添加或连接增高活性的基团或片段,同时控制分子的大小,以形成有成药前景的化合物。实施 FBDD 需要有参数跟踪,以监测化合物质量指导设计,这个参数称作配体效率。

10.12.3　配体效率

衡量苗头物或先导物以及优化的质量,不应只限于活性强度,还要分析组成分子的原子对活性贡献的效率,即配体效率(ligand efficiency, LE)。配体效率是指配体中每个原子对受体结合的贡献,这是选取苗头、先导物和评判优化过程中有用的参数[109]。

配体效率整合了两方面的知识: Andrews 用统计学方法计算的功能基的结合能[110]和 Kuntz 关于分子中原子对结合能的贡献[111]。Andrews 分析了 200 个药物和酶抑制剂的结合常数与结构的关系,得出 10 个常见的功能基和原子对结合能的贡献均值。表 10-10 的数值表明,带电荷的基团对与受体结合的贡献强于中性的极性基团,极性基团强于非极性基团。

表 10-10　原子和基团对结合能的贡献

功能基	带电荷基团			极性基团					非极性基团	
	N^+	PO_3^{2-}	CO^{2-}	CO	OH	卤素	N	O,S 醚	$C(sp^3)$	$C(sp^2)$
结合能*	11.5	10.0	8.2	3.4	2.5	1.3	1.2	1.1	0.8	0.7

* 单位为 kcal/mol

Kuntz 等分析大约 150 个含有 1~67 个原子构成的离子或化合物与受体的结合常数,按照式(10-1)计算了结合常数与系统自由能变化的关系,进而推定出每个原子对结合的贡献。

$$\Delta\Delta G_{结合}=\Delta\Delta G_{复合物}-\Delta\Delta G_{游离态}=-RT\ln K \tag{10-1}$$

　　结果表明，当分子中非氢原子数在 15 个以内时，结合能随原子数的增加而线性增高，平均每个原子的贡献为 1.5 kcal/mol；超过 15 个原子后结合能的变化趋于不变，成为非线性变化，这种现象归因为非热力学因素。

　　Hopkins 在上述的基础上提出了配体效率的概念，用活性分子中每个非氢原子对结合能的贡献来表征化合物的活性质量。计算方法是将配体-受体复合物的结合常数 K_d 或 IC_{50} 换算成结合自由能(ΔG)，在 300K 温度下，自由能于结合常数的关系式为(10-2)，单位是 kcal/mol。

$$\Delta G=1.37\,pK_d \tag{10-2}$$

每个原子的自由能贡献即配体效率(LE)用式(10-3)表示：

$$LE = \Delta G/N_{非氢原子} \tag{10-3}$$

式中，$N_{非氢原子}$ 代表非氢原子的数目，LE 的单位是 kcal/mol。结合自由能与离解常数间成对数关系，若 ΔG 改变 0.73 kcal/mol，结合强度变化 10 倍。大多数活性化合物的配体效率低于所有原子亲和力的总和，说明结构中一些原子或基团没有参与结合。

　　通过简单计算可以确定对靶标的有效化合物最起码的配体效率。例如优化过程中某化合物含 41 个非氢原子(分子量大约为 540，非氢原子的平均相对原子质量为 13.5)，当 K_d =10 nmol/L，LE=0.27 kcal/ mol。而含有 30 个非氢原子的化合物，若 K_d =10 nmol/L，其 LE=0.37 kcal/ mol。配体效率是将化合物的活性与分子大小尺度共同表征配体的质量，是优化过程中监测化合物的活性、物化性质和成药性程度的一个指标。

　　另一种描述化合物质量的参数是配体 - 亲脂性效率(ligand-lipophilicity efficiency，LLE)[113]，用来表征先导物和优化的质量。LLE 的定义用式(10-4)表征：

$$LLE = pIC_{50}\,(或\,pK_i) - c\lg P\,(或\ \lg D) \tag{10-4}$$

式中，pIC_{50} (或 pK_i)是化合物活性或结合性能的负对数，$c\lg P$ (或 $\lg D$)是化合物分配系数的计算值或分布系数的对数。$c\lg P$ 是亲脂性的量度，由于亲脂性对药物的溶解、溶出和代谢稳定性不利，所以高 LLE 值为结构优化的标志。

　　配体效率还可用分子量或极性表面积(PSA)的尺度进行计算[114]。

10.12.4　FBDD 的原理和方法

　　用于 FBDD 普筛的化合物分子尺寸较小，分子量低于 300，应为水溶性物质，以便满足较高浓度的需要。在结构生物学(例如 X 射线晶体学或核磁共振)信息引导下，通过增长原子或基团，或者连接新的分子片段，可提高化合物与靶标的结合力和活性，FBDD 是"结构生物学-分子设计-合成-活性评价"的往复反馈的优化过程。

FBDD 作为平台技术首创于雅培公司，最初是用核磁共振研发 FK-506 结合蛋白(FKBP) 抑制剂的一种方法，称作 SAR by NMR[115]。该方法是用 ^{15}N 标记 FKBP 蛋白筛选化合物的结合作用，观察和分析蛋白分子的酰胺键 ^{15}N 或 ^{1}H 的化学位移变化。确定苗头化合物后，再筛选其类似物，例如得到有弱结合作用的化合物 **189**(K_d =2 μmol/L)。

设想在该位点附近存在第二个结合腔，为此观测另一组酰胺键的化学位移变化，从而可大致确定出第二个配体的结合位置。再筛选对后者的化合物，得到第二个苗头物 **190**(K_d=100 μmol/L)。进而用核磁共振确定这两个苗头分子与受体蛋白结合的取向和位置，并在适宜的位置用连接基连接两个片段，设计合成了化合物 **191**，由于由原来两个二元复合物变成一个二元物结合，减少了熵损失，**191** 显著提高了与 FKBP 的 结合力，K_d=49 nmol/L。

189　　　　　　　**190**　　　　　　　**191**

更多的 FBDD 方法是由一个片段分子生长成活性化合物，20 多年来已发展成为成熟的平台技术，是将 X 射线分析复合物晶体结构，整合生物物理方法如 NMR、表面等离子共振(SPR)、质谱、等温滴定量热法(ITC)和热变性(thermal unfolding)等，从片段库筛选苗头化合物，根据与蛋白结合的晶体结构设计新的分子，依据活性和新的晶体结构，逐渐"增长"成高活性的药物分子。

10.12.5　片段分子的特征

用于高通量筛选的化合物多为类药性分子(drug-like)，大都遵循类药 5 原则。FBDD 筛选的化合物是分子小、结构简单的类先导物(lead-like)，其一般特征为：①分子量低于 300；②$clg\ P$ 低于 3；③氢键的给体、接受体和柔性键分别不多于 3[19]。由于都是 3 的倍数，所以称作片段 3 原则(rule of three)。片段分子具有水溶解性，化学可修饰性，大都为优势结构或常见杂环骨架。在这些特性中，水溶性特别重要，以满足高浓度下的检测，因为片段分子与靶标的结合常数通常在数百 μmol 到 mmol 的范围内。

片段分子虽然较小，但只有特异性结合才能作为苗头化合物而成为优化的起点，这样的片段既构成了先导物(或优化的分子)的结构骨架，也体现了一部分药效团的特征，同时还需要有扩展结构的反应功能基。

发现有意义的片段分子后，进行结构优化，除需要有结构生物学的指导外，与传统的药物化学方法没有本质区别。图 10-19 列举了文献报道的用于 FBDD 的代表性片段分子。

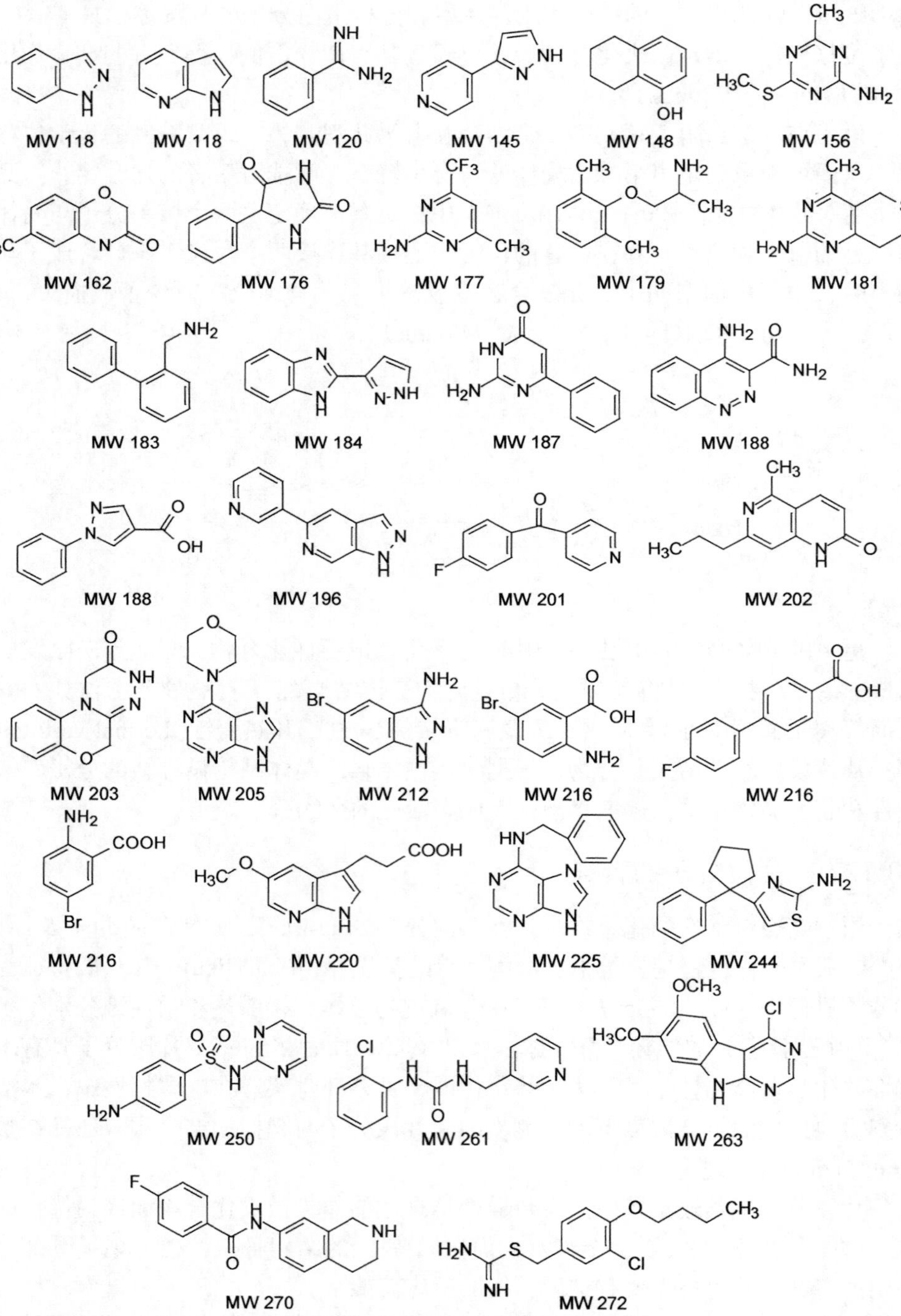

图 10-19　用于 FBDD 片段筛选的有代表性分子

10.12.6　FBDD 举例

10.12.6.1　B-Raf^{V600E} 特异性抑制剂维罗非尼的研制

维罗非尼(**194**, vermurafenib)是第一个经 FBDD 研制的药物，治疗 B-Raf^{V600E} 激酶发生变异(Val600 变异成 Glu600)的黑色素瘤，2011 年上市。

1. 发现苗头化合物

Tsai 等评价了 20000 个分子量为 150~350 的小分子化合物对若干个激酶的抑制活性，发现其中 238 个化合物在 200 μmol 浓度下对 Pim-1, FGFR-1 和 B-Raf 等三种激酶的抑制率>30%。对这些化合物与至少 1 个激酶进行共结晶分析，获得了上百个复合物晶体 X 射线衍射数据。发现 7-氮杂吲哚与 Pim-1 结合的分子取向，锚合位点和结合的原子具有新颖性[116,117]。由于每个化合物对不止一种激酶具有活性，显示出的泛抑制性是由于占据了激酶所共有的结合区域，这样的骨架结构具有多面性，可演化出对不同激酶的抑制剂，从而呈现不同的药理活性。接续的研究是将初始物的泛抑制性向特异抑制 B-Raf^{V600E} 酶的演化。

7-氮杂吲哚作为母核有 5 个位置可以加入基团或片段，通过合成各种单取代的 7-氮杂吲哚，发现 3-苯氨基氮杂吲哚(**191**)对 Pim-1 的 IC$_{50}$=100 μmol，其结合特征是 7-氮杂吲哚的两个 N 原子与激酶铰链区的 DFG 链形成两个氢键，分别为氢键给体和接受体[图 10-20(a)]。

化合物	**191**	**192**	**193**
分子量	209	238	414
亲和力 K_i/(μmol/L)	100(Pim1)	1.9 (FGFR1)	0.013(B-Raf^{V600E})
配体效率(LE)	0.34	0.43	0.40

2. 苗头演化为先导化合物

化合物 **191** 的苯环上引入不同的取代基，发现 3′-甲氧基化合物(**192**)提高了活性 50 倍，对 FGFR1 激酶的作用 K_i = 1.9 μmol/L，是由于甲氧基的氧原子与激酶的保守的结构域 DFG(天冬-苯丙-甘氨酸残基)之间形成了氢键[图 10-20(b)]，配体效率 LE 也有明显的提高(LE=0.43)。由苗头演化成先导物，要求对 B-Raf 具有特异性结合，措施是苯胺片段能与 DFG 域的 Asp594 的 NH 发生氢键结合，经过多种基团的变换，发现化合物 **193** 对 B-Raf^{V600E} 酶抑制作用 K_i 为 13 nmol/L(野生型 K_i 为 0.16 μmol/L，选择性提高 12 倍)，化合物 **193** 中的两个邻位氟取代使苯环与氮杂吲哚环呈垂直取向，有利于结合和提高活性，磺酰胺基与 DGF-in 构象的 Asp594 形成氢键，正丙基与深部的疏水腔发生疏水相互作用，因而确定了化合物 193 为先导化合物，代号为 PLX-4720。

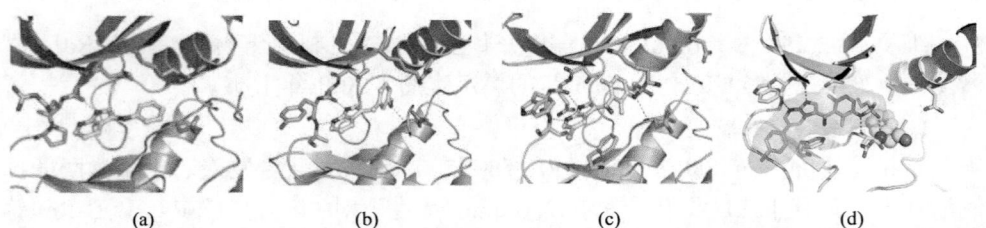

图 10-20　化合物 191(a)、192(b)、193(c)和维罗非尼(194)(d)与激酶形成复合物的晶体衍射图，虚线代表生成的氢键

3. 先导物优化和候选物确定

分析化合物 193 与激酶的晶体结构，发现 5 位氯原子的方向仍有空间，与酶可形成氢键的 N 原子尚有一定距离，为此，以氯原子作为"生长的锚点"(anchor and grow)，连接不同的基团和片段，优化出 4'-氯苯基取代的化合物(194)即维罗非尼[图 10-20(d)]，改善了大动物(犬与猴)的药代性质，作为候选物经临床 I～III 期研究，证明对 B-Raf 发生 V600E 突变的黑色素瘤有明显疗效。从项目启动到维罗非尼批准上市，仅 6 年时间[118]。

194

10.12.6.2　依赖于周期素的激酶抑制剂

Astex 公司开发的 Pyramid™ 技术组合是以 X 射线分析晶体结构为核心的 FBDD 平台，研发了依赖于周期素的激酶(CDK)抑制剂。吲唑(195)抑制 CDK2 的活性虽然很弱(IC_{50}=185 μmol/L)，但因分子量低，有较高的配体效率(LE=0.57)。晶体结构显示两个氮原子分别形成两个氢键，吲唑环与数个疏水性残基构成的疏水腔发生疏水相互作用。图 10-21(a)是 195 与 CDK 的晶体衍射图，提示在吲唑环的 3 和 5 为上方尚有较大的空间。为此，在吲唑 3 位加入酰基苯胺片段，活性有明显提高，优化取代的苯环得到含磺酰胺的高活性化合物 196。

195 的另一个优化路径是去除并合的苯环，吡唑环 3 为连接酰胺苯基得到 197，活性与 195 相近。进而在 4 位连接乙酰氨基，化合物 198 的活性和配体效率显著提高,4-氨乙酰基经结构水分子的介导与酶分子的Asp145形成氢键[图10-21(b)],而且两个酰氨基之间的分子内氢键有利于 **198** 契合于狭窄的腔内。

198 的乙酰基用苯甲酰基替换,得到 **199** 提高了活性,进而用 2′,6′-二氟取代,化合物 **200** 的 IC_{50} 提高到 3 nmol/L, LE 和 FQ 也得到提高[图10-21(c)],然而 **200** 的穿越细胞膜的能力较弱。变换右侧的苯环成含氮脂环,例如哌啶环,质子化的氮原子与酶的 Asp86 形成氢键,化合物 **201** 活性增高,进而将 2′,6′-二氟苯换成 2′,6′-二氯苯基,优化得到 **202**(AT-7529) [图 10-21(d)],改善了体内活性和药代,进入了临床研究阶段[119]。图 10-22 是由吲唑优化成候选物 **202** 的代表性化合物的结构与活性。

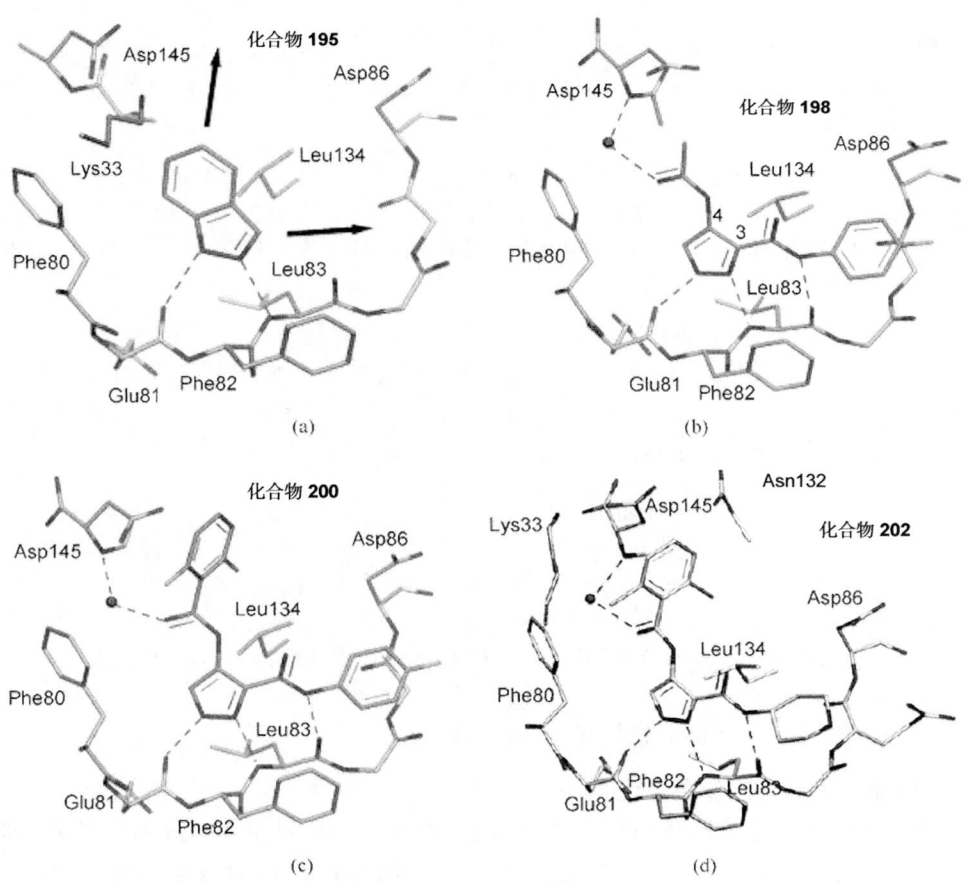

图 10-21　(a)~(d)分别是化合物 **195**、**198**、**200** 和 **202** 与 CDK2 的晶体结构图

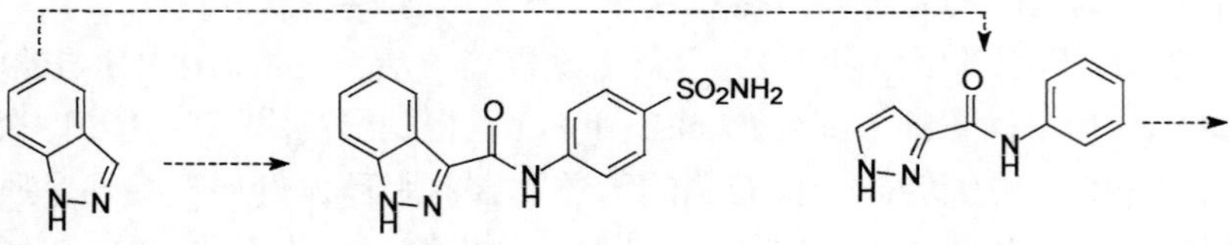

195
MW=118
IC$_{50}$=185 μmol/L
LE=0.57

196
MW=316
IC$_{50}$=0.66 μmol/L
LE=0.38

197
MW=187
IC$_{50}$=97 μmol/L
LE=0.39

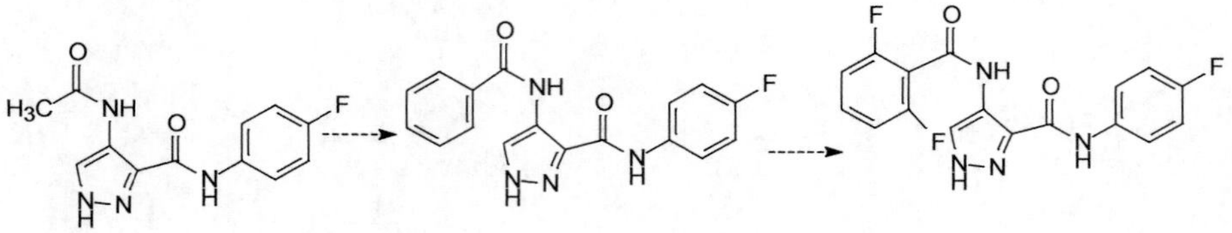

198
MW=262
IC$_{50}$=0.85 μmol/L
LE=0.44

199
MW=324
IC$_{50}$=0.14 μmol/L, IC$_{50 细胞}$=3.9 μmol/L
LE=0.39

200
MW=360
IC$_{50}$=0.003μmol/L, IC$_{50 细胞}$=1.4 μmol/L
LE=0.45

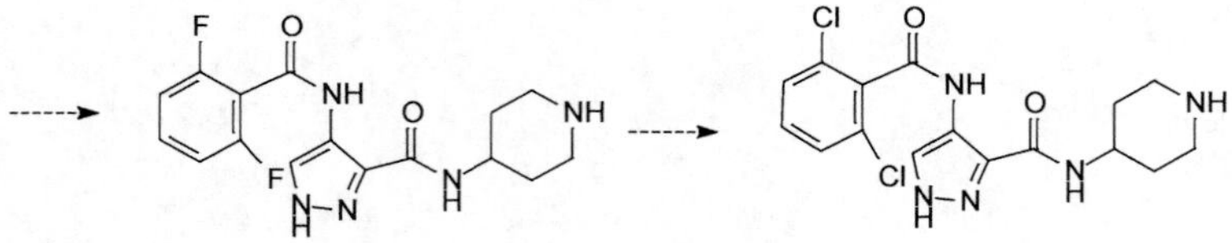

201
MW=349
IC$_{50}$=0.14 μmol/L, IC$_{50 细胞}$=0.31 μmol/L
LE=0.37

202
MW=382
IC$_{50}$=0.047μmol/L, IC$_{50 细胞}$=0.082 μmol/L
LE=0.42

图 10-22　用 FBDD 方法优化 **195** 成 **202** 的阶段性化合物及其活性

10.12.6.3　Bruton 酪氨酸激酶抑制剂

1. 靶标和苗头化合物

Bruton 酪氨酸激酶(Btk)是与自身免疫功能相关的一种蛋白，武田公司为了研发风湿性关节炎治疗药，研制以 Btk 为靶标的抑制剂。经普筛发现 4-氨基噻啉-3-甲酰氨(**203**)可作为苗头分子，其物化参数和活性列于表 10-11。

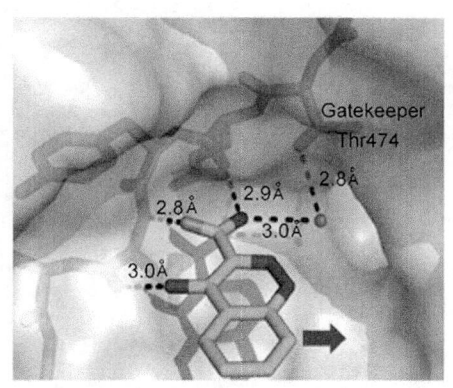

203

表 10-11　化合物 **203** 的物化和活性参数

非氢原子数	$c\lg P$	Btk IC$_{50}$/(μmol/L)	LE	LLE	Lck IC$_{50}$/(μmol/L)
14	0.2	3.3	0.53	5.3	38

　　表中对 Lck 激酶的活性表示脱靶作用，因而化合物对 Lck 的 IC$_{50}$ 值越大表明选择性越强。复合物晶体结构分析显示，化合物 **203** 处于 Btk 激酶的 ATP 结合部位，经三个氢键结合于铰链区，另有一个氢键是经水分子介导与门户氨基酸残基 Thr474 形成氢键。图 10-23 是 **203** 与 Btk 晶体结构的示意图。图中显示，吲唑环的 8 位处存在空间，是引出基团与蛋白的 P 环套和底部腔穴结合的位置，如图 10-23 的箭头指向。

图 10-23　化合物 **203** 与 Btk 激酶复合物的晶体结构示意图

2. 优化目标

　　FBDD 的特征之一是分子由小到大的增长过程，由活性和物化参数共同监视优化走向和化合物质量，以期在由体外转化到体内的"平稳过渡"。为了体现这个特点，研制者设定了 FBDD 过程的优化目标，即抑制 Btk 的活性 IC$_{50}$ 为 5 nmol/L 或以下，选择性应超过对 Lck 活性的 100 倍；增加的非氢原子数不超过 15(限制分子尺寸)，$c\lg P$ 不大于 3，即增加脂溶性不得超过 2.8 个对数单位(保障溶解性)。这样 LE 不低于 0.39，LLE≥5.3。此外，还评价对炎症细胞的抑制活性(对胞内 Btk 激酶磷酸化的抑制)以及大鼠肝提取率(HER，反映口服后进入循环血的药物量，肝脏提取率越高，血药浓度越低)。目标的设定是保障化合物兼具活性、选择性和成药性的综合品质。

3. 片段"生长"和优化步骤

首先在化合物 **203** 的 8 位连接吡唑环,得到的 **204** 对靶标 Btk 的活性提高了 15 倍,虽然 LE 略有降低(由 0.53 降到 0.45),但 LLE 增加了 1.0,降低脱靶(Lck) 的选择性由 11 倍提高到 54 倍。提示在母核的 8 位引入片段提高了化合物质量。8 位换成 4-甲基 3-吡啶片段,化合物 **205** 活性又有所提高,晶体结构显示吡啶氮原子的孤电子对经水分子介导与 P-环套的 Phe412 和 Gly414 形成两个氢键 [图 10-24(a)]。

化合物 **204**

- MW = 254
- clgP = 0.3
- Btk IC$_{50}$ = 240 nmol/L
- LE = 0.45
- LLE = 6.3
- Cell IC$_{50}$ > 50 μmol/L
- Lck IC$_{50}$ = 13 μmol/L
- HER = 0.77

化合物 **205**

- MW = 279
- clgP = 1.2
- Btk IC$_{50}$ = 100 nmol/L
- LE = 0.45
- LLE = 5.9
- Cell IC$_{50}$ > 29 μmol/L
- Lck IC$_{50}$ = 5.9 μmol/L
- HER = 0.24

化合物 **206**

- MW = 303
- clgP = 2.0
- Btk IC$_{50}$ = 850 nmol/L
- LE = 0.36
- LLE = 4.2
- Cell IC$_{50}$ 未测
- Lck IC$_{50}$ = 6.4 μmol/L
- HER = 0.65

化合物 **207**

- MW = 304
- clgP = 1.2
- Btk IC$_{50}$ = 12 nmol/L
- LE = 0.47
- LLE = 6.7
- Cell IC$_{50}$ > 92 nmol/L
- Lck IC$_{50}$ = 1.3 μmol/L
- HER < 0.28

化合物 **208**

- MW = 318
- clgP = 1.7
- Btk IC$_{50}$ = 4.0 nmol/L
- LE = 0.47
- LLE = 6.7
- Cell IC$_{50}$ > 28 nmol/L
- Lck IC$_{50}$ = 0.41 μmol/L
- HER < 0.28

若 8 位连接 6′-吲哚基,**206** 的活性、选择性和配体效率都降低,说明不是优化的方向。但 8 位连接 6′-吲唑基的化合物 **207** 活性达到 IC$_{50}$=12 nmol/L,对 Lck 的选择性超过 100 倍。化合物 **208** 是 5-甲基-6-吲唑片段,活性、选择性、分配系数、配体效率和亲脂性配体效率等都达到或优于设定的标准。晶体结构显示 [图 10-24(b)]吲唑环上的两个氮原子直接与 Phe412 和 Gly414 发生氢键结合,键长分别为 3.0Å 和 2.9Å,无须水分子的介导,结合强度和活性为之提高。5 位的甲基邻位(又称迫位)效应使两个芳环的平面夹角为 104°,提高了疏水相互作用。

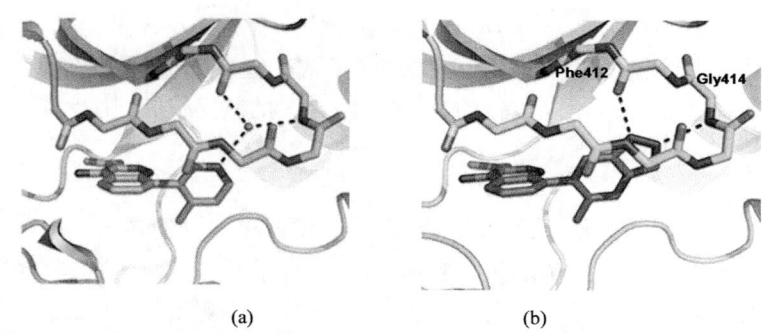

(a)　　　　　　　　　　　　　　(b)

图 10-24　化合物 205(a)和 208(b)与 Btk 结合的晶体结构图

化合物 **208** 显示良好的动物药代动力学性质，灌胃大鼠表明对胶原诱发关节炎模型有剂量相关的治疗效果[120]。

10.13　优化的化学原理

10.13.1　同系物原理

10.13.1.1　一般规律

药物化学中的同系物(homologs)指分子间差异只是亚甲基数的不同所构成的化合物系列。由于操作直观易行，成为最常见的优化方法。烷基链的增长或缩短，会影响化合物的溶解性、疏水性和立体性。烷基的大小不仅是占位性体积的变化，还影响分子的构象。

烷基在苯环上的取代对电性影响较小，却因亲脂性和体积变化影响结合力，所以烷基在芳环上的位置也影响结合力。药物分子与靶分子的结合，烷基的位置、碳原子数和直链-支链的变换，对物理性质和药理活性有不同的影响，原因在于柔性烷基链影响分子的构象以及药效团在空间的位置。

同系物的构效关系通常有以下规律：

(1) 随着碳原子数的增加生物活性增高，当达到最高活性后，活性下降，因而活性与碳原子数作图呈抛物线关系。多数药物的活性以及过膜吸收性呈这种抛物线关系。

(2) 碳原子数增加活性先是增高，以后活性不变，达到类似于"饱和"状态。

(3) 活性与碳链原子的奇、偶数变化呈锯齿样变化，偶数碳的活性一般强于相邻的奇数碳。

(4) 伴随碳原子数的增加，活性降低。例如脂肪腈类的毒性和脂肪醛的杀菌作用循此规律。

(5) 碳原子数的增加翻转药理作用。增加烷基有时将受体激动剂变成拮抗剂。例如去甲基肾上腺素的氨基上一个氢原子被甲基、乙基或正丙基代替,升高血压作用依次减弱,但若被异丙基或叔丁基等位阻较大的基团代替,则呈现降压作用。

10.13.1.2　疏水性

烷基数量的变化,通过影响疏水性而改变化合物的分配系数,增加一个 CH_2 可提高 $\lg P$ 0.56,加大了脂溶性。例如,血小板活化因子(PAF)受体拮抗剂 **209** 具有抗血小板聚集作用,烷基 R 由丁基到二十烷基,随碳原子数的增加,活性变化呈抛物线状,最佳活性为 $R=C_{16}H_{33}$,比 $R=C_4H_9$ 化合物的活性高 1200 倍。当大于十六烷基时活性下降,是由于水溶解性降低并形成胶束、减少了游离分子的浓度和难以吸收的缘故[121]。

3-(2-烷氧基-3-哌嗪基)-1,2,5,6-四氢-1-甲基吡啶 **210** 是 M_1 蕈毒碱样受体激动剂,当由甲氧基($R=CH_3$)变换到丁氧基($R=C_4H_9$)时,与受体的亲和力从 850 μmol/L 增加到 17 μmol/L。提示较大的烷基有利于激动作用[4]。

209　　　**210**

10.13.1.3　立体性

烷基链在分子中的作用若是支撑药效团在空间的位置,则变换链长度可引起活性强度的变化,甚至作用的翻转。

含有双季铵离子的化合物 **211** 对胆碱能受体的激动作用,随亚甲基链的长度变化而改变,当 $n=5$ 或 6 时,为胆碱受体激动剂,具有扩张血管和降低血压作用,$n=10$ 即十烃溴铵(decamethonium bromide),翻转了药理作用,成为胆碱能受体拮抗剂,为神经肌肉阻断药。由此构效关系推论受体结合部位有两个与季铵离子结合的位点,大约相距为 5~6 个亚甲基的长度。当 n 小于 5 时,只与一个位点结合,虽有激动作用,但未达到最佳活性;$n=5$ 或 6 时,可同时与两个位点结合,成为最佳激动剂;当增加到 $n=10$,则与另一个可产生拮抗作用的位点相结合,成为拮抗剂。

211

氨基吡嗪羧酸类 **212** 是 γ-氨基丁酸受体 A (GABA$_A$)拮抗剂,分子中羧烷基链对拮抗作用影响很大,羧甲基($n=1$)取代时活性最高,$n=2$ 或 3 时,活性明显下降,再增加亚甲基,活性逐渐提高,但仍达不到 $n=1$ 的强度。这可解释为 $n=1$ 的化合物氨基与羧基相隔 3 个原子单位,犹似 γ-氨基丁酸的氨基与羧基的配置,但由于存在疏水性苯基,使成为强拮抗剂。增加亚甲基数,氨基与羧基之间的距离不能与受体相应的位点适配,使拮抗活性下降[122]。

通式 **213** 中 R=CH$_3$ 为吗啡,是阿片受体激动剂,甲基被烯丙基、环丙甲基或环丁甲基置换,由激动剂翻转为拮抗剂,是由于受体结合叔胺的腔穴不能容纳较大基团的缘故。

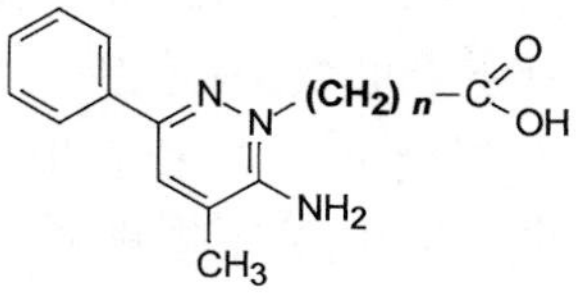

212 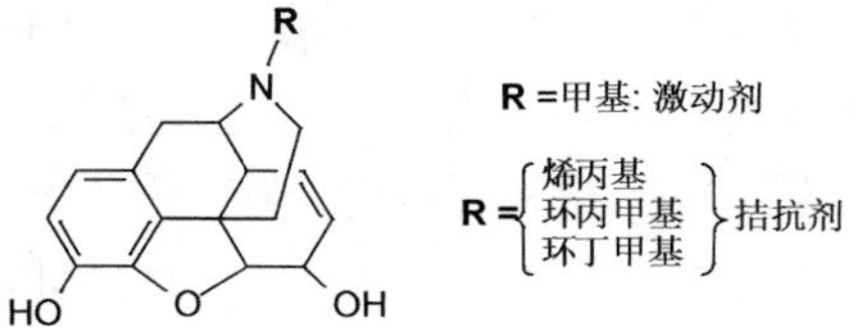　　　　　**213**

含有四唑基的羟基苯乙酮 **214** 是白三烯 B$_4$ 受体拮抗剂,亚烷基链碳原子的奇数与偶数对活性的影响呈锯齿样变化,这可能是为了同受体结合,分子需要发生折叠,单键旋转所需的能量不同所致[123]。

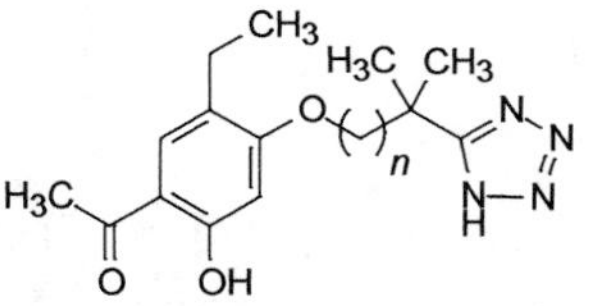

214

缩胆囊素 B 受体拮抗剂喹唑啉酮与吲哚环的连接基 Y 是亚烷基链,亚烷基的变换对活性有显著影响,Y=—CH$_2$CH$_2$—(**215**)的活性很高,Y 为—CH(CH$_3$)CH$_2$—的化合物 **216**(甲基在喹唑啉酮侧),活性降低 350 倍,Y 为—CH$_2$CH(CH$_3$)—的化合物 **217**(甲基在吲哚侧),活性与 **215** 相同。说明连接基 Y 的结构对与受体结合有很强的位置特异性[124]。

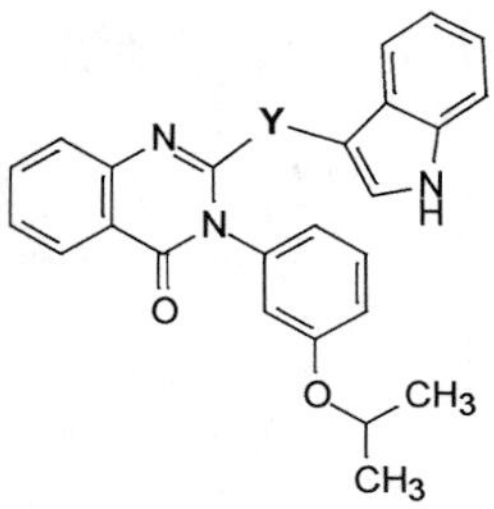

215: Y= —CH$_2$CH$_2$—; **216**: Y= —CH(CH$_3$)CH$_2$—; **217**: Y= —CH$_2$CH(CH$_3$)—

10.13.1.4　氢原子被甲基置换的效应

氢与甲基不是同系物。优化中常常用甲基代替氢原子，对物化性质、构型、构象、活性和代谢产生的影响，比烷基链的变化显著，尤其与杂原子连接的氢原子，被甲基置换变化更大。N—H 和 O—H 是氢键给体(也是接受体)，被甲基化后失去氢键给体的能力，影响与靶标的结合。所以结构优化对氢键给体的烷基化应慎重。

1) 甲基化降低晶格能

分子间氢键结合提高了晶格能，不利于溶解。靛玉红(**218**, indirubin)具有治疗慢性粒细胞白血病的作用，但水溶解性低，是因为分子间形成强氢键结合，熔点很高，因而口服生物利用度低。甲异靛(**219**)是 *N*-甲基化和 3,3 相连的二吲哚酮，甲基的引入降低了氢键形成能力，熔点降低，水溶性提高，增加了生物利用度[125]。

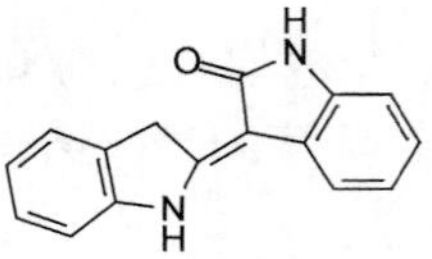

218 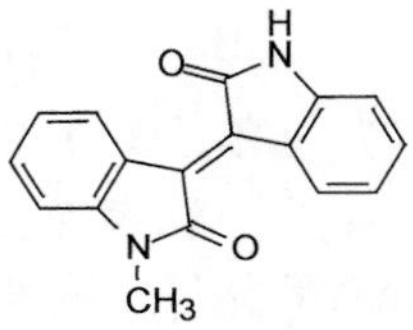　　　　　　　　　　**219**

2) 甲基的立体性

杂原子连接的氢原子被甲基置换，有时可使分子的构象发生变化，这在芳香酰胺类化合物尤为明显。例如，双叔丁基羟基苯甲酰 4-羧基苯胺 **220**，两个苯环成反式构象，分子的构象类似于维甲酸的药效团配置，**220** 具有强效诱导细胞分化作用。当酰胺键—CONH—的氢原子被甲基取代 **221**，*N*-甲基的存在迫使含羧基的苯环处于与另一芳环呈顺式构象的位置，以解除若二芳环呈反式构象，甲基的氢与苯环的 2 或 6 位氢产生空间位阻效应。X 射线晶体学与分子力学计算都证明 **221** 的优势构象是两个苯环呈顺式构象的位置，核磁共振氢谱的化学位移也由于两个苯环的靠近呈现各向异性作用，比 **220** 的氢谱向高场移动。由于 *N*-甲基化合物呈顺式的折叠样构象，与维甲酸的伸展构象相差甚远，**221** 不具有诱导细胞分化作用[126]。

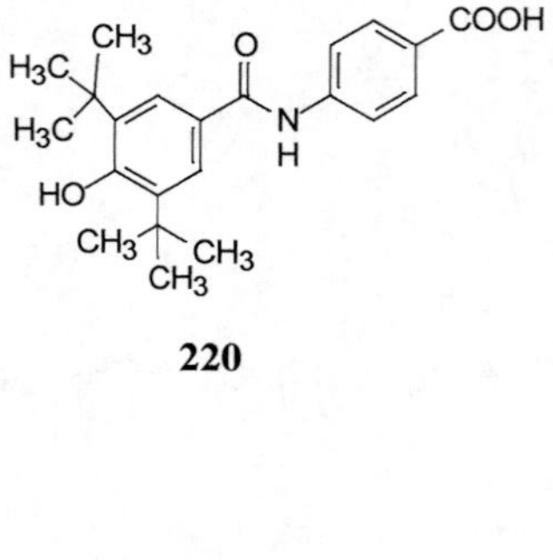

220 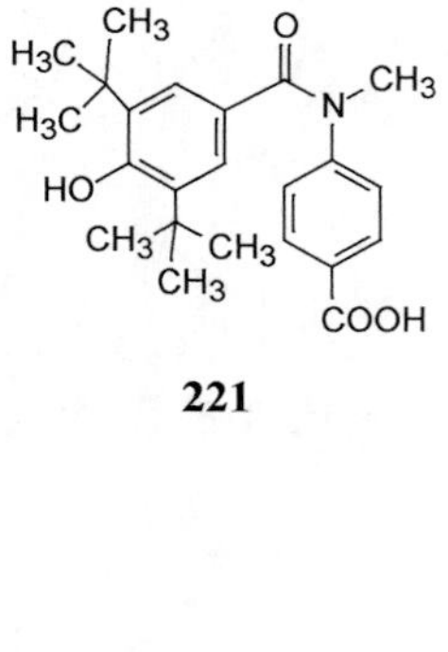　　　　　　　　　　**221**

甲基处于联芳基的邻位(或称迫位)具有调节分子构象的作用,是由于邻位基团间的位阻迫使芳环远离共面性,直至正交性,这对固定分子的构象有重要作用。例如治疗慢性粒细胞白血病和费城染色体阳性的急性白血病的靶向药物帕那替尼(**222**, ponatinib),苯环上甲基具有迫使吡嗪并咪唑环与苯环呈垂直的取向,成为有利的药效构象。当被 H 或 F 等小体积原子取代,对 Abl 激酶发生 T315I 变异的细胞抑制活性显著降低[127]。前述的 Btk 激酶抑制剂 **208** 的吲唑迫位引入的甲基也是这种作用。其实为了优化芳环间的构象在迫位连接的基团也不限于甲基,例如 CDK 激酶抑制剂 **202** 的二氯苯基,B-Raf^{V600E} 及酶抑制剂维洛替尼(**194**)的 2′,6′-二氟苯基,起到同样的位阻效应。伊马替尼、尼罗替尼和克唑替尼等抑制剂的结构,都在两个芳环上有不同取向的特征,以维持与激酶芳环的 π-π 相互作用。

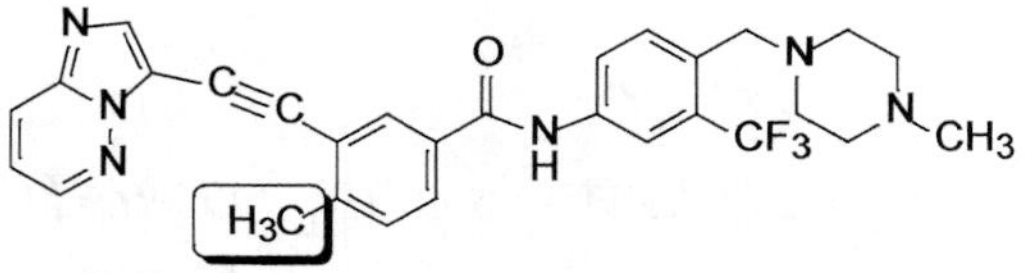

222 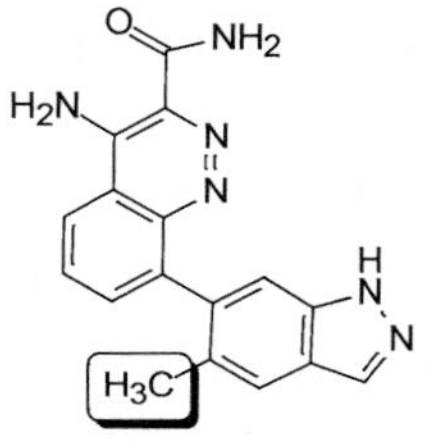　　　　**208**

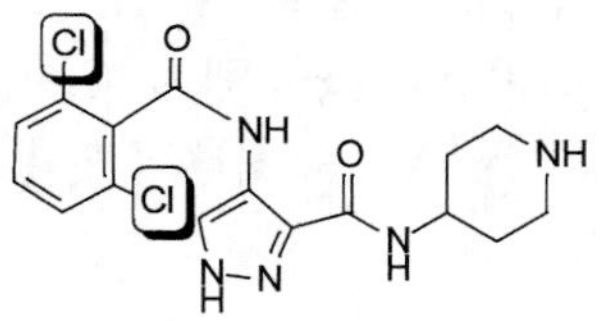

202 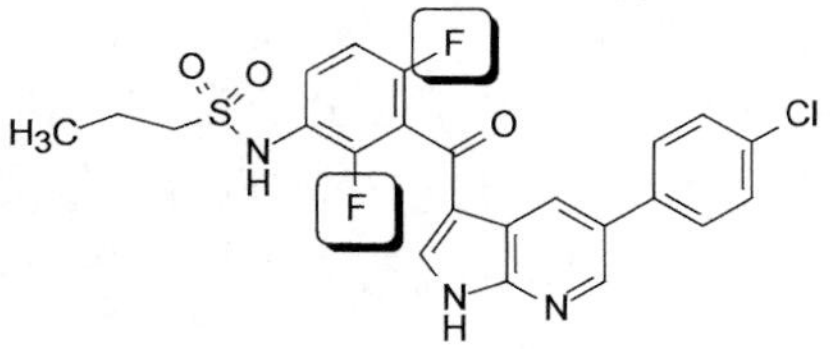　　　　**194**

3) 甲基的代谢性

苯环上引入甲基,特别是无取代的苯环上引入甲基,可产生两种效应:在体内代谢的样式上会发生变化,表现为甲基优先被氧化,避免了苯环的羟基化,因而可降低毒性,但也因易氧化性,缩短了原药的半衰期。抗炎药艾瑞昔布(**223**, imrecoxib)为 COX-2 选择性抑制剂,在大鼠体内甲基被氧化代谢成羟甲基产物 **224**,进一步氧化成羧基终产物 **225**。**223** 和 **224** 大鼠半衰期不足 2 小时,但抗炎作用持续 5 小时以上,这是因为代谢产物 **225** 保持有同样的抗炎活性[128]。

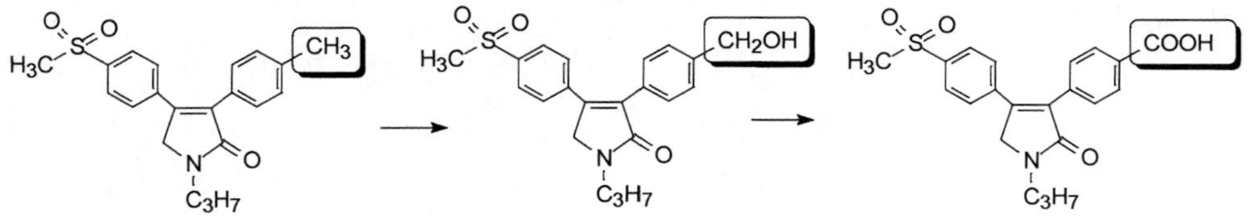

223　　　　**224**　　　　**225**

联苯胺(226, benzidine)原是临床检验潜血的诊断试剂,该化合物在体内羟基化代谢有强致癌性,是因为在氨基邻位羟基化的中间体为环氧化物。在氨基的邻位连接甲基,成为四甲基联苯胺 227,因邻位被占据,不会被代谢成环氧化物,因而是优良的临床检验试剂[129]。

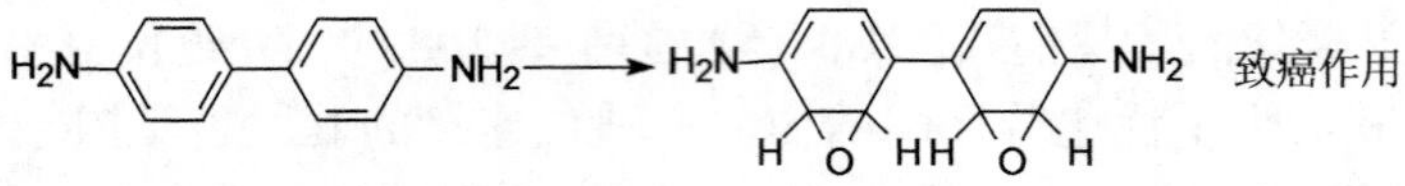

226

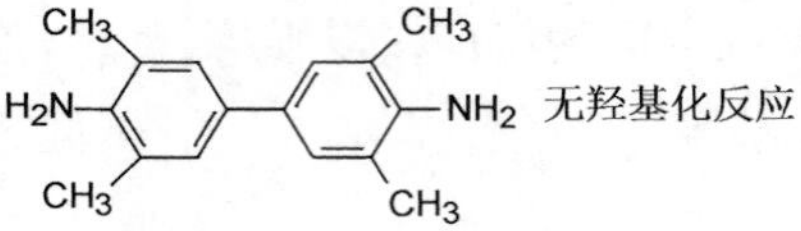

227

4) 甲基的电性

甲基具有弱推电子作用(σ_p= −0.17),可影响芳环的电荷密度和分布。组胺的咪唑环上不同位置连接甲基,对生理条件下伯胺的质子化有不同程度的影响,因而对 H1 和 H2 受体的激动作用有不同的影响。若以组胺对 H1 和 H2 受体的激动作用各为 100%,2-甲基组胺分别为 17%和<2%;4-甲基组胺分别为 0.2%和 50%。提示 4 位引入甲基对 H2 受体的选择性提高了 200 倍[130]。根据这种变化,演化出含有 4-甲基咪唑基团的抗消化道溃疡药西咪替丁。

10.13.1.5　偕二甲基

烷基链的支化,常常以甲基化取代,目的是增加疏水性和改变空间体积与形状以及提高代谢稳定性,但引入单甲基可能产生手性中心,增加了研制的复杂性。在不影响受体结合前提下,避免形成手性化合物是药物分子设计的原则之一。因而,在碳原子上以偕二甲基取代,不仅保持对称性,而且由于偕二甲基是季碳原子,具有代谢稳定性。

若将偕二甲基之间连键,生成螺环丙基,也是常用的分子设计方法。例如 1-氨基环丙甲酸 228 作为甘氨酸 229 的模拟物,增加了疏水性,是没有手性的氨基酸类似物[131]。

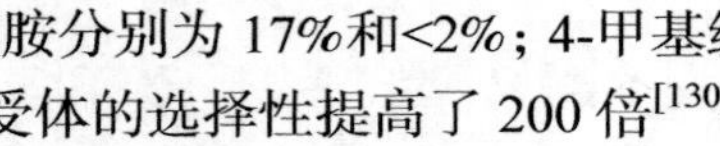

228　　　　　　　　**229**

10.13.2　不饱和键

药物分子中含有烯键或炔键，可作为功能基处于末端，也可在链中起到连接基的作用。由于不饱和性而具有拉电子效应，例如—CH＝CH₂ 的 $\sigma_m=0.05$，—C≡CH 的 $\sigma_m=0.21$。不饱和键的 π 电子云可以同受体的 π 电荷发生 π-π 相互作用。烯键比炔键容易被氧化代谢，生成环氧化物或邻二醇。

10.13.2.1　烯基

乙烯基的 π 电子既可拉电子也可输送电荷，在不同化学环境下产生不同的效果。与羰基共轭的乙烯基提高了双键的亲电性，可与受体的亲核基团发生迈克尔加成反应，例如治疗非小细胞肺癌的 EGFR 激酶抑制剂阿法替尼(**230**, afatinib)和奥斯替尼(**231**, osmertinib)含有(取代的)丙烯酰胺基团，后者为弱迈克尔试剂，与相距较近的酶的半胱氨酸巯基发生迈克尔加成反应，形成共价键结合，提高了活性强度和选择性[132]。

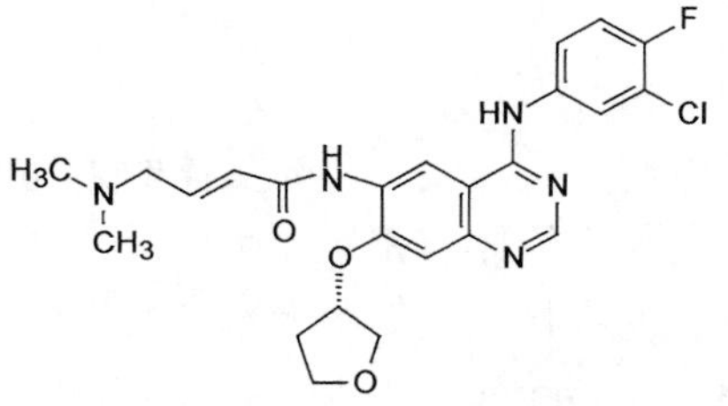

230 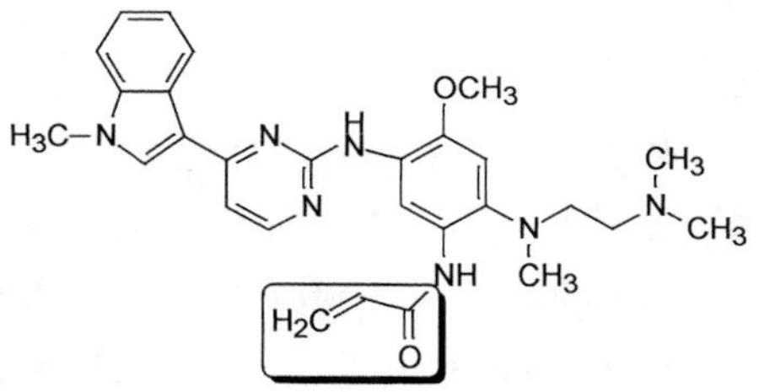　　　　　**231**

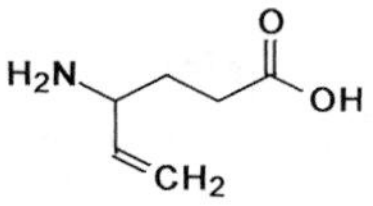

232

内源性激动剂连接乙烯基，可将活性翻转为拮抗剂。例如氨己烯酸(**232**, vigabatrin)是在 γ-氨基丁酸(GABA)的 γ-碳原子上连接乙烯基，成为 GABA 氨基转氨酶抑制剂，与酶的结合作用很强。6-乙烯基尿苷和 8-乙烯基腺苷具有细胞毒作用，可抑制 T-成淋巴细胞[133]。

Kapurimycin 是一组由 *Streptomyces* sp. DO-115 分离的抗癌抗生素，其中 kapurimycin A3(**233**)是含有双键的环氧化合物，可使 DNA 发生裂解，而且即使有谷胱甘肽存在也不能解除该裂解作用。这个特性对于放射治疗不敏感的肿瘤是非常有意义的，因为对射线不敏感的癌组织有较高水平的谷胱甘肽[134]。**233** 的丙烯基还原成正丙基活性减弱。

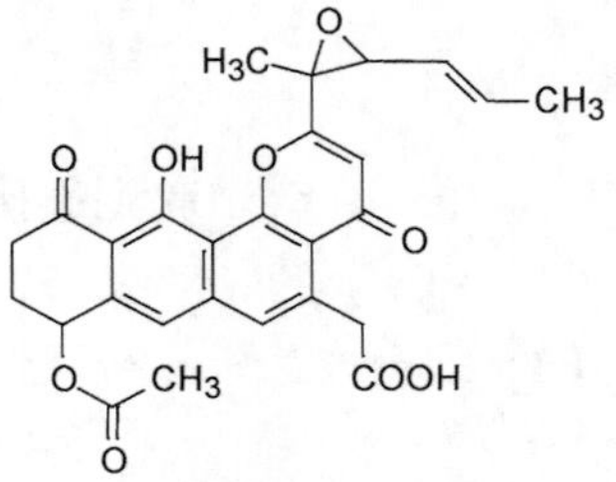

233

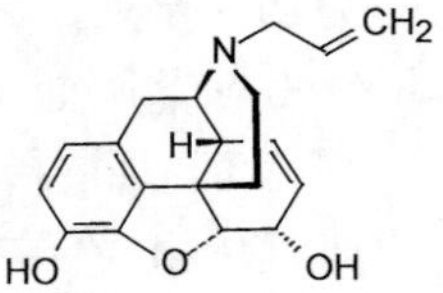

234

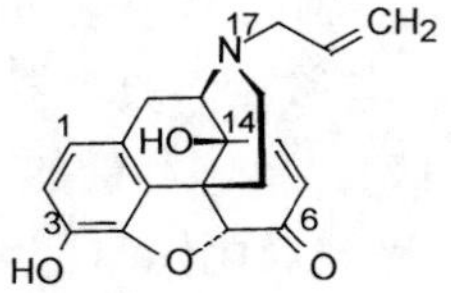

235

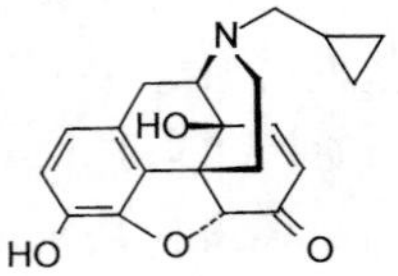

236

烯丙吗啡(**234**, nalorphine)是将吗啡的 *N*-甲基置换为 *N*-烯丙基，具有激动/拮抗双重作用，对阿片μ受体的拮抗性，可能是由于大体积的烯丙基不能结合阿片μ受体 *N*-甲基结合腔，翻转了激动作用，对抗吗啡的生理作用，而大体积不影响对κ受体的结合，仍呈现激动活性，且无成瘾性。纳洛酮(**235**, naloxone)和纳曲酮(**236**, naltrexone)分别是 *N*-烯丙基和 *N*-环丙甲基(环丙基也有不饱和性)，则完全是阿片受体拮抗剂，用作吗啡中毒的解救药，是因而分子的 6 位氧化成酮基 14 位成羟基的缘故。

10.13.2.2　炔基

炔基含有两个相互垂直的π键，具有拉电子效应。炔基可与受体的芳环发生π-π叠合作用。在末端的炔基因有酸性氢可作为氢键给体与靶标发生氢键结合作用。甾体化合物常在 17*α*-位引入乙炔基，可增强激素作用。例如孕激素类药物炔诺酮(**237**, norethisterone)和左炔诺孕酮(**238**, levonorgestrel)以及炔雌醇(**239**, ethynylestradiol)等在 C17 位引入*α*-乙炔基不仅改变了药理作用为口服避孕药，而且增加了稳定性。

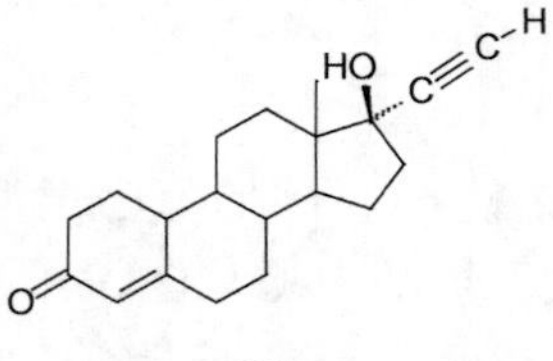

237

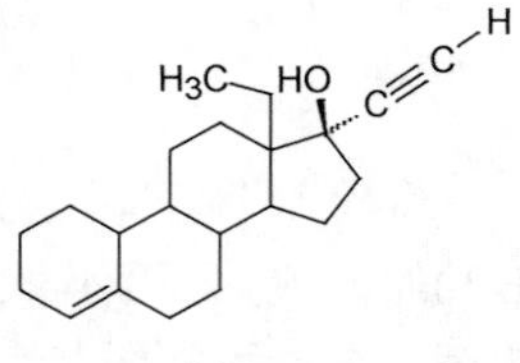

238

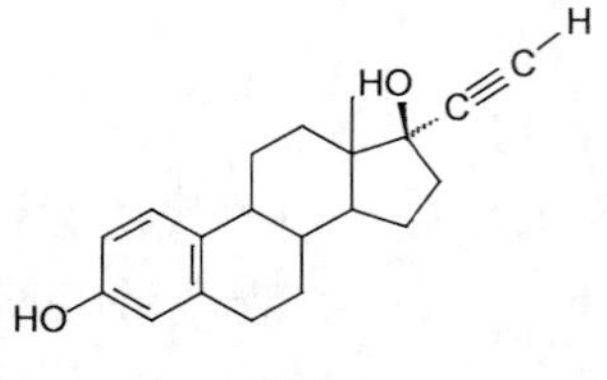

239

炔键在体内可发生代谢转化。代谢的途径是在不饱和键中间插入氧原子，生成环氧乙烯(oxirene)，然后开环，生成有反应活性的中间体，后者可与受体或酶发生共价键结合，成为不可逆抑制剂。乙炔基氧化中间体也可发生分子内转位，例如 17*α*-乙炔基甾体化合物的代谢活性中间体可发生扩环反应，D 环扩环成环己酮，如图 10-25 所示。

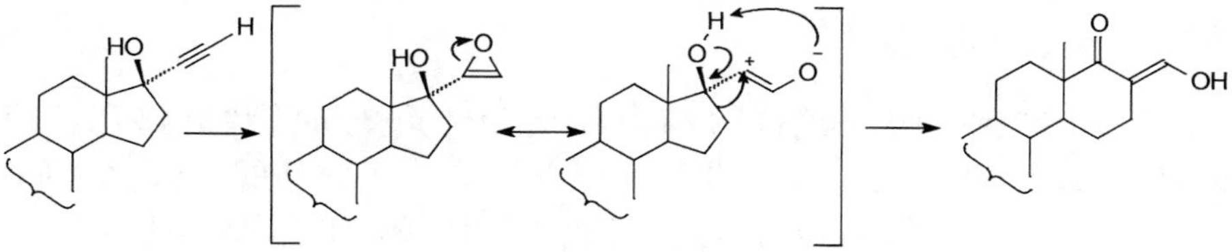

图 10-25　17α-乙炔基甾体化合物的代谢扩环反应

一些催眠镇静药物含有乙炔基，如己丙氨酯(**240**, hexapropymate) 和卡非氨酯(**241**, carfimate)均为催眠药。

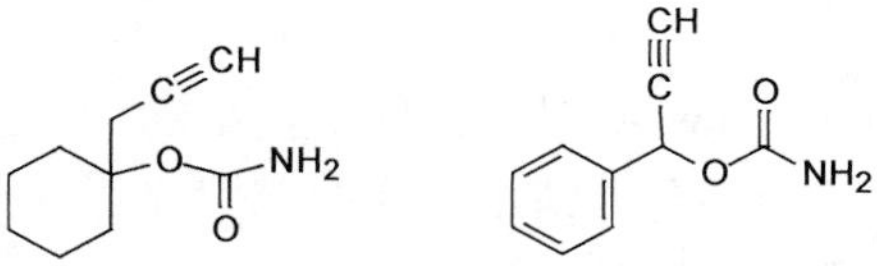

240　　　　　　　　　**241**

炔基也可作为连接基，相连的片段键角呈 180°，对维持分子内基团的空间走向和距离有特定的意义。他扎洛亭(**242**, tazarotene)具有诱导细胞分化活性，为维甲酸 RAR$_\alpha$ 受体激动剂，临床用于治疗痤疮。

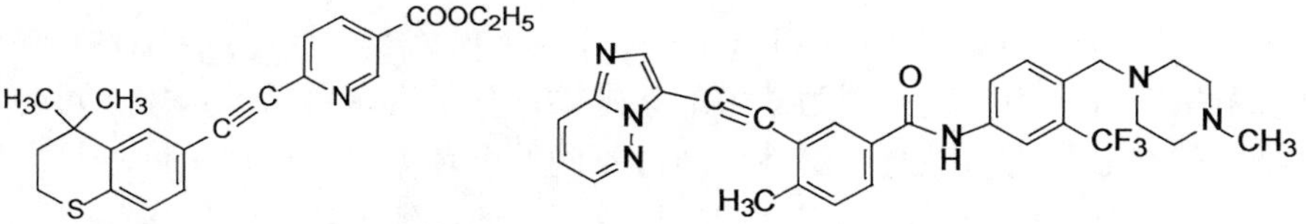

242　　　　　　　　　　　　　　**243**

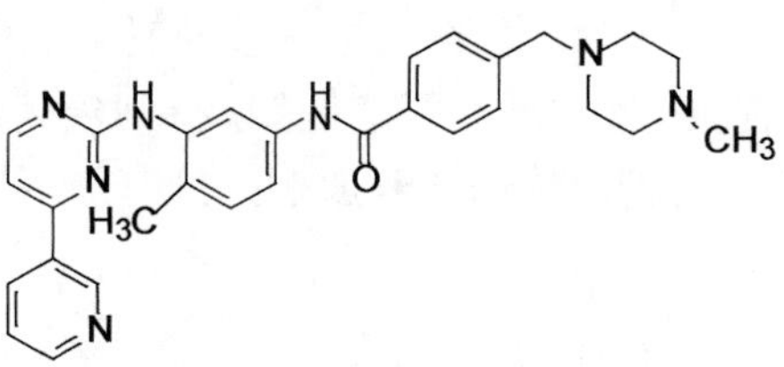

244

含有炔键连接基的帕那替尼(**243**, ponatinib)，是治疗慢性粒细胞白血病和费城染色体阳性的急性白血病第二代药物。第一代靶向药物伊马替尼(**244**, imatinib)可引起 Abl 激酶发生变异(Abl^{T315I})，即门户残基 Thr315 突变 Ile315，伊马替尼结构中的—NH—是与野生型激酶 Thr315 的羟基形成氢键，是必需基团。但变异成 Ile315 亲脂性增强，体积加大，伊马替尼失效。用亲脂性强、体积窄小的乙炔基作连接基，帕那替尼克服了因 T315I 变异引起的耐药性，提高了活性[135]。

10.13.3　合环与开环

脂肪链闭合成环，或环状物打开成链状分子，改变了分子的形状、构象和表面积，可影响与靶标的识别与结合，也影响药代动力学性质。柔性分子的药效团在空间的配置，可经合环方法将结构"固定"成特定的构象，有助于提高作用的特异性和选择性。

10.13.3.1　合环

依据相似性策略将链状结构连接成环的分子设计，目的是限制分子的构象，减少低能构象体的数目，有助于提高药物的强度和选择性。用合环操作也可推断药物的药效构象。

抗抑郁药泰必利(**245**, tiapride)是多巴胺受体阻断剂，为含有甲磺酰基的苯甲酰胺化合物，末端二乙胺经环合得到新一代的抗抑郁药舒必利(**246**, sulpiride)，经拆分 S-异构体为优映体药物[136]。

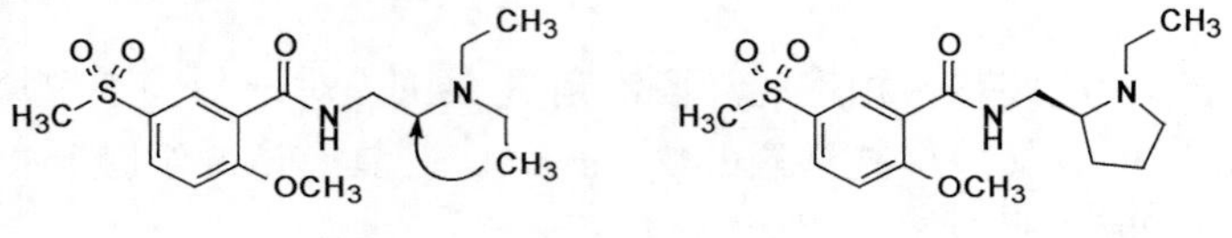

245　　　　　　　　　　　**246**

苯丙醇胺(**247**, phenylpropanolamine)具有阻断 β 受体、奎尼丁样活性、降压和局部麻醉等多种作用，这是因为苯丙醇胺是柔性分子有多种低能构象，可与不同受体结合的缘故。为消除此杂泛性，通过不同的合环方式，生成不同的构象限制体，以提高化合物的选择性作用。例如将叔丁基环合到苯环上(图 10-26 方式 1)，成为苯并氮氧杂环辛烯，为强效 β 受体阻断剂。将亚胺水解得到开链苯乙酮化合物，活性只为环状物的 25%[137]；若将连接氨基的亚甲基环合到苯环上(图 10-26 方式 2)，成为苯并二氢吡喃化合物，经适当修饰得到色满卡林(**248**, cromakalim)，消除了 β 受体阻断作用，为钾离子通道开放剂，具有降压活性[138]。

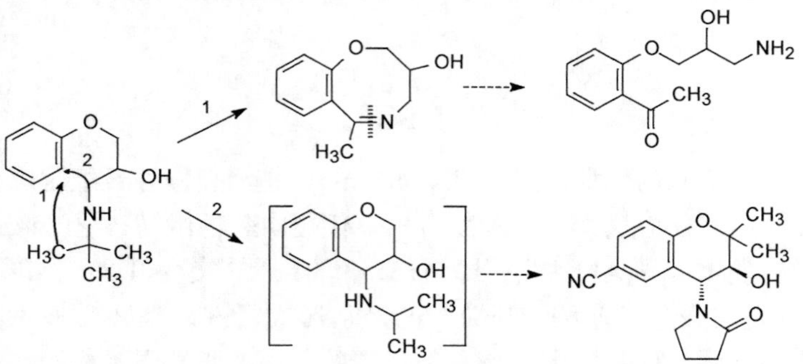

247　　　　　　　　　　　　　　　　**248**

图 10-26　由苯丙醇胺不同的环合方式得到活性不同的化合物

　　合环操作也会引起活性发生质的变化，例如平喘药麻黄碱(**249**, ephedrine)的环合物为芬美曲秦(**250**, phenmetrazine)没有支气管解痉作用，而是食欲抑制剂。

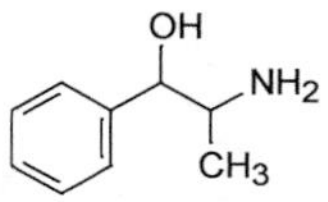

249 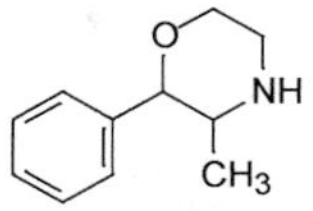　　　　　　　　　　　　**250**

　　5-HT3 受体拮抗剂昂丹司琼(**251**, ondansetron)，用于肿瘤化疗后抑制恶心呕吐等副作用。将吲哚环和环己烯酮稠合成环，得到的西兰司琼(**252**, cilansetron)，对 5-HT3 受体的拮抗作用提高了 10 倍[139]。

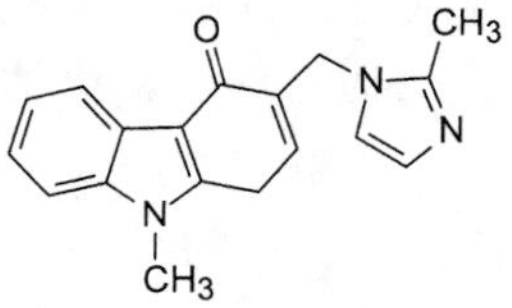

251 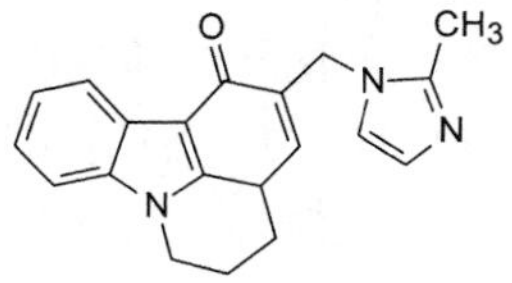　　　　　　　　　　　　**252**

10.13.3.2　开环

　　环状物的开环，伴以分子剖裂的分子操作，常见于天然活性产物的结构简化和修饰，同时也是确定药效团的过程。天然活性产物多含环系和手性中心，用开环剖裂方法简化先导物结构，已有许多成功实例。例如，镇痛药吗啡含有 5 个稠合环和 5 个手性中心，简化结构得到强效镇痛药芬太尼简化了结构，而且不含手性中心。由可卡因演变成局部麻醉药普鲁卡因，是简化开环的另一成功范例。开环物若分子构象与药效团相似于环状物，会有相同或相似的活性。雌二醇(**253**, estradiol) C、D 环的开环类似物阿仑雌酚(**254**, allenestrol)仍是雌二醇受体激动剂，分子中的羟基和羧基优势构象的空间位置与雌二醇的 3,17-二羟基相对应。

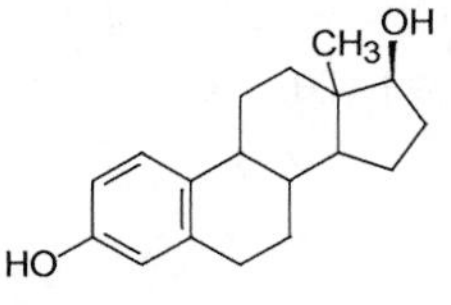

253 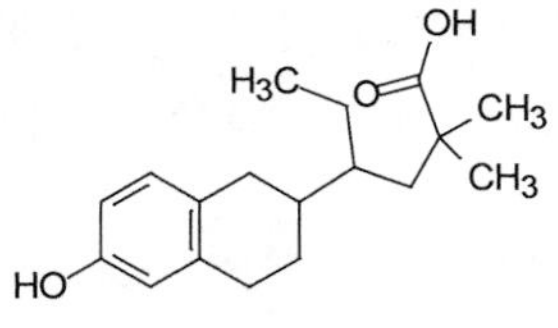　　　　　　　　　　　　**254**

　　多巴胺受体激动剂培高利特(**255**, pergolide)是含有吲哚和稠合哌啶的麦角生物碱骨架，临床用于治疗精神分裂症。其开环物 3-(3-羟苯基)-*N*-正丙基哌啶(**256**, (±)-3-PPP)选择性作用于多巴胺受体，也是治疗精神分裂症药物[30]。

255　　　　　　　　　　　　　　　　　　　　**256**

10.13.4　改变基团的电性

　　基团变化引起分子中电性分布的变化主要经两种效应：诱导效应和共轭效应。这两种效应可引起物理和化学性质的变化，对生物活性产生影响。由于元素电负性不同，分子内电子沿着单键移动所产生的静电引力就是诱导效应。吸电子性比氢原子强的基团产生负诱导效应($-I$)，这类基团可以是电子接受体；推电子性比氢弱的基团为正诱导效应($+I$)，常为电子给体。

　　负诱导效应的基团按照吸电子性的强弱依次为：—NH$_3^+$，—NR$_3^+$，—NO$_2$，—CN，—COOH，—COOR，—CHO，—COR，—F，—Cl，—Br，—OH，—OR，—SH，—SR，—CH=CH$_2$，—CR=CR$_2$，—C≡CH。

　　正诱导效应的基团按照推电子性的强弱依次为：—CH$_3$，—CH$_2$R，—CHR$_2$，—CR$_3$，—COO—。

　　含有共轭双键的化合物由于 π 电子的离域化导致电子的流动称作共轭效应。能够增加共轭系统电荷密度的基团呈现$+R$ 效应；降低电子密度的基团为$-R$ 效应。负性共轭效应($-R$)同时也有负诱导效应，包括以下基团：—NO$_2$，—CN，—CHO，—COR，—CO，—H，—CO$_2$R，—CONH$_2$，—SO$_2$R，—CF$_3$；正性共轭效应($+R$)同时也有正诱导效应的基团有：—O—，—S—，—CH$_3$，—CR$_3$；正性共轭效应同时有负诱导效应的基团是：—F，—Cl，—Br，—I，—OH，—OR，—OCOR，—SH，—SR，—NH$_2$，—NR$_2$，—NHCOR。药物设计中常常把卤素(尤其是氟和氯)原子引入芳香环上，除电性作用外，氯原子的亲脂性和立体性不容忽视，所以影响生物活性的主要因素须要实验确定。苯环对位被 F 或 Cl 占据，可以阻止因氧化代谢而形成的环氧化物或羟基，从而可望降低毒性及延长作用时间。

10.13.5　Topliss 决策法

　　由先导化合物出发，设计合成类似物，希望在早期阶段获得最佳化合物，以提高优化效率。Topliss 根据 Hansch-藤田分析的原理，认为取代基的引入或变换可使化合物的疏水性、电性和立体性发生改变，是生物活性变化的结构基础。在未知受体结构的情况下，根据化合物的结构变化(基团的疏水性、电性和立体性等)引起活性增减的趋势，指导新化合物的设计与合成。1972 年提出了一种非数学非统计学的、不用计算机辅助的分子设计方法[102]。在 20 世纪 80 年代以前，对靶标的结构知之甚少，该方法曾起重要作用。

这种操作适用于合成速度慢而生物学评价反馈快的复杂化合物的优化。按照 Topliss 方法，每合成出一个化合物，即进行活性评价，根据变化的大小，决定下一个化合物的合成，所以称作决策法(Topliss decision tree method)。决策过程的每一步骤，综合了基团的疏水性、电性和立体性等因素，每合成出一个化合物，将其活性与上一个化合物进行比较，以物理化学性质引导下决定一个化合物的合成，犹如摸着石头过河。

Topliss 方法按决策树所设定的顺序进行操作。芳香环上的取代基变换依照图 10-27、脂肪链上的变换按图 10-28 进行。现以芳香环上设计类似物为例，说明这种决策方法实施要点。

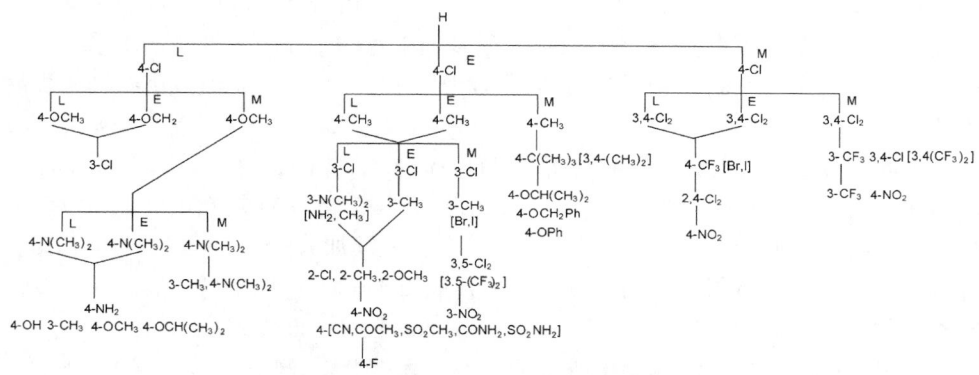

图 10-27　芳香环上取代基变换的操作图
M：表示活性高；E：表示活性相同；L：表示活性低

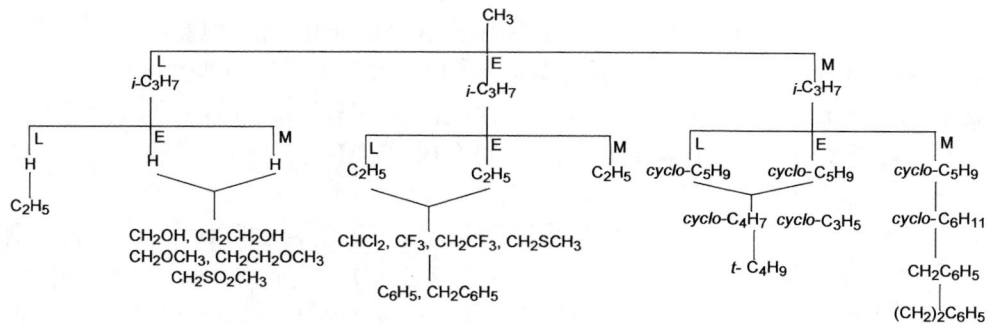

图 10-28　脂肪链上取代基变换的操作图
M：活性高；E：活性相同；L：活性低

假定初始化合物是未取代的母体物 H，并测定了活性。由于许多药物与活性的关系依赖于疏水性(或亲脂性)+π 效应，即随着疏水性增高而活性加大，所以，首先合成具有 +π 的类似物 4-Cl，4-Cl 化合物也容易合成。测定 4-Cl 的活性。若

4-Cl 的活性强于母体物 H，则可能是由于$+\pi$ 效应或$+\sigma$ (拉电子)效应，或者是$+\pi+\sigma$ 综合效应，因而再引入 1 个氯原子，即合成 3,4-二氯化合物。

3,4-$(Cl)_2$ 的 π 值和 σ 值都增加了，而且也容易合成。如果 3,4-$(Cl)_2$ 活性比 4-Cl 高，表明活性的增加是提高疏水性和拉电子效应所致，下一轮设计合成$+\pi$ 和$+\sigma$ 值更高的化合物，即 3-CF_3-4-Cl 或 3,4-$(CF_3)_2$ 化合物。这两个化合物的$\sum(+\pi)$和$\sum(+\sigma)$都增大了。如果活性比 3,4-$(Cl)_2$ 高，则合成 3-CF_3-4-NO_2。

若 3,4-$(Cl)_2$ 的活性等于或低于 4-Cl，可能是由于 3 位取代产生了位阻，也可能是 π 或 σ 值超过了最适值。为此，宜合成 4-CF_3 化合物，4-CF_3 保持了较高的 σ 值，亲脂性比 4-Cl 强，但比 3,4-$(Cl)_2$ 弱，而且也没有 3 位的立体影响。除 4-CF_3 外，还可以选择 4-Br 或 4-I 化合物。3,4-$(Cl)_2$ 的活性降低也可能是 3 位取代不利于同受体结合，可合成 2,4-$(Cl)_2$。2,4-$(Cl)_2$ 的$+\pi$ 和$+\sigma$ 值大体与 3,4-$(Cl)_2$ 相同，但没有 3 位的立体因素。最后是 4-NO_2，硝基的电性($+\sigma$)比疏水性($+\pi$)作用显著。如果 4-NO_2 的活性增高，是因为与 3-CF_3 相比$+\sigma$ 值增大，$+\pi$ 值减小有利于提高活性。

再回到 4-Cl 化合物。若 4-Cl 活性与母体物 H 相同，可能是因为适宜的$+\pi$ 效应和不适宜的$+\sigma$ 效应(即增大$+\sigma$ 值，活性降低)。若这种判断正确，则应合成 4-CH_3，它有$+\pi$ 和$-\sigma$ 效应。若 4-CH_3 活性增高，继续加大$+\pi-\sigma$ 效应，即 4-t-Bu。若对位叔丁基因立体因素不利于活性，可合成 3,4-$(CH_3)_2$ 化合物。最后还可以合成 4-异丙氧基、4-苄氧基或 4-苯氧基，这些都有较高$+\pi$ 和较低 σ 值。

如果合成的 4-CH_3 活性等于或低于 4-Cl，可能是对位取代基不利的立体效应所致，也可能是$-\pi$ 效应。但$-\pi$ 效应是随着疏水性增加活性降低，这种现象是比较少见的，因而 4-CH_3 未增加活性很可能是因为对位取代基的立体障碍。为此，下一步应合成 3-Cl 化合物，3-Cl 与 H 相比，有较高的 π 和 σ 值，但对位未被占据。假定 3-Cl 的活性增高，下一步按照如同 4-CF_3 路径，以同样的理由向下合成，只是取代基都在 3 位。但若 3-Cl 的活性未提高，可归咎于$+\pi+\sigma$ 效应所致。活性的提高可能需要较高 π 值和较低 σ 值，因而应合成 3-CH_3，它是$+\pi-\sigma$ 基团。若 3-CH_3 化合物活性没有变化，则应合成邻位取代基，如 2-Cl、2-CH_3 或 2-OCH_3。

若 4-Cl、4-CH_3、3-Cl、3-CH_3 及邻位取代基与 4-Cl 相比都不能增高活性，则$+\sigma$ 及较小的 π 效应可能有利于活性，宜合成 4-NO_2，它是$-\pi$ $+\sigma$ 基团，与前面合成过的相反效应($+\pi-\sigma$)的化合物活性作比较，来判断究竟是什么效应使活性提高。除 4-NO_2 外，还可合成 4-CN、4-$COCH_3$、4-SO_2CH_3、4-$CONH_2$ 和 4-SO_2NH_2。若$-\pi$ $+\sigma$ 基团仍使活性增高，表明优选的$+\pi-\sigma$ 值起作用，下一步宜合成 4-F。此时与母体物 H 相比，4-F 的 π 和 σ 值变化不大。若母体化合物 H 已是合适的 π 及 σ 值，而且在体内会因生物转化在 4 位被羟基化时，应合成 4-F 化合物。

再回到 3-Cl 化合物。若 3-Cl 的活性比 4-CH_3 低，表明$-\sigma$ 效应起主导作用，即随着推电子作用的增强(σ 值降低)活性提高，下一步应合成 3-$N(CH_3)_2$、3-NH_2

或 3-CH$_3$。在这个方向上下一步再合成 2 位取代基。

如果 4-Cl 活性低于母体化合物 H，可能是 4 位取代基的立体障碍或是 π 值的增高或是吸电子性增强引起了活性下降。假定此时$-\sigma$ 效应起主导作用(即随着 σ 值降低而活性增高)。应于 4 位引入 OCH$_3$。

若 4-OCH$_3$ 活性高于母体化合物 H，则应合成 σ 值更低的 4-N(CH$_3$)$_2$，并最终合成 3-CH$_3$,4-N(CH$_3$)$_2$ 化合物。若 4-N(CH$_3$)$_2$ 的活性未变或降低，可能是因为 π 效应所致，因此宜合成 4-NH$_2$ 或 4-OH 化合物；　如果是由于二甲氨基的碱性发生了离解作用或影响了与受体的结合，则应合成 3-CH$_3$，4-OCH$_3$ 或 4-OCH(CH$_3$)$_2$ 化合物。

再回到 4-OCH$_3$，若与 4-Cl 活性相同或降低，表明 4 位取代有不利影响。应合成 3-Cl，从而回到了前述的途径。

脂肪性侧链的优化程式按图 10-28 所示操作。

Topliss 和 Martin 为了验证方法的实用性，对实例进行了回顾性研究。表 10-12 和表 10-13 是两种在苯环上优化设计的实例[140]。表中化合物的活性按递增顺序排列。对 28 个取代的苯基四唑丙酸进行优化合成，按 Topliss 决策法，在第 4 步时就可找到活性最高的化合物，第 6 和第 8 步时进一步证实了这个结果。

表 10-12　取代的苯基四唑丙酸的抗炎活性

R	活性	合成序号	R	活性	合成序号	R	活性	合成序号
3-NH$_2$	0.3		3-N=NC$_6$H$_5$	4.8		3,4-(Cl)$_2$	7.9	
3-NHAc	1.1		4-OCH$_3$	4.9		H	8.2	1
4-NO$_2$	1.1		4-OH	5.0		3-I	8.1	7
2-OH	1.4		4-SO$_2$NH$_2$	5.2		4-Br	9.2	
2,6-(Cl)$_2$	1.4		3-CF$_3$	5.7	5	3,5-(Cl)$_2$	11.1	8
3,5-(Br)$_2$	2.6		4-Cl	5.9	2	3-F	11.2	
4-CH$_3$	3.1	3	3-NO$_2$	6.0	9	3-Cl	11.2	4
4-COCH$_3$	3.2		3,5-(NO$_2$)$_2$	6.0		3-Br	11.2	6
3,4-(OCH$_3$)$_2$	3.5		4-F	6.4				
4-CH$_3$	3.7		3-CH$_3$	7.9				

Topliss 决策的原理源自于 Hansch-藤田分析，是从有机物理化学原理出发研究药物与受体的相互作用和分子设计的，在 20 世纪 70 年代前后对药物研究起到巨大的推动作用。如今由分子生物学、结构生物学和计算生物学支撑的药物研究已发挥更强大的作用，虽然 Topliss 决策法已较少应用，但这种科学推理的方法仍值得借鉴。

表 10-13　取代苯基磺胺的利尿作用的结构与活性数据[141]

R	活性	合成序号	R	活性	合成序号
4-NHCH$_3$	−0.301		4-Cl	0.301	2
4-NH$_2$	−0.200		3-Cl	0.318	
H	0.155	1	3-NO$_2$-4-Cl	0.324	
3-CH$_3$	0.176		4-COCH$_3$	0.462	
4-CH$_3$	0.182		3-NO$_2$	0.690	
4-OCH$_3$	0.238		4-NO$_2$	0.845	5
4-Br	0.267	4	4-CN	1.020	6
3,4-(Cl)$_2$	0.267	3			

10.14　前　药

10.14.1　定义和分类

有一类药物本身没有或有很弱药理作用，但在体内经生物转化或化学变化可以生成活性形式而起效，这类药物称作前药(prodrug)。前药的应用可追溯到 19 世纪用乙酰苯胺(退热冰)用作解热镇痛药，其实乙酰苯胺本身没有解热镇痛作用，是在体内被代谢氧化，生成乙酰氨基酚而起效，当时并不知其机理，也没有前药的概念。

前药原理是 1958 年 Albert 提出的，用现今的提法，是为解决药效、药代和物化性质间的不协调，用结构的修饰促进成药性。以靶标为核心研制的活性分子容易存在如下的缺陷。

药学(pharmaceutical)性质影响成药性的内容有：

(1) 溶解性低；

(2) 稳定性差；

(3) 不适的味道和气味；

(4) 注射应用的刺激性和疼痛；

(5) 不适于剂型设计。

药动学(pharmacokinetic)性质影响成药性的内容有：

(1) 口服吸收性低；

(2) 首过效应的失活；

(3) 不合理的时效性；

(4) 对组织或器官的非选择性递送。

药效学(pharmacodynamic)性质影响成药性的内容有：

(1) 脱靶引起的不良反应，治疗指数差；

(2) 代谢成脱靶性分子。

这些不利的性质并非都同时存在，但相互交叉和交盖影响，用常规的结构改造常常顾此失彼，缺乏针对性。前药则是克服某些缺陷的一种手段，其基本原理是，在化学结构上暂时掩蔽须要克服的缺陷，达到目的后，经生物或化学途径转变为活性分子而起效。掩蔽的方式在化学上可分为两类：载体连接型前药(carrier-linked prodrug)和生物前体型前药(bioprecursor)。

10.14.2　载体型前药

载体连接型前药是活性分子(称作原药)和载体片段经化学键连接的化合物。图 10-29 是这类前药的作用原理示意图。

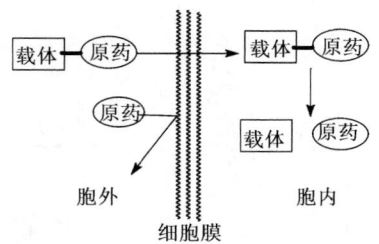

图 10-29　载体型前药作用的示意图

载体型前药有如下特征因素：

(1) 原药分子与载体是经共价键连接；

(2) 前药是可逆性药物，是原药与载体的键合的新化合物，在体内经化学或酶促反应可裂解出原药；

(3) 前药本身没有活性或低于原药的活性；

(4) 裂解出的载体分子应无毒性或没有生理活性；

(5) 前药分解成原药，应有足够快的反应动力学，以保证作用部位处生成有效浓度的原药。

基于原药的化学结构，设计前药是根据原药存在的可修饰性基团，例如将羧酸、醇或酚转变成酯(包括碳酸酯、氨基甲酸酯、磷酸酯等)，形成糖苷等；胺类形成酰胺、肽键、亚胺、磷酰胺、Mannich 碱或偶氮基；醛、酮类形成半缩醛或缩醛、半缩或缩酮等，

10.14.2.1　羧基成酯的前药

羧基在生理条件下离解成阴离子，不利于过膜吸收。酯化成前药吸收后可经水解恢复为原药。β-内酰胺类抗生素常制备成复合型双酯，便于水解。例如匹氨

西林(**257**, pivampicillin)将氨苄西林的羧基经水合甲醛与新戊酸形成双酯，其中只要一个酯键水解，就可裂解出原药和载体甲醛与新戊酸。仑氨西林(**258**, lenampicillin)和酞氨苄西林 (**259**, talampicillin)是氨苄西林与两种不同载体形成的前药。

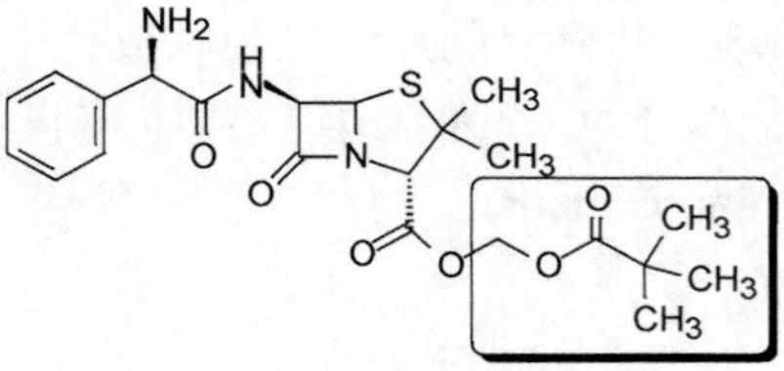

257 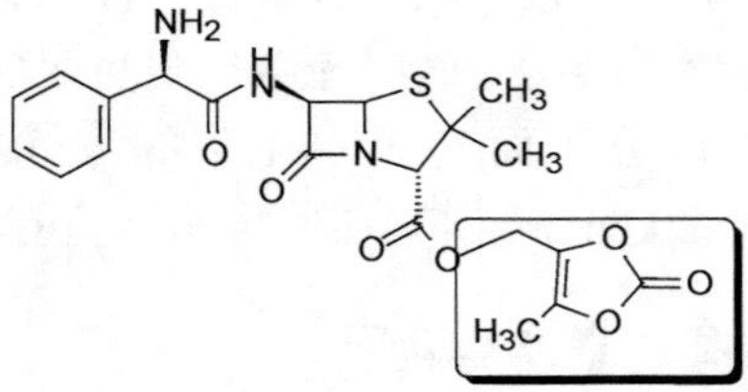   **258**

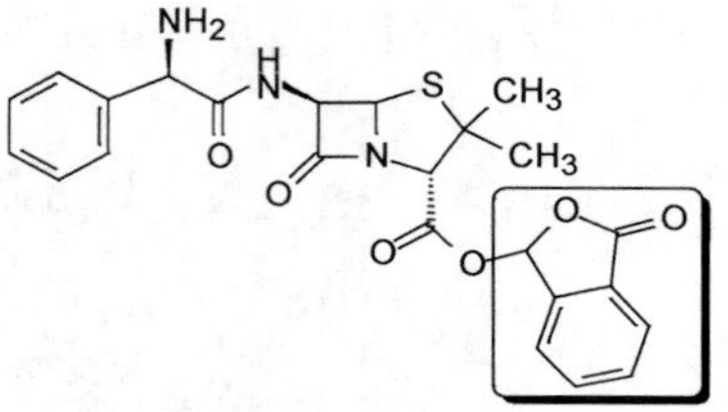

259

血管紧张素Ⅱ受体(AT-Ⅱ)处于肾素-血管紧张素系统(RAS)通路的末端，AT-Ⅱ受体拮抗剂奥美沙坦(**260**, olmesartan)和阿齐沙坦酯(**261**, azilsartan medoxomil)是前药型的降压药，分子中各含有两个酸性基团是与受体结合的药效团，分别为羧基与四唑基和羧基与噁二唑酮，这对过膜吸收是不利的。将羧基用特定的载体酯化，降低了分子的极性，吸收后被酯酶水解，载体分解为丁二酮和CO_2，释放出原药。

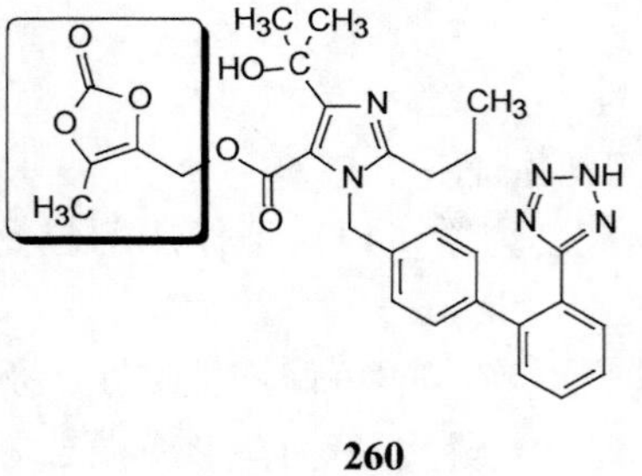

260 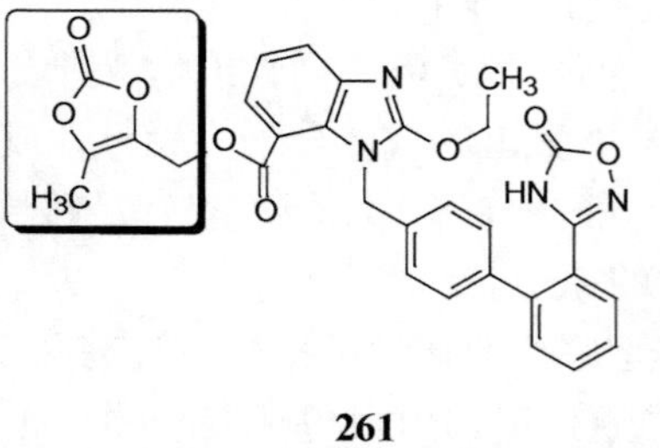   **261**

10.14.2.2 磷酸基的前药

具有抗病毒作用的核苷类似物是病毒逆转录酶抑制剂，需要在被感染的细胞内三磷酸化成活性成分。第一步磷酸化是经病毒的激酶催化，为限速步骤，因而在(类)糖基上预构一个磷(膦)酸基，在体内进而三磷酸化。分子中的磷酸基有"多余"的电荷,过高的极性有碍于过膜吸收,须掩蔽磷酸基的负离子,以提高亲脂性利于吸收。替诺福韦酯(**262**, tenofovir disoproxil)和阿德福韦酯(**263**, adefovir dipivoxil)分别是抗艾滋病药物替诺福韦和抗乙肝药物阿德福韦的可口服前药。载体的特点是经水合甲醛与磷酸和碳酸形成混合酯,当某个酯键水解,释放出原药,载体分解为甲醛、碳酸根和醇,不能重生前药。

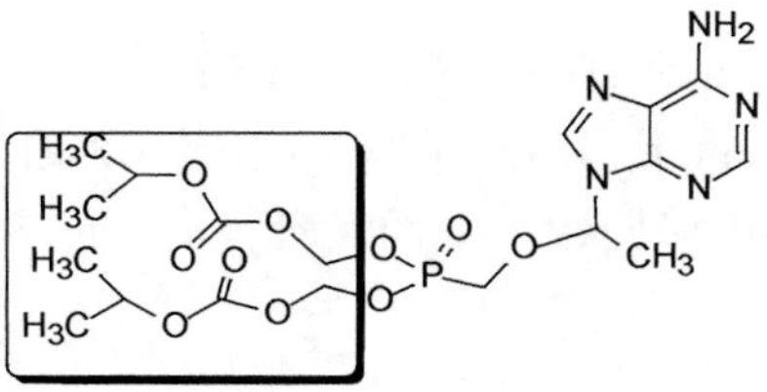

262 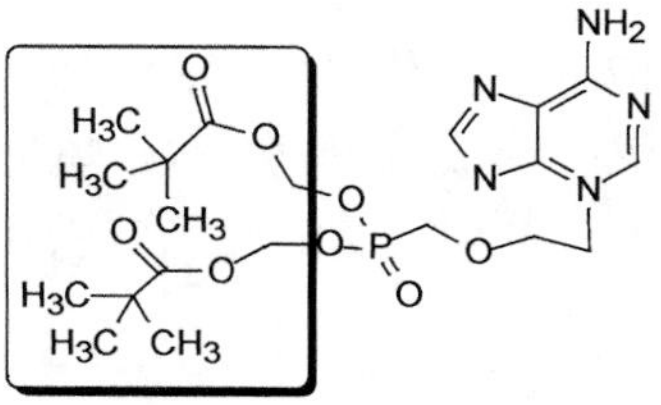   **263**

10.14.2.3 羟基的前药

改善药物的溶解性可提高生物利用度和血药浓度,利用结构中的羟基可经酯化,形成可逆性的前药。抗艾滋病药物福沙那韦(**264**, fosamprenavir)是 HIV 蛋白酶抑制剂安普那韦(amprenavir)的前药,药用为磷酸酯的钙盐,溶解性较好。在体内逐渐水解磷酸酯键生成原药而起效,因此该前药起到缓释的效果。

丙泊酚(propofol)是静脉注射用的全身麻醉药,微溶于水,临床用其含有大豆油、甘油和卵磷脂的乳状液。将酚基磷酸单酯化为磷酸丙泊酚(**265**, propofol phosphate),其钠盐提高了水溶性,易于注射应用,在血浆中经水解释放出原药。

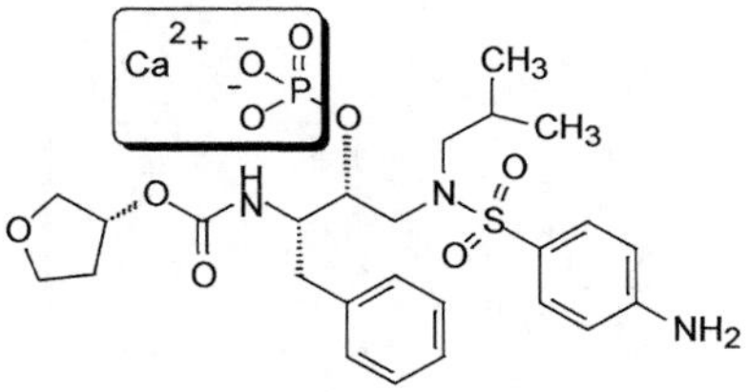

264 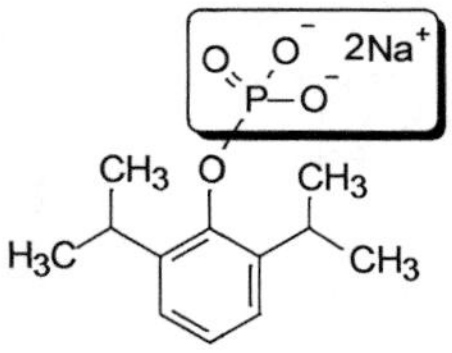   **265**

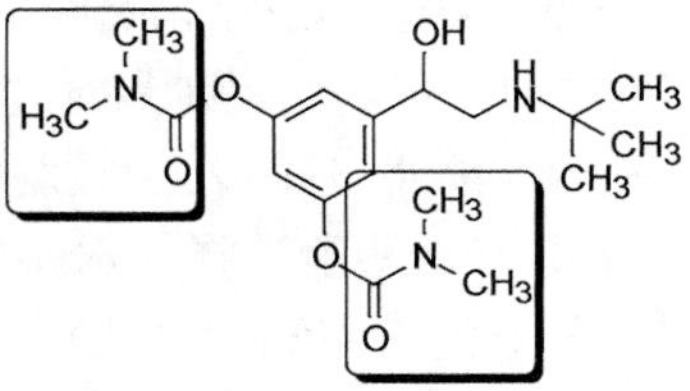

266

班布他林(**266**, bambuterol)为长时作用的 β2 受体激动剂,用于解除支气管痉挛，治疗哮喘病。班布他林是特布他林(terbutaline) *N,N*-二甲基氨甲酸酯前药，对化学和酶促水解非常稳定，并且是胆碱酯酶抑制剂，口服吸收后班布他林释放原药不是经单纯的水解，而是首先酶促氧化 *N*-甲基，生成 *N*-羟甲基氨甲酸酯，裂解出甲醛，成为一甲基氨甲酸酯，后者经伪胆碱酯酶水解生成特布他林，而班布他林是伪胆碱酯酶抑制剂。由于经过两个酶促反应，形成的原药特布他林较慢，因而有长效控释作用[142]。

17*α*-羟基孕酮(**267**， 17*α*-hydroxyprogesterone)的前药是 3 位酮基经烯醇化与环戊醇形成烯醇醚，称作喷他孕酮(**268**, pentagestrone)在体内缓慢水解生成用药，由于增加了脂溶性，口服吸收后可储存于脂肪组织中而缓慢释放，成为长效药物。

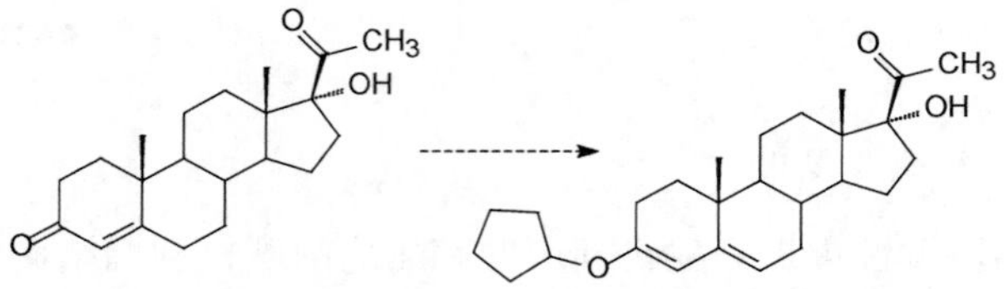

267　　　　　　　　**268**

10.14.2.4　氨基的前药

含氨基的原药可形成酰胺以降低分子的极性。头孢类抗生素常常在 3 位有碱性氨基片段，与 2 位羧基形成内盐，不易过膜吸收。头孢吡普酯(**269**, ceftobiprolem edocaril)是在氨基上经酰基连接出易水解的载体片段，在体内经酯水解，释放出头孢吡普，载体分解成碳酸和丁二酮。

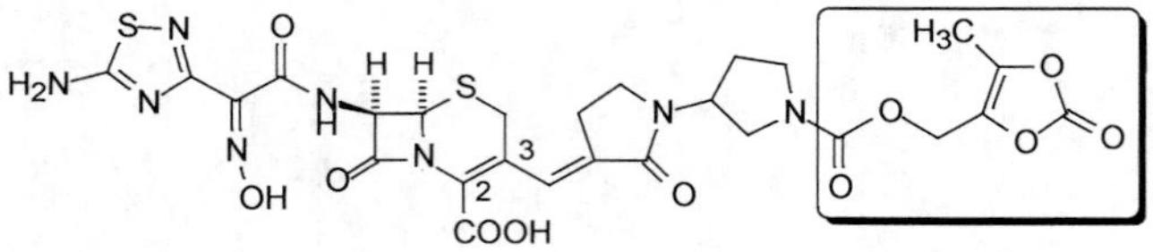

269

抗肿瘤药卡西他滨(**270**, capecitabine)是氟尿嘧啶的前药。口服吸收后，在肝脏中被酯酶水解，生成氨基碳酸 **271**，后者自动地脱羧生成 5′-脱氧-5-氟胞嘧啶 **272**。在肝脏和肿瘤细胞中的胞嘧啶脱氨酶将 5′-脱氧-5-氟胞嘧啶代谢转化成 5′-脱氧-5-氟尿嘧啶 **273**，**273** 经细胞中的尿苷磷酸酶选择性水解生成氟尿嘧啶 **274**。卡西他滨作为部位选择性的前药[143]，较好的口服利用度和在肿瘤组织中选择性浓集与活化等特征，全面优于氟尿嘧啶，临床用于乳腺癌和结肠癌转移的辅助治疗。

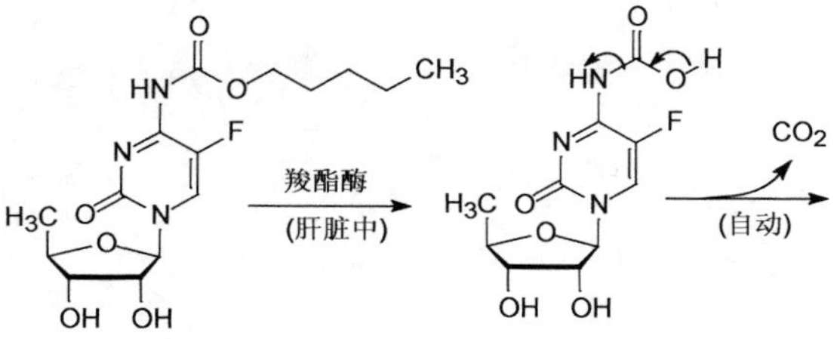

270　271

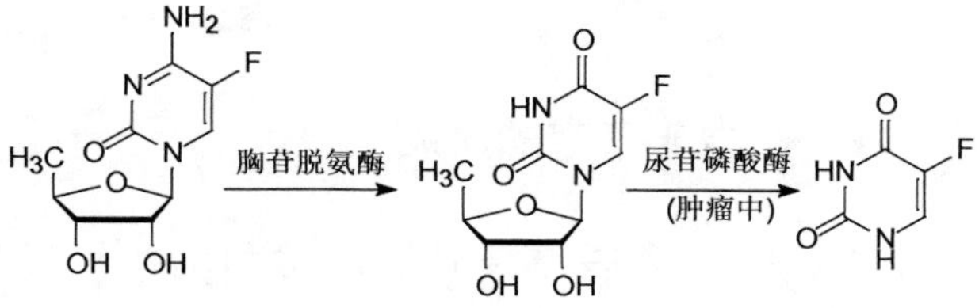

272　273　274

海他西林(**275**, hetacillin)是氨苄西林(**276**, ampicillin)的前药，是用丙酮与游离氨基和酰胺基形成氮杂缩酮，可口服吸收，在体内迅速水解释放氨苄西林。

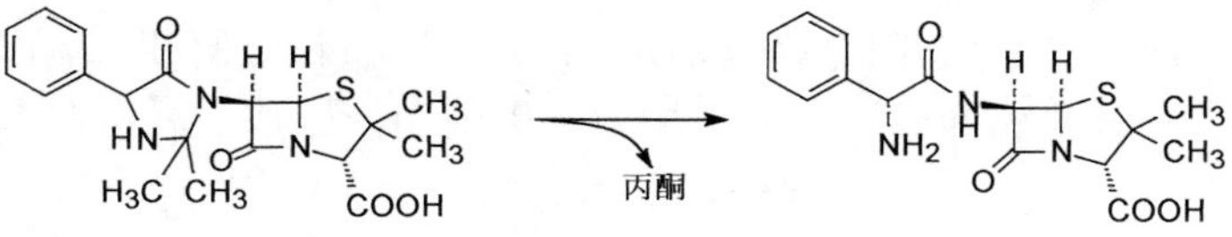

275　276

10.14.2.5　酮基的前药

酮基具有亲电性，易于同亲核基团发生反应，引起脱靶作用。制成缩酮或肟等前药，进入体内可释放出原药。例如用于中期和足月妊娠引产的地诺前列酮(**277**, dinoprostone，又称前列腺素 E2)，常温下为液体，9 位酮基的拉电子效应，可发生 10,11-消去反应而失活(**278**)，将酮基与乙二醇缩合成螺环缩酮(**279**)为稳定的固体物质。

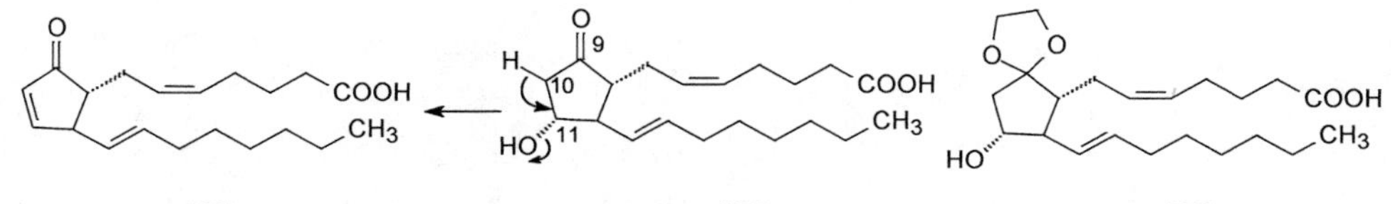

278　277　279

氢化可的松(**280**, hydrocortisone)的 21 位酮基可与半胱氨酸酯缩合成螺四氢噻唑环化合物 **281**，不仅提高了药物的稳定性，而且局部抗炎时开环的中间体是带有巯基亚胺，巯基促进了药物在皮肤上的聚集(与皮肤是上的巯基结合)，因而提高了抗炎效果。

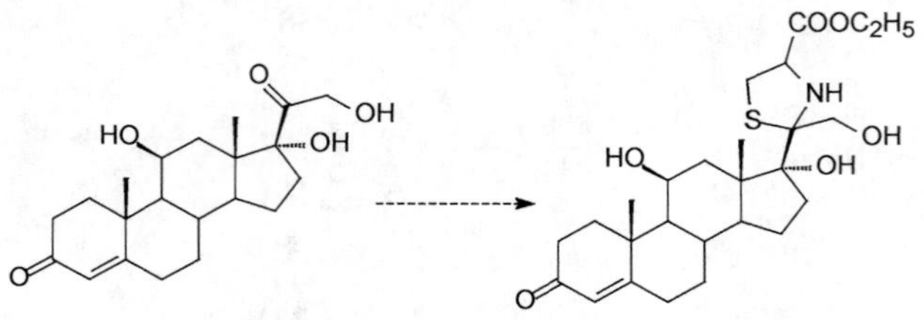

280　　　　　　　　　　　　　　**281**

10.14.3　案例解析——索非布韦的研制

10.14.3.1　NS5B RNA 聚合酶及核苷类抑制剂的作用机制

丙肝病毒(HCV)为正链RNA病毒,具有 NS5B RNA 依赖的 RNA 聚合酶(RdRp),负责 RNA 链的复制, 在病毒基因复制、病毒在宿主细胞中增殖是绝对必需的, 因而是治疗 HCV 的药物靶标。索非布韦是该聚合酶上市的第一个药物。

以病毒聚合酶为靶标的核苷类抑制剂都需要在感染细胞内经三磷酸化作用, 生成活化形式而起效, 核苷相继经核苷激酶、磷酸核苷激酶和二磷酸核苷激酶催化, 生成三磷酸核苷而抑制聚合酶, 导致基因的致死合成。核苷类药物需要经过体内的活化。

10.14.3.2　母核核苷的确定

起始化合物 2′-氟代脱氧胞苷 (282) 体外抑制 HCV 复制子活性, $EC_{90}=6.0\ \mu mol/L$。另一化合物 2′-甲基胞苷(283)的活性为 $EC_{90}=19.0\ \mu mol/L$, 选择性抑制作用较低, 例如对小鼠腹泻病毒(BVDV)的 $EC_{90}=2.30\ \mu mol/L$。基于这两个化合物结构, Pharmasset 公司设计合成了 2′-氟-2′-甲基脱氧胞苷(284, PSI-6130), 活性 $EC_{90}=5.40\ \mu mol/L$, 而且没有细胞毒作用, 显示 **284** 的活性和选择性有所提高。然而 **284** 作为胞苷类核苷, 在体内容易被胞苷脱氨酶催化脱氨, 转变为尿苷 **285** 而失去活性[144]。

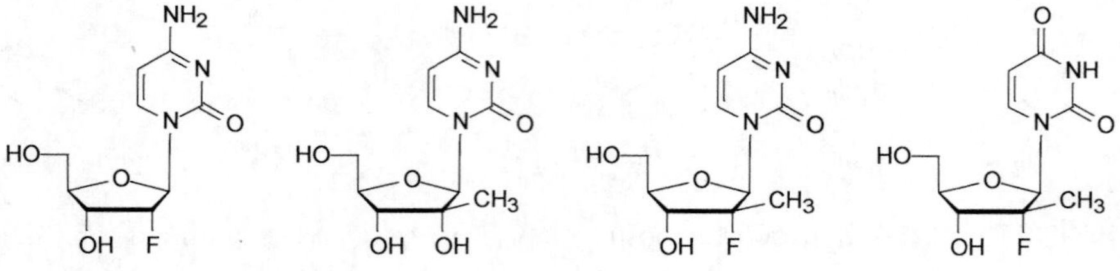

282　　　　　　　**283**　　　　　　　**284**　　　　　　　**285**

10.14.3.3　肝细胞代谢活化和代谢失活

研究肝细胞对化合物的作用，预测在体内的转化命运，对进一步优化结构和完善成药性起了重要作用。将 ^{3}H 标记的化合物 **284** 与人肝细胞温孵，在不同的时间检测肝细胞中化合物，发现 5′位羟基发生一磷酸、二磷酸和三磷酸化产物。同时，也因脱氨作用生成化合物 **285**[145]。图 10-30 是化合物 **284** 在肝细胞中的代谢过程。**284** 经脱氧胞苷激酶(dCK)催化生成一磷酸胞苷，继之可被胞(尿)苷一磷酸激酶(YMPK)催化生成二磷酸胞苷，再经核苷二磷酸激酶(NDPK)生成活化形式的三磷酸胞苷，后者对 NS5B 产生抑制作用。**284** 也可被肝细胞中胞苷脱氨酶氧化脱氨，生成尿苷 **285**，后者不能被 dCK 磷酸化，提示胞苷脱氨是个失活过程。所以碱基为胞嘧啶的核苷类药物具有代谢不稳定性。

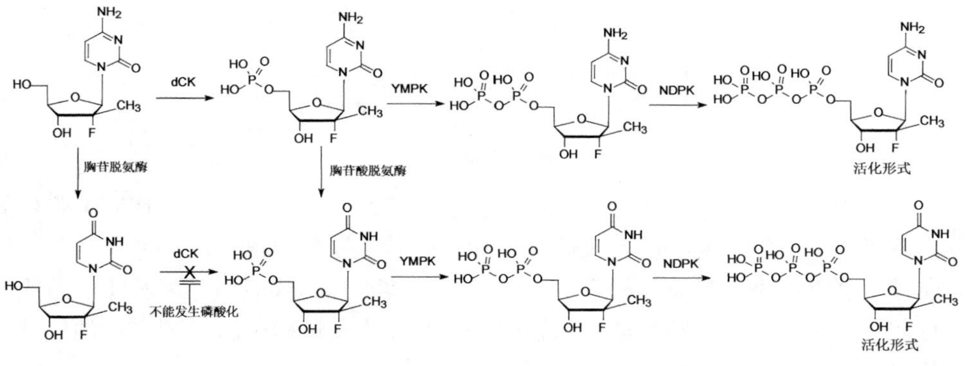

图 10-30　化合物 **284** 在肝细胞中的代谢失活和活化。dCK 代表脱氧胞苷激酶；YMPK 代表胞(尿)苷一磷酸激酶；NDPK 代表核苷二磷酸激酶

一磷酸胞苷类似物经脱氨生成的一磷酸尿苷(**286**)，后者在肝细胞内可发生二和三磷酸化，生成的三磷酸尿苷(**287**)具有较高的抑酶活性，$K_i=0.42\ \mu mol/L$，而且 **286** 可在肝细胞中长时间存留，半衰期 $t_{1/2}=38\ h$。然而，尿苷不能被激酶一磷酸化，研发一磷酸尿苷类药物则是关键的步骤[146]。

以 **286** 为研发对象，避免了胞苷的脱氨作用，也预构了一磷酸尿苷的结构，为生成活化产物 **287** 提供了磷酸基的"接口"。由于 **286** 的磷酸基是含有两个负电荷的酸根，不利于过膜吸收，药效和药代发生了冲突，须要制成前药掩蔽极性基团以利于吸收[147]。

10.14.3.4　多代谢位点的前药的设计

以 5′-一磷酸-β-D-脱氧-2′-氟-2′-C-甲基尿苷(**286**)为原药，设计前药的策略是形成酯和酰胺，使成为中性分子，并利用细胞内核苷酸结合蛋白的特异性水解功能，催化原药的释放。

1. 利用核苷酸结合蛋白水解磷酰胺键的特性

核苷酸结合蛋白是由 HINT1 编码的具有多功能的蛋白，包括水解核苷酸磷酰胺键的特性，例如可将 AMP-Lys 或 AMP-Ala 水解成 AMP 和氨基酸。由于 HINT1 主要分布在肝、肾和中枢神经系统，药物经口在胃肠道吸收后首先进入肝脏，因此设计含有磷酰胺片段的前药，对血浆中酯酶和酰胺酶具有稳定性，而进入肝细胞经首过效应，被 HINT1 蛋白裂解磷酰胺键和酯键连接的基团，复原成化合物 **286**，而且在肝细胞内 **286** "就地" 发生两次磷酸化，生成活性的三磷酸尿苷 **287**，成为作用于肝脏的靶向治疗药[148,149]。据此设计了通式为 **288** 的化合物类型。

288

通式 **288** 含有 3 个可变动基团：R_1 代表与磷酸形成的酯基，是在肝细胞中的离去基团，生成的醇或酚应有较低肝毒性；R_2 代表 α-氨基酸的不同侧链，其性质应在进入肝脏前该磷酰胺键稳定，只在肝脏水解断裂；R_3 代表氨基酸酯化的基团，也是调节分子的稳定性和可逆性水解的基团。在优化过程中通过 $R_1 \sim R_3$ 的广泛变换和组合，实现在肝细胞中抗 HCV 效力的最大化。

2. 磷酸酯 R_1 的变换

将 R_2 和 R_3 固定为较小基团 CH_3，变换 R_1 为苯环、取代的苯环(如卤代苯)、萘环或烷基。结果表明，未被取代的苯酯是优良的基团(EC_{90}=0.91 μmol/L；没有细胞毒作用)。

3. 氨基酸侧链 R_2 的变换

将 R_1 和 R_3 分别固定为苯基和甲基，变换 R_2 为天然氨基酸侧链，如 H(甘氨酸)、甲基(丙氨酸)、异丙基(缬氨酸)、异丁基(亮氨酸)、甲硫乙基(甲硫氨酸)、苄基(苯丙氨酸)等，评价化合物的活性和毒性。结果表明 S 构型的甲基为最佳基团(即天然的丙氨酸)，EC_{90}=0.91 μmol/L；没有细胞毒作用。

4. 羧酸酯基 R_3 的变换

将 R_2 固定为甲基，变换 R_1 为苯基、4-氟或 4-氯苯基，R_3 为甲基、乙基、异丙基和环己基，考察磷酸酯基不同的取代苯基与氨基酸上不同的烷酯基酯键的组配对活性和安全性的影响，结果表明当 R_3 为异丙基或甲基、R_1 为无取代的或卤素取代苯基等 7 个化合物有较优良的选择性活性。

5. 体外稳定性和释放原药速率的比较

前药的成药性，要求口服后在胃和肠道和血液中是稳定的，进入肝脏应能够迅速裂解掉所有载体基团(羧酸酯基，磷酸酯基和磷酰胺)，游离出 5′-磷酸-*β*-D-脱氧-2′-氟-2′-*C*-甲基尿苷(**286**)。后者在肝细胞中"就地"形成三磷酸尿苷，抑制 HCV 的聚合酶。通过对 7 个高选择性的化合物测定在胃液、肠液和血浆中的存留水平，表明它们是稳定存在的，半衰期 $t_{1/2}>15$ h；而在人肝 S9 组分中则迅速裂解出化合物 **286**。这 7 个受试物中，化合物 **289**、**290** 和 **291** 的体外活性、在非靶组织的稳定性和在肝细胞转化为 **286** 的速率等表现优良，下一步是通过体内评价这三个化合物，以优选出候选物。

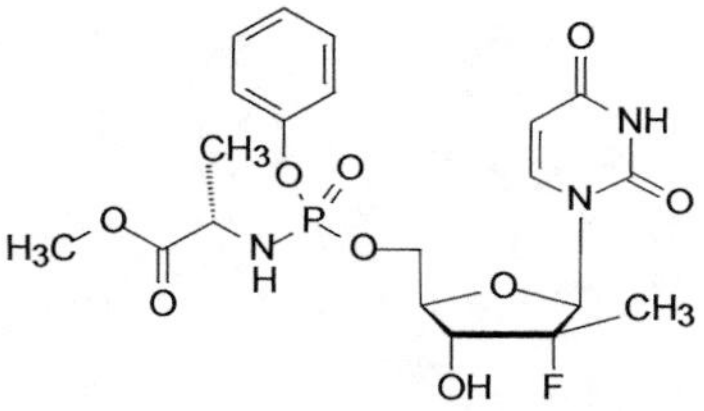

289 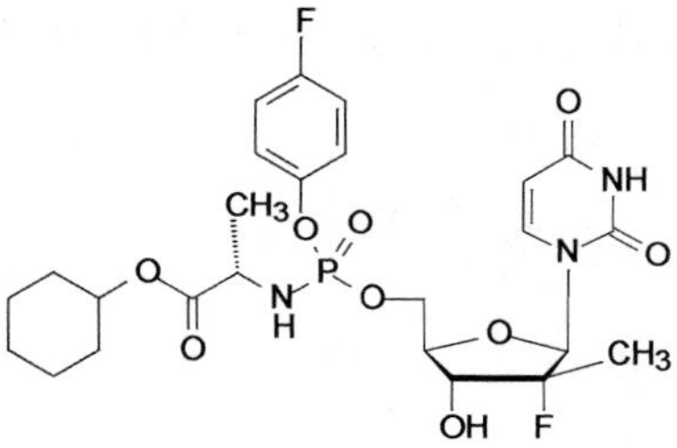   **290**

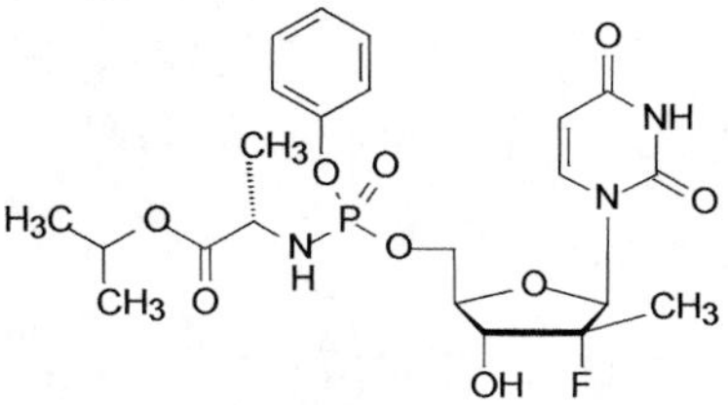

291

6. 体内测定三磷酸尿苷浓度以预测抗 HCV 活性

化合物 **289~291** 最后形成的活化结构虽然相同，但药代行为(例如吸收速率和吸收量、进入肝细胞的速率和药量、转化成活性形式的速率和水平等)存在差异，因而只靠体外的数据不能预判体内的效果(这是转化过程中经常遇到的瓶颈)。研制者通过灌胃一定剂量的受试物给大鼠、犬和猴，动态测定血浆中前药的 C_{max} 和 AUC，用 LC/MS/MS 测定牺牲动物后肝脏中的前药和三磷酸尿苷 **287** 的总量(**287** 的含量是抗 HCV 病毒活性的指标)。结果表明，化合物 **291** 在三种实验动物转化成活性产物量最多，应是治疗效果最佳的前药。表 10-14 列出了化合物 **289~291** 给猴灌胃后血浆和肝脏的药代参数，表明化合物 **291** 的血浆和肝脏药代参数明显优于另外两个[150]。

表 10-14　猴灌胃化合物 289~291 后血浆和肝脏的药代参数

化合物 [a]	血浆 [b]					肝脏 [c]	
	剂量 /(mg/kg)	C_{max} /(ng/mL)	T_{max}/h	AUC$_{(inf)}$ /(ngh/mL)	AUC$_{(0-t)}$ /(ngh/mL)	前药 /(ng/g 肝)	三磷酸尿苷 /(ng/g 肝)
289	50	19	0.25	34	27	4.66	26
290	50	1.8	6.00	未测	未测	13	未测
291	50	33	1.00	170	86	177	57

a. 连续 4 天给药 50 mg/kg; b. 第 3 天给药后第 1 h、2 h、4 h、6 h、12 h、24 h 取血样; c. 第 4 天给药后 4 h 取出肝脏测定

在安全性方面，用体外微粒体和骨髓细胞实验表明，化合物 **289** 和 **291** 高剂量下未呈现毒性。遂确定化合物 **291** 为候选药物，命名为索非布韦(sofosbuvir)，获得了成功。

10.14.4　生物前体药物

10.14.4.1　基本概念

生物前体药物是没有载体的前药，在体内经化学机制或代谢而活化呈现药效的药物。机体对外源性物质的生物转化所生成的活化产物是生物前体药物的依据。生物前体药物的设计是由活性代谢产物逆推而成的，在体内经 I 相代谢的氧化、还原、裂解、转位、水合-脱水等单个反应或级联反应，生成具有活性的药物。

10.14.4.2　氧化活化的前药

乙酰苯胺(**292**, acetanilide)和非那西丁(**293**, phenacetin)曾经是解热镇痛药，后来证明是对乙酰氨基酚(**294**, paracetamol)的生物前体，分别经 CYP 催化氧化苯环或氧化脱乙基生成，现已由对乙酰氨基酚代替了乙酰苯胺和非那西丁。

292　　　　　　**293**　　　　　　**294**

环磷酰胺(**295**, cyclophosphamide)本身没有活性，经酶催化 4 位氧化成羟基(**296**)，生成的半缩醛开环成含醛基链的磷酰胺 **297**，后者经 β 消去反应脱掉丙烯醛，生成氨基磷酰氮芥 **298** 而活化。氮芥基团(β-氯乙氨基)也是生物前体基团，本身没有生物烷化作用，经分子内亲核取代生成乙烯亚铵离子而活化成烷化基团。

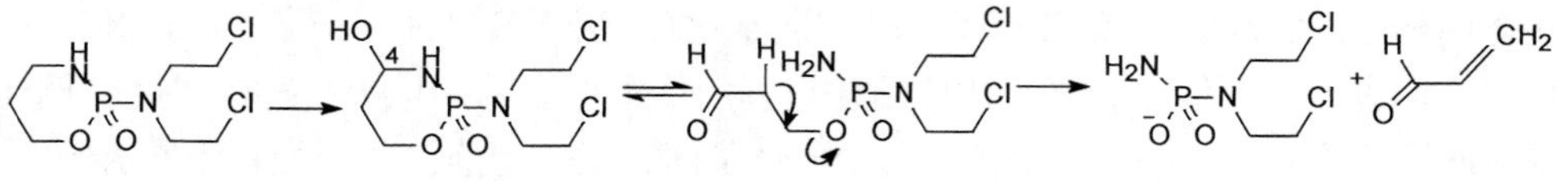

295　　**296**　　**297**　　**298**

　　氯吡格雷(**299**, clopidogrel)是作用于血细胞膜上 ADP 受体 P2Y$_{12}$ 的抑制剂,为抗凝血药物,用于预防心肌梗死和卒中。作为生物前体药物,氯吡格雷的活化过程是在 CYP2C19 等细胞色素氧化酶作用下,2 位氧化成羟基物 **300**,**300** 可互变异构为不饱和噻吩酮 **301**,水解开环成活化形式硫醇 **302**,后者与酶的巯基形成共价的二硫键,为不可逆抑制剂。活化型分子含有两个手性中心,*S*-羧酸甲酯和 *R*-巯基是必需的构型。不饱和酸为 Z 构型,也是重要的结构因素[151]。

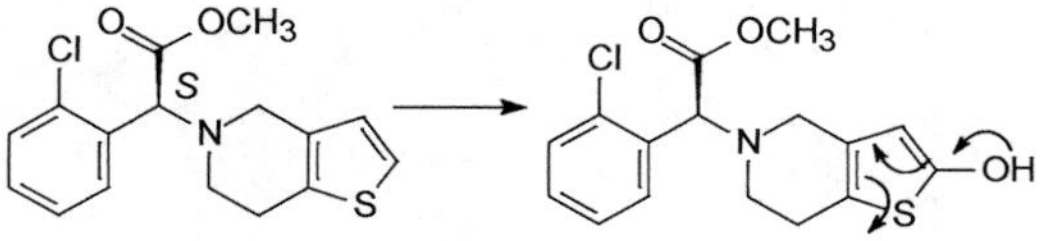

299　　　　　　**300**

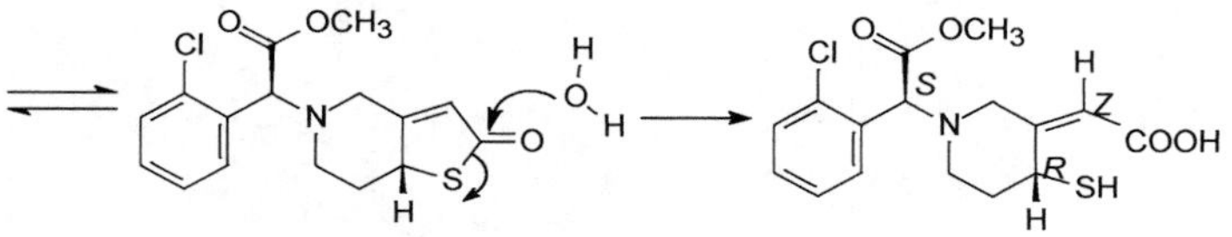

301　　　　　　**302**

　　泛醇(**303**, panthenol)是泛酸(**304**, pantothenic acid)的生物前体前药,在体内醇基氧化成羧基发挥生理作用。泛醇的稳定性强于泛酸,外用保护创伤和烧伤,也作为保湿剂。

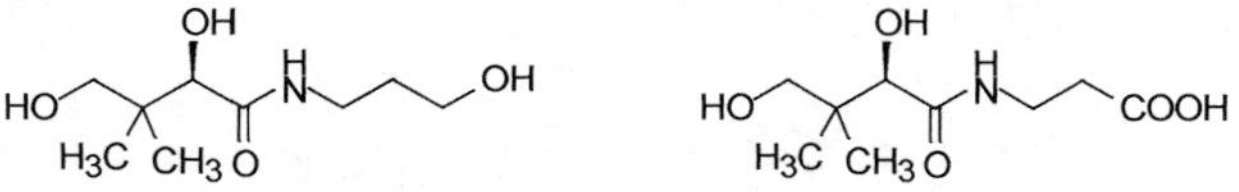

303　　　　　　　　　　**304**

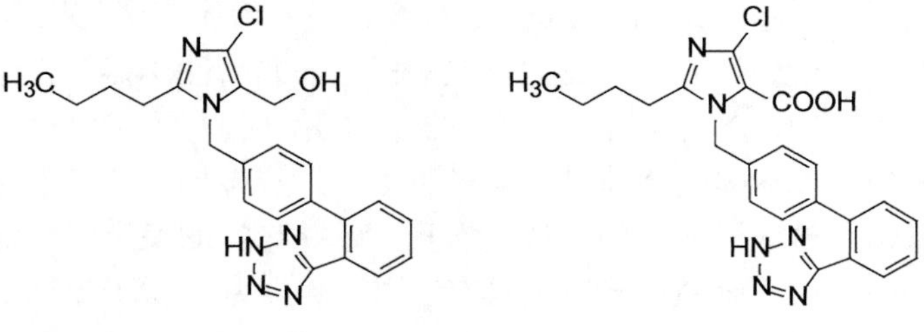

305　　　　　　　　　　**306**

降压药氯沙坦(**305**, losartan)为血管紧张素Ⅱ受体拮抗剂,咪唑环上的羟甲基在体内经CYP2C9和3A4氧化代谢，变成羧基化合物(**306**)，活性高于氯沙坦40倍，而且半衰期也长于氯沙坦。这个代谢活化过程启示了后续的沙坦类药物的研制，例如坎地沙坦酯等后续的沙坦药物含有两个酸性基团，变生物前体前药为载体型前药。

10.14.4.3 还原活化的前药

非甾体抗炎药舒林酸(**307**, sulindac)为环氧合酶抑制剂，治疗慢性炎症。舒林酸是生物前体型前药，分子中的亚砜基在肝脏中还原成硫醚 **308** 而活化，**308** 经胆汁排泄到小肠中再被吸收，呈现抗炎作用，而且因逐渐吸收起到缓释效果，降低了对消化道的刺激。

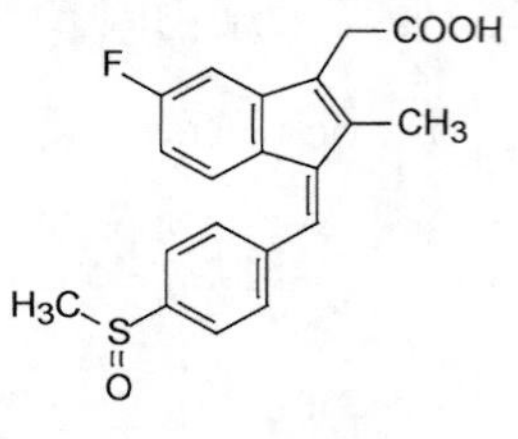

307 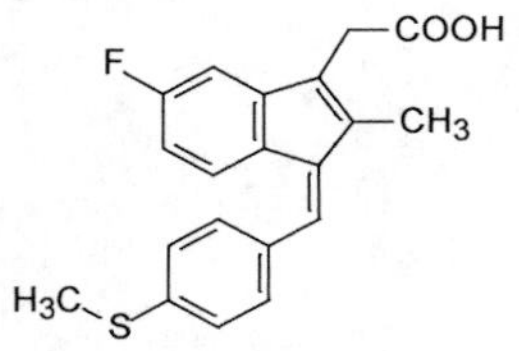　　　　　　　　**308**

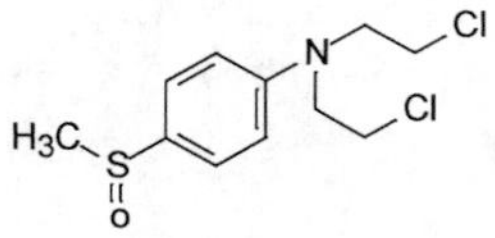

309 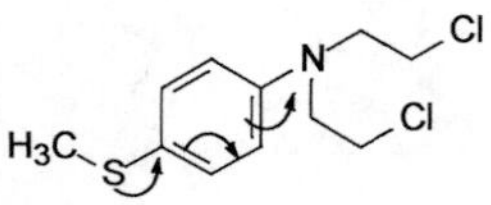　　　　　　　　**310**

亚砜基在体内主要经氧化代谢成砜基，但在缺氧环境下可被还原成硫醚。肿瘤细胞多为缺氧环境，将亚砜基连接于苯基氮芥的对位(**309**)，借助肿瘤细胞的缺氧而还原成硫醚基(**310**)，变吸电子为推电子基团，提高了氮原子的亲核性，产生对肿瘤组织的选择性烷化作用[152]。

10.14.4.4 化学活化的前药

这是由于介质 pH 的变化或其他因素而发生分子内反应而导致的前药活化。质子泵抑制剂奥美拉唑(**311**, omeprazole, 现今已由光活体艾司美拉唑代替)就是这样的前药。在中性或碱性介质中奥美拉唑呈稳定的非活性体存在，但在壁细胞分泌小管的酸性环境中，苯并咪唑的氮原子被质子化，提高了亲电性，吡啶环氮原子的孤电子对向苯并咪唑的 2 位碳作亲核进攻，形成螺环，此时苯并咪唑环失去部分芳香体系，经过成键电荷的转移，恢复了苯并咪唑的稳定体系，螺环开环，形成次亚磺酸。该次亚磺酸的硫原子具有亲电性，羟基经质子化被苯并咪唑的氮原子作分子内亲核进攻，失去水分子，形成吡啶鎓次亚磺酰胺，后者仍是亲电性基团，与 H^+/K^+-ATP 酶的半胱氨酸残基(Cys813 和 Cys892)发生亲核取代，六元环被打开，形成共价结合的二硫键，造成 H^+/K^+-ATP 酶不可逆抑制作用。图 10-31 是奥美拉唑活化和作用机制过程。

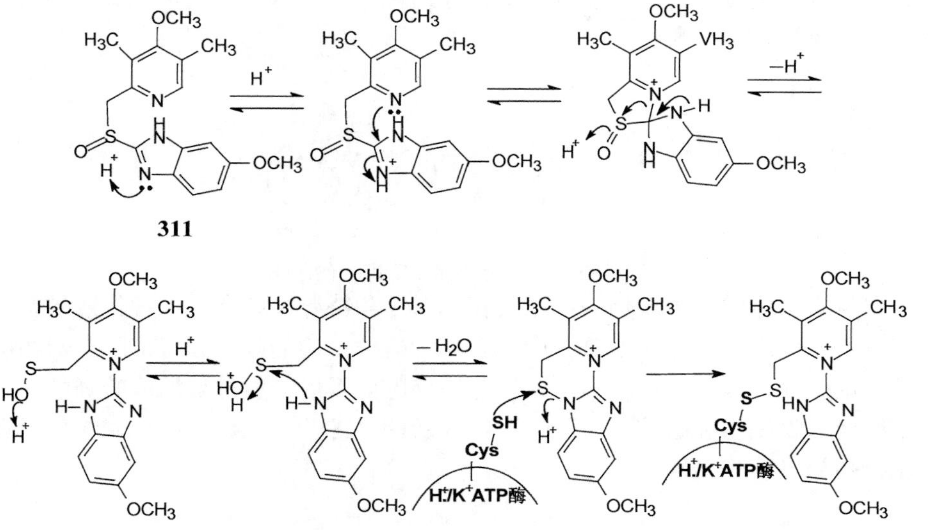

311

图 10-31　奥美拉唑的活化作用机制

紫杉醇(**312**, paclitaxel)的水溶解度很低，大约是 0.25 μg/mL，口服不能吸收，即便静脉滴注，仍须加入表面活性剂 Cremophor EL 以助溶，常引起过敏反应。为提高溶解性，合成了化合物 **313**，设计原理是脂肪胺的亲核性强于醇羟基，将侧链上氨基和羟基的苯甲酰换位，游离氨基可制成盐以助溶，将羟基苯甲酰化，因而 **313** 作为 **312** 的区域异构体，在体内经分子内亲核取代，苯甲酰转移到氨基上，游离出羟基，生成紫杉醇。然而该反应速率较慢，在体内达不到最低有效浓度，因而未达到治疗效果[153]。

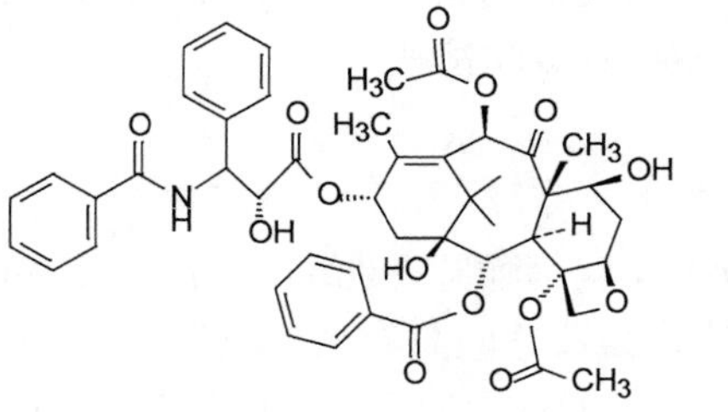

312 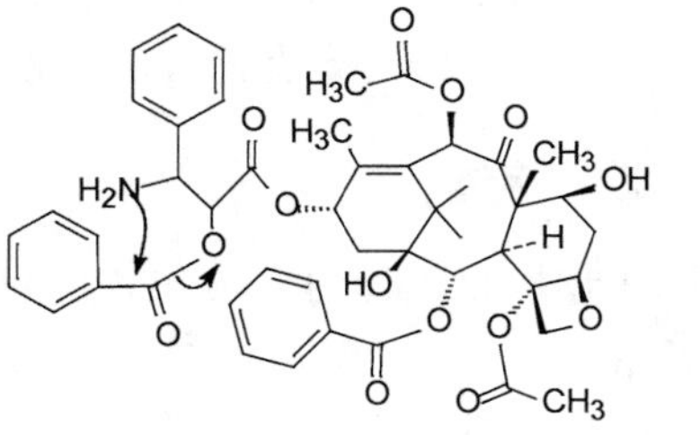　　　　　　　　　　**313**

10.15　抗体药物偶联物

抗体药物偶联物(antibody drug conjugate, ADC)是将单克隆抗体经连接基与细胞毒素性分子结合在一起的抗肿瘤药物，因而兼有生物大分子药物和小分子药物的性质。在结构上 ADC 由三部分组成：起导向作用的抗体蛋白，靶向性地将 ADC

输送到肿瘤组织；杀伤肿瘤细胞的细胞毒性药物是起效分子，连接基(linker)是将抗体蛋白与药物小分子(或高毒性分子)缀合在一起的化学接头，如图 10-32 所示。就整体而言，抗体药物偶联物具有生物药的特征，也有前药载体的形式，以及分子设计和化学合成的内涵。

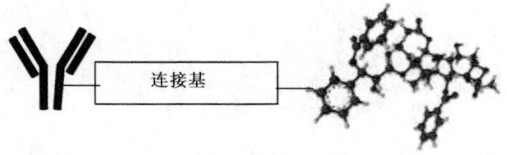

图 10-32　抗体药物偶联物组成的示意图

　　单克隆抗体对于肿瘤相关抗原具有靶向性和特异性结合，这种强效的亲和力不仅有治疗作用，而且在 ADC 中主要作为靶向传输的载体，将细胞毒药物运载到肿瘤细胞处，与肿瘤细胞结合并被肿瘤细胞内吞后，通过溶酶体的降解，释放出细胞毒药物杀伤肿瘤[154]。研制 ADC 涉及四个环节：靶标、单抗、小分子毒物或化疗药物以及连接基。

10.15.1　靶标

　　选择 ADC 的作用靶标就是确定肿瘤细胞的表面抗原，犹如研发小分子药物确定作用靶标一样，是治疗作用的依据，关系到 ADC 的疗效和安全性。理想的抗原首先应在肿瘤细胞表面高表达，而在正常组织细胞中没有或者极少表达；其次在识别靶点抗原后，ACD 可有效地内化进入细胞。现今用于 ADC 的识别靶标表达于肿瘤细胞表面，例如 CD30 在霍奇金淋巴瘤表面、CD33 于急性骨髓性白血病，MUC16 于卵巢癌；HER2 于乳腺癌，CD74 则表达于多种肿瘤细胞的表面。目前上市和处于临床研究的五十多种抗体药物偶联物中主要集中于白血病和淋巴瘤等非实体瘤，同时也在研究乳腺癌和卵巢癌等实体瘤。

10.15.2　抗体

　　抗体和抗原靶标的高亲和力是 ADC 靶向传输和杀伤的核心，抗体结合抗原的离解常数 K_d 应在 10 nmol/L 水平、抗体作为载体应具有低免疫原性、长半衰期，在血液中稳定且内吞性好的性质。所以，抗原的选择很重要，要求作用靶标清晰、在肿瘤细胞上呈高表达状态，在正常组织没有或低表达；抗体方面应支持药物加载，缀合了药物分子后仍保持靶向性、稳定性和向细胞的内化性，要求 ADC 有良好的药代动力学特性和较低的非特异性结合[155]。

　　随着细胞工程、抗体工程和基因工程等技术的发展，单克隆抗体从早期的鼠源性单克隆抗体、嵌合性单克隆抗体发展成为人源化单克隆抗体和全人源单克隆抗体，从而降低了抗体的免疫原性，并延长了在血液中的存留时间(半衰期)。抗体是属于免疫蛋白超家族的一种可识别特定抗原的糖蛋白，治疗用的单抗多是半衰期长的 IgG1、IgG2 和 IgG4。单抗不应有免疫原性，通过结构修饰与连接基结合不失导向性，被细胞内吞后释放出细胞毒分子，机制清晰地杀伤肿瘤细胞 。

10.15.3　细胞毒药物

ADC 可视作载体型前药，单抗是细胞毒分子的载体并导向抗原靶标，细胞毒分子为前药 ADC 中的原药。

细胞毒药物可以是临床上常规使用的化疗药物，也可以是高活性的毒性分子，对肿瘤细胞有强效杀伤作用，单抗的特异性传输避免了脱靶性。常用的细胞毒化合物有 DNA 高活性的烯二炔分子卡奇霉素(314, calicheamicin)，微管蛋白抑制剂 3-巯基-1-氧代丙基美登素(315, mertansine)、单甲基奥瑞布林 E (316, monomethyl auribulin E, MMAE)和单甲基奥瑞布林 F (317, MMA F)，拓扑异构酶 I 抑制剂 10-羟基伊立替康(318，SN-38)和嵌合型拓扑异构酶 II 抑制剂多柔比星(319, doxorubicin)等，具有不同的抗肿瘤作用机理。

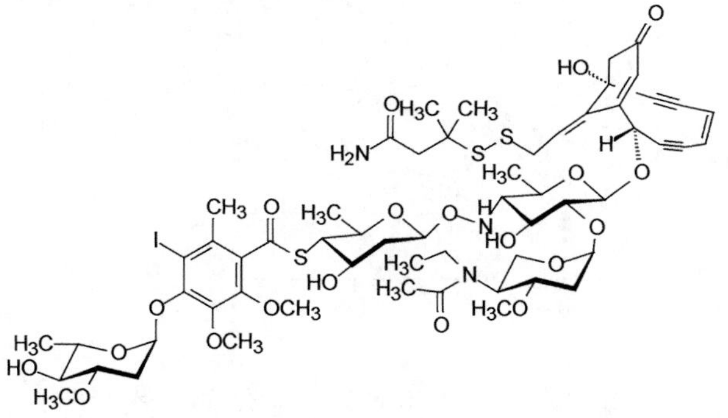

314 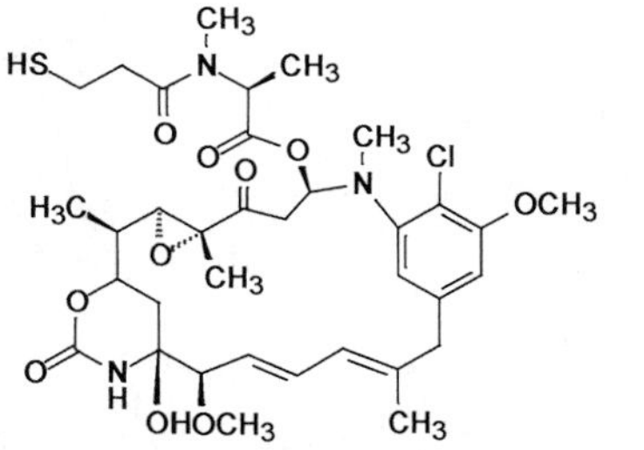　　　　　　　315

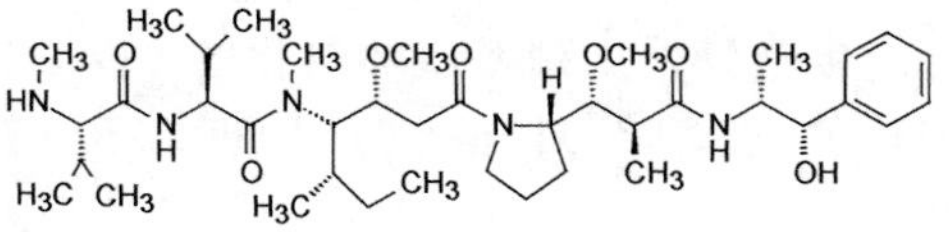

316 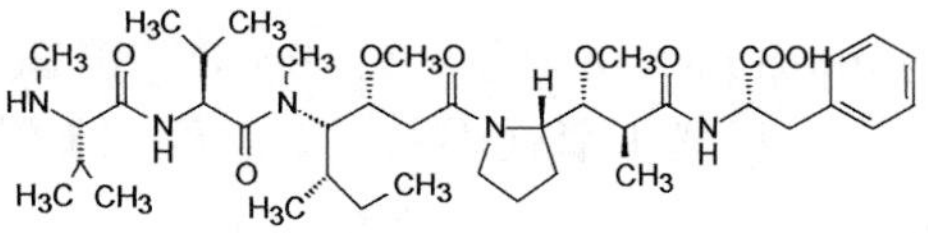　　　　　　　317

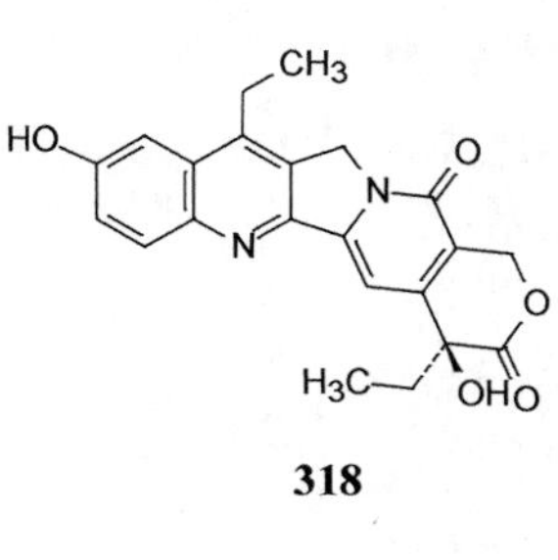

318 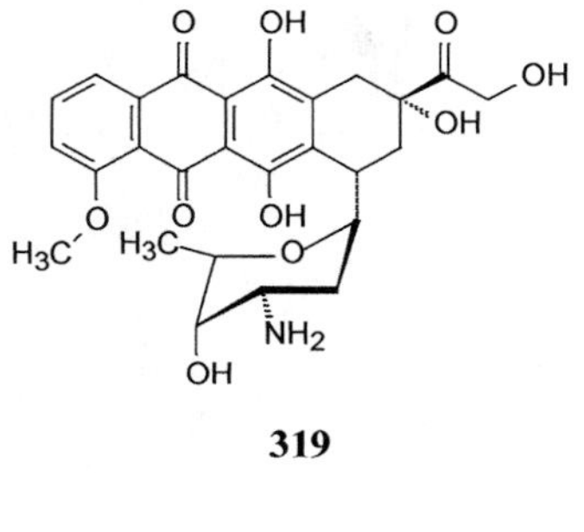　　　　　　　319

10.15.4 连接基

连接基是单抗与细胞毒分子的连接纽带,是可逆性的化学接头。生成的 ADC 在需要稳定处是稳定的,例如在血液循环中的稳定性,需要裂解释放出细胞毒性分子时应释放,例如到细胞内能够释放出药物分子,这就是连接基的特性。

ADC 药物常用的连接基主要有腙键(酮基与肼基的缩合)、二硫键和肽键等。腙键在中性或碱性介质中是稳定的,而在酸性条件下可发生水解。第一个上市的 ADC 药物奥佐米星吉妥珠单抗(320, gemtuzumab ozogamicin)就是通过腙键将 CD33 单克隆抗体与卡奇霉素(324)连接的 ADC(商品名 Mylotarg)[156],治疗 CD33 阳性的急性髓系白血病,后由于安全性-有效性的不足于 2010 年撤市,推测是在到达肿瘤细胞前腙键被水解而脱靶的安全性问题。

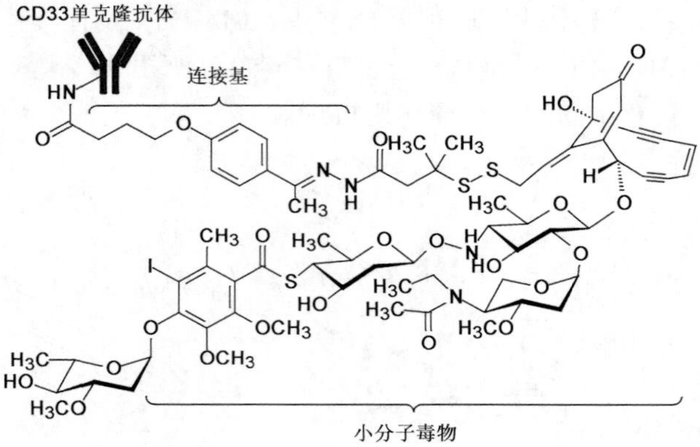

320

二硫键也是可裂解的连接基,二硫键在细胞外不易发生裂解使药物脱落,在细胞内因高浓度的谷胱甘肽中可发生置换裂解。例如美登素洛妥珠单抗(321, lorvotuzumab mertansine;IMGN-901)是将连接基分子 3-巯基戊酸酰化的 CD56 单抗与 3-巯基-1-氧代丙基美登素经二硫键形成的 ADC[157],目前处于 II 期临床研究,治疗罕见病 Merkel 细胞癌。

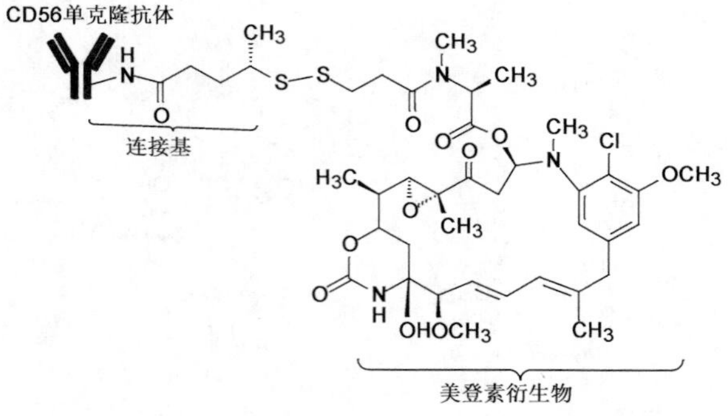

321

肽键的结合最为紧密，只在溶酶体蛋白水解酶的作用才发生断裂。例如已经上市的奥瑞布林本妥昔单抗(322, brentuximab vedotin)是通过连接基缬氨酸-瓜氨酸二肽链将嵌合型单抗 IgG1 连接毒素 MMAE 形成的 ADC，在肿瘤细胞内溶酶体组织蛋白酶 B 的作用下，水解二肽连接基，释放出单甲基奥瑞布林 E(MMAE)，治疗难治性霍奇金淋巴瘤和间变性大细胞淋巴瘤[158]。

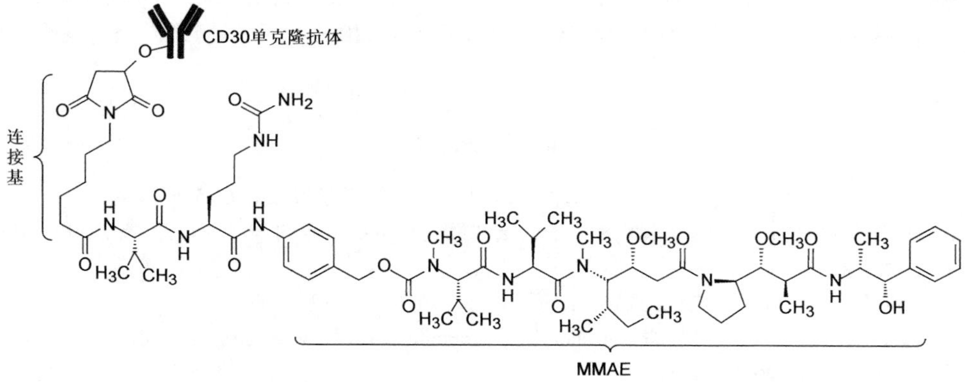

322

美登素曲妥珠单抗(323, trastuzumab emtansine)是用抗 HER2 抗体曲妥珠单抗，通过非断裂式硫醚连接基(SMCC)与 3-巯基-1-氧代丙基美登素(mertansine)相连，平均每个抗体接有 3.5 个药物分子。曲妥珠单抗和 323 都可结合到 HER2 胞外域Ⅳ，抑制 HER2 功能。美登素曲妥珠单抗仍然能够保持原单抗的性质并发挥 ADC作用。已于 2012 年上市治疗 HER2 呈阳性的乳腺癌患者[159]。

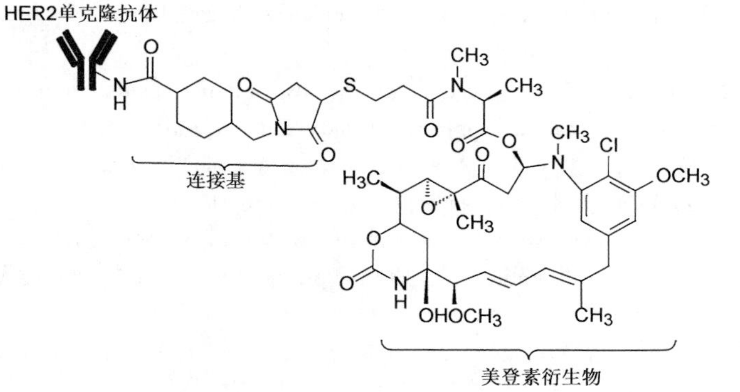

323

10.15.5 偶联位点和容量

单抗经连接基偶联细胞毒药物，是通过抗体上赖氨酸残基或链间二硫键还原产生的半胱氨酸残基实现的，两种方式生成的 ADC 中每个抗体分子偶联的药物分子数为 1 个到 8 个不等，由于形成混合物，难以实现制备 ADC 的批间一致性。定向偶联技术可以使每个抗体上携带相同数目的药物分子数，得到均一性的 ADC 药物。ADC 的另一发展趋势是单抗连接多价药物，即在同一个抗体连接几种相互协同的小分子来提高疗效。这就需要更完善的偶链技术，甚至需要对两种甚至更多种技术进行整合使用。ADC 的结构复杂，在均一性的制备工艺、质量控制、药效、药代和安全性等药学和生物学评价与历史悠久的小分子药物研发有显著的不同。

参 考 文 献

[1] 郭宗儒. 药物分子设计的策略: 药理活性和成药性. 药学学报, 2010, 45: 538-547

[2] 郭宗儒. 药物分子设计的策略: 分子的宏观性质与微观结构的统一. 药学学报, 2008, 43: 227-233

[3] 郭宗儒. 首创性和跟进性药物简析, 药学学报, 2016, 51: 1179-1184

[4] Zhao H Y, Guo Z R. Medicinal chemistry strategies in follow-on drug drug discovery. Drug Discov Today, 2009, 14: 516-522

[5] 郭宗儒. 药物分子设计的策略: 苗头和先导物的品质决定新药的成败. 药学学报, 2008, 43: 898-904

[6] Morphy, R. The influence of target family and functional activity on the physicochemical properties of pre-clinical compounds. J Med Chem, 2006, 49: 2969-2978

[7] Veber D F, Johnson S R, Cheng H Y, et al. Molecular properties that influence the oral bioavailability of drug candidates. J Med Chem, 2002, 45: 2615-2623

[8] Morphy R, Rankovic Z. Designed multiple ligands. An emerging drug discovery paradigm. J Med Chem, 2005, 48: 6523-6543

[9] Hopkins A L, Groom C R, Alex A. Ligand efficiency: A useful metric for lead selection. Drug Discovery Today, 2004, 9:430-431

[10] Ishikawa M, Hashimoto Y. Improvement in aqueous solubility in small molecule drug discovery programs by disruption of molecular planarity and symmetry. J Med Chem, 2011, 54: 1539-1554

[11] Finnin M S, Donigian J R, Cohen A, et al. Structures of a histone deacetylase homologue bound to the TSA and SAHA inhibitors. Nature, 1999, 401: 188-193

[12] Stowell J C, Huot R I, van Voast L. The synthesis of N-hydroxy-N'-phenyloctanediamide and its inhibitory effect on proliferation of AXC rat prostate cancer cells. J Med Chem 1995, 38: 1411-1413

[13] Uemura D, Takahashi K, Yamamoto T, et al. Norhalichondrin A: An antitumor polyether macrolide from a marine sponge. J Am Chem Soc, 1985, 107: 4796-4798

[14] Zheng W, Seletsky B M, Palme M H, et al. Macrocyclic ketone analogues of halichondrin B. Bioorg Med Chem Lett 2004, 14: 5551-5554

[15] Fujita T, Inoue K, Yamamoto S, et al. Fungal metabolites. Part 11. A potent immunosuppressive activity found in Isaria sinclairii metabolite. J Antibiot, 1994, 47: 208-215

[16] Fujita T, HiroseR, Yoneta M, et al. Fingolimod (FTY720): Potent immunosuppressants, 2-alkyl-

2-aminopropane-1,3-diols. J Med Chem, 1996, 39: 4451-4459

[17] Fujita T, Yoneta M, Hiros R, et al. Simple compounds, 2-alkyl;2-amino-1,3-propanediols have potent immunosuppressive activity. Bioorg Med Chem Lett, 1995, 5: 847-852

[18] 郭宗儒. 从天然产物到免疫调节药物芬戈莫德. 药学学报, 2014, 49: 148-150

[19] Haynes R K, Fugmann B, Stetter J. Artemisone: A highly active antimalarial drug of the artemisinin class. Angew Chem Int Ed, 2006, 45: 2082-2088

[20] 郭宗儒. 青蒿素类抗疟药的研制. 药学学报, 2016, 51: 157-164

[21] Wall M E, Wani M C, Cook C E, et al. Plant antitumor agents. I. The isolation and structure of camptothecin, a novel alkaloid leukemia and tumor inhibitor from Camptotheca acuminata. J Am Chem Soc, 1966, 88: 3888-3890

[22] Kingsbury W D, Boehm J C, Jakas D R, et al. Synthesis of water soluble (aminoalkyl) camptothecin analogues: Inhibition of topoisomerase I and antitumor activity. J Med Chem 1991, 34: 98-107

[23] Sawada S, Okajima S, Aiyama R, et al. Synthesis and antitumor activity of 20(S)- camptothecin derivatives: Carbamate-linked, water-soluble derivatives of 7-ethyl-10- hydroxycamptothecin. Chem Pharm Bull, 1991, 39: 1446-1454

[24] Ohwada J, Ozawa S, Kohchi M, et al. Synthesis and biological activities of a pH-dependently activated water-soluble prodrug of a novel hexacyclic camptothecin analog. Bioorg Med Chem Lett, 2009, 19: 2772-2776

[25] Al-awar R S, Ray J E, Schultz R M, et al. A Convergent approach to cryptophycin 52 analogues: Synthesis and biological evaluation of a novel series of fragment A epoxides and chlorohydrins. J Med Chem, 2003, 46: 2985-3007

[26] Pardridge W M. Crossing the blood-brain barrier: Are we getting it right? Drug Discovery Today, 2001, 6: 1-2

[27] Nussbaumer P, Winiski A P, Cammisuli S, et al. Novel antiproliferative agents derived from lavendustin A. J Med Chem, 1994, 37: 4079-4084

[28] Chassis H, Jolliffe N, Smith H. The action of phlorizin on the excretion of glucose, xylose, sucrose, creatinine, and urea by man. J Clin Invest, 1933, 12: 1083-1089

[29] Ehrenkranz J, Norman G, Lewis N G, et al. Phlorizin: A review. Diaet Metab, 2005, 21: 31-38

[30] Nomura S, Sakamaki S, Hongu M, et al. Discovery of canagliflozin: A novel C-glucoside with thiophene ring, as sodium-dependent glucose cotransporter 2 inhibitor for the treatment of type 2 diabetes mellitus. J Med Chem, 2010, 53: 6355-6360

[31] Meng W, Ellsworth B A, Nirschl A A, et al. Discovery of dapagliflozin: A potent, selective renal sodium-dependent glucose cotransporter 2 (SGLT2) inhibitor for the treatment of type 2 diabetes. J Med Chem, 2008, 51:1145-1149

[32] Grempler R, Thomas L, Eckhardt M, et al. Empagliflozin, a novel selective sodium glucose cotransporter-2 (SGLT-2) inhibitor: Characterisation and comparison with other SGLT-2 inhibitors. Diabetes Obes Metab, 2012, 14: 83-90

[33] Gerth K, Washausen P, Hofle G, et al. Epothilons A and B: Antifungal and cytotoxic compounds from Sorangium cellulosum (Myxobacteria). Production, physico-chemical and biological properties. J Antibiot 1996, 49: 560-563

[34] Winkler J D, Axelsen P H. A model for the taxol (paclitaxel)/epothilone pharmacophore. Bioorg

Med Chem Lett, 1996, 6: 2963-2966

[35] Lee F Y F, Borzilleri R, Fairchild C R, et al. Preclinical discovery of ixabepilone, a highly active antineoplastic agent. Cancer Chemother Pharmacol, 2008, 63: 157-166

[36] Sasaki J, Mizoue K, Morimoto S, et al. Microbial transformation of 6-*O*-methylerythromycin derivatives. J Antibiot, 1988, 41: 908-915

[37] Bright G M, Nagel A A, Bordner J, et al. Synthesis, *in vitro* and *in vivo* activity of novel 9-deoxo-9a-aza-9a-homoerythromycin A derivatives; a new class of macrolide antibiotics, the azalides. J Antibiot, 1988, 41: 1029-1047

[38] Khan A A, Slifer T L, Bryskier A, et al. The ketolide antibiotics HMR 3647 and HMR 3004 are active against Toxoplasma gondii *in vitro* and in murine models of infection. Antimicrob Agents Chemother 1997, 41: 2137-2140

[39] Ma Z, Clark R F, Brazzale A, et al. Novel erythromycin derivatives with aryl groups tethered to the C-6 position are potent protein synthesis inhibitors and active against multidrug-resistant respiratory pathogens. J Med Chem, 2001, 44: 4137-4156

[40] 卫生部五七干校制药厂. 合成鱼腥草素的生产工艺和临床疗效. 医药工业, 1972, 5: 8

[41] Roe S M, et al. Structural basis for inhibition of the Hsp90 molecular chaperone by the antitumor antibiotics radicicol and geldanamycin. J Med Chem, 1999, 42: 260-266

[42] Zhang M Q, Gaisser S, Nur-E-Alam M, et al. Optimizing natural products by biosynthetic engineering: Discovery of nonquinone Hsp90 inhibitors. J Med Chem, 2008, 51:5494-5497

[43] Wang M W, Shen G, Blagg B S J. Radanamycin, a macrocyclic of radicicol and geldanamycin. Bioorg Med Chem Lett, 2006,16:2459-2462

[44] Chackalamannil S, Davies R J, Asberom T, et al. A highly efficient total synthesis of (+)-himbacine. J Am Chem Soc, 1996, 118(40): 9812-9813

[45] Kozikowski A P, Fauq A H. Miller J H, et al. Alzheimer's therapy: An approach to novel muscarinic ligands based upon the naturally occurring alkaloid himbacine. Bioorg Med Chem Lett, 1992, 2: 797-802

[46] Malaska M J, Fauq A H, Kozikowski A P, et al. Simplified analogs himbacine displaying potent binding affinity for muscarinic receptors. Bioorg Med Chem Lett, 1993, 3: 1247-1252

[47] Chackalamannil S, Doller D, McQuade R, et al.Himbacine analogs as muscarinic receptor antagonists—Effects of tether and heterocyclic variations. Bioorg Med Chem Lett, 2004, 14: 3967-3970

[48] Chackalamannil S, Xia Y, Greenlee W J, et al. Discovery of potent orally active thrombin receptor (protease activated receptor 1) antagonists as novel antithrombotic agents. J Med Chem, 2005, 48(19): 5884-5887

[49] Chackalamannil S. Thrombin receptor (protease activated receptor-1) antagonists as potent antithrombotic agents with strong antiplatelet effects. J Med Chem, 2006, 49(19): 5389-5403

[50] Clasby M C, Chackalamannil S, Czarniecki M, et al. Metabolism-based identification of a potent thrombin receptor antagonist. J Med Chem, 2007, 50: 50(1): 129-139

[51] Chackalamannil S, Wang Y G, Greenlee W J, et al. Discovery of a novel, orally active himbacine-based thrombin receptor antagonist (SCH 530348) with potent antiplatelet activity. J Med Chem, 2008, 51(11): 3061-3064

[52] Rokach J Y, Girard Y, Guindon J G, et al. The synthesis of a leukotriene with SRS-like activity.

Tetrahedron Lett, 1980, 21: 1485-1488

[53] Cushman D W, Cheung H S, Sabo E F, et al. Design of potent competitive inhibitors of angiotensin-converting enzyme. Carboxyalkanoyl and mercaptoalkanoyl amino acids. Biochemistry, 1977, 16: 5484-5491

[54] Black J. Reflections on the analytical pharmacology of histamine H2-receptor antagonists. Gastroenterology, 1993, 105: 963-968

[55] Jukic D, Rouissi N, Laprise R, et al. Neurokinin receptors antagonists: Old and new. Life Sci, 1991, 49: 1463-1469

[56] Hagiwara D, Miyake H, Murano K, et al. Studies on neurokinin antagonists. 3. Design and structure-activity relationships of new branched tripeptides $N\alpha$-(substituted L-aspartyl, L-ornithyl, or L-lysyl)-N-methyl-N-(phenylmethyl)-L-phenylalaninamides as substance P antagonists. J Med Chem, 1993, 36:2266-2278

[57] Horwell D C, Howson W, Higginbottom M, et al. Quantitative structure-activity relationships (QSARs) of N-terminus fragments of NK1 tachykinin antagonists: A comparison of classical QSARs and three-dimensional QSARs from similarity matrixes. J Med Chem, 1995, 38: 4454-4462

[58] Hale J J, Mills S G, MacCoss M, et al. Structural optimization affording 2-(R)-(1-(R)-3,5-bis (trifluoromethyl) phenylethoxy)-3-(S)-(4-fluoro)phenyl-4-(3-oxo-1,2,4-triazol-5-yl)methylmorpholine, a potent, orally active, long-acting morpholine Acetal human NK-1 receptor antagonist. J Med Chem, 1998, 41: 4607-4614

[59] Hoffmann T, Bös M, Stadler H, et al. Design and synthesis of a novel, achiral class of highly potent and selective, orally active neurokinin-1 receptor antagonists. Bioorg Med Chem Lett, 2006, 16: 1362-1365

[60] Dodge J A, Lugar C W, Cho S, et al. Synthesis and estrogen receptor binding affinities of the major human metabolites of raloxifene (LY139481). Bioorg Med Chem Lett, 1997, 7: 993-996

[61] Ray S, Tandon A, Dwivedy I, et al. Antifertility agents. 12. Structure-activity relationships of 3,4-diphenylchromenes and -chromans. J Med Chem, 1976, 19: 276-279

[62] Kym P R, Austead G M, Pinney K G, et al. Molecular structures, conformational analysis, and preferential modes of binding of 3-aroyl-2-arylbenzo[b]thiophene estrogen receptor ligands: LY117018 and aryl azide photoaffinity labeling analogs. J Med Chem, 1993, 36: 3910-3922

[63] Lai A C, Craig C M. Induced protein degradation: An emerging drug discovery paradigm. Nature Rev Drug Discov, 2017, 16:101-114

[64] Rosenberg S H, Kleinert H D. Renin inhibitors. Pharm Biotech, 1998, 11(1): 7-28

[65] Buehlmayer P, Caselli A, Fuhrer W, et al. Synthesis and biological activity of some transition-state inhibitors of human renin. J Med Chem, 1988, 31: 1839-1846

[66] Dhanaraj V, Dealwis, C G, Frazao C, et al. X-ray analyses of peptide inhibitor complexes define the structural basis of specificity for human and mouse renins. Nature, 1992, 357: 466-472

[67] Lefker B A, Hada W A, Wright A S, et al. Rational design, synthesis, and X-ray structure of renin inhibitors with extended P1 sidechains. Bioorg. Med Chem Lett, 1995, 5:2623-2626

[68] Rasetti V, Cohen N C, Rtleger H, et al. A novel strategy towards small non-peptide renin inhibitors. Bioorg Med Chem Lett, 1996, 6: 1589-1592

[69] Goeschke R, Cohen N C, Wood J M et al. Design and synthesis of novel 2,7-dialkyl substituted

5(*S*)-amino-4(*S*)-hydroxy-8-phenyl-octanecarboximides as *in vitro* potent peptidomimetic inhibitors of human renin. Bioorg Med Chem Lett, 1997, 7: 2735-2740

[70] Vieira E, Binggeli A, Breu V, et al. Substituted piperidiness highly potent renin inhibitors due to induced fit adaptation of the active site. Bioorg Med Chem Lett, 1999, 9: 1397-1402

[71] Goeschke R, Stutz S, Rasetti V, et al. Novel 2,7-dialkyl-Substituted 5(*S*)-amino-4(*S*)-hydroxy-8-phenyl-octanecarboxamide transition state peptidomimetics are potent and orally active inhibitors of human renin. J Med Chem, 2007, 50: 4818-4831

[72] Constantino L, Barlocco D. Privileged structures as leads in medicinal chemistry. Curr Med Chem, 2006, 13: 65-85

[73] Abraham A C, Taylor D L, Haskins J R. High content screening applied to large-scale cell biology.Trends in Biotech, 2004, 22: 15-22

[74] Palmer J T. Bryant C, Wang D X, et al. Design and synthesis of tri-ring P3 benzamide-containing aminonitriles as potent, selective, orally effective inhibitors of cathepsin K J Med Chem, 2005, 48: 7520-7534

[75] Andrew B J, Turchi J J. Development of a high-throughput screen for inhibitors of replication protein A and its role in nucleotide excision repair. Molecular Cancer Ther, 2004, 3: 385-391

[76] Zlokarnik G, Negulescu P A, Knapp T E, et al. Quantitation of transcription and clonal selection of single living cells with β-lactamase as reporter. Science, 1998, 279: 84-88

[77] Willett P. Similarity-based virtual screening using 2D fingerprints. Drug Disc Today, 2006, 11: 1046-1053

[78] Leach A R, Gillet V J, Lewis R A, et al. Three-dimensional pharmacophore methods in drug discovery. J Med Chem, 2010, 53: 539-558

[79] Evers A, Hessler G , Matter H, et al. Virtual screening of biogenic amine-binding Gprotein coupled receptors: Comparative evaluation of protein- and ligandbased virtual screening protocols. J Med Chem, 2005, 48: 5448-5465

[80] Seidel T, Ibis G, Bendix F, et al. Strategies for 3D pharmacophore based virtual screening Drug Disc Today Technol, 2010, 7: 221-228

[81] Tuccinardi T. Docking-based virtual screening: recent developments. Comb Chem High Throughput Screen, 2009, 12(3): 303-314

[82] Gozalbes R, Simon L, Froloff N, et al. Development and experimental validation of a docking strategy for the generation of kinase-targeted libraries. J Med Chem, 2008, 51: 3124-3132

[83] Lee K, Jeong K W, Lee Y, et al. Pharmacophore modeling and virtual screening studies for new VEGFR-2 kinase inhibitors. Eur J Med Chem, 2010; 45 : 5420-5427

[84] Okamoto M, Takayama K, Shimizu T, et al. Identification of death-associated protein kinases inhibitors using structure-based virtual screening. J Med Chem, 2009, 52 : 7323-7327

[85] Ravindranathan K P, MandiyanV, Ekkati A R, Bae J H, et al. Discovery of novel fibroblast growth factor receptor 1 kinase inhibitors by structure-based virtual screening. J Med Chem, 2010, 53: 1662-1672

[86] Moroy G, Martiny V Y, Vayer P, et al. Toward in silico structure-based ADMET prediction in drug discovery. Drug Discov Today, 2012, 17: 44-55

[87] Lipinski C A, Lombardo F, Dominy B W, et al. Experimental and computational approaches to estimate solubility and permeability in drug discovery and development settings. Adv Drug

Deliv Rev, 1997, 46: 3-26

[88] Gleeson M P, Hersey A, Hannongbua S. In silico ADME models: A general assessment of their utility in drug discovery applications. Curr Top Med Chem, 2011, 11: 358-381

[89] Sun H, Scott D O. Structure-based drug metabolism predictions for drug design. Chem Biol Drug Des, 2010, 75: 3-17

[90] Aronov A M. Predictive in silico modeling for hERG channel blockers. Drug Disc Today, 2005, 10: 150-155

[91] Erlenmeyer H, Leo M. On pseudoatoms. Isosteres are those atoms,ions,and molecules with identical peripheral layer of electrons Helv Chim Acta, 1932, 15: 1171-1186

[92] Skuballa W, Schillinger E, Stürzebecher C, et al. Synthesis of a new chemically and metabolically stable prostacyclin analogue with high and long-lasting oral activity. J Med Chem, 1986, 29: 313-315

[93] Lee F Y F, Borzilleri R, Fairchild C R, et al. Preclinical discovery of ixabepilone, a highly active antineoplastic agent. Cancer Chemother Pharmacol, 2008, 63: 157-166

[94] Evans B E, Rittle K E, Bock M G, et al. Methods for drug discovery: Development of potent, selective, orally effective cholecystokinin antagonists. J Med Chem, 1988, 31: 2235-2246

[95] Anzini M, Canullo L, Braile C, et al. Synthesis, biological evaluation, and receptor docking simulations of 2-[(acylamino)ethyl]-1,4-benzodiazepines as kappa-opioid receptor agonists endowed with antinociceptive and antiamnesic activity. J Med Chem, 2003, 46: 3853-3864

[96] Riechers H, Albrecht H P, Amberg W, et al. Discovery and optimization of a novel class of orally active nonpeptidic endothelin-A receptor antagonists. J Med Chem, 1996, 39: 2123-2128

[97] Hajduk P J, Burse M, Praestgaard J, et al. Privileged molecules for protein binding identified from NMR-based screening. J Med Chem, 2000, 43: 3443-3447

[98] Boehm H J, Flohr A, Stahl M. Scaffold hopping. Drug Discov Today: Technol, 2004, 1: 217-224

[99] Chneider G, Neidhart W, Giller T, et al. "Scaffold-hopping" by topological pharmacophore search: A contribution to virtual searching. Angew Chem Internat Edit, 1999, 38: 2894-2896

[100] Zheng X Z, Hodgetts K J, Brielmann H, et al. From arylureas to biarylamides to aminoquinazolines: Discovery of a novel, potent TRPV1 antagonist. Bioorg Med Chem Lett, 2006, 16:5217-5221

[101] Hall A, Billinton A, Brown S H, et al. Discovery of a novel indole series of EP1 receptor antagonists by scaffold hopping. Bioorg Med Chem Lett, 2008, 18: 2684-2680

[102] Eastwood P, Gonzalez J, Sergio Paredes S, et al. Discovery of potent and selective bicyclic A(2B) adenosine receptor antagonists via bioisosteric amide replacement. Bioorg Med Chem Lett, 2010, 20: 1634-1637

[103] Wood M R, Schirripa K, Kim J J, et al. Cyclopropylamino acid amide as a pharmacophoric replacement for 2,3-diaminopyridine: Application to the design of novel bradykinin B1 receptor antagonists. J Med Chem, 2006, 49: 1231-1234

[104] Lavey B J, Kozlowski J A, Shankar B B, et al. Optimization of triaryl bis-sulfones as cannabinoid-2 receptor ligands. Bioorg Med Chem Lett, 2007, 17: 3760-3764

[105] Schuffenhauer A. Computational methods for scaffold hopping. WIREs Comput Mol Sci 2012, 2: 842-867

[106] Maass P C, Schultz-Gasch T, Stahl M, et al. Recore: A fast and versatile method for scaffold hopping based on small molecule crystal structure conformations. J Chem Inf Model, 2007, 47:

390-399

[107] Beno B R, Langley D R. MORPH: A new tool for ligand design. J Chem Inf Model, 2010, 50:1159-1164

[108] Rush III T S, Grant J A, Mosyak L, et al. A shape-based 3-D scaffold hopping method and itsapplication to a bacterial protein-protein interaction. J Med Chem, 2005, 48: 1489-1495

[109] Abad-Zapatero C, Metz J T. Ligand efficiency indices as guideposts for drug discovery. Drug Discov Today, 2004, 10: 465-469

[110] Andrews P, Craik D J, Martin J L. Functional group contributions to drug-receptor interactions. J Med Chem, 1984, 27: 1648-1657

[111] Kuntz I K, Chen K, Sharp K A, et al. The maximal affinity of ligands. Proc Natl Acad Sci USA, 1999, 96: 9997-10002

[112] Hopkins A L, Groom C R, Alex A. Ligand efficiency: A useful metric for lead selection. Drug Discovery Today, 2004, 9: 430-431

[113] Congreve M, Chessari G, Tisi D, et al. Recent developments in fragment-based drug discovery. J Med Chem, 2008, 51: 3661-3680

[114] Abad-Zapatero C, Metz J T. Ligand efficiency indices as guideposts for drug discovery. Drug Discov Today, 2005, 10: 464-469

[115] Shuker S B, Hajduk P J, Meadows R P, et al. Discovering high-affinity ligands for proteins: SAR by NMR. Science, 1996, 274: 1531-1534

[116] Tsai J, Lee J T, Wang W R, et al. Discovery of a selective inhibitor of oncogenic B-Raf kinase with potent antimelanoma activity. Proc Natl Acad Sci USA, 2008 105: 3041-3046

[117] Kumar A, Mandiyan V, Suzuki Y, et al. Crystal structures of proto-oncogene kinase Pim1: A target of aberrant somatic hypermutations in diffuse large cell lymphoma. J Mol Biol, 2005, 348:183-193

[118] Bollag G, Tsai J, Zhang J, et al. Vemurafenib: The first drug approved for BRAF-mutant cancer. Nat Rev Drug Discov, 2012, 11: 873-886

[119] Wyatt P G, Woodhead A J, Berdini V, et al. Identification of *N*-(4-piperidinyl)-4-(2,6-dichlorob-enzoylamino)-1*H*-pyrazole-3-carboxamide(AT7519), a novel cyclin dependent kinase inhibitor using fragment-based X-ray crystallography and structure based drug design. J Med Chem 2008, 51:4986-4999

[120] Smith C R, Dougan D R, Komandla M, et al. Fragment-based discovery of a small molecule inhibitor of Bruton's tyrosine kinase. J Med Chem, 2015, 58: 5437-5444

[121] Ward J S, Merritt L, Klimkowski V J, et al. Novel functional M_1 selective muscarinic agonists. 2. Synthesis and SAR of 3-pyrazinyl-1,2,5,6-tetrahydro-1-methylpyridines. Construction of a molecular model for the M_1 pharmacophore. J Med Chem, 1992, 35: 4012-4019

[122] Wermouth C G, Bourguignon J J, Schlewer G, et al. Synthesis and structure-activity relationships of a series of aminopyridazine derivatives of γ-aminobutyric acid acting as selective $GABA_A$ antagonists. J Med Chem, 1987, 30: 239-249

[123] Horron D K, Goodson T, Bollinger N G, et al. Leukotriene B_4 receptor antagonists: The LY255283 series of hydroxyacetophenones. J Med Chem, 1992, 35: 1818-1828

[124] Yu M J, McCowan J R, Mason N R, et al. Synthesis and X-ray crystallographic analysis of quinazolinone cholecystokinin/gastrin receptor ligands. J Med Chem, 1992, 35: 2534-2542

[125] 吴克美, 张曼云, 方正, 等. 抗白血病药物靛玉红以及靛蓝和异靛蓝衍生物的合成. 药学学报, 1985, 20: 821-826

[126] 郭宗儒, 王敏敏, 刘全志, 等. 维甲类化合物的研究 IV. 双叔丁基苯类化合物的设计合成和构效关系. 药学学报, 1997, 32:830-839

[127] Huang W S, Metcalf C A, Sundaramoorthi R, et al. Discovery of 3-[2-(imidazo[1,2-b] pyridazin-3-yl) ethynyl]-4-methyl-N-{4-[(4-methylpiperazin-1-yl)-methyl]-3-(trifluoromethyl)phenyl}benzamide (AP24534), a potent, orally active pan-inhibitor of breakpoint cluster region-abelson (BCR-ABL) kinase including the T315I gatekeeper mutant. J Med Chem, 2010, 53: 4701-4719

[128] Feng Z Q, Chu F M, Gou Z R, et al. Synthesis and anti-inflammatory activity of the major metabolites of imrecoxib. Bioorg Med Chem Lett, 2009, 19: 2270-2272

[129] Holland V R, Saunders B C, Rose F L, et al. A safer substitute for benzidine in the detection of blood. Tetrahedron, 1974, 30:3299-3302

[130] Ganellin C R, Roberts S M. Medicinal Chemistry, The Role of Organic Chemistry in Drug Research. 2 ed. London, Academic Press: 1993

[131] Nadler V, Kloog Y, Sokolovsky M. 1-Aminocyclopropane 1-carboxylic acid (ACC) mimics the effect of glycine on the NMDA receptor ion channel. Eur J Pharmacol, 1988, 157:115-116

[132] Finlay M R V, Anderton M , Ashton S, et al. Discovery of a potent and selective EGFR inhibitor (AZD9291)of both sensitizing and T790M resistance mutations that spares the wild type form of the receptor. J Med Chem, 2014, 57: 8249-8267

[133] Manfredini S, Baraldi P G, Bazzanini R , et al. Synthesis and cytotoxic activity of 6-vinyl- and 6-ethynyluridine and 8-vinyl-and 8-ethynyladenosine . J Med Chem, 1995, 38: 199-203

[134] Breen A P, Murphy J A. Radical-induced DNA cleavage mediated by a vinyl epoxide. J Chem Soc Chem Commun, 1993: 193-194

[135] Huang W-S, Zhu X, Wang Y, et al. 9-(Arenethenyl)purines as dual Src/ABL kinase inhibitors targeting the inactive conformation: design, synthesis, and biological evaluation. J Med Chem, 2009, 52: 4743-4756

[136] Bressolle F, Brès J, Fauré-Jeanti A. Absolute bioavailability, rate of absorption, and dose proportionality of sulpiride in humans. Journal of Pharmaceutical Sciences, 1992, 81: 26-32

[137] Basil B, Coffee E C J, Gell D L, et al. A new class of sympathic β-receptor blocking agents. 3,4-dihydro-3-hydroxy-1,5-benzoxazocines. J Med Chem, 1970, 13: 403-406

[138] Evans J M, Fake C S, Hamilton T C, et al. Synthesis and antihypertensive activity of substituted trans-4-amino-3,4-dihydro-2,2-dimethyl-1H-1-benzopyran-3-ols. J Med Chem, 1983, 26: 1582-1589

[139] Hamminga D, van Hes R, Standaar P J, et al. Development of high-affinity 5-HT3 receptor antagonists. Structure-affinity relationships of novel 1,7-annelated indole derivatives. 1. J Med Chem, 1993, 36: 3693-3699

[140] Topliss J G. Utilization of operational schemes for analog synthesis in drug design. J Med Chem, 1972, 15: 1006-1011

[141] Buckler R T, Hayao S, Lorenzetri O J, et al. Synthesis and antiinflammatory activity of some aryltetrazolylalkanoic acids. J Med Chem, 1970, 13: 725-729

[142] Svensson L A, Tunek A. The design and bioactivition of presystematically stable prodrugs. Drug

Metab Rev, 1988, 19:165-194

[143] Tsukamoto Y, Kato Y, Ura M, et al. A physiologically based pharmacokinetic analysis of capecitabine, a triple prodrug of 5-FU, in humans: The mechanism for tumor-selective accumulation of 5-FU. Phar Res, 2001, 18:1190-1202

[144] Clark J L, Hollecker L, Mason J C, et al. Design, synthesis, and antiviral activity of 2'-deoxy-2'-fluoro-2'-C-methylcytidine, a potent inhibitor of hepatitis C virus replication. J Med Chem, 2005, 48: 5504-5508

[145] Ma H, Jiang W R, Robledo N, et al. Characterization of the metabolic activation of hepatitis C virus nucleoside inhibitor β-D-2'-deoxy-2'-fluoro-2'-C-methylcytidine (PSI-6130) and identification of a novel active 5'-triphosphate species. J Biol Chem, 2007, 282: 29812-29820

[146] Murakami E, Niu C, Bao H, et al. The mechanism of action of β-D-2'-deoxy-2'-fluoro-2'-C-methylcytidine involves a second metabolic pathway leading to β-D-2'-deoxy-2'-fluoro-2'-C-methyluridine 5'-triphosphate, a potent inhibitor of the hepatitis C virus RNA-dependent RNA polymerase.Antimicrob Agents Chemother, 2008, 52: 458-464

[147] Sofia M J, Bao D H, Chang W, et al. Discovery of a β-D-2'-deoxy-2'-α-fluoro-2'-β-C-methyluridine nucleotide prodrug (PSI-7977) for the treatment of hepatitis C virus. J Med Chem, 2010, 53: 7202-7218

[148] Perrone P, Daverio F, Valente R, et al. First example of phosphoramidate approach applied to a 4'-substituted purine nucleotide (4'-azidoadenosine): conversion of an inactive nucleotide to a submicromolar compound versus hepatitis C virus. J Med Chem, 2007, 50: 5546-5554

[149] McGuigan C, Kelleher M R, Perrone P, et al. The application of phosphoramidate ProTide technology to the potent anti-HCV compound 4'-azidocytidine (R1479). Bioorg Med Chem Lett, 2009, 19: 4250-4254. Gardelli C, Attenni B, Donghi M, et al. Phosphoramidate prodrugs of 2'-C methylcytidine for the therapy of hepatitis C virus infection. J Med Chem, 2009, 52: 5394-5407

[150] Sofia M J, Bao D H, Chang W, et al. Discovery of a β-D-2'-Deoxy-2'-α-fluoro-2'-β-C-methyluridine nucleotide prodrug (PSI-7977) for the treatment of hepatitis C virus. J Med Chem, 2010, 53: 7202-7218

[151] Pereillo J M, Maftouh M, Andrieu A, et al. Structure and stereochemistry of the active metabolite of clopidogrel. Drug Metab Dispos, 2002, 30: 1288-1295

[152] Kwon C H, Blanco D R, Baturay N. p-(Methylsulfinyl)phenyl nitrogen mustard as a novel bioreductive prodrug selective against hypoxic tumors. J Med Chem, 1992, 35: 2137-2139

[153] Hayashi Y, Skwarczynski M, Hamada Y, et al. A novel approach of water-soluble paclitaxel prodrug with no auxiliary and no byproduct: Design and synthesis of isotaxel. J Med Chem, 2003, 46: 3782-3784

[154] Scotti C, Iamele L, Vecchia L, et al. Antibody-drug conjugates: Targeted weapons against cancer. Antibody Technology Journal, 2015, 5: 1-13

[155] Buss N A, Henderson S J, McFarlane M, et al. Monoclonal antibody therapeutics: History and future. Curr Opin Pharmacol, 2012, 12: 615-622

[156] Bross P F, Beitz J, Chewn G, et al. Approval summary: Gemtuzumab ozogamicin in relapsed acute myeloid leukemia. Clin Cancer Res, 2001, 7: 1490-1496

[157] Whiteman K R, Johnson H A, Michele F, et al. Lorvotuzumab mertansine, a CD56-targeting antibody-drug conjugate with potent antitumor activity against small cell lung cancer in human

xenograft models. MAbs, 2014, 6: 556-566

[158] Francisco J A, Cerveny C G, Meyer D L, et al. CAC10-vcMMAE, an anti-CD30-monomethyl auristatin E conjugate with potent and selective antitumor activity. Blood, 2003, 102: 1458-1465

[159] Phillips L, Li G M, Dugger D L, et al. Targeting HER2-positive breast cancer with trastuzumab-DM1, an antibody-cytotoxic drug conjugate. Cancer Res, 2008, 68: 9280-9290

中 文 索 引

英 文 索 引